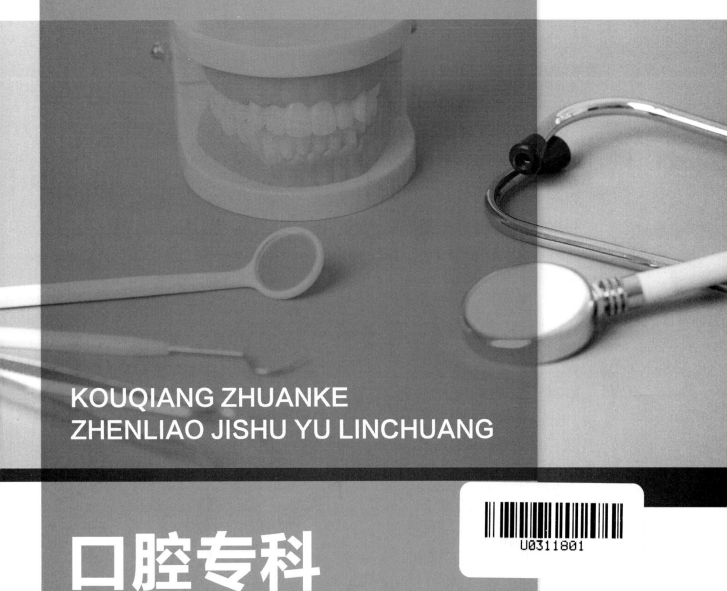

KOUQIANG ZHUANKE
ZHENLIAO JISHU YU LINCHUANG

口腔专科
诊疗技术与临床

戴辛鹏 主编

中国纺织出版社有限公司

图书在版编目（CIP）数据

口腔专科诊疗技术与临床 / 戴辛鹏主编. --北京：
中国纺织出版社有限公司, 2022.6
　　ISBN 978-7-5180-9482-0

　　Ⅰ.①口…　Ⅱ.①戴…　Ⅲ.①口腔疾病—诊疗　Ⅳ.
①R78

　　中国版本图书馆CIP数据核字（2022）第060510号

责任编辑：樊雅莉　　责任校对：高　涵　　责任印制：王艳丽

中国纺织出版社有限公司出版发行
地址：北京市朝阳区百子湾东里A407号楼　邮政编码：100124
销售电话：010—67004422　传真：010—87155801
http://www.c-textilep.com
中国纺织出版社天猫旗舰店
官方微博 http://weibo.com/2119887771
唐山玺诚印务有限公司印刷　　各地新华书店经销
2022年6月第1版第1次印刷
开本：889×1194　1/16　印张：16.75
字数：507千字　定价：98.00元

编 委 会

前　言

　　近年来，医学紧随生物科学之后，正以前所未有的速度不断取得进展。口腔医学作为生物医学的一个组成部分，既有医学属性，又与现代科技紧密相连。现代科学研究的发展、技术的进步、新设备和新器材的不断涌现，都促进了口腔医学的发展。临床医务工作者需要不断学习新知识，掌握新技术，才能跟上口腔医学发展的步伐。

　　本书首先介绍口腔检查及口腔科常见症状的鉴别诊断，然后以较大篇幅重点阐述牙体硬组织非龋性疾病、龋病、牙髓病、牙周疾病、口腔颌面部创伤、口腔颌面部感染、口腔正畸临床常用操作技术、口腔种植技术、牙拔除术、口腔的卫生与保健。针对各种疾病从病因学、临床类型及诊断、治疗原则及设计、治疗方法及步骤等方面进行详细介绍。希望本书能为口腔科医师处理相关问题提供参考，也可供医药院校学生学习之用。

　　本书参编人员较多，编写风格不尽一致，再加上当今医学发展迅速，书中难免会有不足之处，诚恳希望广大读者不吝指正。

编　者

2022 年 2 月

目 录

第一章

口腔检查

第一节 检查前准备

口腔疾病常常与全身疾病关系紧密，因此，在口腔检查中检查者不仅应关注牙体、牙周、口腔黏膜及颌面部情况，还应有整体观念，对患者的全身状况给予关注，必要时须请相关科室人员会诊。

一、医师的准备

在口腔检查过程中，需要建立良好的医患关系。在对患者进行检查前，医师需要首先进行手部的消毒：剪短指甲，肥皂洗手，清水冲洗后佩戴一次性医用手套。

二、检查器械的准备

1. 椅位的检查和调节

口腔检查的第一步是进行椅位的检查与调节。一般地，患者的头、颈和背应处于一条直线。检查上颌牙时，椅背应稍向后仰，使上颌牙列与地面成45°；检查下颌牙时，椅背应稍直立，使下颌牙平面与地面基本平行。牙椅的灯光要照射在患者口腔的拟检查部位，避免因强光照射引起患者眼部不适。在检查过程中，医师要注意坐姿，无法直视的部位应尽量使用口镜，减少身体前屈、弯腰低头等动作，以减轻疲劳，预防颈椎病、腰椎病的发生。

2. 口腔检查器械

口腔检查时需要特殊的检查器械，如口镜、镊子、探针等。检查时，医师一般左手持口镜，右手持镊子或探针。根据检查目的的不同也可辅以其他器械，如牙周探针等。所有器械须经严格消毒后方可使用。

（1）口镜：口镜分平面和凹面两种，后者有放大作用，应根据需要选用。口镜可用于牵拉颊部或推压舌体，以便于医师检查内部情况；通过镜像反射，医师可对上颌牙等难以直视的部位进行检查。口镜还可用于聚集光线，增加检查部位的亮度与可视度。

（2）镊子：镊子的主要作用为夹持，如各种敷料、异物及其他小器械；也可用于夹持牙以检查松动度；还可用镊子末端敲击牙以检查其叩痛情况。

（3）探针：探针的两头弯曲形态不同，一端呈半圆形，另一端呈三弯形，医师可通过探诊时的手感检查牙各面的点、隙、裂、沟及龋洞等情况，结合患者的主观感觉，寻找牙的表面敏感区域及敏感程度，也可粗略探测牙周袋。专门的牙周探针不同于普通探针，其具有刻度，且尖端圆钝，能准确测量牙周袋深度，避免刺伤袋底。

第二节 检查内容

一、一般检查

1. 问诊

问诊是医师与患者通过交谈，以了解疾病发生、发展和诊疗情况的过程。问诊内容一般包括主诉、现病史、既往史、系统回顾和家族史，对怀疑有遗传倾向疾病的患者还应询问家族史。

（1）主诉：主诉是患者感受最明显的症状，也是本次就诊的主要原因。主诉的记录应包含症状、部位和患病时间等要素，如"上颌后牙冷热激发痛1周"。

（2）现病史：现病史是病史的主体部分，是反映疾病发生、发展过程的重要依据。现病史的基本内容包括发病情况、患病时间、主要症状、可能诱因、症状加重或缓解的原因、病情发展及演变和诊治经过及效果等。在牙体牙髓病科，患者常见的症状为疼痛。疼痛性质对明确诊断意义重大，故应仔细询问。

（3）既往史：既往史是患者过去的患病情况，包括外伤史、手术史及过敏史等。

（4）系统回顾：有些口腔疾病与全身情况有关，如一些患有血液病、内分泌疾病或维生素缺乏的患者可能因牙龈出血等症状到口腔科就诊，故应询问全身系统性疾病情况。

（5）家族史：当现有疾病可能有遗传倾向时，应对家族史进行询问并记录。

2. 视诊

视诊是指医师用眼对患者全身和局部情况进行观察，以判断病情的方法，内容如下。

（1）全身情况：通过视诊可对患者的全身状况进行初步了解，如患者的精神状态、营养和发育状况等，一些疾病具有特殊的面容或表情特征，医师可通过视诊发现。

（2）颌面部：首先观察左、右颌面部是否对称，有无肿胀、肿物或畸形；患者是否具有急性疼痛面容；面部皮肤的颜色及光滑度如何，有无瘢痕或窦道；检查面神经功能时，观察鼻唇沟是否变浅或消失，做闭眼、吹口哨等动作时面部两侧的运动是否协调，有无口角歪斜等。

（3）牙体：重点检查主诉牙，兼顾其他牙。

1）颜色和透明度：颜色和透明度的改变常能为诊断提供线索，如龋病牙体呈白垩色或棕褐色，死髓牙呈黯灰色，四环素牙呈黯黄色或灰棕色，氟牙症患牙呈白垩色或具有黄褐色斑纹等。

2）形状：牙体的异常形状包括前磨牙的畸形中央尖、上颌切牙的畸形舌侧窝、畸形舌侧沟、融合牙、双生牙、结合牙和先天性梅毒牙等，这些情况均由于先天缺陷导致牙齿硬组织破坏，常引起牙髓炎等。另外，还须注意过大牙、过小牙和锥形牙等牙形态异常改变。

3）排列和接触关系：牙列有无错位、倾斜、扭转、深覆盖/𬌗、开𬌗、反𬌗等情况。

4）牙体缺损：可与探诊相结合。对于龋洞、楔状缺损和外伤性缺损等要注意其大小和深浅，特别要注意是否露髓。牙冠破坏1/2以上者称为残冠，牙冠全部或接近全部丧失者称为残根。原则上，有保留价值的残冠、残根应尽量保留。

（4）牙龈和牙周组织：正常牙龈呈粉红色，表面可有点彩，发生炎症时牙龈局部肿胀、点彩消失，因充血或瘀血可呈鲜红色或黯红色，还可因血液病出现苍白、渗血、水肿、糜烂等；必要时应行血液检查以排查；牙间龈乳头有无肿胀、充血、萎缩、增生或坏死等；有无牙周袋，若有，累及范围及深度如何，袋内分泌情况如何等。

（5）口腔黏膜：指覆盖在唇、舌、腭、咽等部位的表层组织。检查中应注意以下变化。

1）色泽：口腔黏膜处于炎症时出现充血、发红，扁平苔藓可有糜烂和白色网状纹，白斑时可有各种类型的白色斑片。

2）溃疡：复发性口疮、口腔黏膜结核和癌症等均可表现为溃疡。除对溃疡的外形、分泌情况、有无局部刺激物等进行视诊外，还须结合问诊了解溃疡发生的持续时间和复发情况，结合触诊等了解溃疡质地是否坚硬，有无周围浸润等情况的发生。

3）肿胀或肿物：须结合其他检查，确定有无牙源性损害，有无压痛，活动度如何，有无粘连，边界是否清楚等。

另外，还应注意舌背有无裂纹、舌乳头的分布和变化及舌体的运动情况等。

3. 探诊

探诊指利用探测器械（探针）进行检查的检查方法。

（1）牙体：主要用于对龋洞的检查，明确龋洞部位、范围、深浅、探痛情况等。对于活髓牙，龋洞较深时探诊动作一定要轻柔，以免触及穿髓点引起剧痛。勿遗漏邻面和龈下的探诊检查。探诊还应包括明确牙的敏感区域、敏感程度、充填体边缘的密合情况及有无继发龋等。

（2）牙周：探查牙龈表面质感是松软还是坚实，牙周袋的深浅，牙龈和牙的附着关系，了解牙周袋深度和附着情况。探诊时要注意以下4点。

1）支点稳定：尽可能贴近牙面，以免器械失控而刺伤牙周组织。

2）角度正确：探诊时探针应与牙体长轴方向一致。

3）力量适中：掌握力度大小，在发现病变的同时不引起伤痛。

4）面面俱到：按一定的顺序，如牙体近中、中、远中进行牙周探诊并做记录，避免漏诊。

（3）窦道：窦道口多见于牙龈，偶见于皮肤表面。窦道的存在提示有慢性根尖周炎的患牙存在，但患牙位置不一定与窦道口对应，可将圆头探针插入窦道并缓慢推进以明确来源。

4. 叩诊

叩诊是用口镜或镊子末端叩击牙，通过患者的反应和叩击声音检查患牙的方法。叩诊要注意以下3点。

（1）选择对照牙：健康的对侧同名牙或邻牙是最好的阴性对照。叩诊时，应从健康牙开始，逐渐过渡到可疑牙。牙对叩诊的反应一般分为5级：（−）、（±）、（＋）、（＋＋）、（＋＋＋），分别代表"无、可疑、轻度、中度、重度"叩痛。

（2）叩击方向：垂直叩诊主要用于检查根尖部的急性炎症情况，水平叩诊主要检查牙体周围组织的炎症情况。

（3）力度适中：以健康的同名牙或邻牙叩诊无痛的最大力度为上限，对于急性根尖周炎的患牙，叩诊力度要小，以免增加患者的痛苦。

5. 触诊

触诊是用手指或器械在病变部位进行触摸或按压，依靠检查者和被检查者的感觉对病变的硬度、范围、形状、活动度等进行检查的方法。口内检查时应戴手套或指套。

（1）颌面部：医师用手指触压颌面部以明确病变范围、硬度、触压痛情况、波动感和动度等。

（2）淋巴结：与口腔疾病关系密切的有颌下、颏下、颈部淋巴结。检查时可嘱患者放松，头部略低下并偏向检查者，检查者一手固定患者头部，另一手触诊相关部位的淋巴结。触诊有助于检查发生病变的淋巴结，其在大小、数目、硬度、压痛和粘连情况等方面会有所变化。炎症发生时，相关区域淋巴结出现增大、压痛，但质地一般无变化；肿瘤转移时，相关淋巴结常增大、质硬、无触痛且多与周围组织粘连；结核性淋巴增大多见于颈部，淋巴结可成串、相互粘连且易破溃。

（3）颞下颌关节：检查者面对患者，以双手示指和中指腹面贴于患者的耳屏前，嘱其做开闭口动作，继而做侧方运动，观察双侧运动是否对称、协调；检查关节运动中有无轨迹异常，有无杂音；张口度的检查是颞下颌关节检查的重要内容，张口度大小以大张口时上、下中切牙切缘间能放入自己横指（通常是示指、中指和环指）的数目为参考（表1-1）。

表1-1　张口受限程度的检查记录方法和临床意义

能放入的手指数	检查记录	临床意义
3	正常	无张口受限（张口度正常）
2	Ⅰ度受限	轻度张口受限
1	Ⅱ度受限	中度张口受限
1以下	Ⅲ度受限	重度张口受限

（4）牙周组织：检查者将手指尖置于牙颈与牙龈交界处，嘱患者做咬合动作，手感振动较大时提示存在创伤殆可能。

（5）根尖周组织：用手指尖或镊子夹一棉球轻压根尖部，根据压痛、波动感或脓性分泌物情况判断根尖周组织的炎症情况。

6. 嗅诊

嗅诊指通过气味的鉴别进行诊断的检查方法，一般在问诊过程中即已完成。凡口腔卫生不佳，或存在暴露的坏死牙髓，或坏死性龈口炎等可有明显的口臭甚至腐败性恶臭。

7. 松动度检查

用镊子夹持住牙冠或将镊尖并拢置于殆面中央进行摇动可检查牙的松动情况。依据松动幅度或松动方向，可将牙松动程度分为3级（表1-2）。

表1-2　牙松动度检查的依据和分级

分级依据	Ⅰ度	Ⅱ度	Ⅲ度
松动幅度	<1 mm	1~2 mm	>2 mm
松动方向	唇（颊）舌向	唇（颊）舌向，近、远中向	唇（颊）舌向，近、远中向，殆龈向

8. 咬诊

咬诊是检查牙有无咬合痛或有无早接触点的检查方法。可通过空咬或咬棉签、咬棉球等实物时的疼痛情况判断有无根尖周病、牙周病、牙隐裂或牙本质敏感等，也可将咬合纸或蜡片置于牙殆面，嘱其做各种咬合动作，根据留在牙面上的色迹深浅或蜡片厚薄确定早接触点，还可通过特殊的咬诊工具对出现咬合痛的部位进行定位。

9. 冷热诊

冷热诊是通过观察牙齿对不同温度的反应对牙髓状态进行判断的方法。正常牙髓对温度有一定的耐受范围（20~50 ℃）。牙髓发生炎症时，疼痛阈值降低，造成感觉敏感。牙髓变性时，疼痛阈值提高，造成感觉迟钝。牙髓坏死时通常无感觉。

用于冷诊的刺激物须低于10 ℃，如冷水、无水乙醇、氯乙烷、冰条或冰棒等，用于热诊的刺激物须高于60 ℃，如加热的牙胶、金属等。

二、特殊检查

当经过一般检查后仍无法确诊时，可借助一些特殊器械、设备进行检查，称为特殊检查，常见如下。

1. 牙髓电活力测试法

牙髓电活力测试法是通过观察牙对不同强度电流的耐受程度对牙髓状态进行判断的方法。电测仪经过不断改进，体积更小，重量更轻，使用时更加便捷。使用电测仪时需要将患牙隔湿，然后将检测头置于待测牙面，调整刻度以变换电流的刺激强度，同时观察患者的反应，当患者示意疼痛时离开牙面。判读牙髓电活力测试结果时需要注意假阳性和假阴性的排除，必要时结合其他感觉测试结果，综合分析，得出牙髓的状况。

有些电测仪在使用时有其他要求，如需佩戴口内挂钩、仪器检查头与牙面间间隔导电介质等，还应注意如安装有心脏起搏器、全冠修复牙等禁忌证，在使用前应仔细阅读说明书。

2. 激光龋病探测仪

德国 KaVo 公司于 1998 年生产的激光龋病探测仪，可利用激光激发荧光诊断龋病，并通过客观数值反映龋损的程度。激光龋病探测仪是新近出现的一种便携式诊断龋病仪器，其具有的 A 型探头末端较尖，可对牙面的窝沟进行点探测并将龋损程度数值化，对早期拾面龋的探测更为精确，有助于诊断无洞型龋损。

3. 诊断性备洞

临床上有时难以对牙髓状况进行准确判定，这时可通过诊断性备洞进行检查。当患牙牙髓存有活力时，备洞至牙本质会有感觉，反之，则说明患牙牙髓坏死。

4. 局部麻醉法

局部麻醉法是通过麻醉方式确定疼痛部位的方法。如当牙髓炎患者无法分清疼痛牙位置时，可用局部麻醉药（2% 普鲁卡因或利多卡因等）将三叉神经中的某一支麻醉后再行检查。需要注意的是，局部麻醉法可较好地区分上、下颌牙的疼痛，但对于下颌同侧牙列效果不佳。

5. 穿刺检查

穿刺检查是用注射器刺入肿胀物抽出其中的液体等内容物进行检查的方法。穿刺检查一般在局部麻醉和常规消毒处理后进行，抽取物通常需要进行肉眼和显微镜检查。

（1）肉眼观察：通过对抽取物颜色与性状的观察，初步确定是脓液、囊液还是血液等。

（2）显微镜检查：在显微镜下，脓液主要为中性粒细胞，慢性炎症多为淋巴细胞，囊液可见胆固醇结晶和少量炎细胞，血液主要为红细胞。

第三节　X 线检查

X 线检查已成为牙科领域重要的辅助检查手段。正常的牙体组织在 X 线片上的表现为：牙釉质、牙本质为白色的 X 线阻射影，牙髓组织为黑色的 X 线透射影，根尖周膜为 X 线透射影，根尖周的牙槽骨为密度低于牙釉质、牙本质的 X 线阻射影。

一、分类

根据检查需要，涉及牙体、牙髓病的 X 线检查通常分为根尖片、曲面体层片及锥形束 CT。

1. 根尖片

根尖片分为平行投照和分角线投照技术，可用于了解特定牙位的牙体、牙周、牙髓及根尖周组织情况，具有放射剂量小、空间分辨率高、操作简单等优点，是牙体、牙髓病诊疗过程中最常用的 X 线检查技术。但需要指出，X 线影像是三维物体的平面投射结果，存在影像重叠、变形失真等问题。另外，根尖周的骨质破坏需要到一定程度才可能在根尖片上反映出来，因此必须结合临床检查方能得出准确的诊断。

2. 曲面体层片

曲面体层摄影是利用体层摄影和狭缝摄影原理，仅需一次曝光即可获得上、下颌的牙列影像，进而了解多个牙位的病变情况，也可用于观察牙槽嵴的吸收状况、龋病及牙根形成等情况。拍摄全口牙位曲面体层 X 线片的放射剂量较全口根尖片显著减少，同时，曲面体层片还可了解颌骨内病变。但是，曲面体层片的清晰度不及根尖片，如需了解特定牙位的牙体或根尖周情况时，需要补充根尖片。

3. 锥形束 CT

锥形束 CT（CBCT）于 2000 年左右开始应用于口腔临床，其采用锥形 X 射线束和二维探测器，取代了传统的扇形束和一维探测器。扫描时，锥形 X 射线只需围绕患者 1 周，即可完成数据采集进行三维重建。锥形束 CT 的有效放射剂量与曲面体层摄影类似，远小于常规医用 CT。在牙体、牙髓病的诊疗中，CBCT 可用于检查牙体、根管系统、根尖周等组织结构，由于其解决了常规 X 线片结构重叠与清晰度的问题，可作为进一步的检查手段。

二、应用

1. 诊断

（1）牙体、牙髓病：龋病，如邻面龋、龈下龋、隐匿性龋、充填物底壁或边缘的继发龋等，还可用于龋病的流行病学调查；牙体发育畸形，如畸形舌侧窝、畸形中央尖等；牙根发育情况，如牙根内吸收和外吸收、根折、牙根发育不全、牙骨质增生等；髓腔情况，如髓腔钙化，髓石大小及位置，根管的数目、弯曲、粗细和走行等。

（2）根尖周病：各种根尖周病，如根尖周肉芽肿、脓肿、囊肿及致密性骨炎等。

（3）牙周病：牙槽骨吸收、破坏的程度和类型。

（4）颌面外科疾病：阻生牙、埋伏牙、先天性缺牙、恒牙萌出状态等，颌骨炎症、囊肿、肿瘤等。

2. 治疗

治疗前可用于手术难度的预估，如患牙的根管钙化情况、骨粘连情况等；治疗中可用于判断根管充填质量、牙根残留情况等；用于疗效追踪时可检查根尖周破坏区域是否愈合等。

第四节　实验室检查

一、血常规检查

在牙体、牙髓病的诊治过程中，有时需要进行血常规检查了解患者的健康状态，以初步排除血液系统疾病。例如，进行根尖外科手术前常需要进行血常规检查，若血小板计数偏低，则须暂缓手术。在急性根尖周炎并发间隙感染且患者全身症状明显时，有时也需要进行血常规检查以了解感染情况，进而指导全身用药。

二、细菌学检查

细菌学检查包括涂片、细菌培养、药敏试验等。必要时，细菌学检查有助于选择临床用药。例如，在治疗难治性根尖周炎时，可以根据感染根管的细菌学检查结果针对性选择抗菌药物，并可通过药敏试验提高治疗有效率。

三、细胞学检查

细胞学检查即脱落细胞学检查，是根据细胞形态学改变判断机体病理变化的方法。由于肿瘤细胞易脱落，在显微镜下观察脱落细胞的形态有利于肿瘤的早期诊断。与活检相比，细胞学检查操作简单、安全、无痛、经济，能在短时间内初步确定肿块性质，且可多次进行。但是，细胞学检查的取材范围局限，无法准确反映肿瘤类型、恶化程度、与邻近组织关系等，假阴性率较高，所以，细胞学检查不能完全取代活检。

1. 适应证

可用于检查缺乏症状、取材困难的颌面部上皮来源癌瘤，但针对非上皮来源的肿瘤如肉瘤等因细胞不脱落而不能应用。

2. 取材方法

从病变表面刮下少许组织，往复或转圈法涂片，干燥后甲醇（乙醚与甲醇比为 1：1）固定，苏木精-伊红染色，显微镜观察有无形态异常的肿瘤细胞。

3. 活体组织检查

当对口腔及颌面部病变无法确诊时，可采用活体组织检查即活检。活检结果常常对治疗方案和手术范围产生重要影响。

（1）适应证：①判断口腔肿瘤性质及浸润情况；②判断口腔黏膜病是否为癌前病变，或有无恶变倾向；③确定是否为特殊感染，如梅毒、结核等；④有些肿块在术中切除后，还需要对其进行活检以明确诊断及制订下一步治疗方案。

（2）取材方法：术前准备、所用器械及术后处理同外科小手术。取材部位要有代表性，术中要减少出血，避免造成新的创伤。行活检时，病变小、有蒂或包膜完整的良性肿瘤应予全部切除；溃疡或疑为恶性肿瘤者在切除时应避开中央已坏死组织，切取边缘部；对于病变复杂者可多点取材。当活检结果与临床判断不符时，应综合多种因素，谨慎做出判断。

第二章

口腔科常见症状的鉴别诊断

发生在牙–颌–口腔系统中的疾病有数百种之多，但它们有很多相似的症状和（或）临床表现。临床医师须从一些常见的主诉症状出发，进一步采集病史和作全面的口腔检查，多数病例可以做出明确的诊断。但也有一些病例需采取其他辅助检查手段，如化验检查、影像学（X线片、CT、B超等）检查、涂片检查、活体组织检查、脱落细胞学检查、微生物培养等，以及全身系统性检查等，然后进行综合分析和鉴别诊断，最后取得明确的诊断。有的病例在治疗过程中才能确诊，如药物治疗性诊断、手术过程中探查及手术后标本的特殊检查等。总之，正确的诊断有赖于周密的病史采集、局部和全身检查及全面的分析，然后根据循证医学的原则制订出正确、符合患者意愿的治疗计划，这些是决定疗效的重要前提。

第一节　牙痛

牙痛是口腔科临床最常见的症状，往往是患者就医的主要原因。牙痛可由牙齿本身的疾病，牙周组织及颌骨的某些疾病，甚至神经疾患和某些全身疾病所引起。对以牙痛为主诉的患者，必须先仔细询问病史，如疼痛起始时间及可能的原因，病程长短及变化情况，既往治疗史及疗效等。必要时还应询问工作性质、饮食习惯、有无不良习惯（如夜磨牙和咬硬物等）、全身健康状况及家族史等。关于牙痛本身，应询问牙痛的部位、性质、程度和发作时间。疼痛是尖锐剧烈的还是钝痛、酸痛；是自发痛还是激发痛、咬合时痛；自发痛是阵发性还是持续不断；有无夜间痛；疼痛部位是局限的还是放散的；能否明确指出痛牙等。根据症状可得出一至数种初步印象，便于作进一步检查。应记住，疼痛是一种主观症状，由于不同个体对疼痛的敏感性和耐受性有所不同，而且有些其他部位的疾病也可表现为牵涉性牙痛，因此，对患者的主观症状应与客观检查所见、全身情况及实验室和影像学检查等结果结合起来分析，以做出正确的诊断。

一、引起牙痛的原因鉴别

1. 牙齿本身的疾病

如深龋，牙髓充血，各型急性牙髓炎、慢性牙髓炎，逆行性牙髓炎，由龋病、外伤、化学药品等引起的急性根尖周炎、牙槽脓肿，牙微裂，牙根折裂，牙髓石，牙本质过敏等。

2. 牙周组织的疾病

如牙周脓肿、急性龈乳头炎、冠周炎、坏死性溃疡性龈炎、干槽症等。

3. 牙齿附近组织的疾病所引起的牵涉痛

急性化脓性上颌窦炎和急性化脓性颌骨骨髓炎时，由于神经末梢受到炎症的侵犯，使该神经所支配的牙齿发生牵涉性痛。颌骨内或上颌窦内的肿物、埋伏牙等可压迫附近的牙根发生吸收，如有继发感染，可出现牙髓炎导致疼痛。急性化脓性中耳炎、咀嚼肌群的痉挛等均可出现牵涉性牙痛。

4. 神经系统疾病

如三叉神经痛患者常以牙痛为主诉。颞下窝肿物在早期可出现三叉神经第三支分布区的疼痛，翼腭窝肿物的早期由于压迫蝶腭神经节，可出现三叉神经第二支分布区的疼痛。

5. 全身疾患

有些全身疾患，如流感、癔症、神经衰弱，女性月经期和绝经期等可诉有牙痛。高空飞行时，牙髓内压力增高，可引起航空性牙痛。有的心绞痛患者可反射性地引起牙痛。

二、鉴别诊断步骤

（一）问清病史及症状特点

1. 尖锐自发痛

最常见的为急性牙髓炎（浆液性、化脓性、坏疽性）、急性根尖周炎（浆液性、化脓性）。其他，如急性牙周脓肿、牙髓石、冠周炎、急性龈乳头炎、三叉神经痛、急性上颌窦炎等。

2. 自发钝痛

可见于慢性龈乳头炎、创伤性等。在机体抵抗力降低时，如疲劳、感冒、月经期等，可有轻度自发钝痛、胀痛。坏死性龈炎时牙齿可有撑离感和咬合痛。

3. 激发痛

牙本质过敏和Ⅱ°～Ⅲ°龋病或楔状缺损等，牙髓尚未受侵犯或仅有牙髓充血时，无自发，仅在敏感处或病损处遇到物理、化学刺激时才发生疼痛，刺激除去后疼痛即消失。慢性牙髓炎一般无自发痛而主要表现为激发痛，但当刺激除去后疼痛仍持续一至数分钟。咬合创伤引起牙髓充血时也可有对冷热刺激敏感。

4. 咬合痛

牙微裂和牙根裂时，常表现为某一牙尖受力而产生水平分力时引起尖锐的疼痛。牙外伤、急性根尖周炎、急性牙周脓肿等均有明显的咬合痛和叩痛、牙齿挺出感。口腔内不同金属修复体之间产生的流电作用也可使患牙在轻咬时疼痛，或与金属器械相接触时发生短暂的电击样刺痛。

以上疼痛除急性牙髓炎患者常不能自行明确定位外，一般都能明确指出痛牙。急性牙髓炎的疼痛常沿三叉神经向同侧对颌或同颌其他牙齿放散，但不会越过中线放散到对侧牙。

（二）进一步检查确定患牙

1. 牙体疾病

最常见为龋病。应注意邻面龋、潜在龋、隐蔽部位的龋病、充填物下方的继发龋等。此外，如牙微裂、牙根纵裂、畸形中央尖、楔状缺损、重度磨损、未垫底的深龋充填体、外伤露髓牙、牙冠变色或陈旧的牙冠折断等，均可为病源牙。

叩诊对识别患牙有一定帮助。急性根尖周炎和急性牙周脓肿时有明显叩痛，患牙松动。慢性牙髓炎、急性全部性牙髓炎和慢性根尖周炎、边缘性牙周膜炎、创伤性根周膜炎等，均可有轻至中度叩痛。在有多个可疑病源牙存在时，叩诊反应常有助于确定患牙。

2. 牙周及附近组织疾病

急性龈乳头炎时可见牙间乳头红肿、触痛，多有食物嵌塞、异物刺激等局部因素。冠周炎多见于下颌第三磨牙阻生，远中及颊舌侧龈瓣红肿，可溢脓。牙周脓肿和逆行性牙髓炎时可探到深牙周袋，后者袋深接近根尖，牙齿大多松动。干槽症可见拔牙窝内有污秽坏死物，骨面暴露，腐臭，触之疼痛。反复急性发作的慢性根尖周炎可在牙龈或面部发现窦道。

急性牙槽脓肿、牙周脓肿、冠周炎等，炎症范围扩大时，牙龈及龈颊沟处肿胀变平，可有波动。面部可出现副性水肿，局部淋巴结肿大、压痛。若治疗不及时，可发展为蜂窝织炎、颌骨骨髓炎等。上颌窦炎引起的牙痛，常伴有上颌窦前壁的压痛和脓性鼻涕、头痛等。上颌窦肿瘤局部多有膨隆，可有血性鼻涕、多个牙齿松动等。

（三）辅助检查

1. 牙髓活力测试

根据对冷、热温度的反应，以及刺激除去后疼痛持续的时间，诊断和确定患牙。也可用电流强度测试来判断牙髓的活力和反应性。

2. X线检查

可帮助发现隐蔽部位的龋病。髓石在没有揭开髓室顶之前，只能凭X线片发现。慢性根尖周炎可见根尖周围有不同类型和大小的透射区。颌骨内或上颌窦内肿物、埋伏牙、牙根裂等也需靠X线检查来确诊。

第二节　牙龈出血

牙龈出血是常见的症状，出血部位可以是全口牙龈或局限于部分牙齿。大多数患者是在牙龈受到机械刺激（如刷牙、剔牙、食物嵌塞、进食硬物、吮吸等）时流血，一般能自行停止。另有一种情况，在无刺激时即自动流血，出血量多，且无自限性。

一、牙龈的慢性炎症和炎症性增生

这是牙龈出血的最常见原因，如慢性龈缘炎、牙周炎、牙间乳头炎和牙龈增生等。牙龈缘及龈乳头红肿、松软，甚至增生。一般在受到局部机械刺激时出血，量不多，能自行停止。将局部刺激物（如牙石、牙垢、嵌塞的食物、不良修复体等）除去后，炎症很快消退，出血即停止。

二、妊娠期龈炎和妊娠瘤

常开始于妊娠的第3~4个月。牙龈红肿、松软、极易出血。分娩后，妊娠期龈炎多能消退到妊娠前水平，而妊娠瘤常需手术切除。有的人在慢性牙龈炎的基础上，于月经前或月经期可有牙龈出血，可能与牙龈毛细血管受性激素影响而扩张、脆性改变等有关。长期口服激素性避孕药者，也容易有牙龈出血和慢性炎症。

三、坏死性溃疡性牙龈炎

为梭形杆菌、口腔螺旋体和中间普氏菌等的混合感染。主要特征为牙间乳头顶端的坏死性溃疡，腐臭，牙龈出血和疼痛，夜间睡眠时也可有牙龈出血，就诊时可见牙间隙处或口角处有少量血迹。本病的发生常与口腔卫生不良、精神紧张或过度疲劳、吸烟等因素有关。

四、血液病

在遇到牙龈有广泛的自动出血，量多或不易止住时，应考虑有无全身因素，并及时作血液学检查和到内科诊治。较常见引起牙龈和口腔黏膜出血的血液病，如急性白血病、血友病、血小板减少性紫癜、再生障碍性贫血、粒细胞减少症等。

五、肿瘤

有些生长在牙龈上的肿瘤，如血管瘤、血管瘤型牙龈瘤、早期牙龈癌等也较易出血。其他较少见的，如发生在牙龈上的网织细胞肉瘤，早期常以牙龈出血为主诉，临床上很容易误诊为牙龈炎。有些转移瘤，如绒毛膜上皮癌等，也可引起牙龈大出血。

六、某些全身疾病

如肝硬化、脾功能亢进、肾炎后期、系统性红斑狼疮等，由于凝血功能低下或严重贫血，可能出现牙龈出血症状。伤寒的前驱症状有时有鼻出血和牙龈出血。在应用某些抗凝血药物或非甾体抗炎药，如水杨酸、肝素等治疗冠心病和血栓时，易有出血倾向。苯中毒时也可有牙龈被动出血或自动出血。

第三节　牙齿松动

正常情况下，牙齿只有极轻微的生理性动度，这种动度几乎不可觉察，且随不同牙位和一天内的不同时间而变动。一般在晨起时动度最大，这是因为夜间睡眠时，牙齿无殆接触，略从牙槽窝内挺出所致。醒后，由于咀嚼和吞咽时的殆接触将牙齿略压入牙槽窝内，致使牙齿的动度渐减小。这种 24 小时内动度的变化，在牙周健康的牙齿不甚明显，而在有殆习惯，如磨牙症、紧咬牙者较明显。妇女在月经期和妊娠期内牙齿的生理动度也增加。牙根吸收接近替牙期的乳牙也表现牙齿松动。引起牙齿病理性松动的主要原因如下。

一、牙周炎

是使牙齿松动乃至脱落的最主要疾病。牙周袋的形成以及长期存在的慢性炎症，使牙槽骨吸收，结缔组织附着不断丧失，继而使牙齿逐渐松动、移位，终致脱落。

二、殆创伤

牙周炎导致支持组织的破坏和牙齿移位，形成继发性殆创伤，使牙齿更加松动。单纯的（原发性）殆创伤，也可引起牙槽嵴顶的垂直吸收和牙周膜增宽，临床上出现牙齿松动。这种松动在殆创伤痊愈后，可以恢复正常。正畸治疗过程中，受力的牙槽骨发生吸收和改建，此时牙齿松动度明显增大，并发生移位；停止加力后，牙齿即可恢复稳固。

三、牙外伤

最多见于前牙。根据撞击力的大小，使牙齿发生松动或折断。折断发生在牙冠时，牙齿一般不松动；根部折断时，常出现松动，折断部位越近牙颈部，则牙齿松动越重，预后也差。有的医师企图用橡皮圈不恰当地消除初萌的上颌恒中切牙之间的间隙，常使橡皮圈渐渐滑入龈缘以下，造成深牙周袋和牙槽骨吸收，牙齿极度松动和疼痛。患儿及其家长常误以为橡皮圈已脱落，实际它已深陷入牙龈内，应仔细搜寻并取出橡皮圈。

四、根尖周炎

急性根尖周炎时，牙齿突然松动，有伸长感，不敢对殆，叩痛（＋＋）～（＋＋＋）。至牙槽脓肿阶段，根尖部和龈颊沟红肿、波动。这种主要由龋病等引起的牙髓和根尖感染，在急性期过后，牙多能恢复稳固。

慢性根尖周炎，在根尖病变范围较小时，一般牙不太松动。当根尖病变较大或向根侧发展，破坏较多的牙周膜时，牙可出现松动。一般无明显自觉症状，仅有咬合不适感或反复肿胀史，有的根尖部可有瘘管。牙髓无活力。根尖病变的范围和性质可用 X 线检查来确诊。

五、颌骨骨髓炎

成人的颌骨骨髓炎多继发于牙源性感染，多见于下颌骨。急性期全身中毒症状明显，如高热、寒战、头痛，白细胞增至（10～20）×10³/L 等。局部表现为广泛的蜂窝织炎。患侧下唇麻木，多个牙齿迅速松动，且有叩痛。这是由于牙周膜及周围骨髓腔内的炎症浸润。一旦颌骨内的化脓病变经口腔黏膜或面部皮肤破溃，或经手术切开、拔牙而得到引流，则病程转入亚急性期或慢性期。除病源牙必须拔除外，邻近的松动牙常能恢复稳固。

六、颌骨内肿物

颌骨内的良性肿物或囊肿由于缓慢生长，压迫牙齿移位或牙根吸收，致使牙齿逐渐松动。恶性肿瘤则使颌骨广泛破坏，在短时间内即可使多个牙齿松动、移位。较常见的，如上颌窦癌，多在早期出现上颌数个磨牙松动和疼痛。若此时轻易拔牙，则可见拔牙窝内有多量软组织，短期内肿瘤即由拔牙窝中长出，似菜花状。所以，在无牙周病且无明显炎症的情况下，若有一或数个牙齿异常松动，应提高警惕，进行 X 线检查，以便早期发现颌骨中的肿物。

七、其他疾病

有些牙龈疾病伴有轻度的边缘性牙周膜炎时，也可出现轻度的牙齿松动，如坏死性龈炎、维生素 C 缺乏、龈乳头炎等。但松动程度较轻，治愈后牙齿多能恢复稳固。发生于颌骨的组织细胞增生症 X，为原因不明、累及单核-吞噬细胞系统、以组织细胞增生为主要病理学表现的疾病。当发生于颌骨时，可沿牙槽突破坏骨质，牙龈呈不规则的肉芽样增生，牙齿松动并疼痛，拔牙后伤口往往愈合不良。X 线表现为溶骨性病变，牙槽骨破坏，病变区牙齿呈现"漂浮征"。本病多见于 10 岁以内的男童，好发于下颌骨。其他一些全身疾患，如 Down 综合征、Papillon-Lefevre 综合征等的患者，常有严重的牙周炎症和破坏，造成牙齿松动、脱落。牙周手术后的短期内，术区牙齿也会松动，数周内会恢复原来动度。

第四节　口臭

口臭是指口腔呼出气体中令人不快的气味，是某些口腔、鼻咽部和全身性疾病的一个较常见症状，可以由多方面因素引起。

一、生理因素

晨起时常出现短时的口臭，刷牙后即可消除。可由某些食物（蒜、洋葱等）和饮料（酒精性）经过代谢后产生一些臭味物质经肺从口腔呼出所引起。某些全身应用的药物也可引起口臭，如亚硝酸戊脂、硝酸异山梨酯等。

二、病理因素

（一）口腔疾病

口腔呼出气体中的挥发性硫化物可导致口臭，其中 90% 的成分为甲基硫醇（CH_3SH）和硫化氢（H_2S）。临床上最常见的口臭原因是舌苔和牙周病变处的主要致病菌，如牙龈卟啉单胞菌、齿垢密螺旋体、福赛坦菌和中间普氏菌等的代谢产物。此外，牙周袋内的脓液和坏死组织、舌苔内潴留的食物残屑、脱落上皮细胞等也可引起口臭。在没有牙周炎的患者，舌苔则是口臭的主要来源，尤其与舌背后 1/3 处舌苔的厚度和面积有关。用牙刷刷舌背或用刮舌板清除舌苔可显著减轻或消除口臭。

软垢、嵌塞于牙间隙和龋洞内的食物发酵腐败，也会引起口臭。有些坏死性病变，如坏死性溃疡性龈（口）炎、嗜伊红肉芽肿、恶性肉芽肿和癌瘤等，拔牙创的感染（干槽症）等，都有极显著的腐败性臭味。

如果经过治疗彻底消除了口腔局部因素，口臭仍不消失，则应寻找其他部位的疾病。

（二）鼻咽部疾病

慢性咽（喉）炎、化脓性上颌窦炎、萎缩性鼻炎、小儿鼻内异物、滤泡性扁桃体炎等均能引起口臭。

（三）消化道、呼吸道及其他全身性疾病

如消化不良、肝硬化、支气管扩张继发肺部感染、肺脓肿、先天性气管食管瘘等。糖尿病患者口中可有烂苹果气味，严重肾衰竭者口中可有氨味或尿味。此外，某些金属（如铅、汞）和有机物中毒时，可有异常气味。

（四）神经和精神异常

有些患者自觉口臭而实际并没有口臭，是存在心理性疾患，如口臭恐惧症等，或者由于某些神经疾患导致嗅觉或味觉障碍而产生。

用鼻闻法、仪器测量法可直接检测口臭程度和挥发性硫化物的水平。

第五节　面部疼痛

面部疼痛是口腔科常见的症状，不少患者因此而就诊。有的面部疼痛诊断及治疗都较容易，有的相当困难。不论是何种疼痛，都必须查清引起的原因。由牙齿引起的疼痛，查出病因是较为容易的，已见前述内容。但牵涉性痛和投射性痛的原因，却很难发现。颞下颌关节紊乱引起的疼痛也常导致诊断困难，因为很类似一些其他问题引起的疼痛。

诊断困难的另一因素是患者对疼痛的叙述。这种叙述常是不准确的，但又与诊断有关联。患者对疼痛的反应决定于两种因素：一是患者的痛阈，二是患者对疼痛的敏感性。两种因素在每一患者都不相同，例如后者就会因患者的全身健康状态的变化及其他暂时性因素而时时改变。

所谓的投射性痛，是指疼痛传导途径的某一部位受到刺激，疼痛可能在此神经的周缘分布区发生。颅内肿瘤引起的面部疼痛即是一例。这类病变可能压迫三叉神经传导的中枢部分而引起其周缘支分布区的疼痛。

投射性痛必须与牵涉性痛鉴别。所谓的牵涉性痛是疼痛发生部位与致痛部位远离的疼痛。在口腔科领域内，牵涉性痛最常见的例子可能是下牙病变引起的上牙疼痛。疼痛的冲动发生于有病变的牙齿，如果用局部麻醉方法阻断其传导，牵涉性痛即不发生。就是说，阻断三叉神经的下颌支，可以解除三叉神经上颌支分布区的疼痛。这也是诊断疑有牵涉性痛的一种有效方法。

投射性痛的发生机制是很清楚的，但牵涉性痛却仍不十分清楚。提出过从有病部位传导的冲动有"传导交叉"而引起中枢"误解"的看法，但争议仍大。

面部和口腔组织的感觉神经为三叉神经、舌咽神经和颈丛的分支。三叉神经的各分支分布明确，少有重叠现象。但三叉神经和颈丛皮肤支之间，常有重叠分布。三叉神经、面神经和舌咽神经，以及由自主神经系统而来的分支，特别是与血管有关的交感神经之间，有复杂的彼此交通。交感神经对传送深部的冲动有一定作用，并已证明刺激上颈交感神经节可以引起这一类疼痛。面深部结构的疼痛冲动也可由面神经的本体感受纤维传导。但对这些传导途径在临床上的意义，争论颇大。

与口腔有关的结构非常复杂，其神经之间的联系也颇为复杂。口腔组织及其深部，绝大多数为三叉神经分布。虽然其表面分布相当明确而少重叠，但对其深部的情况了解甚少。故诊断错误是难免的。

可以把面部疼痛大致分为4种类型。

（1）由口腔、面部病变引起的疼痛　例如：牙痛，上颌窦炎引起的疼痛，颞下颌关节紊乱引起的疼痛等。

（2）原因不明的面部疼痛　包括三叉神经痛，所谓的非典型性面痛等。

（3）由于感觉传导途径中的病变投射到面部的疼痛，即投射痛　例如：肿瘤压迫三叉神经而引起的继发性神经痛是一例子，尽管罕见。偏头痛也可列为此类，因其为颅内血管变化引起。

（4）由身体其他部位病变引起的面部疼痛，即牵涉性痛　例如：心绞痛可引起左下颌部的疼痛。

这种分类法仅是为诊断方便而作的，实际上，严格区分有时是很困难的。

对疼痛的客观诊断是极为困难的，因为疼痛本身不能产生可查出的体征，需依靠患者的描述。而患者的描述又受患者的个人因素影响，如患者对疼痛的经验、敏感性，文化程度等。疼痛的程度无法用客观的方法检测，故对疼痛的反应是"正常的"或"异常的"，也无法区别。

对疼痛的诊断应分两步进行。首先应除外由于牙齿及其支持组织，以及与其紧密相关组织的病变所引起的疼痛，例如：由上颌窦或颞下颌关节紊乱引起的疼痛。如果全面而仔细的检查不能发现异常，才能考虑其他可能性。

诊断时，应注意仔细询问病史，包括起病快慢、发作持续时间、有无间歇期、疼痛部位、疼痛性质、疼痛发作时间、疼痛程度、伴随症状，诱发、加重及缓解因素，家族史等。应进行全面、仔细的体格检查及神经系统检查，并根据需要进行实验室检查。

一、神经痛

可以将神经痛看作局限于一个感觉神经分布区的疼痛，其性质是阵发性和严重的。神经痛有不少分类，但最重要的是应将其分为原发性和继发性。原发性神经痛指的是有疼痛而查不到引起原因者，但并不意味没有病理性改变，也许是直到目前还未发现而已。这种神经痛中最常见的是三叉神经痛，舌咽神经痛也不少见。

（一）三叉神经痛

由于其疼痛的特殊性，三叉神经痛的研究已有多年历史，但至今对其本质仍不明了。虽然疼痛通常是一症状而非疾病，但由于缺乏其他有关症状及对病因的基础知识，现只能认为疼痛是疾病本身。

三叉神经痛多发生于中老年人，女性较多。疼痛几乎发生于一侧，限于三叉神经之一支，以后可能扩展至二支或全部三支。疼痛剧烈，刀刺样，开始持续时间很短，几秒钟即消失，以后逐渐增加，延续数分钟甚至数十分钟。有"扳机点"存在是此病的特点之一。在两次发作之间，可以无痛或仅有钝痛感觉。可有自然缓解期，病程数周或数月不等，然永久缓解极罕见。

在疾病的初发期，疼痛的特点不明显，此时患者常认为是牙痛，而其所指出有疼痛的牙却为健康牙；有时常误诊而拔除该牙。拔除后疼痛依然存在，患者又指疼痛来源于邻牙而要求拔除。对此情况应加以注意，进行全面检查并考虑三叉神经痛的可能性。

相反，其他问题，如未萌出的牙等，可以引起类似三叉神经痛的症状。检查如发现这一类可能性，应加以处理。

此病多发生于40岁以后，如为40岁以下者，应作仔细的神经学检查，以除外其他的可能性，如多发性硬化等。

有人主张，卡马西平（痛痉宁）本身不是止痛药，但对三叉神经痛有特异性疗效，可以用对此药的疗效反应作为诊断的方法之一。

（二）舌咽神经痛

舌咽神经痛的情况与三叉神经痛颇为相似，但远较其少见。疼痛的性质相似，单侧，发生于口咽部，有时可放射至耳部。吞咽可引起疼痛发作。也可有"扳机点"存在。用表面麻醉喷于口咽区能解除疼痛发生。卡马西平也可用以辅助诊断。

二、继发性神经痛

面部和头部疼痛可以是很多颅内和颅外病变的症状之一。面部疼痛可由于肿瘤压迫或浸润三叉神经节或其周缘支而产生。原发性或继发性颅内肿瘤、鼻咽部肿瘤、动脉瘤、脑上皮样囊肿等，是文献报道中最常引起面部疼痛的病变；颅脑损伤后所遗留的病变也是引起面部疼痛的原因之一，疼痛多不是仅有的症状，但可能最早发生。如有侵犯其他脑神经症状，以及有麻木或感觉异常的存在，应立即想到继发性神经痛的可能性。

畸形性骨炎（Paget 病）如累及颅底，可使卵圆孔狭窄而压迫三叉神经，产生疼痛症状；疼痛也可由于整个颅骨的畸形，使三叉神经感觉根在越过岩部时受压而产生。疼痛常似三叉神经痛，但多有其他症状，如听神经受压而发生的耳聋、颈椎改变而引起的颈丛感觉神经分布区的疼痛等。

上颌骨或颧骨骨折遗留的眶下孔周围的创伤后纤维化，也可压迫神经而发生疼痛。

继发性神经痛在与原发性鉴别时，关键在于可以查出引起的原因，故仔细而全面的检查是必须的。

三、带状疱疹后遗痛

面部带状疱疹发生前、中或后，均可有疼痛。开始时，可能为发病部位严重的烧灼样痛，以后出现水疱。带状疱疹的疼痛相当剧烈。病后，受累神经可出现瘢痕，引起神经痛样疼痛，持续时间长，严重，对治疗反应差。老年人患带状疱疹者特别易出现带状疱疹后遗痛，并有感觉过敏或感觉异常症状。

四、偏头痛

偏头痛或偏头痛样神经痛（丛集性头痛）有时也就诊于口腔门诊。偏头痛基本上发生于头部，但有时也影响面部，通常是上颌部，故在鉴别诊断时应注意其可能性。

典型的偏头痛在发作前（先兆期或颅内动脉收缩期）可有幻觉（如见闪光或某种颜色），或眩晕、心烦意乱、感觉异常、颜面变色等，症状与脑缺血有关，历时 10～30 分钟或几小时。随即出现疼痛发作，由于动脉扩张引起搏动性头痛，常伴有恶心、呕吐、面色苍白、畏光等自主神经症状。疼痛持续 2～3 小时，患者入睡，醒后疼痛消失。故睡眠能缓解偏头痛。麦角胺能缓解发作。

还有一种类似偏头痛的所谓急性偏头痛性神经痛，其病因似偏头痛，患者多为更年期的男性。疼痛为阵发性，通常持续 30 分钟，发作之间间歇时间不等。疼痛多位于眼后，扩展至上颌部及颞部。患侧有流泪、结膜充血、鼻黏膜充血及流涕。常在夜间发作（三叉神经痛则少有在夜间发作者）。疼痛的发作为一连串的密集头痛发作，往往集中于一周内，随后有间歇期，病程达数周至数年，故又名丛集性头痛。

少见的梅－罗（Melkersson-Rosenthal）综合征也可有偏头痛样疼痛。患者有唇部肿胀，有时伴有一过性或复发性面神经衰弱现象和颞部疼痛。有的患者舌有深裂，颊黏膜有肉芽肿样病变，似克罗恩（Crohn）病。

以上诸病均对治疗偏头痛的药物反应良好。

五、非典型性面痛

非典型性面痛一词用以描述一种少见的疼痛，这种疼痛的分布无解剖规律可循，疼痛的性质不清，找不到与病理改变有关的证据。疼痛多为双侧，分布广泛，患者可描述疼痛从面部的某一部分放射至身体他部。疼痛多被描述为严重的连续性钝痛。

有的患者有明显的精神性因素，对治疗的反应差，有的甚至越治情况越坏。

本病有多种类型，Mumford 将其分为三类：第一类为由于诊断技术问题而未完全了解的情况。第二类为将情况扩大的患者，这些患者对其面部和口腔有超过通常应有的特别注意。这些患者显得有些特殊并易被激惹，但仍属正常范围。他们常从一个医师转到另一个，以试图得到一个满意的诊断。第三类患者的症状，从生理学或解剖学都不能解释，但很容易被认为有精神方面的因素。这类患者的疼痛部位常广泛，疼痛的主诉稀奇古怪。

对这一类疾病，首先应作仔细而全面的检查，以除外可能引起疼痛的病变。

六、由肌肉紊乱而引起的疼痛

疼痛由肌肉的病理性改变或功能紊乱引起，包括一组疾病，在文献中相当紊乱，但至少有 6 种：①肌炎；②肌痉挛；③肌筋膜疼痛综合征；④纤维肌痛；⑤肌挛缩；⑥由结缔组织病引起的肌痛。

肌痉挛是肌肉突然的不随意收缩，伴随疼痛及运动障碍。疼痛常持续数分钟至数日，运动逐渐恢复，疼痛也渐轻。引起的原因常为过去较弱的肌肉发生过度伸张或收缩，或正常肌肉的急性过度使用。由于姿势关系而产生的肌疲劳或衰弱、肌筋膜疼痛综合征、保护有关的创伤、慢性（长期）使用等，均是发病的诱因。当肌肉随意收缩时，如举重、进食、打呵欠等，肌痉挛皆可发生。如成为慢性，可能产生纤维化或瘢痕，引起肌挛缩。

肌炎是整个肌肉的急性炎症，症状为疼痛、对压痛极敏感、肿胀、运动障碍并疼痛。如未治疗，可使肌肉发生骨化。红细胞沉降率加快。表面皮肤可肿胀及充血。引起肌炎的原因为局部感染、创伤、蜂窝织炎、对肌肉本身或其邻近的激惹等。肌肉持续过度负荷也是引起原因之一。

肌痉挛时，以低浓度（0.5%）普鲁卡因注射于局部可以缓解；但在肌炎时，任何注射皆不能耐受，且无益，应注意。

纤维肌痛罕见，为一综合征，又名肌筋膜炎或肌纤维炎，特征与肌筋膜疼痛综合征基本相同。但本病可发生于身体各负重肌肉，而后者发生于局部，如颌骨、颈部或下腰部。故本病的压痛点在身体各部均有。

结缔组织病，如红斑狼疮、硬皮病、舍格伦（Sjögren）综合征、动脉炎、类风湿关节炎等，也可累及肌肉而产生疼痛。特征为肌肉或关节滑膜有慢性炎症、压痛及疼痛。通过临床及实验室检查，诊断应不困难。

肌筋膜疼痛综合征（MPS），又名肌筋膜痛、肌筋膜疼痛功能紊乱综合征等，是最常见的慢性肌痛，其诊断标准有以下 3 点。

（1）骨骼肌、肌腱或韧带有呈硬条状的压痛区，即扳机点。

（2）疼痛自扳机点牵涉至他处，发生牵涉痛的部位相当恒定，见表 2-1。

表 2-1　肌筋膜扳机点及面部疼痛部位

疼痛部位	扳机点位置	疼痛部位	扳机点位置
颞下颌关节	咬肌深部	颏部	胸锁乳突肌
	颞肌中部	牙龈	咬肌浅部
	颞肌深部		翼内肌
	颞肌外侧部	上切牙	颞肌前部
	翼内肌	上尖牙	颞肌中部
	二腹肌	上前磨牙	颞肌中部
耳部	咬肌深部		咬肌浅部
	翼外肌	上磨牙	颞肌后部
	胸锁乳突肌	下磨牙	斜方肌
颌骨部	咬肌浅部		胸锁乳突肌
	斜方肌	下切牙	咬肌浅部
	二腹肌		二腹肌前部
	翼内肌	口腔、舌、硬腭	翼内肌
颊部	胸锁乳突肌		二腹肌
	咬肌浅部	上颌窦	翼外肌

（3）刺激活动的扳机点所产生的牵涉性痛可反复引出。所谓活动的扳机点是指该区对触诊高度敏感并引起牵涉性痛。潜在性扳机点一词则用以指该区也敏感，但刺激时不产生牵涉性痛。

对 MPS 的争论甚多，上述可作为鉴别诊断时的参考。

七、炎症性疼痛

包括窦腔炎症、牙髓炎、根尖炎、各种间隙感染等。其中上颌窦炎疼痛部位主要在上颌部，因分泌物于夜间积滞，故疼痛在晨起时较重，起床后分泌物排出，疼痛缓解。弯腰低头时由于压力改变，可加重疼痛，抬头时好转。上颌窦前壁处有压痛，有流涕、鼻塞等症状，上颌窦穿刺可抽出脓液。

八、颈椎病引起的疼痛

颈椎病可以直接引起头部及面部疼痛，但更常见的是引起肌肉的紊乱而产生直接的疼痛或牵涉性痛。

颈椎病包括椎间盘、椎体骨关节及韧带等的疾患。常可产生头痛，有时为其唯一表现。头痛多在枕颈部，有时扩散至额部及颞部，或影响两侧，或在一侧。多为钝痛。疲劳、紧张、看书、颈部活动等使之加重。肩臂部疼痛、麻木、活动受限，X 线片所见等有助于诊断。

九、颌骨疼痛

骨膜有丰富的感觉神经，对压力、张力等机械性刺激敏感，可产生相当剧烈的疼痛。颌骨疼痛与面部疼痛较易混淆，在鉴别诊断时应注意。

引起颌骨疼痛的原因很多，炎症如急性化脓性骨髓炎、骨膜炎等。

颌骨的一些骨病在临床上也有骨痛表现，其较常见者有甲状旁腺功能亢进、老年性骨质疏松、骨质软化、畸形性骨炎、骨髓瘤等。其他的骨病及骨肿瘤在压迫或浸润神经，或侵及骨膜时，也可引起疼痛。

十、灼性神经痛

头颈部的灼性神经痛少见，引起烧灼样痛并有感觉过敏。创伤包括手术创伤，可能成为非典型性面部疼痛的原因之一。曾有报道灼性神经痛发生于多种面部创伤之后，包括拔除阻生第三磨牙、枪弹伤及头部创伤。临床特征为烧灼样疼痛，部位弥散而不局限；该部皮肤在压迫或轻触时发生疼痛（感觉过敏），或有感觉异常；冷、热、运动及情绪激动可使疼痛产生或加剧；皮肤可有局部发热、红肿或发冷、发绀等表现，为血管舒缩障碍引起。活动、咀嚼、咬合关系失调、打呵欠等引起及加剧疼痛；松弛可缓解疼痛。

在诊断上，以局部麻醉药封闭星状神经节如能解除疼痛，则诊断可以成立。

十一、癌性疼痛

癌性疼痛的全面流行病学调查尚少报道。其原理是癌浸润增长可压迫或累及面部的血管、淋巴管和神经，造成局部缺血、缺氧，物质代谢产物积蓄，相应组织内致痛物质增加，刺激感觉神经末梢而致疼痛，尤其是舌根癌常常会牵涉到半侧头部剧烈疼痛。

第六节 腮腺区肿大

引起腮腺区肿大的原因很多，可以是腮腺本身的疾病，也可以是全身性疾病的局部体征，还可以是非腮腺组织（如咬肌）的疾病。

从病因上，可以将腮腺区肿大分为以下5种。

（1）炎症性腮腺肿大，又可分为感染性及非感染性两类。

（2）腮腺区肿瘤及类肿瘤病变。

（3）症状性腮腺肿大。

（4）自身免疫病引起的腮腺肿大。

（5）其他原因引起的腮腺肿大。

诊断时，应根据完整的病史与临床特点，结合患者的具体情况进行各种检查，例如腮腺造影、唾液流量检查、唾液化学分析、放射性核素扫描、活组织检查、实验室检查、超声波检查等。

在正常情况下，腮腺区稍呈凹陷，因腮腺所处位置较深，在扪诊时不能触到腺体。腮腺肿大的早期表现，是腮腺区下颌升支后缘后方的凹陷变浅或消失，如再进一步肿大，则耳垂附近区向外隆起，位于咬肌浅层部的腮腺浅叶亦肿大。颜面水肿的患者在侧卧后，下垂位的面颊部肿胀，腮腺区也肿起，应加以鉴别。此种患者在改变体位后，肿胀即发生改变或消失。

以下简述腮腺区肿大的鉴别诊断。

一、流行性腮腺炎

为病毒性感染，常流行于春季，4月及5月为发病高峰。以6～10岁儿童为主，2岁以前少见，有时也发生于成人。病后终身免疫。患者有发热、乏力等全身症状。腮腺肿大先表现于一侧，4～5日后可累及对侧，约 2/3 患者有双侧腮腺肿大。有的患者可发生下颌下腺及舌下腺肿大。腮腺区饱满隆起，表面皮肤紧张发亮，但不潮红，有压痛。腮腺导管开口处稍有水肿及发红，挤压腮腺可见清亮的分泌液。血常规白细胞计数正常或偏低。病程约 1 周。

二、急性化脓性腮腺炎

常为金黄色葡萄球菌引起，多发生于腹部较大外科手术后；也可为伤寒、斑疹伤寒、猩红热等的并发症；也见于未得到控制的糖尿病、脑血管意外、尿毒症等。主要诱因为机体抵抗力低下、口腔卫生不良、摄入过少而致涎液分泌不足等，细菌经导管口逆行感染腮腺。

主要症状为患侧耳前下突然发生剧烈疼痛，后即出现肿胀，局部皮肤发热、发红，并呈硬结性浸润，触痛明显。腮腺导管口显著红肿，早期无唾液或分泌物，当腮腺内有脓肿形成时，在管口有脓栓。患者有高热、白细胞计数升高。腮腺内脓肿有时可穿透腮腺筋膜，向外耳道、颌后凹等处破溃。

三、慢性化脓性腮腺炎

早期无明显症状，多因急性发作或反复发作肿胀而就诊。发作时腮腺肿胀并有轻微肿痛、触痛，导管口轻微红肿，压迫腺体有"雪花状"唾液流出，有时为脓性分泌物。造影表现为导管系统部分扩张、部分狭窄而似腊肠状；梢部扩张呈葡萄状。

四、腮腺区淋巴结炎

又称假性腮腺炎，是腮腺包膜下或腺实质内淋巴结的炎症。发病慢，病情轻，开始为局限性肿块，以后渐肿大，压痛。腮腺无分泌障碍，导管口无脓。

五、腮腺结核

一般为腮腺内淋巴结发生结核性感染，肿大破溃后累及腺实质。常见部位是耳屏前及耳垂后下，以肿块形式出现，多有清楚界限，活动。有的有时大时小的炎症发作史，有的肿块中心变软并有波动。如病变局限于淋巴结，腮腺造影表现为导管移位及占位性改变；如已累及腺实质，可见导管中断，出现碘油池，似恶性肿瘤。术前诊断有时困难，常需依赖活组织检查。

六、腮腺区放线菌病

常罹患部位为下颌角及升支部软组织以及附近颈部。表现为肿块，质地极硬，与周围组织无清晰界限，无痛。晚期皮肤发红或黯紫色，脓肿形成后破溃，形成窦道，并此起彼伏，形成多个窦道。脓液中可发现"硫磺颗粒"。如咬肌受侵则有开口困难。根据症状及活组织检查（有时需作多次）可确诊。腮腺本身罹患者极罕见。

七、过敏性腮腺炎

有腮腺反复肿胀史。发作突然，消失也快。血常规检查有嗜酸性粒细胞增多。用抗过敏药或激素可缓解症状。患者常有其他过敏史。由于与一般炎症不同，也被称为过敏性腮腺肿大。

药物（如含碘造影剂）可引起本病，多在造影侧发生。含汞药物，如胍乙啶、保泰松、长春新碱等也可引起。腮腺及其他唾液腺可同时出现急性肿胀、疼痛与压痛。

八、腮腺良性肿瘤

以腮腺多形性腺瘤最常见。多为生长多年的结节性中等硬度的肿块。造影表现为导管被推移位。此外，血管畸形（海绵状血管瘤）、神经纤维瘤、腺淋巴瘤等也可见到。

九、腮腺区囊肿

腮腺本身的囊肿罕见。有时可见到第一鳃裂囊肿和第二鳃裂囊肿，前者位于腮腺区上部，与外耳道相接连；后者常位于腮腺区下部，下颌角和胸锁乳突肌之间。此等囊肿易破裂而形成窦道。

十、腮腺恶性肿瘤

腮腺本身的恶性肿瘤不少见，各有其特点，如遇生长较快的肿块，与皮肤及周围组织粘连，有局部神经症状，如疼痛、胀痛，或有面神经部分受侵症状；造影显示导管系统中断和缺损，或出现碘油池。均应考虑恶性肿瘤。

全身性恶性肿瘤，如白血病、霍奇金病等，也可引起腮腺肿大，但罕见。

十一、嗜酸性粒细胞增多性淋巴肉芽肿

为良性慢性腮腺区肿块，可时大时小。肿区皮肤瘙痒而粗糙，外周血嗜酸性粒细胞增多，有时可伴有全身浅表淋巴结肿大。

十二、症状性腮腺肿大

多见于慢性消耗性疾病，如营养不良、肝硬化、慢性酒精中毒、糖尿病等，有时见于妊娠期及哺乳期。腮腺呈弥散性均匀肿大，质软，左右对称，一般无症状，唾液分泌正常。随全身情况的好转，肿大的腮腺可恢复正常。

十三、单纯性腮腺肿大

多发生在青春期男性，也称青春期腮腺肿大。多见于身体健康、营养良好者。可能为生长发育期间某种营养成分或内分泌的需要量增大造成营养相对缺乏，而引起腮腺代偿性肿大。肿大多为暂时的，少数则因肿大时间过久而不能消退。

另外，肥胖患者因脂肪堆积，也可形成腮腺肿大。

十四、舍格伦（Sjögren）综合征

舍格伦综合征主要有三大症状，即口干、眼干及结缔组织病（最常为类风湿关节炎）。如无结缔组织病存在，则被称为干燥综合征。约有1/3的患者有腮腺肿大，或表现为弥散性肿大，或呈肿块样肿大。根据临床表现、腮腺流量检查、唇腺活检、腮腺造影、放射性核素扫描、实验室检查等的发现，诊断应无困难。

十五、咬肌良性肥大

可发生于单侧或双侧，原因不明。单侧咬肌肥大可能与偏侧咀嚼有关。无明显症状，患者主诉颜面不对称。检查时可发现整个咬肌增大，下颌角及升支（咬肌附着处）也增大。患者咬紧牙齿时，咬肌明显可见，其下方部分突出，似一软组织肿块。

十六、咬肌下间隙感染

典型的咬肌下间隙感染常以下颌角稍上为肿胀中心，患者多有牙痛史，特别是阻生第三磨牙冠周炎史。有咬肌区的炎性浸润，严重的开口困难等。腮腺分泌正常。

十七、黑福特（Heerfordr）综合征

又称眼色素层炎，是以眼色素层炎、腮腺肿胀、发热、脑神经（特别是面神经）麻痹为特点的一组症状。一般认为是结节病的一个类型。结节病是一种慢性肉芽肿型疾病，如急性发作，并同时在眼和腮腺发生，称为黑福特综合征，其发生率占结节病的3%～5%。

多见于年轻人，约65%在30岁以下。眼都症状，如虹膜炎或眼色素层炎，常发生于腮腺肿大之前，单眼或双眼先后或同时发生并反复发作，久之可致失明。患者可有长期低热。有单侧或双侧腮腺肿

大，较硬，结节状，无痛。肿胀病变从不形成化脓灶，可消散，也可持续数年。可有严重口干。面神经麻痹多在眼病及腮腺症状后数日至 6 个月出现。其他神经，如喉返神经、舌咽神经、展神经等的麻痹症状也偶有发现。

第三章

牙体硬组织非龋性疾病

牙体硬组织非龋性疾病是牙体硬组织受到某些全身或者局部因素、物理或者化学因素引起的疾病，是口腔常见病之一。

牙是人类赖以生存的咀嚼器官的重要组成部分，在个体发育及行使咀嚼、吞咽和表情等功能的过程中不断接受物理和化学因素的作用。适度的作用是维系功能的必要条件，但不利因素或过度作用则会造成牙体硬组织的损伤，并可继发牙髓和根尖周组织的疾病。造成牙体硬组织非龋性疾病的原因很多，如各种物理和化学原因，造成牙体组织缺损和牙损伤及与牙磨损、楔状缺损等非龋性疾病，往往并存受到外界刺激会发生酸痛症状的牙本质敏感症。

牙体硬组织非龋性疾病包括：牙发育异常、着色牙、牙损伤和牙本质过敏症等。

牙在生长发育期间，由于受到某些全身或局部因素的影响，使牙在结构、形态、数目和萌出方面出现异常，且常同时伴有牙的颜色改变，影响美观。

牙体硬组织非龋性疾病还包括各种由物理或化学原因所致的牙体缺损和牙的损伤。

牙本质过敏症虽非一种独立疾病，但它常与磨损、楔状缺损等非龋性牙体疾病并存。

第一节　牙外伤

牙外伤多由外力所致，也可称为牙的急性损伤，包括牙周膜的损伤、牙体硬组织的损伤、牙脱位和牙折等。这些损伤既可单独发生，也可同时出现。对牙外伤患者，首先应注意查明有无颌骨或身体其他部位的损伤，尤其要注意排除脑部损伤。现将常见的牙急性损伤分述如下。

一、牙振荡

牙振荡是牙周膜的轻度损伤，通常不伴牙体组织的缺损。

（一）病因

由于较轻外力，如在进食时骤然咀嚼硬物所致，也可遭受轻微的外力碰撞所致。

（二）临床表现

伤后患牙有伸长不适感，轻微松动和叩痛，龈缘还可有少量出血，说明牙周膜有损伤。若做牙髓活力测试，其反应不一。受伤后无反应，而在数周或数月后反应开始恢复，3 个月后仍有反应的牙髓，则大多数能继续保持活力。伤后一开始牙髓活力测试有反应的患牙，若后来转变成无反应，则表示牙髓已发生坏死，同时牙可变色。

（三）治疗

1~2 周应使患牙休息。必要时降低咬合以减轻患牙的𬌗力负担。松动的患牙应固定。受伤后 1 个月、3 个月、6 个月、12 个月应复查。观察 1 年后，若牙冠不变色，牙髓活力测试正常，可不进行处理；若有牙髓坏死迹象，应进一步做根管治疗。必须记住，对于年轻恒牙，其活力可在受伤 1 年后才丧失。

二、牙脱位

牙受外力作用而脱离牙槽窝称为牙脱位。由于外力的大小和方向不同，牙脱位的表现和程度不一，轻者偏离移位，称为不全脱位；重者可完全离体，称为全脱位。

（一）病因

碰撞是引起牙脱位的最常见原因。在个别情况下，由于器械使用不当，拔牙时也可发生邻牙脱位。

（二）临床表现

根据外力方向，可有牙脱出、向根尖方向嵌入或唇（舌）向移位等情况。牙部分脱位常有疼痛、松动和移位等表现，同时因患牙伸长而出现咬合障碍。X 线片示牙根尖与牙槽窝的间隙明显增宽。牙向深部嵌入者，则临床牙冠变短，其殆面或切缘低于正常邻牙。牙完全脱位者，可见牙完全离体或仅有少许软组织相连，牙槽窝内空虚。牙脱位不论是部分还是完全性者，均常伴有牙龈撕裂和牙槽突骨折。牙脱位后，可以发生以下并发症。

（1）牙髓坏死。发生率占牙脱位的 52%，占嵌入性脱位的 96%。发育成熟的牙与年轻恒牙相比，更易发生牙髓坏死。

（2）牙髓腔变窄或消失。发生率占牙脱位的 20%～25%。牙髓腔内钙化组织加速形成，是轻度牙脱位的反应，严重的牙脱位常导致牙髓坏死。牙根未完全形成的牙受伤后，牙髓常能保持活力，但也更易发生牙髓腔变窄或闭塞。嵌入性脱位牙，其牙髓坏死的发生率很高，故很少出现牙髓腔闭塞。

（3）牙根外吸收。有人认为坏死牙髓的存在能促使牙根的吸收。牙根吸收最早在受伤 2 个月后发生。此外，约有 2% 病例并发牙内吸收。

（4）边缘性牙槽突吸收。嵌入性和殆向性脱位牙特别容易丧失边缘牙槽突。

（三）治疗

保存患牙是治疗牙脱位应遵循的原则。

1. 部分牙脱位

应在局部麻醉下复位，再结扎固定 4 周。术后 3 个月、6 个月和 12 个月进行复查，若发现牙髓已坏死，应及时做根管治疗。

2. 嵌入性的牙脱位

在复位后 2 周应做根管治疗，因为这些牙通常伴有牙髓坏死，而且容易发生牙根吸收。对嵌入性脱位牙的年轻恒牙，不可强行拉出复位，以免造成更大的创伤，诱发牙根和边缘牙槽突的吸收。因此，对症处理，继续观察，任其自然萌出是最可取的处理方法，一般在 6 个月内患牙能萌出到原来的位置。

3. 完全牙脱位

在 0.5～2 小时进行再植，90% 患牙可避免牙根吸收。因此，牙脱位后，应立即将牙放入原位，如牙已落地污染，应就地用生理盐水或无菌水冲洗，然后放入原位。如果不能即刻复位，可将患牙置于患者的舌下或口腔前庭处，也可放在盛有牛奶、生理盐水或自来水的杯子内，切忌干藏，并尽快到医院就诊。

对完全牙脱位，还应根据患者年龄、离体时间的久暂，做出如下具体的处理方案。

（1）根尖发育完成的牙脱位：若就诊迅速或复位及时，应在术后 3～4 周再做根管治疗。因为这类牙再植后，牙髓不可能重建血循环，势必坏死，进而引起炎症性的牙根吸收或根尖周病变。如果再植前做根管治疗，延长了体外时间，将导致牙根吸收。一般人牙再植后 3～4 周，松动度减少，而炎症性吸收又正好于此时开始。所以再植后 3～4 周做根管治疗是最佳时期。

如果牙脱位在 2 小时以后再就诊者，牙髓和牙周膜内细胞已坏死，不可能期望牙周膜重建，因而只能在体外完成根管治疗，并经根面和牙槽窝刮治后，将患牙置入固定。

（2）年轻恒牙完全脱位：若就诊迅速或自行复位及时，牙髓常能继续生存，不要贸然拔髓，一般疗效是良好的。动物实验证明，再植 3 个月后，93% 的牙髓全部被造影液充盈，仅有 7% 的牙髓坏死。牙髓血管的再生主要由新形成的血管从宽阔的根端长入髓腔，也有与原来的血管发生吻合，说明这类牙再植后，有相当强的修复力。

当然，若就诊不及时或拖延复位时间，则只能在体外完成根管治疗，搔刮根面和牙槽窝后再植，预后欠佳。

（四）牙再植后的愈合方式

1. 牙周膜愈合

即牙与牙槽之间形成正常牙周膜愈合。这种机会极少，仅限于牙脱位离体时间较短，牙周膜尚存活，而且又无感染者。

2. 骨性粘连

牙根的牙骨质和牙本质被吸收并由骨质所代替，发生置换性吸收，从而使牙根与牙槽骨紧密相连。临床表现为牙松动度减少，X 线片示无牙周膜间隙。这种置换性吸收发生在受伤后 6～8 周，可以是暂时性，能自然停止，也可以呈进行性，直至牙脱落。这个过程可持续数年或数十年。

3. 炎症性吸收

在被吸收的牙根面与牙槽骨之间有炎症性肉芽组织，其中有淋巴细胞、浆细胞和分叶粒细胞。再植前牙干燥或坏死牙髓的存在，都是炎症性吸收的原因。炎症性吸收在受伤后 1～4 个月即可由 X 线片显示，表现为广泛的骨透射区和牙根面吸收。如系牙髓坏死引起，及时采取根管治疗，常能使吸收停止。

三、牙折

（一）病因

外力直接撞击，是牙折的常见原因，也可因咀嚼时咬到砂石、碎骨等硬物而发生。

（二）临床表现

按牙的解剖部位可分为冠折、根折和冠根联合折 3 型。就其损伤与牙髓的关系而言，牙折又可分为露髓和未露髓两大类。

1. 冠折

前牙可分为横折和斜折，后牙可分为斜折和纵折。

2. 根折

外伤性根折多见于牙根完全形成的成人牙，因为年轻恒牙的支持组织不如根形成后牢固，在外伤时常被撕脱或脱位，一般不致引起根折。引起根折的外力多为直接打击和面部着地时的撞击。根折按其部位分为颈 1/3、根中 1/3 和根尖 1/3，最常见者为根尖 1/3。其折裂线与牙长轴垂直或有一定斜度，外伤性纵折很少见。X 线片检查是诊断根折的重要依据，但不能显示全部根折病例。摄片时中心射线必须与折裂线一致或平行时，方能在 X 线片上显示折裂线。如果中心射线的角度大于正、负 15°～20°，很难观察到折裂线，在此种情况下，CBCT 有助于根折的诊断。X 线片和 CBCT 不仅有助于根折的诊断，而且便于复查时比较。

一些患者就诊时，牙髓活力测试无反应，但 6～8 周或以后可出现反应。据推测，无活力反应是牙髓在外伤时血管和神经受损伤所引起的"休克"所致，随其"休克"的逐渐恢复而再出现活力反应。

根折恒牙的牙髓坏死率为 20%～24%，而无根折外伤恒牙的牙髓坏死率为 38%～59%，其差别可能是因为根折断端的间隙，利于牙髓炎症引流的缘故。根折后是否发生牙髓坏死，主要取决于所受创伤的严重程度，断端的错位情况和冠侧段的动度等因素。根折时可有牙松动、叩痛，如冠侧断端移位可有龈沟出血、根部黏膜触痛等。有的根折早期无明显症状，数日或数周后才逐渐出现症状，这是由于水肿和咬合使根折断端分离所致。

3. 冠根联合折

占牙外伤总数的一小部分，以斜行冠根折多见，牙髓常暴露。

（三）治疗

1. 冠折

缺损少，牙本质未暴露的冠折，可将锐缘磨光。牙本质已暴露，并有轻度敏感者，可行脱敏治疗。敏感较重者，用临时塑料冠，内衬氧化锌丁香油糊剂黏固，待有足够修复性牙本质形成后（6～8周），再用复合树脂修复牙冠形态，此时须用氢氧化钙制剂垫底，以免对牙髓产生刺激。牙髓已暴露的前牙，对牙根发育完成者应用牙髓摘除术；对年轻恒牙应根据牙髓暴露多少和污染程度做牙髓切断术，以利于牙根的继续发育。目前大多数观点认为，当根端发育完成后，还应进行根管治疗，因为钙化过程将持续进行并堵塞根管，而在以后做桩核冠修复需要做根管治疗时，却难以进行根管预备和桩的置入，导致难以完成桩核冠修复。牙冠的缺损，可用复合树脂或烤瓷冠修复。

应该特别指出，凡仍有活力的牙髓，应在治疗后1个月、3个月、6个月及以后数年中，每6个月复查1次，以判明牙髓的活力状况。牙的永久性修复都应在受伤后6～8周进行。

2. 根折

根折的治疗首先应是促进其自然愈合，即使牙似乎很稳固，也应尽早用夹板固定，以防活动。除非牙外伤后已数周才就诊，而松动度又较小则不必固定。

一般认为根折越靠近根尖预后越好。当根折限于牙槽内时，对预后是很有利的，但折裂累及龈沟或发生龈下折时，常使治疗复杂而且预后也差。

对根尖1/3断裂，在许多情况下只上夹板固定，无须牙髓治疗，就可能出现修复并维持牙髓活力，那种认为根折牙应进行预防性牙髓治疗的观点是不正确的。因为根折后立即进行根管治疗常有可能把根管糊剂压入断端之间，反而影响其修复。但当牙髓有坏死时，则应迅速进行根管治疗。

对根中1/3折断可用树脂夹板固定，如牙冠端有错位时，在固定前应复位。复位固定后，每个月应复查1次，检查树脂夹板是否松脱，必要时可更换树脂夹板。复查时，若牙髓有炎症或坏死趋势，则应做根管治疗。根管可用牙胶尖和MTA等材料进行根管充填，有利于断端的修复和根面的牙骨质沉积。当因治疗需要将根尖部断块用手术方法去除后，因冠侧段过短而支持不足时，常需插入钛合金根管骨内种植以恢复牙原来的长度，同时牙冠部用夹板固定。这样骨组织会在金属"根"周围生长而将病理动度消除，目前这种方法已较少采用，可以采用拔牙后种植的方法，这样疗效更佳。

颈侧1/3折断并与龈沟相交通时，将不会出现自行修复。如折断线在龈下1～4 mm，断根不短于同名牙的冠长，牙周情况良好者可选用：①切龈术，使埋藏于软组织内的牙根相对延长；②正畸牵引术；③牙槽内牙根移位术，常规根管预备和充填。

根管口用磷酸锌黏固剂暂封。局部黏膜下浸润麻醉。唇侧弧形切口，翻开黏骨膜瓣，用骨凿去除根尖骨壁，暴露根尖，牙挺挺松牙根，再用牙钳将牙根断端拉出至龈缘，将敲下的唇侧牙槽骨骨板置入根尖部间隙，以维持牙根的理想位置，缝合黏骨膜瓣，置牙周塞治药固定牙根，术后2周去除敷料。术后3个月，行桩核冠修复。

黏着夹板技术是固定根折最简便的方法，其步骤如下。

（1）将患牙复位，拭净唇面，并用95%乙醇擦拭，吹干，隔湿。以同法处理两侧健康牙（至少每侧1个牙）。

（2）取0.4 mm直径不锈钢丝，其长度相当于患牙冠宽度加上两侧至少各1个正常牙的宽度，将其弯成弓形，使它与这些牙的唇面外形相一致。

（3）将牙唇面中1/3处酸蚀30～60秒（根据不同产品而定），用蒸馏水洗净拭干，用黏结剂和复合树脂将夹板固定两侧健康牙上，凝固后，再以同法将患牙固定在钢丝上，此时应保证患牙位于固有的位置。最后拍摄X线片检查根折断端对位是否良好。在下颌前牙，应将弓形夹板放在牙舌面，以免妨碍咬合。固定3～4个月后应重新进行临床检查，摄X线片和进行活力试验，以后每隔6个月复查1次，共2～3次。根折愈合后，用金刚砂石磨除复合树脂，并松开钢丝，取下，磨光牙面。

根折的愈合形式有以下3种。

（1）两断端由钙化组织联合，与骨损伤的愈合很相似。硬组织是由中胚叶组织分化出的成牙骨质细胞所形成的。在活髓牙的髓腔侧则有不规则牙本质形成。

（2）结缔组织将各段分开，断面上有牙骨质生长，但不出现联合。

（3）未联合的各段由结缔组织和骨桥分开。

第一种形式的愈合主要见于没有错位和早期就进行固定的患牙。根折牙未做固定或未做咬合调整时则可出现第二种和第三种形式的愈合。与这 3 种组织学修复形式相应，X 线片也可观察到 3 种修复形式，即看不到或几乎看不到折线，断端间有狭窄的透射区，断端边缘变圆钝，断端之间可见到骨桥等。

根折牙常发生髓腔钙化。因外伤而髓腔变小的牙髓以胶原成分增加为特征，同时伴有细胞数目减少。

3. 冠根联合折

凡可做根管治疗，又具备桩核冠修复适应证的后牙冠根联合折，均应尽可能保留。对前牙的冠根联合折，可参考与口腔相通的牙颈部根折的治疗原则处理。

第二节　牙慢性损伤

一、磨损

（一）病因

单纯机械摩擦作用而造成的牙体硬组织慢性磨耗称为磨损。如果磨损是在正常咀嚼过程中造成的，这种生理性磨损称为咀嚼磨损。其他不是由于正常咀嚼过程所致的牙磨损，为一种病理现象，统称为非咀嚼磨损。

（二）临床表现

1. 咀嚼磨损

也称磨耗，一般发生在𬌗面或切缘，但在牙列紊乱时，也可发生在其他牙面。由于乳牙的存留时间比恒牙短，因此其咀嚼磨损的程度不如恒牙。恒牙萌出数年至数十年后，后牙𬌗面和前牙切缘就有明显的咀嚼磨损。开始在牙尖或嵴上出现光滑的小平面，切缘稍变平，随着年龄的增长，咀嚼磨损也更加明显，牙高度降低，𬌗斜面变平，同时牙近远中径变小。在牙的某些区域，釉质完全被磨耗成锐利的边缘，牙本质暴露。咀嚼时由于每个牙均有轻微的动度，相邻牙的接触点互相摩擦，也会发生磨损，使原来的点状接触成为面状接触，很容易造成食物嵌塞、邻面龋及牙周疾病。

磨损的程度取决于牙的硬度、食物的硬度、咀嚼习惯和咀嚼肌的张力等。磨损程度与患者年龄、食物的摩擦力和咀嚼力成正比，而与牙的硬度成反比。

2. 非咀嚼磨损

由于异常的机械摩擦作用所造成的牙硬组织损耗，是一种病理现象。不良的习惯和某些职业是造成这类磨损的原因。如妇女用牙撑开发夹，木匠、鞋匠、成衣工常用牙夹住钉、针或用牙咬线。磨牙症也会导致严重的磨损。

（三）病理变化

在牙本质暴露部分形成死区或透明层，髓腔内相当于牙本质露出的部分形成修复性牙本质，牙髓发生营养不良性变化。修复性牙本质形成的量取决于暴露牙本质的面积、时间和牙髓的反应。随着修复性牙本质的形成，牙髓腔的体积可逐渐缩小。

（四）生理意义

均匀适宜的磨损对牙周组织的健康有重要意义。例如：由于牙尖被磨损，减少了咀嚼时来自侧方的压力，保持冠根长度的协调，从而不至于由于杠杆作用而使牙周组织负担过重。

（五）并发症

磨损也可引起各种并发症，或成为致病的因素。

1. 牙本质过敏症

这种酸痛的症状有时可以在数月内逐渐减轻而消失，有时可持续更长的时间而不见好转。敏感的程度常因人而异，一般说来磨损的过程愈快，暴露面积愈大，则酸痛越明显。

2. 食物嵌塞

咀嚼食物时，由于有由边缘嵴和发育沟所确立的𬌗面外形，通常有利于食物偏离牙间隙。牙被磨损后，平面代替了正常凸面，从而增加了牙尖向对颌牙间隙楔入食物的作用，因磨损牙冠变短及邻面磨损都可引起食物嵌塞，并促使牙周病和邻面龋的发生。

3. 牙髓和根尖周病

是由于过度磨损使髓腔暴露所致。

4. 颞颌关节紊乱综合征

严重的𬌗面磨损可导致颌间垂直距离过短，从而引起颞颌关节病损。

5. 咬合创伤

不均匀的磨损能遗留高陡牙尖，从而造成咬合创伤。

6. 创伤性溃疡

不均匀磨损遗留的过锐牙尖和边缘能刺激颊、舌黏膜，可引起局部溃疡。

（六）治疗

（1）生理性磨损，若无症状无须处理。

（2）去除和改正引起病理性磨损的原因。

（3）有牙本质过敏症时，应做脱敏处理。

（4）对不均匀的磨损需做适当的调𬌗，磨除尖锐牙尖和边缘。

（5）有牙髓和根尖周病时，按常规进行治疗。

（6）有食物嵌塞者，应恢复正常的接触关系和重建𬌗面溢出沟。磨损过重且有颞颌关节综合征时，应做𬌗垫或覆盖义齿修复，以恢复颌间垂直距离。

二、磨牙症

睡眠时有习惯性磨牙或白昼也有无意识磨牙习惯者，称为磨牙症。磨牙症是咀嚼系统的一种功能异常运动。上、下颌牙接触时间长，用力大，对牙体、牙周、颞颌关节、咀嚼肌等组织均可造成损害。

（一）病因

1. 心理因素

情绪紧张是磨牙症最常见的发病因素。惧怕、愤怒、抵触及其他各种情绪使患者难以及时发泄时，这些情绪便被隐藏在下意识中，但能周期性地通过各种方式表现出来，磨牙症就是这种表现方式之一。据观察，在精神病患者中，磨牙症是常见的现象。小儿的磨牙症，可能与长期咬玩具有关。

2. 𬌗不协调

被认为是磨牙症的另一个主要因素。正中关系与正中𬌗之间的早接触是最常见的磨牙症始动因素，平衡侧接触则为另一始动因素。有时调磨这两种𬌗干扰可以治愈磨牙症。

3. 全身因素

导致磨牙症的全身因素有寄生虫、血压改变、遗传因素、缺钙及胃肠道功能紊乱有关等。

4. 职业

有的职业类型有利于磨牙症的发生。运动员常有磨牙症，要求精确性很高的工作如钟表工，也有发生磨牙症的倾向。

（二）临床表现

磨牙症可分为3型。①磨牙型，常在夜间入睡之后磨牙，又称夜磨牙。常为别人所听见而被告之，患者本人多不知晓。②紧咬型，常在白天注意力集中时不自觉地将牙咬紧，但没有上、下磨动的现象。③混合型，兼有夜磨牙和白昼紧咬牙的现象。3型中以夜磨牙较受重视，因为常影响他人特别是配偶。

睡眠时患者做典型的磨牙或紧咬牙动作，并可伴有嘎嘎响声。当磨损超出生理运动范围时，则磨损面较大，全口牙的磨损均严重，前牙又更明显。磨损导致牙冠变短，有的仅为正常牙冠长度的1/2。此时可出现牙本质过敏症、牙髓病、根尖周病及牙折等。由于牙周组织蒙受异常𬌗力，常引起𬌗创伤而出现牙松动，食物嵌塞。此外，磨牙症还可引起颌骨或咀嚼肌的疼痛或疲劳感，下颌运动受限，颞颌关节弹响等症状。

（三）治疗

1. 去除致病因素

特别是消除心理因素和局部因素，以减少紧张情绪。施行自我暗示，进行放松肌肉的锻炼。

2. 𬌗板的应用

其目的有三：隔断𬌗干扰始动因素；降低颌骨肌张力和肌电活动；保护牙免受磨损。目的不同，𬌗板的设计也不尽一样。

3. 调磨咬合

戴用𬌗板显效之后，可以检查咬合，分次调磨。

4. 修复治疗

为磨牙症者做修复时，不仅要使𬌗关系良好，而且要达到理想𬌗，使正中𬌗与正中关系一致，前伸和侧向𬌗有平衡接触。

5. 肌电反馈治疗

对磨牙症患者应分两期训练，第一期通过肌电反馈学会松弛肌肉。第二期用听觉反馈，在一级睡眠期间可告诫磨牙症的发生。

6. 其他

治疗因过度磨损所引起的各种并发症。

三、楔状缺损

楔状缺损是牙的唇、颊面颈部硬组织发生缓慢消耗所致的缺损，由于这种缺损常呈楔形，因而得名。

（一）病因

1. 刷牙

一贯认为这是发生楔状缺损的主要原因，因此，有人将楔状缺损称为刷牙磨损。其理由是：①不刷牙的人很少发生典型的楔状缺损，而刷牙的人，特别是用力横刷的人，常有典型和严重的楔状缺损；②不发生在牙的舌面；③唇向错位的牙楔状缺损常比较严重；④楔状缺损的牙常伴有牙龈退缩。

还有实验证明：横刷法刷牙作为单一因素，即可发生牙颈部缺损。

2. 牙颈部结构特点

牙颈部釉牙骨质界处的结构比较薄弱，易被磨去，有利于缺损的发生。

3. 酸的作用

龈沟内的酸性渗出物与缺损有关。临床上有时见到龈缘下硬组织的缺损，就是这种关系的提示。

4. 牙体组织疲劳

近来有研究表明颊侧牙颈部，是𬌗力应力集中区。长期的咀嚼𬌗力，使牙体组织疲劳，于应力集中区出现破坏。在上述病因中，目前认为牙颈部的结构特点，咬𬌗力量的分布及牙体组织疲劳也是重要的原因。

（二）临床表现

（1）典型楔状缺损，由2个平面相交而成，有的由3个平面组成。缺损边缘整齐，表面坚硬光滑，一般均为牙组织本色，有时可有程度不等的着色。

（2）根据缺损程度，可分浅形、深形和穿髓形 3 型。浅形和深形可无症状，也可发生牙本质过敏症。深度和症状不一定呈正比关系，关键是个体差异性。穿髓可有牙髓病、根尖周病症状，甚至发生牙横折。

（3）好发于前磨牙，尤其是第一前磨牙，位于牙弓弧度最突出处，刷牙时受力大，次数多，一般有牙龈退缩。

（4）随年龄增长，楔状缺损有增加的趋势，年龄越大，楔状缺损越严重。

（三）治疗和预防

（1）首先应改正刷牙方法，避免横刷，并选用较软的牙刷和磨料较细的牙膏。

（2）组织缺损少，且无牙本质过敏症者，不需做特别处理。

（3）有牙本质过敏症者，应用脱敏疗法。

（4）缺损较大者可用充填法，用玻璃离子体黏固剂或复合树脂充填，洞深或有敏感症状者，充填前应先垫底。

（5）有牙髓感染或根尖周病时，可做牙髓病治疗或根管治疗。

（6）如缺损已导致牙横折，可根据病情和条件，行根管治疗后，给予桩核冠修复。无保留价值者则拔除。

四、酸蚀症

酸雾或酸酐作用于牙而造成的牙硬组织损害称为酸蚀症，是制酸工人和常接触酸人员的一种职业病。

（一）病因

酸蚀症主要由无机酸，如盐酸、硝酸等所致，其中以盐酸的危害最大。硫酸由于沸点较高，不易挥发，一般很少引起酸蚀。患严重胃酸上逆的患者，也可发生本症，但为数较少。此外，碳酸饮料的饮用也可导致酸蚀症的发生。

（二）临床表现

最初往往仅有牙感觉过敏，以后逐渐产生实质缺损。由于其来自直接接触酸雾或酸酐，因此，多发生在前牙唇面。酸蚀的形式因酸而异：由盐酸所致者常表现为自切缘向唇面形成刀削状的光滑斜面，硬而无变色，因切端变薄而易折断。由硝酸所致者，主要发生在牙颈部或口唇与牙面接触易于形成滞留的地方，表现为白垩状，染色黄褐或灰色的脱矿斑块，质地松软，易崩碎而逐渐形成实质缺损。由硫酸所致者，不易引起酸蚀，因二氧化硫气体溶于水后所形成的亚硫酸是弱酸，因此，通常只使口腔有酸涩感，对牙影响甚少。胃酸经常反流的患者，可引起牙舌面或后牙𬌗面的损害。

（三）预防和治疗

（1）改善劳动条件，消除和减少空气中的酸雾，是预防酸蚀症的根本方法。戴口罩，定时用 2% 苏打液漱口，避免用口呼吸等对预防本症的发生也有一定作用。

（2）积极治疗相关疾病如反流性食管炎，减少碳酸饮料的摄入等。

（3）局部用药物脱敏处理。

（4）缺损严重者可根据情况采用充填法、修复法处理。并发牙髓病变者，应先做牙髓病治疗，然后做充填或修复处理。

五、牙隐裂

牙隐裂又称不全牙裂或牙微裂。指牙冠表面的非生理性细小裂纹，常不易被发现。牙隐裂的裂纹常渗入到牙本质结构，是引起牙痛的原因之一。由于临床上比较多见，而裂纹又容易被忽略，故临床医师应给予足够的注意。

牙隐裂发生于上颌磨牙最多见，其次是下颌磨牙和上颌前磨牙。上颌第一磨牙又明显多于上颌第二磨牙，尤其近中腭尖更易发生，此乃上下颌咀嚼运动时主要的工作尖，承担着最大的𬌗力，且与下颌磨牙中央窝有最合适的尖窝对位关系。上颌磨牙虽有斜嵴，由于磨耗不均匀的高陡牙尖和紧密的咬合关系，也易在𬌗面的近中或远中窝沟处，两颊尖或两舌尖之间的沟裂处发生隐裂。

（一）病因

（1）牙结构的薄弱环节是牙隐裂发生的易感因素。这些薄弱环节不仅本身抗裂强度低，而且是牙承受正常𬌗力时，应力集中的部位。

（2）牙尖斜度越大，所产生的水平分力越大，隐裂发生的机会也越多。

（3）创伤性𬌗力，当病理性磨损出现高陡牙尖时，牙尖斜度也明显增大。正常咬合时所产生的水平分力也增加，形成创伤性𬌗力，使窝沟底部的釉板向牙本质方向加深加宽，这就是隐裂纹的开始。在𬌗力的继续作用下，裂纹逐渐向牙髓方向加深，所以创伤性𬌗力是牙隐裂的重要致裂因素。

（二）临床表现

牙隐裂位置皆与𬌗面某些窝沟的位置重叠并向一侧或两侧边缘嵴伸延。上颌磨牙隐裂常与𬌗面近中舌沟重叠，下颌磨牙隐裂线常与𬌗面近远中发育沟重叠，并越过边缘嵴到达邻面。但也有与𬌗面颊舌沟重叠的颊舌隐裂，前磨牙隐裂常呈近远中向。

表浅的牙隐裂常无明显症状，较深时则遇冷热刺激敏感，或有咬合不适感。深的牙隐裂因已达牙本质深层，多有慢性牙髓炎症状，有时也可急性发作，并出现定点性咀嚼剧痛。凡出现上述症状而未能发现患牙有深的龋洞或深的牙周袋，牙面上探不到过敏点时，应考虑牙隐裂存在的可能性。一般可用尖锐的探针检查，如牙隐裂不明显，可涂以碘酊，使渗入隐裂染色而将其显示清楚。有时将探针置于裂隙处加压，可有疼痛感。沿裂隙磨除，可见裂纹已达牙本质深层。将棉签置于可疑牙的牙尖上，嘱患者咬合，如出现短暂的撕裂样疼痛，则该牙可能已有隐裂。

（三）治疗

（1）调𬌗。排除𬌗干扰，减低牙尖斜度以减小劈裂力量。患牙的𬌗调整需多次复诊分期进行，当调𬌗与保存生活牙髓发生矛盾时，可以酌情处理牙髓后再调𬌗。

（2）均衡全口𬌗力负担、治疗和（或）拔除全口其他患牙、修复缺失牙。这项工作常被医师们忽略，只注重个别主诉牙的治疗而不考虑全口牙的检查和处理，故治疗后常达不到预期效果。

（3）隐裂牙的处理。隐裂仅达釉牙本质界，着色浅而无继发龋损者，可采用复合树脂为黏合技术进行修复，有继发龋或裂纹着色深，已达牙本质浅层、中层者，沿裂纹备洞，氢氧化钙糊剂覆盖，玻璃离子黏固剂暂封，2周后无症状则换光固化复合树脂。较深的裂纹或已有牙髓病变者，在牙髓治疗的同时大量调整牙尖斜面，彻底去除患牙承受的致裂力量和治疗后及时用全冠修复是至关重要的。在牙髓病治疗过程中，𬌗面备洞后，裂纹对𬌗力的耐受降低，尽管在治疗时已降低咬合，然而在疗程中由于咀嚼等原因，极易发生牙体自裂纹处劈裂开。因此，牙髓病治疗开始时可做带环粘上以保护牙冠，牙髓病治疗完毕应及时冠修复。

六、牙根纵裂

牙根纵裂是指发生在牙根的纵裂，未波及牙冠者。由于肉眼不能发现，诊断比较困难。患者多为中老年人。

（一）病因

（1）慢性持续性的创伤𬌗力，对本病发生起着重要作用：在全口牙中，以承受𬌗力最大的第一磨牙发生率最高，其中下颌第一磨牙又高于上颌第一磨牙。侧方𬌗创伤，牙尖高耸，磨耗不均，根分叉暴露皆与患牙承受𬌗力过大有关。

（2）牙根纵裂可能与牙根发育上的缺陷有关：磨牙近中根发生牙根纵裂的比例明显超过其他牙根，估计与近中根在解剖结构方面的弱点有关。有学者通过立体显微镜观察30例牙根纵裂牙，均为扁根，裂缝通过根管腔，贯穿颊舌径，均未波及牙冠，除 1 例外，全为双根管。

（3）无髓牙是牙根纵裂的又一因素：无髓牙致牙根纵裂的内因是牙本质脱水，失去弹性，牙变脆，致使牙抗折力降低，其外因则主要是牙胶侧压充填力过大。Meister 分析了牙根纵裂的病例，约 84% 是牙胶根充时侧向压力过大造成的。根管充填完成后，不合适的桩是造成牙根纵裂的又一因素，锥形桩比平行桩更易引起牙根纵裂，其原因是前者在就位、黏固，特别是受力时产生应力集中，后者产生的应力分布比较均匀。Cooney 指出，锥形桩不仅使固位能力降低，而且在近根尖处产生楔力更明显。此外，桩的直径愈大，产生应力愈大，致根纵折的可能性愈大。

（二）临床表现

（1）创伤粭力引起的牙根纵裂早期有冷热刺激痛、咀嚼痛，晚期出现自发痛、咀嚼痛，并有牙龈反复肿胀，有叩痛和松动。绝大多数有牙周袋和牙槽骨破坏，牙周袋较深，甚至达根尖，容易探及，也有不少患牙的牙周袋窄而深，位于牙根纵裂缝相应的部位，须仔细检查才能发现。

（2）根管充填后引起的牙根纵裂无牙髓症状，早期也无牙周袋或牙槽骨的破坏，随着病程延长，感染通过根裂损伤牙周组织可使牙周病变加重，骨质吸收。

X 线检查对诊断牙根纵裂有重要意义。X 线片显示管腔的下段、中下段甚至全长增宽，边缘整齐。这种根管腔影像学的变化，不论其长度如何，均通过根尖孔，且在根尖处变宽。根裂方向与根管长轴一致。源于牙周病者，X 线片上可见牙槽骨的吸收，而源于根管治疗后者，早期无牙槽骨的破坏，晚期方有牙槽骨的病变。

（三）治疗

（1）对于松动明显，牙周袋宽而深或单根牙根管治疗后发生的牙根纵裂，非手术治疗无效，均应拔除。

（2）对于牙周病损局限于裂缝处且牙稳固的磨牙，可在根管治疗后行牙半切除术或截根术。

第三节　牙本质过敏症

牙本质过敏症又称过敏性牙本质，是牙在受到生理范围内的外界刺激，如温度（冷、热）、化学物质（酸、甜）及机械作用（摩擦或咬硬物）等所引起的酸痛症状。其特点为发作迅速、疼痛尖锐、时间短暂，一般可累及数个牙或全口牙，以前磨牙为多见。牙本质过敏症不是一种独立的疾病，而是各种牙体疾病共有的症状，发病的高峰年龄在 40 岁左右。

一、病因

凡能使釉质完整性受到破坏，牙本质暴露的各种牙体疾病，如磨耗、楔状缺损、牙折、龋病及牙周萎缩致牙颈部暴露等均可发生牙本质过敏症。但并不是所有牙本质暴露的牙都出现症状，通常与牙本质暴露的时间、修复性牙本质形成的快慢有关。虽然临床上多数牙本质过敏症是由牙本质暴露所引起，但还不能解释所有的临床表现，如敏感症状可随健康和气候的变化而经历着从无到有和从有到无的过程，这就不是修复性牙本质形成的速度所能解释的。个别釉质完整的牙也有敏感表现。苏联学者称本症为"釉质和牙本质感觉性的增高"，故又有"牙感觉过敏"之称。

二、临床表现及诊断

牙本质过敏症的主要表现为刺激痛，当刷牙，吃硬物，遇酸、甜、冷、热等刺激时均可发生酸痛，尤其对机械性刺激最敏感。检测牙本质过敏症的手段有以下 3 种。

1. 探诊

探诊是临床检查牙本质过敏症最常用的方法之一。最简单的探诊方法是用尖探针轻轻划过牙的敏感部位，将患者的主观反应分成 4 级：0 度，无不适；1 度，轻微不适或疼痛；2 度，中度痛；3 度，重度疼痛且持续。为了定量测量的目的，学者们采用了各种更为复杂的探诊手段。Smith 等发明了一种探诊装置，该装置有一可弯曲的 15 mm 长不锈钢丝接触牙面，可沿牙面曲度划动，用螺旋钮调节钢丝尖端接近和远离牙面，从而改变探诊压力，直到患者感到疼痛，此时的力值定为敏感阈值。为了保证每次测定位置的重复性，可用牙科材料将该装置固定在数个邻牙上。另外一种探针是手持式的，它的尖探针与压力应变片相联结，并通过显示器来反应探诊的力量。这种探针很容易用来探诊牙的敏感面，在探诊过程中力量可连续地逐渐增加，直到有疼痛感觉，该值定为患牙的敏感阈值。当力量达到 80 g 时仍无反应，该牙即被认为不敏感。

2. 温度试验

简单的温度测定方法是通过牙科椅的三用气枪将室温的空气吹向敏感牙面，该方法在临床上很常用。空气刺激方法目前已被标准化，气温为 18 ~ 21 ℃，气压为 60 kPa，刺激时间为 1 秒。检查时用手指或棉卷隔离邻牙，患者的反应分成 4 级。接触式金属探头温度测定仪的探头温度可在 12 ~ 82 ℃ 变动，由探头内的热敏电偶测定并显示。检测初始温度为 37.5 ℃。做冷测时，温度每次降低 1 ℃，直到患者感觉不适，热测法与冷测相似，温度从 37.5 ℃ 按 1 ℃ 阶梯逐渐增加，用温度的高低来判断牙的敏感程度。

3. 主观评价

在临床上，学者们也常用患者的主观评价方法来判断牙的敏感程度，包括疼痛 3 级评判法（VRS）和数字化疼痛评判法（VAS）。VRS 是患者将其日常生活中对冷空气、冷热酸甜食物、刷牙等刺激的敏感进行综合评价，每次复诊时均采用问卷方式，好转定为（-1），无改变为（0），加重为（+1）。3 级评判法所提供的描述词语有时不足以反映患者的真实感受。VAS 是用一条 10 cm 长的直线，一端标有"无不适或无疼痛"，另一端标有"严重不适或剧烈疼痛"，要求患者在直线上做一标记来代表当时的牙敏感程度。只要适当地向患者解释，VAS 法很容易被掌握和使用。学者们认为用 VAS 比 VRS 重复性更好，能连续地评价疼痛的程度，而且又能满足对敏感刺激不同感受的评价，因此，更适用于测定牙的敏感性。

牙本质过敏症可能只对一种刺激敏感，也可能对多种刺激敏感，因此，多数学者认为在临床研究过程中要使用多种手段来测定，其中至少有一种可定量的试验。

三、治疗

牙本质过敏症的发病机制中，流体动力学说被广为接受。根据这个理论，对过敏的有效治疗是必须封闭牙本质小管，以减少或避免牙本质内的液体流动，由于本症存在着自发性的脱敏过程，对任何药物疗效的评价都是极其困难的。常用治疗方法如下。

1. 氟化物

多种形式的氟化物可用来处理牙本质过敏症。氟离子能减小牙本质小管的直径，从而减小液压传导。体外试验也证明，酸性氟化钠液或 2% 中性氟化钠液能分别减少 24.5%、17.9% 的液压传导，用氟化钠电离子透入法所减少的液压传导则高达 33%。

（1）0.76% 单氟磷酸钠凝胶（pH =6）可保持有效氟浓度，为当前氟化物中效果最好者。

（2）用 75% 氟化钠甘油反复涂搽敏感区 1 ~ 2 分钟，也可用橘木尖蘸该药摩擦患处 1 ~ 2 分钟。

（3）2% 氟化钠液离子透入法。①用直流电疗器。正极握于患者手中，负极以氟化钠液润湿，接触过敏区，电流强度为 0.5 ~ 1 mA，以患者无不适感觉为限度，通电时间 10 分钟。②电解牙刷导入药物离子，在牙刷柄末端安装一节干电池（1.5V），刷柄为阳极（手握刷柄），刷端为阴极，供透入药物用。用这种牙刷每天刷 2 ~ 3 次，每次 3 ~ 5 分钟即可，应注意经常检查电流的通路是否正常，电池是否耗电将尽。

2. 氯化锶

为中性盐，高度水溶性，毒性很低，可以放入牙膏内使用，方便安全。10% 氯化锶牙膏在国外应用较广泛，国内也有制品。局部涂搽用 75% 氯化锶甘油或 25% 氯化锶液。在被广泛研究的各种药物中，锶对所有钙化组织包括牙本质在内，具有强大的吸附性。锶对牙本质过敏症的作用被认为是通过钙化锶磷灰石的形式，阻塞张开的牙本质小管所致。

3. 氟化氨银

隔湿，38%氟化氨银饱和小棉球涂搽患处2分钟，同法反复1次，共4分钟，擦去药液后漱口。该药有阻塞牙本质小管的作用，同时还能与牙中的羟基磷灰石发生反应，促使牙的再矿化，提高牙的耐脱矿性，防止牙本质小管的再次开放，并使药效持久。临床观察表明，其稳定性为氨硝酸银的3倍左右。

4. 碘化银

隔湿，涂3%碘酊0.5分钟后，再以10%~30%硝酸银液涂搽，可见灰白色沉淀附着于过敏区，0.5分钟后，同法再涂搽1~2次即可。这是利用硝酸银能使牙硬组织内蛋白质凝固而形成保护层，碘酊与硝酸银作用产生新生碘化银沉积于牙本质小管内，从而阻断传导。

5. 树脂类脱敏剂

主要由甲基丙烯酸羟（基）乙基酯（HEMA）和GA构成，也有的由甲基丙烯酸甲酯和二季戊四醇–五异丁烯酸磷酸单酯构成。其主要作用机制是使牙本质小管内蛋白质沉淀，阻塞牙本质小管，从而减少牙本质小管通透性而起到脱敏作用。使用时可先用橡皮轮等去除表面食物残渣等，以清洁水冲洗过敏区后隔湿，有条件最好上橡皮障，轻轻吹干，用蘸有脱敏剂的小毛刷涂搽脱敏区，等候30秒，然后用气枪吹干至表面液体较干为止。最后以大量流水冲洗，如果疗效不够显著，可反复多次进行，也有些使用光固化灯进行照射。

6. 激光

Nd：YAG激光，功率15W，照射过敏区，每次0.5秒，10~20次为1个疗程，是治疗牙本质过敏症的安全阈值。作用机制可能是该激光的热效应作用于牙本质小管，可在瞬间使暴露的小管热凝封闭，从而达到脱敏治愈的目的。

7. 其他药物

4%硫酸镁液、5%硝酸钾液、30%草酸钾液皆可用于牙本质过敏症的治疗。

8. 修复治疗

对反复药物脱敏无效者，可考虑做充填术或人工冠修复。个别磨损严重而接近牙髓者，必要时，可考虑牙髓病治疗。

第四章

龋病

第一节 概述

龋病是一种以细菌为主要病原，多因素作用下，发生在牙齿硬组织的慢性、进行性、破坏性疾病。龋的疾病过程涉及多种因素，现代研究已经证明牙菌斑中的致龋细菌是龋病的主要病原。致龋细菌在牙菌斑中代谢从饮食中获得的糖或碳水化合物，生成以乳酸为主的有机酸，导致牙齿中的磷灰石结构脱矿溶解。在蛋白酶进一步的作用下，结构中的有机物支架遭到破坏，临床上表现为牙齿上出现不能为自体修复的龋洞。如果龋洞得不到及时的人工修复，病变进一步向深层发展，可以感染牙齿内部的牙髓组织，甚至进入根尖周组织，引起更为严重的机体的炎症性病变。

根据近代对龋病病因学的研究成果，一般将龋病定义为一种与饮食有关的细菌感染性疾病。这一定义强调了细菌和糖在龋病发病中的独特地位。然而，从发病机制和机体的反应过程来看，龋病又不完全等同于发生在身体内部的其他类型感染性疾病。

早期的龋损，仅表现为一定程度的矿物溶解，可以没有牙外形上的缺损，更没有临床症状，甚至在一般临床检查时也不易发现。只有当脱矿严重或形成窝洞时，才可能引起注意。若龋发生在牙的咬合面或唇颊面，常规临床检查时可以见到局部脱矿的表现，如牙表面粗糙，呈白垩状色泽改变。若病变发生在牙的邻面，则较难通过肉眼观察发现。临床上要借助探针或其他辅助设备，如 X 线摄片，才可能发现发生在牙邻面的龋。龋的早期常无自觉症状，出现症状或发现龋洞的时候，往往病变已接近牙髓或已有牙髓病变。

一、流行病学特点

1. 与地域有关的流行特点

龋是一种古老的疾病，我国最早关于龋病的记载可以追溯到 3000 年前的殷墟甲骨文中。但近代龋病的流行并引起专业内外人士的广泛注意，主要是在欧美国家。20 世纪初，随着食品的精化，一些西方国家的龋病患病率几乎达到人口的 90% 以上，严重影响人民的身体健康和社会经济生活。那时，由于高发病地区几乎全部集中在发达国家和发达地区，有西方学者甚至将龋病称为"现代文明病"。用现在的知识回顾分析当时的情况，可以发现，这些地区那时之所以有那么高的龋发病率，是与当时的高糖饮食有关的。过多的摄入精制碳水化合物和不良的口腔卫生习惯是龋病高发的原因。到了近代，西方国家投入了大量资金和人力对龋病进行研究。在逐步认识到龋病的发病原因和发病特点的基础上，这些国家逐步建立有效的口腔保健体系，采取有效的口腔保健措施，从而使龋病的流行基本得到了控制。目前，在一些口腔保健体系健全的发达国家和地区，无龋儿童的比例超过了 70%。然而，经济和教育状况越来越影响口腔保健和口腔健康的程度。在欠发达的地区和国家，由于经济和教育水平低，口腔保健知识普及率低，口腔保健措施得不到保障，龋病的发病率仍保持在较高的水平，并有继续上升的趋势。目前，世界范围内，龋病发病正在向低收入、低教育人群和地区转移。现在没有人再会认为龋病是"现代文明病"了。

2. 与年龄有关的流行特点

流行病学的研究表明，人类龋病的发病经历几个与年龄有关的发病高峰。这些与年龄有关的发病高峰，主要与牙齿的萌出和牙齿周围环境的变化有关。乳牙由于矿化程度和解剖上的特殊性（如窝沟多而深）更容易患龋；初萌的牙由于矿化尚未成熟更容易患龋，窝沟龋也多在牙萌出后的早期阶段发生，这样形成一个 6~12 岁的少年儿童龋病的发病高峰。龋的危害在这个阶段表现得最为突出。由于这一特点，有学者甚至认为，龋病主要是一种儿童病。然而，龋病的发生实际是贯穿人的一生的。尤其到了中年以后，由于生理和病理的原因，牙根面暴露的机会增加，牙菌斑在根面聚集的机会增加，如果得不到有效的清洁，患龋的机会就会增加，因此形成了中老年根龋的发病峰期。这种与年龄有关的发病高峰可以通过大规模的流行病学调查发现，主要与牙齿的发育、萌出、根面暴露和口腔环境随年龄的改变有关。

3. 与饮食有关的流行特点

人的饮食习惯因民族和地区而异。然而，随着食品加工业的发展，不分地区和种族，人类越来越多地接触经过精细加工的食品。西方人较早接触精制碳水化合物，饮食中摄入蔗糖的量较大，频率普遍较高。在以往缺少口腔保健的情况下，他们的龋患病率自然很高。而我国的西藏和内蒙古自治区，食物中的纤维成分多，蔗糖摄入少，人的咀嚼功能强，自洁力强，龋的患病率就低。人类饮食的结构并不是一成不变的。近代的西方国家由于认识到龋与饮食中碳水化合物尤其是蔗糖的关系，开始调整饮食结构和进食方法，已经收到了十分显著的防龋效果。然而在大量发展中国家，随着经济的发展，文化和饮食的精化和西化，人对糖的消耗量增加，如果缺乏良好的口腔卫生教育，缺乏有效的口腔卫生保健措施和保健体系，龋病的发病率则会显著增加。

4. 与教育和经济状况有关的流行特点

经过百年的研究，人们对龋病的发病过程已经有了较为清晰的认识，具备了一系列有效的预防和控制手段。但这些知识的普及与人们受教育的程度和可以接受口腔保健措施的经济状况密切相关。在发达国家，多数人口已经享受到有效的口腔医学保健所带来的益处，所以整个人口的患龋率降低，龋病的危害减少。但即使在这样的国家仍有部分低收入人群和少数民族获益较少。世界范围内，龋病正在向低收入和受教育程度低的人群转移，这已经成为比较突出的社会问题。对于发展中国家来说，经济开放发展的同时，必须注意相应健康知识的普及和保健预防体系的建立。

二、龋病对人类的危害

龋病的危害不仅局限在受损牙齿本身，治疗不及时或不恰当还可导致一系列继发病症。由龋病所引发的一系列口腔和全身问题，以及由此对人类社会和经济生活的长远影响是无论如何都不应该忽略的。

患了龋病，最初为患者本人所注意的常是有症状或可见牙齿上明显的缺损。轻微的症状包括食物嵌塞或遇冷、遇热时的敏感症状。当主要症状是持续的疼痛感觉时，感染多已波及牙髓。多数患者是在牙齿发生炎症，疼痛难忍，才不得不求医的。这时候已经不是单纯的龋病了，而可能是发生了牙髓或根尖周围组织的继发病变。在口腔科临床工作中，由龋病导致牙髓炎和根尖周炎而就诊的患者占了很大的比例，有人统计可占综合口腔科的 50% 以上，也有人统计这些患者可占因牙痛就诊的口腔急诊患者人数的 70% 以上。急性牙髓炎和根尖周炎给患者造成很大痛苦，除了常说的牙痛或牙敏感症状外，严重的根尖周组织感染若得不到及时控制，还可继发颌面部的严重感染，甚至危及生命。慢性的根尖周组织的感染实际上是一种存在于牙槽骨的感染病灶，也可以成为全身感染的病灶。龋病得不到治疗，最终的结果必然是牙齿的丧失，要恢复功能则必须进行义齿或种植体的修复。如果对早期丧失的牙齿不及时修复还会形成剩余牙齿的排列不齐或咬合的问题。严重时影响美观和功能，不得不通过正畸的方法予以矫正。另外，不适当的口腔治疗可能造成新的龋病危险因素。在龋病有关的后续一系列治疗中（如义齿修复、正畸治疗），口腔环境可能发生一些更加有利于龋病发生的改变，如不恰当的修复装置可能破坏正常的口腔微生态环境，进一步增加患者患龋病和牙周病的危险性。

龋病及其相关疾病对身体健康的影响是显而易见的，但对人类社会生活和经济生活的长远影响却往往被忽略。由于龋病的慢性发病特征，早期常不被注意。一旦发生症状，则需要较复杂的治疗过程和较多的治疗费用。人有 28～32 颗牙齿，相关治疗的费用在任何时候、任何地点都是很大的。如果将社会和个人花在龋病及其继发病的治疗和预防的费用总量与任何一种全身疾病的费用相比较，人们就会发现，龋病不仅是一个严重影响人类健康的卫生问题，还可能是一个重要的经济问题，甚至引起严重的社会问题。或许这就是世界卫生组织曾将龋病列在肿瘤和心血管疾病之后，作为影响人类健康的第三大疾病的理由之一。

第二节　龋病的病因

牙齿硬组织包括牙釉质、牙本质、牙骨质，是高度矿化的组织。牙齿硬组织离开人体是最不易被微生物所破坏的组织，但在体内则恰恰相反，是最容易被破坏且不能再生的组织。关于龋病的病因，尽管迄今尚不完全清楚，也没有十分完整和肯定的病因学理论，但已有的科学证据和临床实践越来越支持化学细菌致龋理论。化学细菌致龋理论是目前应用最广的病因学理论。

一、化学细菌致龋理论

很早就有人提出："酸致牙齿脱矿与龋形成有关。"但在相当一段时间内并没有实验依据证明这种推测。直至 100 多年前，W. D. Miller 通过一系列微生物学试验，证明细菌代谢碳水化合物（或糖）产酸，酸使矿物溶解，并形成类似临床上早期釉质龋的白垩样变，提出著名的"化学细菌学理论"，又称"化学寄生学说"。Miller 提出上述学说主要依据的是体外的脱矿试验，包括以下 3 点。

（1）将牙齿放在混有糖或面包和唾液的培养基中孵育，观察到牙齿脱矿。

（2）将牙齿放在混有脂肪和唾液，不含糖的培养基中孵育，未见牙齿脱矿。

（3）将牙齿放在混有糖或面包和唾液中的培养基中，煮沸后再孵育，未见牙齿脱矿。

与此同时，Miller 从唾液和龋损部位中分离出多种产酸菌。Miller 认为，龋可分为两个阶段：第一个阶段是细菌代谢糖产酸，酸使牙齿硬组织溶解；第二个阶段是细菌产生的蛋白酶溶解牙齿中的有机物。目前，已有多种方法可以在体内或体外形成类似早期龋脱矿的龋样病损。但是迄今为止，由于釉质中有机物含量极低，还没有足够的证据能够说明釉质在龋损过程有蛋白溶解的过程。

Miller 的学说基本主导了过去 100 年来的龋病病因和预防研究。甚至可以说，近代龋病病因学的发展均没有超出这一学说所涉及的范围。近代龋病学的主要发展即对致龋微生物的认定，确定了龋是一种细菌感染性疾病。这一认识形成于 20 世纪 50 年代。1955 年 Orland 等学者的经典无菌和定菌动物试验，一方面证实了龋只有在微生物存在的情况下才能发生，同时也证明了一些特定的微生物具有致龋的特征。在随后的研究中，研究者进一步证明了只有那些易于在牙面集聚生长并具有产酸和耐酸特性的细菌才可称为致龋菌。进而，一系列研究表明变形链球菌是非常重要的致龋菌。一部分学者乐观地认为，龋是由特异性细菌引起的细菌感染性疾病，由此引发针对主要致龋菌变形链球菌的防龋疫苗研究。但是近代的研究表明，龋病形成的微生态环境十分复杂，很难用单一菌种解释龋发生的过程。更为重要的是，人们已经发现，所有的已知致龋菌总体来讲都是口腔或牙面上的常驻菌群，在产酸致龋的同时，还可能担负维持口腔生态平衡的任务。

从病原学的角度来看，将龋病定义为细菌感染性疾病是正确的，但龋病的感染过程和由此激发的机体反应并不完全等同于身体其他部位的细菌感染性疾病。首先，细菌的致龋过程是通过代谢糖产生的有机酸实现的，而不是由细菌本身直接作用于机体或机体的防御体制。其次，龋病发生时或发生后并没有足够的证据表明机体的免疫防御系统有相应的抗病原反应。因此，通过抗感染的方法治疗或预防龋病还有许多未知的领域和障碍。

另外，在龋病研究中有一个重要的生态现象不容忽视，即细菌的致龋作用不是孤立发生的，而必须是通过附着在牙表面的牙菌斑的微生态环境才能实现。甚至可以说，没有牙菌斑，就不会得龋病。

二、其他病因学说

除了化学细菌学说之外还有众多其他致龋理论，散见于各类教科书尤其是早期的教科书，感兴趣的读者可以查阅相关的龋病学专著。比较重要的有蛋白溶解学说和蛋白溶解–螯合学说。

蛋白溶解学说起源于对病损过程的组织学观察。光学显微镜下观察发现，牙釉质中存在釉鞘、釉板等含有较多有机物的结构。有学者认为，龋病发生的过程中，先有这些有机物的破坏，然后才是无机物的溶解。在获得一些组织学证据之后，Cottlieb 和 Frisbie 等学者在 20 世纪 40 年代提出了蛋白溶解学说。但目前看来，这一学说很难成立。首先，釉质中的有机物含量极低，即使在牙本质这样含有较多有机物的组织中，有机物也是作为矿化的核心被高度矿化的矿物晶体包绕，外来的蛋白酶如果溶解组织中的有机物必须先有矿物的溶解，才可能接触到内层的胶原蛋白。其次，电子显微镜的研究已经基本上否认了釉鞘、釉柱的实质性存在。研究表明，光学显微镜下看到的釉柱或柱间质只是晶体排列方向的变化，而无化学构成的不同。

蛋白溶解–螯合学说是 1955 年由 Schatz 和 Martin 提出的，他们认为："龋的发生是细菌生成的蛋白酶溶解有机物后，通过进一步的螯合作用造成牙齿硬组织溶解形成龋。"然而，这一学说只有理论，没有实验或临床数据支持，近代已很少有人提及。

三、龋病病因的现代理论

现代主要的龋病病因理论有三联因素论及四联因素论，后者是前者的补充，两者都可以认为是化学细菌致龋理论的继续和发展。

（一）龋的三联因素论

1960 年，Keyes 作为一个微生物学家首先提出了龋的三联因素论，又称"三环学说"。三联因素指致龋细菌、适宜的底物（糖）和易感宿主（牙齿和唾液）。三环因素论的核心是三联因素是龋病的必需因素，缺少任何一方都不足以致龋。其他因素都是次要因素，或者通过对必要因素的影响发挥致龋作用（图 4-1）。

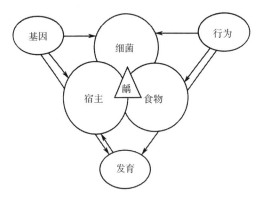

图 4-1　龋是多因素相关的疾病

1. 致龋细菌

致龋细菌黏附在牙面上，参与牙菌斑的形成并具有产生有机酸和其他致龋物质的能力，同时又具有能够在较低 pH 条件下生存和继续产酸的能力（耐酸）。细菌的代谢产物是造成牙齿硬组织破坏的因素，所以可以认为细菌是病原因素。目前对已知的致龋菌研究最多的是变形链球菌，因为它能够合成多聚糖（主要是葡聚糖）。葡聚糖作为菌斑的基质，在牙菌斑的形成中起重要作用。而牙菌斑是细菌在牙面上赖以生存的生态环境，没有这样的环境，龋同样是不能发生的。研究较多的致龋细菌还有乳酸杆菌和放线菌。前者具有强的产酸和耐酸能力，在龋坏的组织中检出较多，一般认为在龋的发展中起重要作用；后者则参与根面菌斑的形成，与牙根龋的发生关系密切。

关于致龋菌的研究经历了一个多世纪。19 世纪末 Miller 的研究证明细菌发酵产酸并提出了著名的化学细菌致龋学说。早期由于在龋坏部位发现较多的乳酸杆菌，乳酸杆菌作为致龋菌受到较多关注。到了 20 世纪 50 年代，通过动物实验证明只有在细菌存在的情况下才能够发生龋，单一的细菌可以致龋。利用定菌鼠的方法，确定了一些细菌的致龋性。从 20 世纪 60 年代开始，由于发现了变形链球菌在利用蔗糖合成多聚糖中的作用，龋病病原学的研究更多地聚焦在变形链球菌和绒毛链球菌上。这一阶段的成果，极大地增加了人们对菌斑形成过程的了解。相当一段时间，口腔变形链球菌作为主要的致龋菌受到广泛的重视和深入研究。许多学者乐观地希望通过防龋疫苗消灭龋病。然而经过多年的努力，防龋疫苗的工作进展缓慢。主要的不是技术方面的问题，而是病原学上的问题，即目前的病原学研究尽管有大量的证据表明变形链球菌是口腔中最主要的致龋菌，但还不能够确定地认为它就是龋病发病中的特异致龋菌。既然龋尚不能肯定为是一种特异菌造成的疾病，这就无法估计针对某种特异细菌的疫苗所能产生的防龋效果的大小。由于防龋疫苗的使用是一项涉及面广，需要有相当投入的工作，如果事先对其预期效果和安全性没有科学的评估和预测，很难进入临床实验阶段。而没有临床实验的验证，防龋疫苗根本不可能进入临床应用。

近年的研究表明，除了前述的变形链球菌、乳酸杆菌和放线菌外，一组非变形链球菌类口腔链球菌在龋病的进展过程中起作用。可以认为非变形链球菌类链球菌有致龋能力，并可能在龋病的初始阶段起作用。

2. 适宜的底物（糖）

口腔中有许多细菌具有代谢糖产酸的功能。由于牙菌斑糖代谢生成的主要有机酸是乳酸，这些细菌又可称为产乳酸菌。产乳酸菌在生物界具有许多有益功能，如分解发酵乳类制品，有利于人类消化。口腔中产乳酸菌生成的乳酸，一方面在维持口腔生态平衡中可能存在有益的一面，另一方面如果得不到及时清除，在菌斑中滞留，则导致牙齿持续的脱矿，显然是不利的。一些口腔细菌具有利用糖合成多聚糖的功能，包括细胞内多糖和细胞外多糖。前者可以为细菌本身贮存能量，后者则作为菌斑的基质。在所有的糖类物质中，蔗糖最有利于细菌产酸和形成多糖，因此，蔗糖被认为具有最强的致龋性。糖的致龋性是通过局部作用产生的，不经口腔摄入不会致龋。但是，具有甜味作用的糖代用品，如木糖醇，经过细菌代谢时不产酸也不合成多糖，所以是不致龋的。

3. 易感宿主（牙齿和唾液）

牙齿自身的结构、矿化和在牙列中的排列，牙齿表面物理化学特性，唾液的质和量等多种因素代表了机体的抗龋力。窝沟处聚集的菌斑不易清除，窝沟本身常可能有矿化缺陷，因而更易患龋。排列不齐或邻近有不良修复体的牙齿由于不易清洁，菌斑易聚集，更易患龋。牙齿表面矿化不良或粗糙，增加了表面聚集菌斑的可能，也增加患龋的机会。牙齿自身的抗龋能力，包括矿化程度、化学构成和形态完善性，主要在牙的发育阶段获得。牙齿萌出后可以通过局部使用氟化物增加表层的矿化程度，也可以通过窝沟封闭剂封闭不易清洁的解剖缺陷。

机体抗龋的另一个重要的因素是唾液。唾液的正常分泌和有效功能有助于及时清除或缓冲菌斑中的酸。唾液分泌不正常，如分泌过少或无法到达菌斑产酸的部位，都会增加患龋的机会。

与龋病发病的相关因素很多，但大量的临床和实验研究表明，所有其他因素都是与上述三联因素有关或通过上述因素起作用。不良的口腔卫生增加菌斑的聚集、增加有机酸在局部的滞留，是通过影响微生物的环节起作用的；而低收入、低教育水准，意味着口腔保健知识和保健条件的缺少，影响对致龋微生物和致龋食物的控制，从而导致龋病多发。

（二）龋的四联因素论

又称四环学说。20 世纪 70 年代，同样是微生物学家的 Newbrun 在三联因素的基础上加上了时间的因素，提出了著名的四联因素论。四联因素的基本点是：①龋的发生必须具备致龋菌和致病的牙菌斑环境；②必须具备细菌代谢的底物（糖）；③局部的酸或致龋物质必须聚积到一定浓度并维持足够的时间；④必须是发生在易感的牙面和牙齿上。应该说，四联因素论较全面地概括了龋发病的本质，对于指导进一步研究和预防工作起了很大的作用。但严格讲，无论是三联因素论还是四联因素论作为发病机制学说似乎更为合适，而不适合作为病因论。因为除了微生物之外，食物和牙齿无论如何不应归于病原因素中。

四、其他与龋病有关的因素

如上文所述，致龋细菌、适宜的底物（糖）和易感宿主是 3 个最关键的致龋因素。然而，与龋有关的因素还有很多，龋是一种多因素的疾病，但是所有其他因素都是通过对关键因素的影响而发生作用的。

1. 微生物

致龋细菌具有促进菌斑生成、产酸和耐酸的能力，是主要的病原物质。除此之外，其他的微生物也可以对龋的发生和发展起作用。正常情况下口腔微生物处于一个生态平衡的状态。一些细菌可能本身不致龋，但却可以通过影响致龋菌对龋的过程产生作用。例如：口腔中的溶血性链球菌，本身致龋性很弱。溶血性链球菌在牙面的优先定植，有可能减少变形链球菌在牙面的黏附和生长，进而减少龋的发生。另外一些非变形链球菌类链球菌产酸性不高，但对于维持牙菌斑的生存有作用，有助于龋的形成；或对产生的有机酸有缓冲作用，有助于龋的抑制。

2. 口腔保健

口腔保健包括有效的刷牙，去除菌斑和定期看医师。有效的口腔保健措施和有效的实施是减少龋病的重要因素。

3. 饮食

食物中的碳水化合物，尤其是蔗糖，被认为是致龋因素，甚至认为是病因之一。根据细菌代谢食物的产酸能力，将食物简单地分为致龋性食物和非致龋性食物。致龋性食物主要是含碳水化合物的食物和含糖的食物。根据糖的产酸性排列，依次是蔗糖、葡萄糖、麦芽糖、乳糖、果糖等。食物的致龋性还与食物的物理形态有关。黏性、易附着在牙面的，更有助于糖的作用。除了这些对致龋有作用的食物之外，剩下的多数应该是非致龋性的。非致龋性食物多为含蛋白质、脂肪和纤维素的食物，如肉食、蔬菜等。一些食品甜味剂不具备碳水化合物与细菌代谢产酸的结构，不具备产酸性，因此不致龋，如木糖醇和山梨醇。

由于糖与龋的密切关系，预防龋病必须控制糖的摄入。然而还应该认识到人类的生存需要充足的营养和能量，糖尤其是蔗糖是人类快速获取能量的重要来源，从营养学的角度不可能将糖或碳水化合物从食谱中取消。唯一能做的是减少进食的频率，减少糖在口腔中存留的时间。

4. 唾液

唾液作为宿主的一部分，归于与龋病有关的关键宿主因素。唾液的流量、流速和缓冲能力决定了对酸的清除能力，与龋病关系密切。影响唾液流量的因素除了唾液腺损伤和功能障碍之外，还有精神因素等。

5. 矿物元素

牙齿的基本矿物组成是羟磷灰石，是磷酸钙盐的一种，主要成分为钙和磷。环境中的钙、磷成分有助于维护矿物的饱和度，有助于减少牙齿硬组织的溶解，还有助于再矿化发生。氟是与牙齿健康关系最密切的元素。人体摄入过量的氟可能导致氟牙症，严重的时候还会导致骨的畸形，成为氟骨症。但环境中微量的氟，如牙膏中的氟、口腔菌斑中的氟，则有利于抑制脱矿和增加再矿化的作用，达到预防龋的效果。其他和龋有关的元素多是与牙矿物溶解有关的元素，如锶、钼、镧等元素，有抑制脱矿的作用，而镁、碳、硒等元素有促进脱矿的作用。

6. 全身健康与发育

牙齿发育期的全身健康状况可以影响牙的发育和矿化，进而对牙齿对龋的易感性产生影响。

7. 家族与遗传

双生子的研究结果表明，人对龋的易感性极少与遗传有关，主要的是由环境因素决定的。但是遗传对龋相关的其他因素有明显的作用，如牙的形态包括窝沟形态，受遗传因素影响较大。而人的饮食习惯与家庭生活环境有关。

8. 种族

种族间龋患的差异主要来源于饮食习惯、卫生保健方式、社会文化教育方面的差异，与种族本身的差异不大。

9. 社会经济及受教育程度

经济状态的差异决定了人接受教育、口腔保健知识和获得口腔保健措施的程度，因此与龋病有关。

第三节　龋病的发病过程和发病机制

龋病的发病过程要经过牙菌斑形成、致龋菌在牙菌斑环境内代谢糖产酸形成多聚糖、酸使牙齿硬组织溶解成洞几个重要环节（图4-2）。

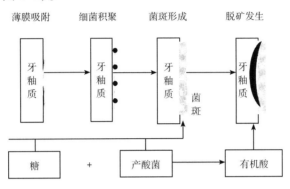

图4-2　龋病的发病过程

一、牙菌斑形成

牙菌斑指附着在牙表面的膜样物质，即牙表面生物膜，含有微生物（菌斑容量的60%~70%）、基质和水。细菌是牙菌斑微生物中的主体，基质主要由细菌分泌的多糖组成。其他成分包括细菌代谢生成的有机酸、来自唾液或龈沟液的成分等。

牙菌斑的形成开始于获得性膜的形成。获得性膜是牙面上沉积的唾液薄膜，其沉积机制类似静电吸附的作用，与牙表面的能量分布和唾液成分的结构有关。获得性膜的主要蛋白成分有糖蛋白、唾液蛋白、黏蛋白等。纯粹的唾液薄膜在光学显微镜下观察，是一种无细胞的均质结构。获得性膜可以在清洁后的牙面迅速形成并在数小时的时间内达到稳定的状态，且不易为一般的清洁措施清除。获得性膜的形成在很大程度上决定了牙面对细菌的吸引力。

几乎在获得性膜形成的同时，细菌就可以借其在牙面上黏附，并在其中生长、发育形成稳定的细菌菌落。细菌向获得性膜的黏附靠的是膜表面电荷间的吸引。最早借助获得性膜定居在牙面上的是球菌，而后才有其他菌类的黏附和生长。

黏附到牙面的细菌要经过生长、繁殖，同时吸聚其他细菌，才可能成为成熟的菌斑。细菌间的集聚可以借助各自膜表面的结构特征，相互吸引结合，更主要的是通过合成细胞外多糖尤其是不溶于水的多糖来完成。细菌利用蔗糖合成葡聚糖成为菌斑的基质，而一些细菌表面结合的葡糖基转移酶（GTF）对葡聚糖有很强的亲和力，从而形成细菌集聚的基础。葡聚糖在细菌与牙面、细菌与细菌之间起桥梁作用，促进细菌对牙面获得性膜的黏附和细菌间的集聚，是菌斑成熟的关键成分。

早期形成的菌斑质地疏松，随着时间的延长，菌斑内部的细菌数量增多、密度增加、渗透性降低、有毒产物增加。一般认为3天后的菌斑中细菌种类、成分和密度基本恒定，为成熟菌斑。成熟菌斑深处接近牙面的部分常呈厌氧状态或兼性厌氧状态。

成熟的菌斑结构致密，渗透性减弱，成为相对独立的微生态环境，有利于细菌产酸，不利于酸的扩散和清除。菌斑中的液态环境称牙菌斑液，是牙齿硬组织溶解的液态环境。现代研究证明，龋病只有在菌斑聚集的部位才可以发生，甚至可以说，没有菌斑，就不会得龋病。

二、牙菌斑中的糖代谢

人进食时摄入的糖尤其是小分子的蔗糖、葡萄糖、果糖，可直接进入菌斑，为致龋细菌代谢利用。细菌在菌斑内的糖代谢包括分解代谢和合成代谢，还包括代谢生成的物质在菌斑内外的贮运。

1. 分解代谢

对于龋病有意义的是菌斑的无氧酵解过程。由于菌斑深层缺氧，细菌代谢糖主要通过无氧酵解过程，生成有机酸。菌斑和菌斑液中可以检测到甲酸、乙酸、乳酸、丙酸、琥珀酸、丙酮酸和丁酸等多种短链有机酸，但若干临床漱糖试验表明，糖代谢后增加最明显的是乳酸。菌斑中存在的其他有机酸很可能是乳酸进一步代谢的中间产物。乳酸的生成可以改变菌斑的 pH，增加菌斑液的脱矿能力。静止的状态下，菌斑中的 pH 大约在 6 左右，进食糖后可以在极短的时间内达到 5.0 以下。牙齿脱矿的临界 pH 为 5.5，是根据唾液中的平均钙磷水平确定的，即在此水平时，菌斑液保持过饱和状态的 pH。在正常情况下，漱糖后菌斑的 pH 在 3 分钟即可达到临界 pH 以下的最低点，然后逐渐提高，并可以在 30 分钟左右恢复正常。但在特殊情况下，如唾液不能够及时进入菌斑，或唾液量整体减少时，漱糖后的菌斑pH 可以较长时间保持在较低水平，如临界 pH 以下。

2. 合成代谢

包括细菌利用糖合成细胞内和细胞外两类多糖。细胞内多糖的合成是将细胞外的糖转化为细胞内多糖储存的过程。在外源性糖源缺乏时，细胞内多糖可以作为细菌生存和获取能量的来源。细胞外多糖的合成是细菌通过糖基转移酶的作用合成多聚糖的过程。形成的多聚糖有葡聚糖、果聚糖和杂聚糖，是菌斑基质的主要成分。

细菌合成多糖的能力靠其内在的酶系统，与致龋能力密切相关。

三、牙齿硬组织的脱矿机制

牙齿硬组织在口腔环境中的脱矿实际上是固态物质在不饱和的液态介质中的溶解过程。牙菌斑中的液态环境即牙菌斑液，是决定牙齿硬组织溶解的介质。在菌斑的饥饿情况下，菌斑液对牙齿矿物来说，基本是过饱和的。而在糖代谢后，菌斑液可以呈现对牙齿硬组织高度不饱和的状态。这种状态是牙齿溶解脱矿，形成龋的基础。

（一）基本化学条件

无论是在体内还是在体外，矿物溶解或沉积的基本物理化学条件是环境溶液中对于该种矿物的饱和状态。牙釉质、牙本质和牙骨质中的主要无机矿物成分为羟磷灰石，其基本分子成分是 $Ca_{10}(PO_4)_6$ $[OH]_2$，在局部的环境溶液中必须满足下列条件：$[Ca^{2+}]^{10}[PO_4^{3-}]^6[OH^-]^2 < K_{sp}$，即溶液中的总活度积小于羟磷灰石的溶度积才可能发生矿物晶体的溶解；反之，则可能出现沉淀。上式左侧表示溶液中组成羟磷灰石成分各种离子的总活度积，K_{sp} 是羟磷灰石的溶度积常数，即在达到化学平衡条件下的溶液中各种离子的总活度积。根据实验的结果，牙釉质的溶度积常数在 10^{-55} 左右。在牙齿硬组织发育矿化时，基质蛋白除作为晶体成核的中心或模板外，还起着调节局部环境化学成分的作用，使之有利于晶体的沉积或溶解。

（二）脱矿和再矿化

龋病在形成过程中，要经过牙菌斑形成，细菌聚集，利用底物产酸，酸使牙齿脱矿等过程。在这一系列过程中，最重要、最具实际意义的步骤是牙齿矿物成分的脱矿或溶解。由于口腔菌斑环境的不断变化，牙齿早期龋的过程不是一个连续的脱矿过程，而是一个动态的脱矿与再矿化交替出现的过程。

（1）从物理化学机制方面认识牙齿的脱矿与再矿化过程。我们可以将牙齿看作简单的由羟磷灰石 [化学式为 $Ca_{10}(PO_4)_6(OH)_2$] 组成的固态物质。作为固体的牙齿，在正常的口腔环境下是不会发生溶解或脱矿的。这一方面是由于组成牙齿的矿物在化学上是十分稳定的，另一方面是由于牙齿周围的液态环境（唾液）含有足够量的与牙齿矿物有关的钙、磷成分，对于牙齿矿物是过饱和的。

然而在龋的情况下，牙面上首先必须存在足够量的菌斑。牙菌斑由于其独特的结构和成分，其液体环境（菌斑液）是相对独立的，在唾液无法达到的区域尤其明显。牙菌斑含致龋细菌，在糖代谢时可以产生大量有机酸，改变菌斑液中钙、磷活度（有效离子浓度）的比例，使牙齿处于一种极度不饱和的液态环境中。这样，由于与牙表面接触的液态环境发生变化，即由正常的对矿物过饱和的唾液变成对矿物不饱和的菌斑液，牙齿矿物溶解开始。这一过程的决定因素，或者说诱发这一过程的动力是菌斑液对牙齿矿物的饱和度降低，即由饱和状态变为不饱和状态。

关于菌斑液中对牙釉质矿物饱和度（DS）的概念，为简单起见，可以用下式表示：

$$DS = [Ca^{2+}]^5 [PO_4^{3-}]^3 [OH] / Ksp$$

Ksp，代表牙釉质中磷灰石的溶度积常数。DS＝1，意味着固–液处于一种平衡状态，既不会有脱矿也不会有再矿化。DS＜1，表明液体环境中对牙齿矿物是不饱和的，可能诱发脱矿。DS＞1，表明液体环境中对牙齿矿物是过饱和的，可能促进再矿化。无论是唾液还是牙菌斑液，在没有接触任何糖类物质并产酸时，都处于一种过饱和的状态。

（2）从化学动力学的角度看，无论脱矿还是再矿化过程都可以是简单的热动力学现象，涉及晶体表面反应和物质转运两个过程。

1）控制晶体表面反应速率的因素是矿物饱和度。对于脱矿过程来说，饱和度越低，则脱矿速率越大。但对于再矿化来说，则比较复杂。首先，再矿化形成羟磷灰石所需的饱和度范围很窄。过度的饱和状态常常会诱发自发性沉淀，形成其他类型的不定型的非晶体状态的磷酸钙盐。有机物在脱矿晶体表面的附着也会限制矿物的再沉积。另外，唾液中一些固有的蛋白成分也有抑制晶体形成的作用。

2）反应物质在牙齿组织中的转运又称为扩散过程，扩散的动力来自界面两侧的浓度梯度。脱矿时，一方面氢离子或其他酸性物质需扩散进入牙齿内部的晶体表面；另一方面溶解的物质需要从牙齿内部晶体表面的反应部位扩散出来。这样，扩散的速率在一定程度上控制着脱矿速率。而再矿化时，反应物质扩散进入脱矿组织之后，常先在接近表面的组织中沉积，从而限制了反应物质向深部组织的扩散。因此，再矿化很难是一个完全的脱矿过程的逆反应过程。

第四节　龋病的病理表现

龋的病理过程起源于细菌代谢糖产生的酸在牙表面的集聚滞留。由于浓度梯度差，菌斑中的酸可以沿牙齿组织中结构薄弱、孔隙较多的部位扩散，在牙齿组织内部的微环境形成对矿物不饱和的状态，使无机矿物盐溶解。牙齿内部溶解的矿物盐，如钙和磷，依浓度梯度向牙齿外扩散，到达表层时可有矿物盐的再沉积，形成表层下脱矿的早期病理现象。

之后，随着脱矿的加重，细菌或细菌产生的蛋白溶解酶可以侵入脱矿的组织中，导致牙齿组织中的有机支架破坏，组织崩解，形成龋洞。

龋是一个缓慢的过程，在这个过程中，口腔微环境经历脱矿（局部矿物不饱和的情况下产生，如吃糖产酸时）和再矿化（局部矿物过饱和，如使用氟化物）的多个动力学循环，形成脱矿—再矿化的动态平衡过程，从而形成龋的特殊组织病理学特征。

一、牙釉质龋

1. 平滑面龋

龋到了成洞的阶段，由于组织完全溶解，局部空洞，组织学上所能观察到的东西很少。临床上利用离体牙，通过组织病理学手段所能观察到的实际上是早期釉质龋的情况。所谓早期釉质龋，临床表现为白垩斑，肉眼见釉质表面是完整的，呈白垩色，无光泽，略粗糙，较正常组织略软，但未形成实际意义上的龋洞或缺损。这种情况，如果得到有效控制，如去除了病原，并给以再矿化的条件，病变可能逆转变硬，而无须手术治疗。

临床上很难确定活动性或再矿化的早期龋。由于组织病理学观察的临床白垩斑，多数实际上是已经再矿化了的早期龋。利用病理学的手段观察釉质早期龋，要将离体龋坏的牙齿制作成均匀厚度的磨片，观察的厚度小于 80 μm。投射光下，用普通光学显微镜下观察，可见龋损区色黯，吸光度明显增加，如果用硝酸银染色可见龋坏组织有还原银沉淀。由于牙釉质具有各向异性的双折射特征，观察早期釉质龋的病理结构需借助偏光显微镜。在偏振光下，交替在空气介质、水介质和喹啉介质中观察，自牙的外表面向内可将病损分为 4 层。

(1) 表层：将发生在牙平滑面釉质上的白垩斑纵向制成的牙磨片平铺在载玻片上，浸水观察，可以清楚地分辨出发生病损的部位，呈外大内小的倒锥形。最表面可见一层 10 ~ 30 μm 的窄带，矿化程度高于其下的部分，形成表层下脱矿重于表层的龋病脱矿的独特现象，称为表层下脱矿。表层的存在，一方面可能是这一部分的釉质溶解度比较低，另一方面可能与深层溶解物质在此处的再沉积有关。一些学者习惯于说："早期龋的时候釉质表层是完好的。"这是不准确的。近代的矿物学研究表明，表层本身是有矿物丧失的。即使从临床上看，早期龋的表面也有很多实质性的改变，如较正常组织粗糙、色泽黯淡。在自然龋过程中所观察到的表层，矿物丧失量一般都大于 5%。所以，对早期龋表面的描述，用表面大体完整似乎较接近现实。

(2) 病损体层：这是釉质早期脱矿的主体，矿物丧失量可多达 50% 以上。由于大量矿物的丧失，釉质的内在折射率发生变化，从而形成临床上可见的白垩状改变。

若用显微放射照相法观察早期龋病变，只能区别上述两层。

(3) 暗层：这一层是只有在偏光显微镜才可能观察到的一种病理现象。将磨片浸在喹啉中，由于喹啉折射率接近釉质，其分子大于暗层的微隙而不能进入，从而使此层的折射率区别于釉质和浸透喹啉的损伤体部，得以显示和区别。暗层的宽窄不一，并且不是所有的病损都能够观察到暗层。

(4) 透明层：之所以这样称呼，是因为这一区域在光镜下观察，其透光性甚至高于正常的釉质组织。但实际上，这一部分组织也是有矿物丧失的，可以看做是脱矿的最前沿。

对釉质早期龋的分层，由英国著名口腔病理学家 Darling 于 20 世纪 50 年代提出。基于光学显微镜主要是偏振光显微镜的观察结果，但是至今对各层形成的机制还没有完整的解释，而且利用偏振光显微镜对病损各层的矿物或孔积率进行定量是很粗糙的。因为偏振光定量研究需要利用不同折光指数的介质，其基本前提是所观察材料的晶体方向必须是垂直或平行光源。这种情况在釉质和牙本质都是难以达到的，因此使用偏振光显微镜的结果作量化解释时，要慎重。偏振光下观察到的色泽改变，受牙齿晶体排列方向和偏振光方向的影响，是变化的，不宜作为描述矿物含量的指标。

2. 点隙窝沟龋

有人将窝沟龋的病理学变化等同于两个侧壁的平滑面龋。但实际上，窝沟的两壁无论从组织学还是局部环境都无法等同于两个平滑面。尤其在疾病的发展模式上，窝沟龋有其独特性。窝沟龋的进展常在侧壁尚未破坏的情况下，早期即可到达釉牙本质界，沿釉牙本质界潜行发展，形成临床上难以早期发现的隐匿龋。

临床上在诊断窝沟龋的时候要充分了解窝沟龋的这一特征。

二、牙本质龋

牙本质的矿物含量与组织结构均有别于牙釉质，因此，牙本质龋的临床病理过程和病理表现也有别于牙釉质龋。牙本质中的有机基质含量达 20%，无机矿物是围绕或是包绕有机基质而沉积的。龋损过程中首先必须有无机矿物的溶解，然后可以有细菌侵入到脱矿的牙本质中，分解蛋白溶解酶，使胶原酶解。仅有矿物的破坏而无胶原酶解，常常还可恢复。另外，牙本质存在小管样结构和小管液，有利于有机酸和细菌毒素的渗透，有时在病变早期，当病变的前沿离牙髓还有相当距离的时候就已经对牙髓产生了刺激。病理学上所观察到的龋损牙本质存在 4 个区域，反映了牙本质的龋损过程。

1. 坏死崩解层

位于窝洞底部病损的最外层。此处的牙本质结构完全崩解，镜下可见残留的组织和细菌等。质地松软，品红染色呈阳性，用一般的手用器械即可去除。

2. 细菌侵入层

牙本质重度脱矿，细菌侵入牙本质小管并在其中繁殖。牙本质小管表现为扩张，胶原纤维变性、酶解，形成大的坏死灶。临床上这一层质地软，色泽黯，品红染色呈阳性，容易辨认。多数可以通过手用器械去除。

3. 脱矿层

小管结构完整，但有明显的脱矿表现，无细菌侵入，色泽较正常牙本质黯，品红染色呈阴性，一些学者认为此层应予保留。但临床医师主要根据对硬度的感觉和色泽的观察，判断去腐的标准，很难准确掌握这一层的去留。若有意保留这一层，常常造成去腐不足，无法阻止龋的进展，易造成日后的继发龋。

4. 透明层

又称硬化层，多见于龋损发展比较缓慢时，为牙本质最深层的改变。光镜下观察，此层呈均质透明状，小管结构稍显模糊，为矿物沉积所致。对于慢性龋损，这层的硬度有时较正常牙本质硬，故又称为硬化层或小管硬化。形成硬化牙本质是机体的重要防御功能。这一层有时可以着色，临床上可根据其硬度的情况决定去留。如果较正常组织软，一般应去除。如果较正常组织硬，并且表面有光泽，则可予保留。

龋损可以诱发相应髓腔一侧形成修复性牙本质，又称三期牙本质或反应性牙本质，是机体的一种防御性反应。修复性牙本质一般小管结构较少、结构致密，有利于抵御病原因素对牙髓的直接侵害。

三、牙骨质龋

多见于根面龋。牙骨质龋脱矿模式也具有表层下脱矿的特征，镜下可见早期的牙骨质龋出现矿化较高的表层，但由于牙骨质很薄，临床上常见的牙骨质龋表现多为表面破损、凹陷，聚集较多细菌。病变会很快到达牙本质，形成位于根面的牙本质龋。

牙釉质、牙本质和牙骨质龋的共同特征是先有无机物的溶解，后有有机基质的破坏（酶解）。临床龋病过程是脱矿与再矿化的动态学发展过程。在有机基质破坏之前，去除病原，人为加强再矿化措施，有可能使脱矿病损修复。但一旦有机基质崩解破坏，则只能靠手术的办法予以修复。

四、牙髓对龋的病理反应

可以引起牙髓反应的外界刺激包括物理和化学两个方面。所有刺激必须通过牙本质复合体传至牙髓组织。首先引起反应的细胞是牙髓细胞。早期的釉质龋引起的牙髓反应可以不明显。随着病变的深入，如病变接近或到达釉牙本质界的部位，细菌毒素或细菌的代谢产物有可能接触并刺激进入釉质的牙本质纤维或通过渗透作用直接刺激牙本质小管。这种刺激经小管液的流动、神经纤维传导或其他途径，引起牙髓的防御性反应。牙髓防御性反应的直接结果是在相应龋病变的牙髓腔一侧形成修复性牙本质。当龋的病变进入牙本质层时，细菌代谢产物和外界刺激（温度刺激和压力刺激）会直接通过牙本质小管，进入牙髓组织。当龋的病变进入牙本质深层时，细菌本身也可能进入牙髓组织，引起牙髓的不可逆性病变。除了细菌及其代谢产物对牙髓的刺激外，原本发育矿化过程中埋在牙本质中的一些细胞因子，如多种多肽，由于牙本质矿物的溶解，也可能释放进入牙髓，产生刺激。牙髓应对各种抗原刺激最早期的反应是牙髓中的树突样细胞在病变部位牙髓腔一侧的聚集。随着修复性牙本质的不断形成，树突样细胞聚集程度会降低，说明修复性牙本质对于外界抗原的阻击作用。然而，当龋的病变已经到达修复性牙本质层时，牙髓中的树突样细胞会再度在牙髓腔病变一侧聚集。这种现象说明，牙髓对龋的反应程度并不完全反映病变的深度，而主要与病变部位牙本质的渗透性和龋进展的速度有关。一般慢性龋时，有较多的修复性牙本质形成，而急性龋时，则缺少修复性牙本质的形成。龋病部位细菌的代谢产物尤其是病原菌直接进入牙髓组织，则可能很快导致牙髓组织的不可逆性病变。

第五节 龋病的临床表现和诊断技术

一、临床表现

龋病作为疾病的诊断名词，指牙齿硬组织因龋出现缺损，病变局限在牙齿硬组织，没有引起牙髓的炎症或变性反应。临床检查中，如进行温度诊和活力测试，牙髓反应均为正常。

龋病的临床表现可以概括为患者牙齿色、形、质的变化和患者感觉的变化。正常的牙釉质呈半透明状，牙本质的颜色为淡黄色。正常牙齿的颜色主要是透过牙釉质显现出来的牙本质色。牙釉质表面应该光滑，无色素沉着。牙釉质的硬度高于牙本质和牙骨质，但任何正常的牙齿硬组织都不可能通过手用器械去除，如挖匙。

1. 颜色的改变

牙齿表面色泽改变是临床上最早可以观察到的龋的变化。当龋病发生在牙的平滑面时，擦去表面的菌斑或软垢，吹干后可见病变部位表面粗糙、光泽消失，早期呈白垩色，进一步着色还可以呈棕黄色或黑褐色。当龋发生在窝沟的部位，清洗吹干后可见沟口呈白垩色，进一步发展可见墨浸样的改变，提示龋已经位于牙本质深层。这是由于其下的牙本质严重脱矿着色并透过正常的半透明釉质反映出的特有颜色。发现窝沟墨浸样变，一般病变范围已经在牙本质层，病变的范围甚至超过色泽改变的范围。

2. 外形缺损

龋病最显著的临床特征是形成了不可为自体修复的牙体组织的实质性缺损。临床上可以看到、探到或检查到龋洞。

临床上所看到的龋洞大小不一定反映病变的大小。如发生在窝沟的龋，有时即使沟内脱矿严重，甚至病变到达了牙本质的深层，临床所见的龋洞也不是很大。遇到这种情况，可以通过墨浸样颜色的改变判断龋洞的大小。位于牙邻面、根面的龋洞常无法通过肉眼观察到，要使用探针仔细探查。龋洞如果发生在光滑面或邻面，临床上可以看到或用牙用探针探到。探诊时，要从正常牙面开始，遇到龋洞时会感到牙面的连续性消失，探针可以被洞壁卡住。有时候，有必要通过拍摄 X 线片，可以发现病变部位的密度较周围正常组织明显降低。

3. 质地的改变

龋造成的牙体组织的实质性缺损，称为龋洞。龋洞中充满感染脱矿的牙体组织和食物碎屑，质地松软，容易与正常组织区别。对于发生在窝沟的小龋洞，当用探针探入洞底时，会感到洞底较正常牙组织软。

4. 患者感觉的变化

波及牙釉质浅层的早期龋损，患者可以完全没有临床症状。一般是当龋损发展到牙本质层并出现龋洞时，患者才有冷热刺激或食物嵌塞时的敏感症状，但都是一过性的，刺激消失，症状随之消失。当龋发展至牙本质深层时，症状会明显一些。患者一般也是在这个时候就诊。

二、好发部位和好发牙齿

了解龋的好发部位和好发牙齿，有助于早期发现、诊断和及时治疗。

1. 好发部位

龋的好发部位与菌斑聚集部位和发育薄弱部位有关，如牙的沟裂部位、两牙相邻不易清洁的部位。常见的不易清洁的部位，如牙列不齐时，修复体和正畸装置边缘，都是龋的好发部位。

好发部位还与患者的年龄有关。3 岁以前的幼儿多为前牙的邻面龋，这与饮食有关；3~5 岁则多见乳磨牙的窝沟龋，与牙齿初萌有关；而到了 8 岁左右，乳磨牙的邻面龋开始多起来，与颌骨生长后牙间隙增大有关。青少年多发恒牙窝沟龋和上颌前牙的邻面龋，而中老年人则多见根面龋。

2. 好发牙齿

上颌前牙邻面、磨牙窝沟、义齿基牙、排列不齐的牙齿，都是常见的易患龋的牙齿。乳磨牙和第一恒磨牙是窝沟龋的好发牙齿，这是因为乳磨牙和第一恒磨牙一般在出生前开始发育并有部分矿化，出生后继续发育和矿化。由于经历新生儿环境的变化，这些牙更容易出现发育和矿化上的缺陷，因此患龋率较其他牙高。下颌前牙由于接近唾液导管口，表面光滑，易于自洁，因而很少发生龋。如果龋波及下颌前牙，该患者一般可被认为是高危个体。

临床检查龋病时，要注意对好发部位和好发牙齿的检查，同时要加强对患者的防龋指导。

三、龋病的诊断技术

1. 问诊

问诊是诊病的基础。即便对于已发现的明显龋洞或患者没有明确的主诉，也要认真询问患者对患牙的感觉，以免判断片面或错误。龋洞由于直观，往往容易让人忽略问诊。其实问诊在所有疾病中都是最重要的。龋病诊断过程中的询问，除了对患者患牙自觉症状的询问外，还应该针对与龋有关的因素，对患者的整体口腔保健情况有所了解。这样的基本了解有助于接下来制定有效的针对个案的治疗计划。

2. 视诊

首先应该对待查患牙进行必要的清洁，牙齿表面应无软垢。其次用气枪吹干表面。观察牙表面色泽的变化，应该在光线良好的条件下进行。如白垩色变、墨浸样变等都是由于牙体组织晶体破坏形成的特有光学现象。视诊重点观察边缘嵴、邻面、窝沟、牙颈部的变化。注意利用口镜和调整光照的角度。观察邻面龋的时候，要调整外部光源的角度，让光垂直透过观察区，在舌侧用口镜仔细观察。

3. 探诊

使用不同型号和大小的牙科探针，可以发现早期的窝沟龋和发生在邻面的龋。探查邻面时，要从正常牙面开始，注意感觉牙面的连续性。探查邻面牙颈部时，要注意感觉冠部牙釉质向根面牙骨质的过渡。探诊的同时还要感受牙齿硬度的变化。牙齿表面连续性发生变化或牙组织变软，都提示龋的可能性。探诊还有助于判断病变的深度和牙髓的反应。深龋时对探诊一般反应敏感，而死髓则对探诊完全无反应。探诊还有助于发现有无露髓。若已经见到暴露的牙髓部分，应避免对暴露部分的进一步探查，以免引起探诊患者的剧痛。总之，探诊时，动作要轻柔，用力要恰当。

4. X线摄片检查

对于视诊和探诊不能确定的龋损或需要进一步确定龋损范围，应拍患牙的X线片。需确定邻面龋时，理想的牙X线片应是咬合翼片。龋损部位的密度一般显示较周围正常组织低，但是X线片所显示的病变范围一般都小于临床上实际的脱矿范围。

5. 温度诊

温度诊对于确定牙髓的状态很有帮助。正常牙齿表面所能容忍的温度范围一般为 $10 \sim 60\,^{\circ}\mathrm{C}$。临床在进行热温度诊时，一般用超过 $60\,^{\circ}\mathrm{C}$ 的牙胶棒，冷测试可用自制的小冰棒（直径同牙胶棒）。测试时应放在唇颊或舌面的中部测试，以正常的对侧同名牙或邻牙作为对照。温度诊所测试的是牙髓的状态，受牙组织的厚度影响，因此要遵循上述原则所规定的测试部位。有些情况下，如老年患者，常规的测试部位无法测试牙髓反应时，则可以根据情况，将温度测试的牙胶棒或小冰棒直接放在牙颈部、咬合面或窝洞内进行测试。

6. 光学检查

通过投射光直接检查或荧光反射获取局部图像。可用于发现早期邻面龋。优点是不需拍X线片，缺点是灵敏度目前还达不到临床的要求。但此类技术有很好的应用前景。随着投射光源的改进，光学检查有可能部分或全部取代X线摄片术用于对龋进行早期诊断。

7. 电导检测

根据龋坏组织电导值与正常组织的差别，区别不同深度的龋损。但影响因素多，灵敏度和可靠度均有待改进。

8. 龋损组织化学染色

碱性品红可以使变性的胶原组织和细菌着色，从而有助于区别正常的牙本质组织。根据这种原理有商品化的龋蚀检测液，用于临床指导去腐过程，对于初学者有一定帮助。

9. 其他相关技术

目前有许多商品化的测试菌斑产酸性和检测致龋菌的方法，有些已被用于测试个体对龋的危险程度。但由于龋的多因素致病特征，这些方法离临床实用尚有相当距离。

第六节　龋病的临床分类与鉴别诊断

一、临床分类

（一）按病变侵入深度分类

根据龋坏的深度分类，是最常用的临床分类方法，简单、可操作性强，有利于临床治疗方法的选择。这里，龋作为诊断名词，特指已经形成龋洞但又无牙髓临床病变的状况。龋按病变侵入深度在临床上分为浅龋、中龋、深龋，但是三级之间并没有一个十分清楚的界限。

1. 浅龋

发生在牙冠部牙釉质或根面牙骨质。可以发生在牙的各个牙面，发生在牙冠部，龋的范围局限在牙釉质层，无明显临床症状。龋发生在邻面时，一般可用探针在探诊时发现，或在拍 X 线片时发现。发生在咬合面窝沟的浅龋，多在探诊时发现。洞口可有明显的脱矿或着色，洞底位于釉质层，用探针探查可以探到洞底，卡探针，质软。发生在牙根面的浅龋，多见于中老年人牙根暴露的情况。表面可呈棕色，质软，探查时可以感觉表面粗糙。浅龋时，一般患者很少有自觉症状，多数是在常规检查时发现。

2. 中龋

病变的前沿位于牙本质的浅层。临床检查时可以看到或探到明显的龋洞，或在 X 线摄片时发现。由于牙本质具有小管样的结构，小管内有小管液，受到刺激后可以向牙髓传导，或直接通过埋在牙本质中的成牙本质细胞胞浆突传至牙髓，引起相应的牙髓反应，如形成修复牙本质。

中龋时，患者多有自觉症状。主要表现为冷或热的食品进入窝洞，刺激窝洞引起的一过性敏感症状。有一部分患者，龋损发展缓慢，由于修复性牙本质的形成，可无明显临床症状。临床温度诊和牙髓活力测试时，患牙的反应应该是与正常的对照牙类似。

中龋的诊断要结合患者的牙龄，考虑牙本质的厚度和致密度，处理时应有所区别。刚萌出的牙齿，牙本质小管粗大、渗透性强，病变发展快，修复性牙本质量少，病变距正常牙髓的距离短，即使观察到的病变位于釉牙本质界的下方，其临床症状也会比较明显，处理时应特别注意护髓。而发生在中老年人的中龋，常有较多的修复牙本质形成，牙本质小管矿物密度高、渗透性弱，对刺激的反应也较弱。

3. 深龋

病变进展到牙本质深层，临床上可观察到明显的龋洞，患者有明显遇冷、热、酸、甜的敏感症状，也可有食物嵌塞时的短暂疼痛症状，但没有自发性疼痛。探诊时敏感，去净腐质后不露髓。常规温度诊检查时反应正常。

发生在点隙沟裂处的深龋，有时临床上仅可见窝沟口的小洞，但墨浸样改变的范围较大，提示牙本质的病变范围很大。拍咬合翼 X 线片可显示病变范围，但较实际病变范围要小。有时病变沿着釉牙本质界发展，内部病变范围很大，但外部表现很轻。

以上按病变侵入深度的分类方法，有利于临床诊断治疗时使用。但确定治疗方案时，还应同时考虑病变进展的速度、患牙的牙龄等因素。

临床检查记录时，有时也可采取流行病学调查时的记录方法，即五度分类法。其中Ⅰ、Ⅱ、Ⅲ度相应为浅、中、深龋，Ⅳ度龋则相应为已出现自发痛症状或牙髓病变，发生在牙本质深层的龋，Ⅴ度龋则指患牙已为残冠或残根。

浅、中、深龋的分类方法多数是为了临床治疗的方便，如浅龋多数使用简单的充填治疗即可；中龋在保护牙髓的前提下也可进行充填治疗；而对于深龋则需要谨慎处理。除了要仔细鉴别牙髓状况之外，还要特别注意在治疗过程中保护牙髓。

在浅龋成洞之前，病变区仅表现为颜色的改变，而无牙体组织的明显缺损。常可见于牙的平滑面，擦去菌斑软垢之后，牙釉质表面可以是白垩色，也可以为棕色或褐色改变，但牙表面连续性正常。由于受累牙齿仅有部分脱矿和色泽改变，而没有成洞，此时一般不需手术干预。有人也将这种情况称为早期釉质龋，认为可以通过去除病因和再矿化治疗阻止病变发展。对于不易判断的窝沟早期龋或可疑龋，应随访，定期检查，一旦发展成洞，则必须进行手术干预。

（二）按病变速度分类

这种分类方法有利于对患者的整体情况综合考虑，有利于及时采取措施。

1. 急性龋

龋的发展速度可以很快，从发现到出现牙髓病变的时间可以短至数周。病变如发生在窝沟，可在窝沟底部沿釉牙本质界向两侧和牙本质深部发展，则形成临床上不易发现的隐匿性龋。病变部的牙本质质地较湿软，范围较广，容易以手用器械去除。由于进展速度快，可早期侵犯牙髓，就诊时可能已有牙髓病变，检查和诊断时要特别注意。由于发展速度快，病理上很难见到在牙髓腔一侧的修复性牙本质形成。

急性龋多发生在儿童和易感个体。儿童新萌出的牙结构比较疏松，尤其是牙本质中小管数目多，矿物成分少，有利于酸和细菌代谢物质的扩散。而另一方面，儿童期食糖不容易得到控制，口腔卫生的良好习惯没有养成，使局部的致龋力增强。窝沟发育的缺陷，如矿化不全、沟陡深、牙釉质缺如，都使病变发展迅速。成年人如有唾液分泌方面的问题，如分泌量过少时，则影响唾液的清洁缓冲功能，使局部菌斑的 pH 较长时间保持在一个低水平，致龋力相对加大，也可出现急性龋的情况。

2. 猛性龋（猖獗龋）

为一种特殊类型的急性龋。表现为口腔在短期内（6～12 个月）有多个牙齿、牙面，尤其在一般不发生龋的下颌前牙甚至是切端的部位发生龋。可见于儿童初萌牙列，多与牙齿的发育和钙化不良有关，也可见于患者唾液腺功能被破坏或障碍时，如头颈部放疗后出现的龋损增加或患口干症时。有学者将由于头颈部放疗导致的猛性龋称为放射性龋。

3. 慢性龋

一般情况下龋呈现慢性过程，病变组织着色深，病变部位质地稍硬，不易用手用器械去除。多数情况下成年人发生的龋是慢性龋。由于病程缓慢，在牙髓腔一侧可有较多的修复性牙本质形成。

4. 静止龋

由于致龋因素消失，已有的病变停止进展并再矿化。可见于发生在邻面的早期龋，如果相邻的患牙已拔除，患龋部位可以在口腔咀嚼时达到自洁，病变脱矿部位由于唾液的作用而再矿化。也见于磨牙患急性龋潜行发展时，使釉质失去支持，在咀嚼力的作用下破坏、崩溃、脱落，暴露的牙本质呈浅碟状，菌斑不能聚集，病变牙本质在唾液和氟化物的作用下再矿化，病变静止。临床检查时病变部位可以有轻度着色，但质地坚硬同正常组织或更硬，表面光亮。

（三）按病变发生的组织和部位分类

1. 牙釉质龋

发生在牙釉质的龋。由于牙釉质的主要成分是无机矿物磷灰石，脱矿是釉质龋的主要病理表现。正常釉质是半透明的，早期脱矿可以使釉质内部的结晶体光学性质发生变化，也可以使矿物含量降低，微孔增多，使早期釉质龋的光折射率发生变化，病变区呈白垩样色泽变化或呈位于釉质的浅洞。

2. 牙本质龋

病变发展到牙本质的龋。由于牙本质成分中含有较多的有机质，因而致龋过程不同于牙釉质，既有矿物的溶解，还有胶原蛋白的溶解。有时候，牙本质的脱矿现象可以很严重，但只要胶原蛋白的基本结构存在，一旦致龋因素和受细菌感染的牙本质去除后，仅为少量脱矿的部分仍可修复或再矿化。再矿化的牙本质有时可能较正常组织矿化程度要高，如在静止龋时的牙本质。

3. 牙骨质龋

发生在牙骨质的龋，多见于中老年患者因牙周病暴露的牙骨质表面。由于牙骨质是一种类骨的组织，对于牙骨质在龋的状态的破坏机制，至今没有明确的答案。但可以肯定的是，矿物溶解总应是先于有机质破坏。

4. 根龋

发生在暴露的牙根表面的龋。多见于中老年人，一部分是由于患者患牙周病而导致牙根较早暴露，另一部分是由于牙周组织的生理性退缩。临床上常可见到有一部分患者，牙冠的部分很少有龋，但到了老年牙根暴露则多龋，提示根面龋的发病机制有可能不同于冠部的釉质龋。

5. 窝沟龋

发生在牙的点隙沟裂处的龋。这种情况多与该处的发育和解剖有关，常见于牙齿初萌的头几年。

6. 平滑面龋

发生在颊舌平滑面的龋。常见于唇颊牙颈部，由于菌斑聚集并得不到及时清洁所致。

7. 邻面龋

发生在牙的近远中面的龋。两个相邻的部位是最不易清洁的位置，因而更易患龋。

（四）按发病特点分类

1. 继发龋

在已有修复体边缘或底部发生的龋。临床可见修复体边缘牙组织着色变软，拍 X 线片显示修复体周围牙组织密度降低。

2. 再发龋

已对原发龋病灶修复后在同一牙齿其他部位发生的龋损。用以与继发龋区别。

另外，在临床上有根据致病因素命名龋的，如放射治疗龋、喂养龋、奶瓶龋、青少年龋，不再一一列举。

二、鉴别诊断

1. 与牙齿发育和矿化不良的鉴别

局部或全身疾病可导致牙齿的发育和矿化不良，表现为牙表面有实质性的缺损和色泽变化。如釉质发育不全时牙表面可出现陷窝状的缺陷，应与龋病鉴别。一般这种缺陷呈不规则型，表面有光泽，质地坚硬。发生在咬合面常累及牙尖，而龋则主要累及窝沟。发育不全的缺陷还常发生在前牙的唇面和切缘，容易与龋鉴别。但是，釉质的这种缺陷也可能继发龋，表现为缺陷部位菌斑聚集，牙体组织脱矿变软。导致牙齿发育和矿化不良的非龋性疾病还有氟牙症、四环素牙等多种疾病，多有矿化不良和色泽改变。多数情况下，牙表面组织有光泽、质地硬，容易与龋鉴别。有表面发育缺陷的牙，菌斑不易被清除，也可能成为龋的好发部位。

2. 与其他非龋性疾病的鉴别

楔状缺损是发生在牙颈部的牙体组织缺损，但病变部位质地同正常组织，表面有光泽，无菌斑积累。酸蚀症和其他非龋性牙体组织缺损致牙本质暴露可出现牙本质过敏症，表现为对过冷和过热的敏感，但用暂封性材料覆盖敏感部位后，敏感症状消失。楔状缺损的部位有时也是菌斑易积聚的部位，有时可同时发生龋。

3. 深龋与可逆性牙髓炎的鉴别

龋深达牙本质深层，去腐干净后也未露髓，但进行常规温度诊检查时，出现较正常对照牙敏感的反应，如刺激时的一过性敏感症状。询问病史从未出现自发痛症状，应考虑牙髓充血的可能，可诊断为可逆性牙髓炎。治疗应为间接盖髓观察，暂时充填，待充血症状消失后，再行永久充填。部分可逆性牙髓炎也可能进展为不可逆的牙髓炎。

4. 深龋与死髓牙的鉴别

有些情况下，尤其是在急性龋的时候，深龋时的毒素可以在龋还没有到达牙髓的情况下感染牙髓，致牙髓坏死，而患者可以没有临床症状。应通过温度诊、探诊和电活力测试予以鉴别。有时龋的过程缓慢，形成修复牙本质层后，可能降低牙对温度的反应性。遇到这种情况可以将温度测试的部位放在窝洞内进行测试。必要时应拍 X 线片，观察根尖周组织的情况。

5. 深龋与慢性牙髓炎的鉴别

龋可以到达牙本质深层但未露髓，但龋坏过程产生的毒素可以穿过部分脱矿的牙本质刺激牙髓引起牙髓的慢性炎症。慢性牙髓炎一般会有相应的自发痛症状，但也因人而异。对于临床症状不明显的病例，可通过仔细询问病史、温度诊和电活力测试仔细鉴别。如临床有自发痛的经历，温度诊时较正常牙敏感或有延迟性疼痛，则应诊断为慢性牙髓炎。拍 X 线片有助于诊断。深龋时根尖周膜应该是正常的，而慢性牙髓炎时，有时可见根周膜的轻度增宽。

对于诊断不清或无法确定的病例，可先行间接盖髓治疗，随访观察，确诊后再行永久充填。

第七节　龋病治疗方案

龋病的临床特点决定了确定其治疗方案时的特殊性。首先，由于龋病的早期主要表现为矿物盐溶解，临床无症状，因此不易发现。其次，龋病又是进行性发展的疾病，不能通过组织再生自行修复，形成龋洞必须由受过专门训练的口腔医师修复。同时，因龋病就诊的患者常常存在其他的口腔卫生或口腔保健方面的问题，医师应该在修复局部龋洞的同时，指出患者口腔保健中的问题，指导患者养成好的口腔卫生习惯，使其具备正确的口腔科就诊态度和主动防治早期龋病的主观愿望。

概括起来，在制订龋的治疗计划时，应该综合考虑。要考虑患者目前的主要问题，及时终止病变发展，防止对牙髓的损害，恢复外观和功能；还必须考虑患者整体的口腔情况，为患者制订个性化的整体预防和治疗计划。同时，要教育指导患者，调动其自身防治疾病的主观能动性。患者自身对疾病的认知程度对于控制龋病是十分关键的。治疗一个龋化的牙齿，教育一个患者，使其形成良好的口腔保健习惯，是医者的责任。

一、个案综合分析

1. 个案的龋危险性评估

龋病的发病因素很多，但对于每个就诊的患者来说，应该有其特殊或主要的原因。要全面询问患者的饮食习惯、口腔卫生保健方法、用氟情况和全身健康状况，同时要仔细检查患者每个牙齿的发育和矿化、牙面菌斑聚集、牙的排列、有无修复体和唾液分泌情况，要对患者当前的龋患情况有完整的了解，结合所收集的资料和已有的知识对其给出综合的龋危险性评估，以便有针对性地给患者以具体的指导和制订治疗方案。龋危险性评估要根据患者年龄、目前患龋程度、以往龋病史、牙齿发育排列状态、唾液分泌情况等综合考虑。多个龋病同时存在、唾液分泌量少、牙齿矿化程度差，都应该判断为高危患者。一般情况下，根据临床发现，医师可以给出一个大致的个案龋危险性评估意见。更准确的龋危险性评估则是一项长期而复杂的研究工作，需依靠多个数据的综合分析，得出具体的具有指导意义的龋危险指数。

2. 具体而有针对性的饮食分析

尽管糖的消耗尤其是糖的进食频率是与龋病最为密切的因素，但糖又是人类快速获取能量的最佳来源。因此，笼统地对患者讲不吃糖或少吃糖是起不到防止或减少龋病的作用的。只有让患者真正了解了糖在龋病发病中的作用，同时具体地与患者共同分析自己在饮食方面存在的问题及应该了解和注意的事项，才可能有助于预防和减少龋病。要告诉患者什么时候不宜吃糖，如睡前或患口干症；吃糖后应该做些什么，如漱口和刷牙；应该怎样合理安排吃糖，如减少零食的次数；哪些食物更容易产酸致龋，如蔗糖、果糖等；哪些食物不致龋，如蔬菜、肉类等。

3. 菌斑控制指导

口腔卫生指导最主要的目的是教会患者自我控制菌斑的方法。让患者知道，清洁的牙面是不会得龋病的。多数患者都有刷牙的习惯，但多数人做不到有效地清洁各个牙面。医师应该让患者了解哪些部位需要清洁，具体指导患者有效的清洁方法，包括如何使用牙线等。

4. 使用氟化物

氟的抗龋作用已为临床实践所证明，要教育每一个患者尤其是龋高危患者，有规律地使用含氟牙膏。对儿童患者和高危患者，还应在每次就诊时，为牙面局部涂布氟化物，加强抗龋效果。

5. 定期看医师

要求患者定期到口腔科医师处检查，以便早期发现和处理早期的龋病。一般患者每年检查一次。对于高危患者要加大频率，最少每年 2 次，必要时每 3 个月一次。对于猛性龋的患者除了严密观察外，更应该积极预防和治疗。

龋病的治疗并不复杂，但治疗方案确定前的综合考虑则是一件需认真考虑的事情，是对医者综合素质的检验。口腔医师不仅是医者，还应成为口腔医学知识的教育者和传播者。

二、制订治疗计划

1. 告知义务

医务人员要对患者尽到告知义务，使患者充分了解自己口腔患龋的实际情况，了解医师计划采取的措施，知道自己应做的事情和应付的费用。制订治疗计划需要患者或其家属和监护人的参与。

2. 处理主诉牙

患者寻医就诊，一般都有主诉症状。医者首先应该针对患者的主诉症状或主诉牙进行诊断并制订治疗计划、采取措施。即使对于多发的问题，也必须遵循上述原则。对患龋的牙，如果确定没有牙髓病变的临床表现和 X 线影像学表现，可以直接充填修复。如果存在牙髓充血或可疑炎症表现，则最好采取二步法充填，即先将龋坏的组织清理干净，用对牙髓无刺激或有安抚作用的暂时充填材料充填，一至数周后无反应，则可进行永久性充填修复或嵌体修复。对于龋坏范围尚未波及牙髓的病例应尽可能地保存牙髓活力。

3. 停止龋病的发展

在对主诉牙进行适当处理后，要针对全口患龋的情况采取措施。对于口腔内同时发现多个牙齿患龋或者患龋呈急性发展的患者，应该采取措施，阻止龋的发展和蔓延。对于已有的龋洞，首诊时就应尽可能去净龋坏组织，以暂时封闭材料封闭窝洞，停止龋的发展。然后根据情况逐个修复龋损的牙齿。在处理龋坏牙的同时，应对易感牙齿采取措施，如牙面局部涂氟和窝沟封闭。

4. 修复龋损，恢复功能

对于多个牙齿同时患龋的病例要在停止和控制龋发展之后，逐个修复缺损的部分。修复龋病缺损可根据情况选择充填修复或嵌体修复。要根据个案与患者讨论选择修复的方法和所用材料。

5. 制订和落实预防措施

治疗期间和治疗后患者的口腔保健情况直接决定牙体修复体的效果和寿命。为此，必须针对患者的具体情况，制定个性化的口腔保健方法。复诊时应该检查患者执行的情况。

6. 定期复查，防止复发

龋病的治疗仅靠门诊的工作或只是修复龋坏的部分是不够的。要求患者定期复查，复查的频率依据患龋的程度和危险性而定。一般间隔应在 6 个月到一年的时间。对于个别高危个体，应 3 个月一次。复查时除了检查口腔卫生和患龋情况之外，还应检查患者执行口腔保健计划的情况。

三、龋损修复治疗的基本原则

对于尚未形成窝洞的早期龋，可以通过去除病原物质、改变局部环境和再矿化的方法予以处理，并应定期复查。对于已形成龋洞的病损，只能人工修复，修复时应该遵循下述原则。

1. 生物学原则

去除龋损感染的组织，保护正常牙髓组织不受损害，尽可能保留健康的牙体组织，修复龋损，恢复功能，恢复美观，这是治疗龋病需要遵循的基本生物学原则。

感染的牙齿组织含有大量细菌和细菌毒素，修复前如果不能将其彻底去除，势必会使感染扩散。不能阻止病变的进一步发展，是造成龋复发的主要原因。另外，脱矿后的牙体组织渗透性增加，如果没有去净存在于洞缘的脱矿牙体组织，势必使洞缘的封闭性降低，增加微渗漏，增加外界刺激对窝洞深部组织的刺激，这是治疗失败的重要原因。

牙本质–牙髓复合体是富含神经的生物组织。目前治疗龋病时，主要依赖高速旋转的器械去除病变组织和预备窝洞。机械操作时的压力，器械摩擦产生的热、冷却过程造成的组织脱水及治疗所用药物和材料等因素都可能对牙本质–牙髓复合体尤其是牙髓组织造成不可逆的损伤。因此，治疗过程要特别注意对牙本质–牙髓复合体的保护。对所用器械设备要经常检查，及时更换损坏的部件，如变形的齿轮、钝旧的钻等。临床操作要十分轻柔和仔细，避免过度用力、牙齿脱水及长时间切削等。同时，要充分了解所使用的材料和药物特性，避免药物或材料对牙髓的刺激。备好的窝洞应该立即封闭，避免牙本质小管的二次感染。

为了获得良好的通路和固位，龋病治疗的过程中有时不得不牺牲部分正常的牙体组织。但是，保留健康的组织始终应该是牙体治疗追求的目标。黏结修复技术比较以往的银汞合金充填术和嵌体修复术能够较多地保留健康组织，是一项十分有前途、需要改进和发展的技术。

2. 功能和美学原则

龋损修复的根本目的是恢复功能和美观。功能的恢复除了外形的考虑之外，咬合的考虑不可忽略。修复完好的牙齿应有良好的咬合关系。对美观的考虑，一是外形，二是色泽。良好的外形和色泽是恢复自然美的要素。目前的直接黏结修复术和间接嵌体修复术均可达到较理想的美观修复效果。

修复后的牙齿除了自身的外形和色泽之外，还应该与相邻牙齿和组织有良好的生物学关系，不应形成新的食物嵌塞和菌斑滞留区。

3. 固位和抗力原则

修复龋损需用生物相容的材料，这种材料必须与牙齿紧密结合或牢固地存在于窝洞中才可以行使功能。寻求合适的固位方法一直是龋损修复的重点。概括起来，目前获取固位的方法主要有两种，机械固位和化学黏结固位。

（1）机械固位：是应用银汞合金充填术修复牙体组织缺损的主要固位方法。充填前要求制作一定洞形，利用洞形的壁和形状通过摩擦和机械锁扣使充填材料获得固位。为了获得足够的抗力形，对抗咀嚼过程的各种力，充填体必须有一定厚度和强度。然而所有这些都不利于保留更多的健康牙体组织，不是理想的固位方法。黏结修复技术依赖材料与牙齿的化学黏结获取固位，是牙体修复所追求的目标。

（2）化学黏结固位：理想的黏结修复技术只需要全部或部分去除病变的牙体组织，在不破坏健康牙体组织的情况下，利用材料的化学黏结作用获得固位，利用材料的优越物理性能获得抗力。近代，黏结修复技术有了很大的发展。一方面，黏结剂的发展，已经突破了单纯黏结牙釉质或牙本质的界限，一种黏结剂可以同时对牙釉质和牙本质获得类似釉质和牙本质自然黏结的力量；另一方面，充填材料尤其是高分子的树脂类材料通过增加填料和改变填料特性的方法，已经获得基本能够满足咀嚼功能要求的复合树脂。然而，由于黏结修复材料中的基质材料为高分子的聚合材料，所以存在聚合收缩和材料老化的问题。尽管近年来的研究已经在克服这些问题方面有了很大的发展，相关的材料也有了很大的改进，但是仍需要更多的长期临床观察和临床效果评估。

第八节　龋病的预防

疾病预防的概念不仅是防止疾病的发生，也包括对已发生疾病通过适当的治疗防止疾病的发展和进一步的损害。口腔多学科的治疗措施不可避免地改变了口腔环境，改变或增加患者对龋的易感性。对于口腔临床医师来讲，要全面了解和掌握临床上龋病预防和控制的知识，在制订具体的口腔治疗计划时将龋病的预防工作贯穿于自己整个的临床工作实践中。

一、控制牙菌斑

龋病只有在牙菌斑存在的环境中才可能发生。因此，有效地清除或控制牙菌斑是预防龋病的主要环节。控制牙菌斑主要靠患者自己。

让患者了解牙菌斑：应该让患者了解自己牙面菌斑的集聚情况，知道牙菌斑的危害。临床上可以让患者拿一面镜子，医师通过镜子向患者显示其牙面的菌斑。也可以使用菌斑显示剂染色后向患者解释。同时，向患者介绍控制菌斑的方法。

（一）刷牙

是主要的清除牙菌斑的方法。教育患者根据自身情况选择合适的牙刷。牙刷的刷毛和刷头应该自由地到达全部牙齿的各个牙面，刷毛的硬度要适度。建议患者使用合格的保健牙刷。向患者解释刷牙的主要目的是清洁暴露在口腔中的各个牙面，要让患者对自己牙齿的排列和各个牙齿的牙面数有基本的了解，要求刷牙时"面面俱到"。强调清洁的效果，不要笼统地讲刷牙应持续的时间，也不要将刷牙的方法复杂化。患者只要理解了刷牙的目的并且对自己的牙齿情况有所了解，方法本身实际并不是最主要的。对于市场上推广的各种牙刷，首先应是合格的经过临床验证的产品，同时还必须使用得当，才能起到有效清除牙菌斑的效果。应该尽可能做到餐后立刻刷牙，最起码也应该做到早晚各一次，晚上睡前的刷牙最重要。对于特殊的口腔治疗，如正畸治疗，应鼓励患者使用特制的牙刷。

（二）使用洁牙剂

目前主要的洁牙剂是牙膏。牙膏中最主要的成分是摩擦剂和表面活性剂（洁净剂）。刷牙时，洁牙剂中的表面活性成分有利于溶解牙菌斑中的有机成分，然后在刷毛和摩擦剂的共同作用下通过机械的作用去除大部分附着在牙面上的菌斑。市场上现有的多数牙膏从预防龋病的目的出发，一般加有适量的氟化物。从预防牙周病的角度考虑，还有些牙膏加有抗结石和抗菌斑的成分。也有的牙膏加有抗炎或其他有利于口腔清洁的成分。但是不应提倡长期应用抗炎的药物牙膏。研究表明，长期使用抗生素牙膏有可能造成口腔菌群平衡的失调。牙膏的安全性是第一位的，因此任何添加成分都需要科学的验证，确认对人体无害方可使用。同时市售牙膏必须经过有关卫生管理部门的审批，在我国审批权属卫生部及其下属机构，在一些西方国家如美国，审批权则由专业的学会组织如美国牙科学会（ADA）持有。

（三）使用牙线

即使十分认真的刷牙也难以完全清除位于两牙邻面的菌斑。为此建议患者养成使用牙线的习惯。使用牙线能够有效清除邻面牙菌斑和嵌塞的食物碎屑。牙线有市售的商品，在无法得到专制的牙线时也可以用普通的丝线和尼龙线代替。用牙线清洁牙齿最好是刷牙后或在睡前。用时将一尺左右的牙线压入两牙之间的间隙，然后分别在相邻的两个牙面上做颊舌向和上下的提拉，将牙菌斑或食物碎屑带出。使用牙线可先易后难，先学会清洁前牙，再逐渐向后移，逐个清洁邻牙间隙。要有耐心，只要肯实践，所有的后牙邻面都可以达到清洁的效果。

（四）漱口

餐饮后用清水或漱口液漱口，口含 10 mL 左右的漱口液，用力鼓漱，30 秒后将漱口液用力吐出，可以清除碎屑并有缓解食物产酸的作用。

（五）洁牙

建议患者定期到合格的口腔医疗机构清洁牙齿。只有受过专门训练的医护人员才可能有效清洁患者牙面的各个部位。对于已形成的牙石更要靠医护人员帮助去除。

二、使用氟化物

氟化物是经过科学研究和临床实践证明的最有效的预防龋病的制剂。其抑龋作用主要是通过局部加强牙齿结构、抑制脱矿过程和增强再矿化实现的。利用氟化物防龋有 3 个途径：一是通过社区、学校和幼儿园开展氟化饮水或结合健康教育的有组织的漱口项目；二是通过家庭或个人使用含氟化物的口腔保健用品，如含氟牙膏、含氟漱口水等；三是由口腔专业人员在医疗机构使用，如氟涂料、氟溶液、氟凝胶、含氟黏结剂和修复材料。第三种途径使用物品由于含氟浓度高，必须由专业人员使用。以下介绍几种诊室使用的高浓度氟化物，一般可结合患者口腔治疗的情况，每月使用一次。

（一）氟涂料

含有较高浓度的氟化物，如 2.26% 氟化钠（商品名 Duraphat），涂在清洁后的牙面上，可以在牙面上停留 24 小时。渗透出的氟可以进入牙齿内部，也可以与菌斑中的钙结合形成氟化钙贮存。作为常规的龋病预防制剂，一般每 6 个月或一年使用一次。适用于对高龋患者龋的控制，也用于正畸治疗时的辅助预防，可随着治疗的频率每 1~3 个月使用一次。

（二）氟溶液

在口腔临床诊室可使用 2% 氟化钠溶液局部涂用。可常规在高龋患者的牙面使用，可在每次就诊时使用。使用时需要隔离好唾液，避免将多余的液体咽下。

（三）氟凝胶

是一种方便的临床给氟方式，将氟溶液制成水性凝胶，用托盘或直接在牙面涂布。适用范围同氟溶液，可以每 1~6 个月使用一次。

（四）含氟黏结剂和修复材料

市售的一些黏结材料和修复材料含有一定量的氟化物，可用于正畸治疗时的临时黏结，也可以用于处理高龋患者时，为控制龋病的蔓延和发展，作为阶段性的修复材料修复缺损。

三、限制含糖食品摄入

糖是菌斑代谢产酸的底物，限制糖的摄入或改变糖的摄入方式，可以起到减少龋的效果。

（一）了解致龋性食物

最普遍应用的评估食物致龋性的试验，是让受试者经口腔进食某种饮料或食物，在试验前和试验后的 30~60 分钟内不同的时间点分别测定牙菌斑和唾液的 pH 变化，由此可以了解产酸和酸在口腔内的滞留情况。致龋性食物应是那些可以迅速将菌斑 pH 降低到临界 pH 5.5 以下并能维持较长时间的食品。研究表明，致龋食物主要是含糖的食物，尤其那些含糖量高（蔗糖或果糖）、黏性大又不易清除的食物。

（二）合理进食含糖食物

适当控制对糖的摄入量不仅对防止龋病，也对全身健康有益。在龋病形成过程中，饮食中的糖在致龋时有双重作用：一是有助于形成牙菌斑；二是为致龋细菌产酸提供底物。细菌产酸的总量除了与细菌总量有关外，也与底物多少有关。在致龋的过程中还与酸在牙面上停留的时间有关。日间口腔菌斑产酸自然清除一般需要 30 分钟以上。当菌斑 pH 恢复到食糖前的水平时，牙齿矿物就可能恢复过饱和的状态，有助于再矿化即脱矿组织的恢复。然而，如果频繁进食糖类，则菌斑中的 pH 难以有恢复的时间，脱矿的时间大大多于再矿化的时间，龋病容易发生。所以，在减少糖摄入总量的同时，强调减少进食糖类的频率更为重要。黏性含糖食物不容易自然清除，要强调进食后刷牙或漱口的重要性。为了减少糖在牙面的停留时间，要特别强调不在睡前进食的重要性，强调睡前有效清洁牙齿的重要性。

（三）鼓励进食含纤维的食物

含纤维的食物，如蔬菜，除了本身不具有致龋性之外，还有利于清除牙面的菌斑和存留的糖，应该鼓励进食。从预防龋病的角度考虑，最好安排在餐饮的后期进食纤维类食品。

（四）关于糖代用品

糖的代用品指具有甜味作用，但所产能量很低，不会被细菌利用产酸的一类物质，如木糖醇、山梨醇等。这些物质取其甜味，满足于喜好甜食又希望避免含糖饮食缺点的人类需求。有许多研究证明，木糖醇具有极低的产酸性，但并没有研究表明木糖醇本身具有防龋的功能。提倡食用木糖醇防龋，实在是一大误区。

在宣传和教育患者通过饮食的方式控制龋病的时候，医师要有一定的营养学知识，避免片面性。

四、增强宿主抗龋力

（一）发育健康的牙齿具有最强的抗龋力

牙齿发育的时间跨度很大，从胚胎期可以一直延续到青少年早期。这个期间母体和自体的全身健康状况都可能影响到牙齿的发育。因此，牙齿的发育是母婴和儿童期最应受到关注的事情。牙发育期的均衡饮食和全身健康无疑是最重要的，而适量摄入氟化物也有利于牙齿发育。合理摄入氟化物需要专业人员的具体指导，个人也可以通过均衡饮食，安全地从食品中获取氟。海产品和豆类产品都含有合理量的氟，正常食用绝对是安全的。茶中含较多的氟，适量饮茶也有利于摄入氟。

（二）唾液是重要的抗龋物质

唾液对于清除和缓冲牙菌斑产生的酸是必不可少的。唾液还含有多种蛋白质，其中的黏蛋白和溶菌酶是口腔中重要的抗菌物质，对维持口腔微生态平衡具有不可缺少的作用。除此之外，唾液中特有的蛋白，如分泌性IgG、富脯蛋白、富组蛋白、富酪蛋白和富半胱氨酸蛋白与牙菌斑形成和抗龋过程有关。研究证实，唾液在龋病预防中的作用主要是唾液流量对牙菌斑产酸的清除作用和缓冲作用。唾液量减少势必增加酸在局部的滞留，是重要的致龋原因。人在睡眠时唾液分泌量极少，所以睡眠前不刷牙或者吃糖必然增加局部细菌代谢产酸滞留的量，增加龋损的机会。患口干症，患唾液腺病变如放射线照射后的损害、舍格伦综合征，服用影响唾液分泌的药物等，都明显降低唾液流量，增加患龋的机会。在唾液量减少的情况下，要加强其他防龋措施以减少患龋的机会，如减少糖的摄入、增加清洁牙齿的次数、合理使用氟化物等。

（三）使用窝沟封闭剂

牙的窝沟发育非常独特，尤其是乳牙和第一恒磨牙发育和矿化过程经历出生这样巨大的环境改变，常存在结构和矿化上的薄弱环节。深的窝沟容易存留牙菌斑，且不容易清洁。预防窝沟龋最直接的方法是早期使用窝沟封闭剂将窝沟与外界隔绝，使致龋过程不能在窝沟内发生。

五、多学科口腔治疗中的常规防龋措施

（一）椅旁口腔保健指导

患者一般缺少对疾病进行早期预防的知识。一旦因病就诊时，思想上才开始较为重视，此时是进行口腔保健指导和教育的最好时机。医护人员要抓住时机，结合患者的实际情况进行口腔卫生保健的指导。这时候医师不需用很多话就可使患者受益终身，起到事半功倍的良好效果。况且任何高精尖的口腔治疗必须建立在口腔健康的基础上，有了口腔与牙齿的健康，才可能让精细的治疗效果得到最大的发挥。

（二）常规在门诊工作中使用氟化物

对于已经发生龋的患者，尤其对多发者，有条件时应该常规在门诊就诊时使用氟化物。

（三）使用含氟的材料

对于高发龋的个体或牙齿，为了控制龋病，可选择性地使用含有氟化物的材料。如对一个老年人发生在邻面的根面龋，可考虑使用可释放氟的玻璃离子黏固剂，正畸黏结部件时可选用含氟的黏结剂等。

（四）避免治疗过程中引发新龋

口腔的一些治疗措施由于会改变口腔局部环境，从而可能增加患龋的危险。如进行义齿修复时，义齿与基牙之间很难完全密合，增加了牙菌斑集聚的环境，从而增加了基牙患龋的概率。再如正畸治疗

时，较多的黏结部件必然增加了菌斑在牙面的聚集，进而增加患龋的可能性。因此，任何口腔治疗都要考虑对口腔微生态环境的改变和可能的不利作用，治疗前要对患者患龋的危险程度进行评估，事先对患者尽到告知的义务，并采取有效的措施，预防龋病的发生。另外要重视对修复体外形和光洁度的要求，形成符合解剖特点且表面光洁的修复体，使牙菌斑形成减少，有利于减少龋病。

第五章

牙髓病

第一节　牙髓病的病因与分类

一、病因

（一）微生物感染

微生物尤其是细菌感染是使牙髓病发生发展的主要因素，能够引发牙髓组织感染的细菌毒力因子相当广泛和复杂，目前被研究得较多的包括胞壁成分、可溶性因子以及毒素等。

1. 脂多糖（LPS）

LPS 的生物活性相当广泛，它所引起的细胞信号级联反应多样而复杂，有关 LPS 的研究已经持续了数十年，但仍在被广泛研究。目前所知，LPS 的信号转导首先通过与其受体（如 CD14、巨噬细胞清道夫受体、β 整合素等）结合，将信号转导致细胞内。LPS 结合蛋白（LPS）参与 LPS 与受体的结合及其在细胞膜的分子锚定，BPI（杀菌性/渗透性增加蛋白）、RSLA（降解脱酰的 R. shpaeroides Lipid A）则调节着 LPS 信号的细胞内转导。在细胞内，LPS 不仅调节着多个细胞因子（ILs、TNFst 等）的生物学活性，也通过激活细胞内重要的转录因子（NF-κB、Cbf-α 等）参与广泛的细胞活动。

2. 细菌胞外膜泡（Extracellular vesicles，ECV）

ECV 是细菌外膜向外膨出呈芽状，在形成独立成分游离进入周围微环境的一种泡状膜结构，它是许多革兰阴性菌的一种适应性或功能生物学特征。ECV 作为毒力成分的载体，有完整的膜结构，在毒理学和免疫学特征上与细菌本身相似，所以在某种程度上具有细胞样特性。然而它体积小（30 ~ 300nm），可透过微小间隙、解剖屏障，故又具有大分子样作用，它在形成过程中包容并浓缩了许多细菌固有的成分，游离出来以后，扩展了细菌毒力作用的范围和强度，如 PgECV 能到达深层组织造成远层破坏作用。

3. 细菌及其毒力因子的感染途径

（1）经牙体缺损处感染。①深龋：近髓或已达牙髓的龋洞是最常见的途径。根据研究，当覆盖牙髓的牙本质厚度小于 0.2 mm 时，髓腔内就可能找到细菌，有时细菌未进入髓腔，但其细菌毒素可通过牙本质小管进入髓腔引起牙髓炎症。正常的牙髓对龋病的反应是在相应的髓腔壁上沉积修复性牙本质，以阻止病变波及牙髓，但当龋病进展快于修复性牙本质沉积速度时，易致露髓，细菌可直接感染牙髓。②近髓或已达到牙髓的楔状缺损，多发生在尖牙或前磨牙。③畸形中央尖折断或被磨损露髓，多发生在下颌前磨牙。④畸形舌侧沟和畸形舌侧窝。⑤隐裂深达髓腔。⑥重度磨损已近髓或露髓。⑦外伤性牙折露髓和钻磨牙体时意外露髓。

（2）通过牙周袋感染。微生物及其毒素可通过根分叉处和根旁侧的侧根管、根尖孔管处，侵入牙髓，这种感染临床上常称为逆行性感染，因其牙髓病变一般从根髓开始，继而上升至冠髓及至整个牙髓组织。

（3）血源性感染。经过血液而侵入牙髓，但这种途径十分罕见。在其他脏器有急性感染时，可产生菌血症或败血病，微生物及其毒素有可能经过血液侵入牙髓，引起牙髓炎症，这种感染称为血源性牙髓炎。临床发现健康人血液循环中有菌血症的占10％。牙体、牙髓手术及其他手术如拔牙等有菌血症的百分率更高。

（二）化学刺激

1. 药物刺激

在进行牙体修复时，如果选用的消毒物不当，可以对牙髓组织造成严重损伤。硝酸银、酚类、醛类药物对牙髓组织都有很强的刺激性。

2. 修复性刺激

如深洞直接用磷酸锌水门汀热垫底；残留牙本质较薄的洞形和复合树脂修复；酸蚀剂使用不当等。

（三）物理刺激

1. 温度刺激

制洞时如使用气涡轮机必须喷水降温，否则导致牙髓充血引起炎症。

2. 电流刺激

口腔内如有两种不同金属的修复物接触，通过唾液可产生电位差，对牙髓有一定刺激。

3. 气压变化的影响

在高空飞行或深水潜泳时，气压变化可导致牙髓病变急性发作。

4. 创伤

包括咬𬌗创伤、外伤等。

5. 全身因素

有报道糖尿病等可引起牙髓退行性变，但血源性感染引起的牙髓病极少见。

二、分类

（一）组织病理学分类

在组织病理学上，一般将牙髓分为正常牙髓和病变牙髓两种。对于病变牙髓一直沿用如下分类。

（1）牙髓充血，包括生理性牙髓充血和病理性牙髓充血。

（2）急性牙髓炎。

1）急性浆液性牙髓炎：包括急性局部性浆液性牙髓炎和急性全部性浆液性牙髓炎。

2）急性化脓性牙髓炎：包括急性局部性化脓性牙髓炎和急性全部性化脓性牙髓炎。

（3）慢性牙髓炎。

1）慢性闭锁型牙髓炎。

2）慢性溃疡型牙髓炎。

3）慢性增生型牙髓炎。

（4）牙髓坏死与坏疽。

（5）牙髓退行性变，包括空泡性变、纤维变性、网状萎缩、钙化。

（6）牙内吸收。

Seltzer从人牙组织学连续切片检查结果中发现，不可能将所见到的牙髓病变按上述分类法划分。他提出如下的分类。①完整无炎症牙髓。②萎缩性牙髓（包括各种退行性变）。③完整牙髓，但有散在的慢性炎症细胞（称为移行阶段）。④慢性局部性牙髓炎（包括部分液化性坏死或部分凝固性坏死）。⑤慢性全部性牙髓炎（包括局部液化性坏死或局部凝固性坏死）。⑥全部牙髓坏死。无炎症牙髓出现的萎缩性变化可能与既往的治疗或龋病史有关。对临床医师来说，重要的是需要判断患牙的牙髓是否可通过实施一些临床保护措施而得以保留其生活状态且不出现临床症状。因此，在临床上需要一套更为实用的分类和诊断标准。

（二）临床分类

根据牙髓病的临床表现和治疗预后可分为以下5类。

（1）可复性牙髓炎。

（2）不可复性牙髓炎。①急性牙髓炎（包括慢性牙髓炎急性发作）。②慢性牙髓炎（包括残髓炎）。③逆行性牙髓炎。

（3）牙髓坏死。

（4）牙髓钙化。①髓石。②弥漫性钙化。

（5）牙内吸收。

三、转归

牙髓为疏松结缔组织，被包裹在四周皆为坚硬的牙本质壁内，一旦发生炎症，其组织解剖特点决定了髓腔内的炎性渗出物无法得到彻底引流，局部组织压增高，使感染容易很快扩散到全部牙髓，并压迫神经产生剧烈疼痛。因为牙髓与机体的联系主要是借助于狭窄的根尖孔与根尖周围组织相连通，所以在发生炎症时组织几乎不能建立侧支循环，严重限制了其恢复能力，使其易于走向坏死。牙髓炎病变过程随着外界刺激物及机体抵抗力的变化，可有3种趋向。①当外界刺激因素被消除后，牙髓的炎症受到控制，机体修复能力得以充分发挥，牙髓组织逐渐恢复正常。这种情况多见于患牙根尖孔较为粗大，牙髓炎症较轻微，全身健康状况良好时。②当外界刺激长期存在，刺激强度并不很强或刺激减弱，或牙髓炎症渗出物得到某种程度的引流时，牙髓病变则呈现慢性炎症表现，或成为局限性化脓灶。③外界刺激较强且持续存在，致使牙髓的炎症进一步发展，局部组织发生严重缺氧、化脓、坏死，以致全部牙髓均失去生活能力。

第二节　牙髓病的临床表现及诊断要求

一、可复性牙髓炎

可复性牙髓炎是牙髓组织以血管扩张、充血为主要病理变化的初期炎症表现，它相当于牙髓病组织病理学分类中的"牙髓充血"。由于"充血"是炎症全过程中自始至终的一种病理表现，因而，严格地讲"牙髓充血"既不能构成一种组织学诊断，更谈不上作为临床诊断用语了。在临床实际工作中，若能彻底去除作用于患牙的病源刺激因素，同时给予患牙适当的治疗，患牙牙髓可以恢复到原有的状态。基于这一临床特点，将其称为"可复性牙髓炎"更符合实际。但若外界刺激持续存在，则牙髓的炎症继续发展，患牙转成不可复性牙髓炎。

1. 临床表现

（1）症状：当患牙受到冷、热温度刺激或甜、酸化学刺激时，立即出现瞬间的疼痛反应，尤其对冷刺激更敏感，刺激一去除，疼痛随即消失。无自发性疼痛。

（2）检查：①患牙常见有接近髓腔的牙体硬组织病损，如深龋、深楔状缺损，或可查及患牙有深牙周袋，也可受累于咬𬌗创伤；②患牙对温度测试表现为一过性敏感，且反应迅速，尤其对冷测试反应较强烈；当去除刺激后，症状仅持续数秒即缓解；进行牙髓电活力测试时，患牙呈一过性敏感反应；③叩诊反应同正常对照牙，即为阴性。

2. 诊断要点

（1）主诉对温度刺激一过性敏感，但无自发痛的病史。

（2）可找到能引起牙髓病变的牙体病损或牙周组织损害等病因。

（3）对牙髓电活力测试的反应阈值降低，相同的刺激，患牙常可出现一过性敏感。

3. 鉴别诊断

（1）深龋：患有深龋的患牙对温度刺激也敏感，但往往是当冷、热刺激进入深龋洞内才出现疼痛反应，且其刺激去除后症状并不持续。在实际临床检查时，深龋与可复性牙髓炎有时很难区别，此时可按可复性牙髓炎的治疗进行处理。

（2）不可复性牙髓炎：可复性牙髓炎与不可复性牙髓炎的区别关键在于前者绝无自发痛病史，后者一般有自发痛病史，且温度刺激去除后，不可复性牙髓炎的疼痛反应持续时间较长，有时可出现轻度叩痛。在临床上，若可复性牙髓炎与无典型自发痛症状的慢性牙髓炎一时难以区分时，可先采用诊断性治疗的方法即用氧化锌丁香油酚黏固剂进行安抚治疗，在观察期内视是否出现自发痛症状再明确诊断。

（3）牙本质过敏症：牙本质过敏症患有牙本质过敏症的患牙往往对探、触等机械刺激和酸、甜等化学刺激更敏感；而可复性牙髓炎主要是对冷、热温度刺激一过性敏感。

二、不可复性牙髓炎

不可复性牙髓炎是一类病变较为严重的牙髓炎症，可发生于牙髓的某一局部，也可能涉及全部牙髓，甚至在炎症中心部位已发生不同程度的坏死。上述发生在牙髓组织中的炎症范围和性质在临床上很难准确区分，而且此类牙髓炎症自然发展的最终结局均为全部牙髓坏死，几乎没有恢复正常的可能，临床治疗上只能选择摘除牙髓以去除病变的方法。所以，将这一类牙髓炎统称为不可复性牙髓炎。但按其临床发病和病程经过的特点，又可分为急性牙髓炎（包括慢性牙髓炎急性发作）、慢性牙髓炎、残髓炎和逆行性牙髓炎。

（一）急性牙髓炎

急性牙髓炎的临床特点是发病急，疼痛剧烈。临床上绝大多数属于慢性牙髓炎急性发作的表现，龋源性者尤为显著。无慢性过程的急性牙髓炎多出现在牙髓受到急性的物理损伤、化学刺激以及感染等情况下，如手术切割牙体组织等导致的过度产热、充填材料的化学刺激等。

必须加以说明的是应该对临床上表现出来的急性症状与组织病理学上的急性炎症区分开来。真正意义上的急性牙髓炎很少引起疼痛，因为从组织病理学的角度来看，所谓的急性炎症过程是短暂的，很快就会转为慢性炎症或因得到引流而使急性炎症消退。但是，由炎症引起的急性症状却可持续较长时间，给患者造成巨大痛苦。出现疼痛的牙髓炎症多数为慢性炎症，而且炎症常已存在了相当长的时间。如在深龋的进展过程中，牙髓早已有了慢性炎症，而此时，在临床上可能还未出现典型的急性症状。疼痛症状的出现常与作为渗出物引流通道的冠部开口被堵塞有关。因此，在临床诊断时，可将有急性疼痛症状出现者视为慢性炎症的急性发作。

1. 临床表现

（1）症状。急性牙髓炎（包括慢性牙髓炎急性发作）的主要症状是剧烈疼痛，疼痛性质具有下列特点。①自发性阵发性痛：在未受到任何外界刺激的情况下，突然发生剧烈的自发性尖锐疼痛，疼痛可分为持续过程和缓解过程，即所谓的阵发性发作或阵发性加重。在炎症的早期，疼痛持续的时间较短，而缓解的时间较长，可能在一天之内发作二三次，每次持续数分钟。到炎症晚期，则疼痛的持续时间延长，可持续数小时甚至一整天，而缓解时间缩短或根本就没有疼痛间歇期。炎症牙髓出现化脓时，患者可主诉患牙有搏动性跳痛。②夜间痛：疼痛往往在夜间发作，或夜间疼痛较白天剧烈。患者常因牙痛而难以入眠或从睡眠中痛醒。③温度刺激加剧疼痛：冷、热刺激可激发患牙的剧烈疼痛。若患牙正处于疼痛发作期内，温度刺激可使疼痛更为加剧。如果牙髓已有化脓或部分坏死，则患牙可表现为所谓的"热痛冷缓解"。这可能是因为牙髓的病变产物中有气体，受热后使其膨胀，致使髓腔内压力进一步增高，遂产生剧痛。反之，冷空气或凉水可使气体体积收缩，减小压力而缓解疼痛。临床上常见到患者携带凉水瓶就诊，随时含漱冷水进行暂时止痛。④疼痛不能自行定位：疼痛发作时，患者大多不能明确指出患牙。疼痛呈放散性或牵涉性，常常是沿三叉神经第二支或第三支分布区域放射至患牙同侧的上、下颌牙或头、颞、面部。但这种放散痛绝不会放散到患牙的对侧区域。

（2）检查。①患牙可查及极近髓腔的深龋或其他牙体硬组织疾患，有时也可见牙冠有充填体存在或可查到患牙有深牙周袋。②探诊常可引起剧烈疼痛，有时可探及微小穿髓孔，并可见有少许脓血自穿髓孔流出。③温度测试时，患牙的反应极其敏感或表现为激发痛。刺激去除后，疼痛症状要持续一段时间。也可表现为热测试激发痛，冷测试则缓解。进行牙髓电活力测试时，患牙的牙髓若处于早期炎症阶段，其反应性增强；若处于晚期炎症，则表现为迟钝。④牙髓的炎症处于早期阶段时，患牙对叩诊无明显不适；处于晚期炎症的患牙，因牙髓炎症的外围区已波及根尖部的牙周膜，因此可出现垂直方向的轻度叩痛。

2. 诊断要点

（1）具有典型的疼痛症状，如自发痛、夜间痛、冷热激发痛、放散痛。

（2）患牙可被查到有引起牙髓病变的牙体损害或其他病因。

（3）牙髓活力测试，尤其温度测试结果以及叩诊反应可帮助定位患牙。对患牙的确定是诊断急性牙髓炎的关键。

3. 鉴别诊断

急性牙髓炎的主要症状为剧烈的牙痛。因此，在临床上遇到因牙痛主诉就诊的患者，应注意与那些可引起牙痛症状的其他疾病进行鉴别。

（1）三叉神经痛：三叉神经痛的发作一般有疼痛"扳机点"，患者每触及该点即诱发疼痛。患者在诉说病史时，往往忽略此点，应特别加以详细询问。再者三叉神经痛很少在夜间发作，且冷、热温度刺激并不引发疼痛。

（2）龈乳头炎：龈乳头炎也可出现剧烈的自发性疼痛，但疼痛性质为持续性胀痛，对温度测试的反应为敏感，一般不会导致激发痛，患者对疼痛多可定位。检查时可发现患者所指示的部位龈乳头有充血、水肿现象，触痛极为明显。患处两邻牙间可见有食物嵌塞的痕迹或可问及食物嵌塞史。一般不能查及可引起牙髓炎的牙体硬组织损害及其他疾患。

（3）急性上颌窦炎：患有急性上颌窦炎时，患侧的上颌后牙可出现类似牙髓炎的疼痛症状。这是因为上颌后牙根尖区的解剖部位恰与上颌窦底相邻接，且分布于该区域牙髓的神经是先经过上颌窦侧壁或窦底后再进入根尖孔内的。因此，上颌窦内的急性炎症可牵涉到相应上颌后牙的牙髓神经而引发"牙痛"，此时疼痛也可放散至头面部而易被误诊。但通过仔细检查，可发现在急性上颌窦炎时所出现的疼痛为持续性胀痛，患侧的上颌前磨牙和磨牙可同时受累而致二三颗牙均有叩痛，但无引起牙髓炎的牙体组织疾患。上颌窦前壁可出现压痛，同时，患者还可能伴有头痛、鼻塞、脓涕等上呼吸道感染的症状。

（二）慢性牙髓炎

慢性牙髓炎是临床最为常见的一种牙髓炎，有时临床症状很不典型，容易误诊而延误治疗。

1. 临床表现

慢性牙髓炎一般不发生剧烈的自发性疼痛，但有时可出现不甚明显的阵发性隐痛或者每日出现定时钝痛。慢性牙髓炎的病程较长，患者可诉有长期的冷、热刺激痛病史。因此，炎症容易波及全部牙髓及根尖部的牙周膜，致使患牙常表现咬𬌗不适或轻度的叩痛。患者一般多可定位患牙。

根据组织病理学的检查结果，视髓腔是否已被穿通而将慢性牙髓炎分为慢性闭锁型牙髓炎和慢性开放型牙髓炎。前者患牙的牙髓尚未暴露，而后者髓腔已与外界相通。由于牙髓的血液供应等条件的不同，髓腔呈暴露状的牙髓所表现出来的组织反应也不同，因而又有了溃疡型和增生型之分。在临床上，这3型慢性牙髓炎除了具有慢性牙髓炎共同的表现之外，无论是患者主诉的症状还是临床检查的体征又各自有其特点，现分述如下。

（1）慢性闭锁型牙髓炎。

1）症状：无明显的自发痛。但曾有过急性发作的病例或由急性牙髓炎转化而来的病例则可诉及有剧烈自发痛的病史，也有无自发痛症状者。几乎所有患者都有长期的冷、热刺激痛病史。

2）检查：①查及深龋洞、冠部充填体或其他近髓的牙体硬组织疾患；②洞内探诊患牙感觉较为迟钝，去净腐质后无肉眼可见的露髓孔；③患牙对温度测试和电测试的反应多为迟缓性反应，或表现为迟钝；④多有轻度叩痛（＋）或叩诊不适感（－）。

（2）慢性溃疡型牙髓炎。

1）症状：多无自发痛，但患者常诉有食物嵌入患牙洞内即出现剧烈的疼痛。另一典型症状是当冷、热刺激激惹患牙时，会发生剧痛。

2）检查：①查及深龋洞或其他近髓的牙体损害，患者由于怕痛而长期废用患牙，以致可见患牙有大量软垢、牙石堆积，洞内食物残渣嵌入较多；②去除腐质，可见有穿髓孔，用尖锐探针探查穿髓孔时，浅探不痛，深探剧痛且见有少量黯色血液渗出；③温度测试表现为敏感；④一般没有叩痛，或仅有极轻微的叩诊不适。

（3）慢性增生性牙髓炎：此型牙髓炎的发生条件是患牙根尖孔粗大，血运丰富以及穿髓孔较大，足以允许炎症牙髓增生呈息肉状并自髓腔突出。因此，慢性增生性牙髓炎多见于青少年患者。

1）症状：一般无自发痛，有时患者诉说进食时患牙疼痛或有进食出血现象，因此长期不敢用患侧咀嚼食物。

2）检查：患牙大而深的龋洞中有红色的肉芽组织，即牙髓息肉，它可充满整个洞内并达𬌗面，探之无痛但极易出血。由于长期废用，常可见患牙及其邻牙有大量牙石堆积。

当查及患牙深洞处有息肉时，临床上要注意与牙龈息肉和牙周膜息肉相鉴别。牙龈息肉多是在患牙邻𬌗面出现龋洞时，由于食物长期嵌塞加之患牙龋损处粗糙边缘的刺激，牙龈乳头向龋洞内增生所形成的息肉样物体。牙周膜息肉是于多根牙的龋损发展过程中，不但髓腔被穿通，而且髓室底也遭到破坏，外界刺激使根分叉处的牙周膜反应性增生，息肉状肉芽组织穿过髓底穿孔处进入髓室，外观极像牙髓息肉。在临床进行鉴别时，可用探针探查息肉的蒂部以判断息肉的来源。当怀疑为牙龈息肉时，还可自蒂部将其切除，见出血部位位于患牙邻面龋洞龈壁外侧的龈乳头位置即可证实判断。对牙髓息肉和牙周膜息肉进行鉴别时，应仔细探查髓室底的完整性，摄 X 线片可辅助诊断。

2. 诊断要点

（1）可以定位患牙，有长期冷、热刺激痛病史和（或）自发痛病史。

（2）可查到引起牙髓炎的牙体硬组织疾患或其他病因。

（3）患牙对温度测试的异常表现。

（4）叩诊反应可作为很重要的参考指标。

在临床上诊断慢性牙髓炎可以不再细分为闭锁型、溃疡型及增生型，这是因为临床对洞底是否与髓腔穿通的检查结果与实际的组织学表现常有出入，再者从治疗方法的选择上这 3 种类型也无区别。因此，临床仅对患牙明确诊断出慢性牙髓炎即可。还有一点需要注意的是当无典型临床表现的深龋患牙，在去净腐质时发现有露髓孔，甚或在去腐未净时已经露髓，即诊断为慢性牙髓炎。

3. 鉴别诊断

（1）深龋：无典型自发痛症状的慢性牙髓炎有时与深龋不易鉴别。可参考温度测试结果进行判断。深龋患牙往往是当温度刺激进入洞内才出现敏感症状，刺激去除后症状立即消失；而慢性牙髓炎对温度刺激引起的疼痛反应会持续较长时间。另外，慢性牙髓炎可出现轻叩痛，而深龋患者对叩诊的反应与正常对照牙相同，即为阴性。

（2）可复性牙髓炎：见本节可复性牙髓炎鉴别诊断。

（3）干槽症：患侧近期有拔牙史。检查可见牙槽窝空虚、骨面暴露，出现臭味。

拔牙窝邻牙虽也可有冷、热刺激敏感及叩痛，但无明确的牙髓疾患指征。

（三）残髓炎

残髓炎属于慢性牙髓炎，因其发生在经牙髓治疗后由于残留少量炎症根髓或多根牙遗漏未做处理的根管，所以命名为残髓炎。由于残髓炎在临床表现及诊断上有一定特点，所以将它单列叙述。

1. 临床表现

（1）症状：残髓炎的临床症状与慢性牙髓炎的疼痛特点相似，常表现为自发性钝痛、放散性痛、温度刺激痛。因炎症发生于近根尖孔处的根髓组织，所以患牙多有咬殆不适感或轻微咬殆痛。患牙均有牙髓治疗的病史。

（2）检查：①患牙牙冠有作过牙髓治疗的充填体；②对患牙施以强冷或强热刺激进行温度测试，其反应可为迟缓性痛或稍有感觉；③叩诊轻度疼痛（＋）或不适感（±）；④去除患牙充填物，用根管器械探查病患根管深部时有感觉或疼痛。

2. 诊断要点

（1）有牙髓治疗史。

（2）有牙髓炎症状表现。

（3）强温度刺激患牙有迟缓性痛以及叩诊疼痛。

（4）探查根管有疼痛感觉即可确诊。

（四）逆行性牙髓炎

逆行性牙髓炎的感染来源于患牙牙周病所致的深牙周袋。袋内的细菌及毒素通过根尖孔或侧、副根管逆行进入牙髓，引起根部牙髓的慢性炎症，也可为局限的慢性牙髓炎急性发作。因为此型牙髓炎的感染走向与通常由冠部牙髓开始、逐渐向根部牙髓进展的牙髓炎方向相反，故名逆行性牙髓炎。感染通过近牙颈部和根分叉部侧支根管引起的牙髓炎多为局限性牙髓炎，疼痛并不非常剧烈。而由根尖方向引起的逆行性牙髓炎对牙髓血运影响极大，临床上可以急性牙髓炎表现出来。逆行性牙髓炎是牙周牙髓联合征的一型。

1. 临床表现

（1）症状：患牙可表现为自发痛，阵发痛，冷、热刺激痛，放散痛，夜间痛等典型的急性牙髓炎症状。也可呈现为慢性牙髓炎的表现，即冷、热刺激敏感或激发痛以及不典型的自发钝痛或胀痛。患牙均有长时间的牙周炎病史，可诉有口臭、牙齿松动、咬殆无力或咬殆疼痛等不适症状。

（2）检查：①患牙有深达根尖区的牙周袋或较为严重的根分叉病变，牙龈水肿、充血，牙周袋溢脓，牙可有不同程度的松动；②无引发牙髓炎的深龋或其他牙体硬组织疾病；③对多根患牙牙冠的不同部位进行温度测试，其反应可为激发痛、迟钝或无反应，这是由于同一牙不同根管内的牙髓病理状态不同所致；④患牙对叩诊的反应为轻度疼痛（＋）至中度疼痛（＋＋）；⑤X线片显示患牙有广泛的牙周组织破坏或根分叉病变。

2. 诊断要点

（1）患者有长期的牙周炎病史。

（2）近期出现牙髓炎症状。

（3）患牙未查及引发牙髓病变的牙体硬组织疾病。

（4）患牙有严重的牙周炎表现。

第三节　根管治疗

一、概述

根管治疗术（RCT）是一种治疗牙髓病、根尖周病的有效方法，其核心是去除感染源，杜绝再感染的途径。它是通过机械和化学的方法预备根管，将存在于牙髓腔内已发生不可复性损害的牙髓组织和作为根尖周病的病源刺激物全部清除，以消除感染源；在清洁根管的同时，将根管预备成一定形状，以方便大量冲洗髓腔和充填根管，通过严密地堵塞空腔从而达到防止再感染的目的。经过根管治疗，可防止根尖周炎的发生或促进原有根尖周病变的愈合，最终使患牙被保存下来，维护牙列的完整和咀嚼器官的功能。

二、适应证

（1）各型牙髓炎、牙髓坏死和各型根尖周炎。

（2）外伤牙。牙根已发育完成，牙冠折断、牙髓暴露者；或牙冠折断虽未露髓，但修复设计需进行全冠或桩核冠修复者；或根折患牙断根尚可保留用于修复者。

（3）某些非龋牙体硬组织疾病。

1）重度的釉质发育不全、氟牙症、四环素牙等牙发育异常患牙需行全冠或桩核冠修复者。

2）重度磨损患牙出现严重的牙本质敏感症状又无法用脱敏治疗缓解者。

3）微裂牙需行全冠修复者。

4）牙根纵裂患牙需行截根手术的非裂根管。

（4）牙周–牙髓联合病变患牙。

（5）因义齿修复需要，如错位、扭转或过长而无其他牙体牙髓病损的牙齿，或牙冠大面积缺损，残根而需行全冠、桩核冠修复的患牙。

（6）因颌面外科需要，如某些颌骨手术所涉及的牙齿。

（7）移植牙，再植牙。

三、根管治疗的基本器械

1. 光滑髓针

光滑髓针由柄和探针两部分组成。柄分长、短两种。短柄适用于后牙，长柄适用于前部牙齿。探针细长，横断面为圆形或三角形，用于探查根管情况、卷面捻擦干根管或根管封药，也可用于充填根管糊剂（图5-1）。

2. 拔髓针

拔髓针的大小和形状与光滑髓针相似，但针侧有许多倒刺，用于拔除牙髓组织及取出根管内棉捻和纸尖。

光滑髓针或拔髓针按直径由粗到细的顺序分型为0、00和000号（图5-1）。

3. 髓针柄

髓针柄是用于安放光滑髓针和拔髓针的杆状金属手柄，一端有螺旋帽和三瓣簧以夹持髓针，便于操作。

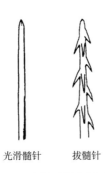

光滑髓针　　拔髓针

图5-1　光滑髓针和拔髓针

4. 根管扩大器和根管锉

ISO标准的根管扩大器和根管锉均由柄和工作端构成。工作端为不锈钢制成，其标准长度有21 mm、25 mm、28 mm和31 mm 4种。工作端的刃部长度均为16 mm（图5-2），锥度为恒定的0.02，即从工作刃尖端向柄部每移动1 mm，其横断面的直径增大0.02 mm。因此，其刃尖端横断面直径（D_1）与刃末端横断面直径（D_2）的差值是恒定的（$D_2 - D_1 = 0.32$ mm）。主要用于根管的机械预备。器械工作端带有一个小的橡皮止动片，为标记工作长度所用（图5-3）。

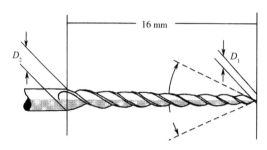

图 5-2 标准规格的根管扩大器

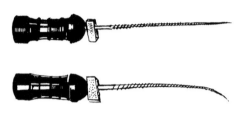

图 5-3 装有橡皮止动片的根管锉

　　根管扩大器刃端为螺旋状，每 1 mm 有 1/2 ~ 1 个螺纹，横断面为三角形。在根管内顺时针方向旋动时，有穿透缝隙和切割侧壁的能力，弹性较大，带出腐屑的能力较差。

　　根管锉的刃端有 3 种形状：K 型锉、H 型锉和鼠尾锉（图 5-4）。K 型锉刃端是由横断面为三角形、四方形或菱形的不锈钢丝拧制而成，为螺旋状，螺纹密，菱形截面的锉针拧制出的螺刃呈高低交错。K 型根管锉侧壁切割能力强，能使根管壁光滑，且带出碎屑能力强，但穿透能力较差。粗的 K 型锉和 H 型锉的切割刃为切削旋制所成，非拧制而成。H 型锉的横断面为逗号形，在根管壁上提拉时，侧壁切割能力强，但旋转穿透力不强，且易折断。鼠尾锉刃端如倒钩髓针，每一圆周有 8 个尖刺，用以侧壁切割效率高，带腐屑能力甚强，但根管壁光滑度较差。

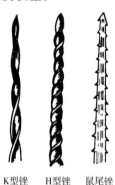

K 型锉　　H 型锉　　鼠尾锉

图 5-4 根管扩大器和各型锉

　　根管扩大器和根管锉的国际标准型号按器械刃端横断面直径的大小分型，并以固定的颜色在器械的塑料柄上标定（表 5-1）。

表 5-1 根管扩大器和锉的国际标准型号

国际标准型号	刃尖端横断面直径（mm）	器械塑料柄颜色
6	0.06	粉
8	0.08	灰
10	0.10	紫
15	0.15	白
20	0.20	黄
25	0.25	红

国际标准型号	刃尖端横断面直径（mm）	器械塑料柄颜色
30	0.30	蓝
35	0.35	绿
40	0.40	黑
45	0.45	白
50	0.50	黄
55	0.55	红
60	0.60	蓝
70	0.70	绿
80	0.80	黑
90	0.90	白
100	1.00	黄
110	1.10	红
120	1.20	蓝
130	1.30	绿
140	1.40	黑

5. 扩孔钻

扩孔钻种类很多，其柄端与钻针类似，分为手用与机用两种。颈部细长，刃部为棱锥形、枣核形，其尖可进入根管口，刃可切割根管口的外缘与侧壁，随着尖刃的探入，根管可逐渐变大成为漏斗状（图5-5）。

6. 螺旋充填器

螺旋充填器的柄同钻针类，可安装在慢速弯机头上使用。工作端为富有弹性的螺旋状不锈钢丝制成（图5-6）。顺时针方向旋转时，可将根管糊剂推入根管。

7. 根管充填加压器

有侧方加压器和垂直加压器两种（图5-7），又分为指持和手持两类。长柄手持器械结构和形状与手用充填器相似，但其工作端细长；短柄指持器械结构、形状、型号大小和柄颜色与根管锉相似。侧方加压器的工作端长而尖细，尖端直径与ISO标准的根管锉相符，并以相同颜色标记器械柄，锥度也为0.02。在根管冷侧压充填时，用于展牙胶尖与根管侧壁间的缝隙，以利牙胶尖成为根管中充填物的主体，并达到三维致密充实的状态。垂直加压器的工作端长而细，前端平，用于垂直向压紧根管内的牙胶。

8. 测量根管工作长度的标尺

为一段4~5 cm长的不锈钢制的米突尺，便于消毒（图5-8）。

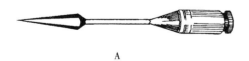

A

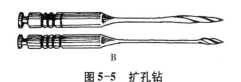

B

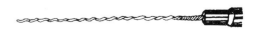

图5-5　扩孔钻　　　　　　　　　　图5-6　螺旋充填器

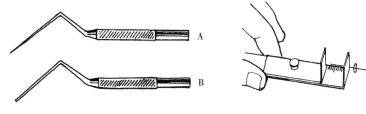

图 5-7　根管充填加压器　　　　　　图 5-8　测量根管工作长度的标尺

四、临床操作

根管治疗由根管预备、根管消毒和根管充填三大步骤组成，现代的观念更强调将根管清理、成形、消毒合为一体，强调机械预备和化学冲洗在实现去除感染目标中的作用；通过严密堵塞根管杜绝再感染。高质量地完成根管预备和根管充填是根管治疗成功的关键，而不合格的根管充填往往是由于根管预备不合格造成的。

根管治疗的临床操作应该严格遵循无痛和无菌的原则。

（一）髓腔进入和初预备

髓腔进入是根管治疗的首要步骤，其目的是获得无阻力进入根管根尖部的流畅的直线通道，以利对根管进行彻底的清洁和成形。髓腔进入和初预备包含两层含义：一是由牙冠外部进入髓室，要求能够直接到达、进入根管口；二是髓腔的冠部预备，通过对髓室的初步预备、改形，使清洁、成形根管的器械能够顺畅进入根管。髓腔的冠部预备又称为初预备。

髓腔进入和冠部预备的关键是入口洞形的设计和便易形的制备。入口洞形的设计依据是髓腔的解剖形态，不同的牙齿应设计不同的入口洞形。洞形轮廓是髓腔外形在冠面的投影，确定各髓角或各根管口在拟进入的牙冠表面（通常是前牙舌面，后牙咬合面）的投影位置，其圆滑的连线即为进入洞口的外形。便易形是为使所有根管口能够直接暴露在直视的入口视野中、根管器械能够无阻挡直线进入根管深部而设计的髓腔入路形态。进入根管的直线通路是指当器械进入到根管时，只有根管壁与器械相接触，入路的其他部分（如髓室侧壁、入口洞缘）均不应阻碍器械的进入。因此，应将洞口敞开，将髓室侧壁修整改形，去除根管口的不规则钙化物，使冠部洞口和根管口形成漏斗形状，入路应预备成自洞口至根管口乃至根管冠段的连续、平滑、流畅的锥体形态，以引导器械顺利进入根管。在制备便易形的过程中，有时需要切割掉一些健康的牙体组织，此时一定要兼顾剩余牙体组织的抗力强度，努力使丧失的牙体组织量达到最少。

1. 各组牙齿入口洞形和便易形的操作要点

（1）上颌前牙组：一般只有一个根管，髓腔与根管分界不明显，根管较粗大。除侧切牙根尖部向远中或舌侧弯曲外，其余根管大多无明显弯曲。髓角包含在发育叶内。根管的横断面为钝三角形，髓腔膨大部分在牙颈部近舌隆凸处。操作时，从舌面窝中央近舌隆凸处，垂直于舌面的方向钻入，穿通髓腔后，改成平行于牙长轴方向扩展。①入口洞形。形态：切牙为底朝切缘、尖朝牙颈部的圆三角形，尖牙为椭圆形；部位：舌面窝中央，近远中边缘嵴之间（图 5-9）。②便易形。直线进入的阻挡在舌隆凸和切缘，操作时可于局部洞缘切槽以适应直线进入。必须仔细去净所有髓腔内容物，包括冠髓、着色牙本质和预备残渣，否则会引起牙齿变色。髓角处组织不能去净是最常见的问题。

（2）下颌前牙组：冠根形状同上颌前牙组，但体积小，牙齿直立在牙槽窝内，多为单根管，少数下前牙有两个根管。牙颈部的根管横断面近远中径非常窄。操作时，用 700 号细裂钻从舌面中央平行于牙长轴方向钻入，切勿近远中向偏斜，以免牙颈部侧穿。①入口洞形。形态：椭圆形；部位：舌面窝正中（图 5-10）。②便易形。髓腔直线入路的投影穿过切缘，有时甚至投影在切缘的唇侧。所以，入口的唇舌向需有足够的扩展，以形成直线入路，预备时对切缘局部的损伤，可用牙色材料给予修复。

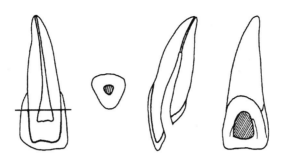

图 5-9　上颌前牙髓腔进入图

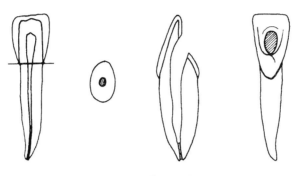

图 5-10　下颌前牙髓腔进入图

（3）上颌前磨牙组：牙冠的近远中径于颈部缩窄，牙根颈部横断面呈椭圆形，颊舌径明显大于近远中径。牙根为扁根。上颌第一前磨牙多为颊舌二根，根分叉位置接近根尖部。上颌第二前磨牙为一个扁根管。操作时，用细裂钻（700 号）从𬌗面中央钻入，达牙本质后沿颊舌方向移动，从一侧髓角穿入髓腔，再扩向另一侧，注意钻针方向与牙长轴一致。①入口洞形。形态：长椭圆形；部位：颊舌三角嵴中点之间，咬合面近远中向的中 1/3（图 5-11）。②便易形。髓腔扁长，入口的颊舌方向注意开够。牙冠颈部缩窄，近远中向宽度仅为牙冠接触区处宽度的 2/3，尤其是近中颈部牙本质壁较薄，应警惕该部位的穿孔。髓顶应去净，不要将 2 个髓角处的穿髓孔误认为根管口。

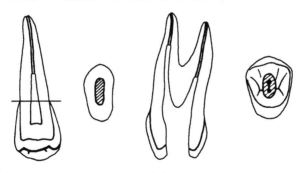

图 5-11　上颌前磨牙髓腔进入图

（4）下颌前磨牙组：下颌前磨牙的牙冠向舌侧倾斜，多为 1 个根管，少部分牙有 2 个根管。操作时，从𬌗面中央窝偏颊侧处钻入，以平行于牙长轴的方向颊舌向扩展。①入口洞形。形态：颊舌径略长的椭圆形或卵圆形；部位：咬合面颊尖至中央沟（图 5-12）。②便易形。注意钻针钻入的位置要偏颊侧，避免从舌侧穿孔。

（5）上颌磨牙组：上颌磨牙略向近中倾斜，牙冠颈部的近、远中径缩窄，尤其是远中面向颈部收缩更为明显。有 3 个根，一般在每个牙根中有 1 个根管，但近中颊根较扁，有时出现 2 个根管。颊侧根管较细弯，腭侧根管较粗直。从牙颈部的横断面可见 3～4 个根管口，排列成三角形或斜方形。操作时，由中央窝钻入，到牙本质后，钻针向颊侧和近中舌尖方向移动，从近中舌髓角进入髓腔，沿各髓角扩展。注意钻针勿向近、远中方向倾斜，避免牙颈部侧穿。①入口洞形。形态：钝圆的三角形；部位：顶位于腭侧，底边位于颊侧，一腰在斜嵴的近中侧，与斜嵴平行，另一腰在近中边缘嵴内侧，与之平行（图5-13）。②便易形。去除髓室内的颈部牙本质凸起，形成直线到达各根管口的入路是改组牙初预备的重点。定位近中颊根的第二根管口（MB2）是该组牙入路预备的一个难点，MB2根管口通常位于近中颊根管口（MB）舌侧1.82 mm之处，可将圆三角形顶增宽呈梯形入口使器械更易于查找、发现MB2根管口。定位MB2的方法：在MB根管口和腭根管口（P）的连线上，由远中颊根管口（DB）向MB-P连线引一条垂线，两线交点的近中即为MB2根管口的位置区域（图5-14）。

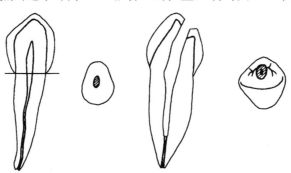

图5-12　下颌前磨牙髓腔进入图

（6）下颌磨牙组：下颌磨牙牙冠向舌侧倾斜，髓腔却偏向颊侧。一般有2个根，即近中根与远中根。近中根较扁，往往含有颊、舌2个根管。远中根较粗，多只有一个粗大的根管，少数病例也有2个根管。下颌第二磨牙牙根有时在颊侧融合，根管在融合处也彼此通连，在颈部横断面根管呈"C"字形。操作时，由𬌗面中央偏颊侧钻入，沿近、远中和颊舌方向扩展，从一侧髓角进入髓腔，沿各髓角扩展。注意钻入的位置不要偏舌侧，避免发生舌侧颈部穿孔。①入口洞形。形态：近远中径长，颊舌径短的钝圆角的梯形，其中近中边稍长，远中边稍短，舌侧洞缘在中央沟处；部位：咬合面近远中向中1/3，偏颊侧。②便易形。去除髓室内的颈部牙本质凸起，形成直线到达各根管口的入路是该组牙初预备的重点。在初始入口完成后，应根据根管口的位置再作便易形的修整。如远中有2个根管，常易遗漏远中颊（DB）根管，DB根管口位于远中（D）根管口的颊侧偏近中。定位远中根管口时，可在近中两根管的连线中点向远中做垂线或顺着髓室底表面近远中向的暗线向远中探寻，若远中根管口恰好位于垂线之上或暗线的尽头，多数为一个远中根管；若远中根管口偏于垂线或暗线的一侧（多为舌侧），则还应在其对侧（颊侧）找到第四根管口（DB根管）（图5-15）。

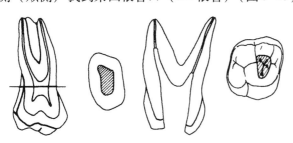
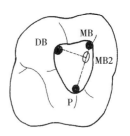

图5-13　上颌磨牙髓腔进入图　　　　图5-14　上颌磨牙MB2根管口定位

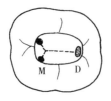
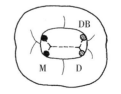

下颌磨牙远中1个根管口　　　　　　下颌磨牙远中2个根管口

图5-15　下颌磨牙远中根管口的定位

2. 髓腔进入和初预备的操作步骤

（1）确定患牙冠、根、髓腔的解剖位置。通过观察牙冠与牙槽骨的关系和与之相交的角度，确定牙齿的位置。在附着龈上进行扣诊有助于确定牙根的走行。仔细研读术前 X 线片，可估计髓腔的位置、大小、钙化的程度，根管的大概长度和近 - 远中向的弯曲度。术者通过对上述信息的了解和掌握，用以决定操作时钻针进入的长轴方向和深度。

（2）去除龋坏组织和修复体。

（3）设计入口洞形，穿通髓腔，揭净髓室顶。预备牙本质深洞，一般情况下最好选择在高耸的髓角处穿髓；若遇髓室较小、顶底相近甚至相接，可考虑从对应于最粗的根管口处穿入。穿通髓腔后，可沿各髓角相连的髓室顶线角将髓室顶完整揭除。操作要领是应用钻针侧刃向外提拉式切割牙本质，而非向根尖方向钻磨。揭除髓室顶的同时可去除冠髓。

（4）修整髓室侧壁，形成便易形。前牙主要是去除入口切缘和舌隆凸处的阻挡，后牙主要是去除髓室侧壁牙颈部的牙本质凸起，又称牙本质领。髓室内牙颈部的牙本质凸起常常会遮挡住根管口的位置，也妨碍根管器械进入根管。颈部牙本质凸起的大小、厚度通常不会超过 4# 圆钻（直径 1.4 mm）的大小。操作仍为向外提拉式动作。

（5）定位根管口。可循着髓室底色素标志查找根管口，也可寻找髓室底颜色有改变或牙本质不规则的迹象，根据这些线索在髓室底根管口的解剖部位稍用力探查能卡住 DG-16 探针针尖的位点，以此确定根管口的位置和分布，通过观察探针进入的角度了解根管的走行方向。当髓腔钙化较重时，定位根管口发生困难，应加强照明，辅助放大系统，如使用光纤照射仪、放大镜和显微镜，也可通过亚甲蓝染色髓室底，以发现那些未完全钙化的缝隙。

（6）去除根髓。选择与根管粗细相适应的拔髓针，斜插拔髓针至近根尖区（离根尖狭窄部 2～3 mm 处），作 90° 旋转，完整地一次拔除成形牙髓。如果冠髓已经坏死，先将 1%～5.25% 次氯酸钠溶液或 2.5% 氯亚明置入髓腔，然后再拔髓，从根管口开始分段渐进地除净牙髓，不要一次到达根尖区。根管较细、较弯曲时，拔髓针难以到达根尖 1/3 区，可用根管锉插入根管，轻微旋转搅碎牙髓，然后冲洗，反复数次可去净牙髓。

（7）探查、通畅根管，建立根管通路。选用小号 K 锉（08 号，10 号，15 号）在距锉针尖端 2～3 mm 处预弯，在冲洗液的伴随下自根管口向根管内以 90°～180° 轻微往返旋转进入，不要向根尖方向施压，预弯的器械尖端在不断地往返转动进入过程中可以绕过或避开根管壁上的不规则钙化物及台阶，顺利地到达根尖部，建立起根管的通路，为根管预备做好准备。这种用于探查根管的小号 K 锉又称作根管通畅锉。在建立根管通路的操作期间，可伴随使用 EDTA 凝胶或溶液，还要以大量的冲洗液冲洗、充盈髓腔，冲洗液推荐用次氯酸钠溶液。

（二）根管预备

根管预备是采用机械和化学的方法尽可能地清除根管系统内的感染物质，包括牙髓腔内所有的残髓、微生物及其产物，以及感染的管壁牙本质，达到清理、成形根管的目的。

对牙髓已遭受不可复性损害的活髓患牙进行根管治疗又称为牙髓摘除术。由于该类患牙的根管深部尚未被感染，预备根管的主要任务是去除根管内的牙髓组织并成形根管，以利根管充填。因此，在临床操作过程中应特别注意避免医源性地将感染带入根管深部。

根尖周病患牙的牙髓多已坏死，根管存在着严重的感染。对这类死髓患牙进行根管治疗，不仅要去除坏死牙髓的残渣，更重要的任务是要去净根管内的感染刺激源，即细菌及其毒性产物。彻底清洁根管系统后，再对根管进行严密的充填。将根管内已减少到很微量的残余细菌封闭在无营养来源的根管中，使之丧失生长繁殖的条件，杜绝再感染发生的机会，从而为血运丰富的根尖周组织使其修复再生功能提供有利条件，最终达到防治根尖周病的目的。

1. 根管预备的原则和标准

（1）应在无痛、无菌的条件下操作，避免医源性的根管内感染或将感染推出根尖孔。

（2）根管预备应局限在根尖狭窄部（即牙本质 - 牙骨质交界处）以内的根管空间，所有操作必须在准确掌握工作长度（WL）的基础上进行，工作长度是指根管器械进入根管后从牙冠部的参考标志点到达根尖狭窄处的距离。

（3）机械预备前，一定要让化学冲洗液先行进入根管；机械预备过程中，必须伴有大量、频繁的化学冲洗液浸泡、冲洗，同时辅助以化学螯合剂的润滑；机械预备结束后的末次根管冲洗，液量应多于 2 mL。

（4）根管清理、成形的标准。

1）根管管径扩大，根管内及根管壁的绝大部分感染物被机械刮除或化学溶解、冲出，去除根管壁上的玷污层。

2）根管形成从根管口至根尖狭窄部由粗到细的具有一定锥度的形态。根管的冠1/3部分应充分扩大，以提供足够的空间，利于根管冲洗和牙胶的加压充填。

3）保持根管原有的解剖位置和走行，避免出现根管改道偏移、过度切割和侧壁穿孔等并发症。

4）保留根尖狭窄部的完整形态，在牙本质－牙骨质界的牙本质侧形成根尖挡，以利根管充填时将主牙胶尖的尖端固位并提供一个在根管内压紧充实根充材料的底托，限制超填。

2. 根管预备的操作步骤

根管机械预备的主要技术有步退法、步进法和冠下法，三者对根管分段预备的顺序有所不同（表5-2）。但为了有效地实现根管预备的目标，避免预备并发症和器械断离等操作意外的发生，现代的观念更强调将髓室和根管冠部充分预敞，在完全消除来自冠方对器械的阻力后，再行根管根尖部的预备。因此，在临床实际操作中上述各方法的运用也不是截然分开的。

表5-2 根管机械预备技术

步退法	步进法	冠下法
髓腔初预备通畅根管	髓腔初预备通畅根管	髓腔初预备通畅根管
确定工作长度	根管冠1/2逐步深入预备	根管冠部预备
根管根尖部预备	确定工作长度	确定工作长度
根管中部预备	根管根尖1/2逐步后退预备	根管中部预备
根管冠部预备		根管根尖部预备

在实施操作前必须拍摄X线片，用以辅助诊断和了解根管解剖情况，还作为估计根管工作长度的依据。在完成髓腔进入并初预备到位后，开始进行根管的预备。

（1）确定根管工作长度（图5-16）。首先测量术前X线片上该牙齿的长度（由切缘、牙尖或后牙窝洞边缘的某一点至根尖端），将此值减1 mm作为估计工作长度。然后将10号或15号根管锉或扩大器插入根管内，用电阻抗型根尖定位仪测定工作长度时，需保持根管内处于潮湿状态，一边向根尖方向推进器械，一边读取仪器指示盘上的显示，当指示到达根尖狭窄区时，用橡皮止动片标记进入器械在牙冠标志点处的位置。从根管中取出器械，量取器械尖端到止动片的距离，并记录为工作长度（WL）。还可在根管内插入按估计工作长度标记的诊断丝（X线阻射的金属根管器械或牙胶尖）拍摄X线片，通过测量诊断丝尖端到患牙根尖顶端的距离（d）来确定根管的工作长度。如果距离（d）≤0.5 mm，又无根管的X线透射影像即诊断丝尖端达根尖狭窄部，则该估计工作长度就是确定的工作长度；如诊断丝尖端未达根尖狭窄部，则确定的工作长度＝估计工作长度＋d－1.0 mm；如诊断丝超出根尖孔，则确定的工作长度＝估计工作长度－d－1.0 mm；如X线片显示患牙根尖硬组织有明显吸收，则工作长度＝估计工作长度－(0.5～1.0) mm。根尖定位仪测定法和根管内插诊断丝拍X线片均可作为常规步骤，以确保后续各步顺利进行。在一些特殊情况下，可用手感法补充其他方法的不足。有经验的医师在器械无阻力进入根管的条件下，凭手指的感觉可判定器械达根尖狭窄区，器械再进一步深入则出现突破感，若手感法测得的长度与估计工作长度的数值相符，则取该数值为工作长度，如两者差异＞1.5 mm，则需拍诊断丝X线片。手感法往往是不准确的，不能作为常规步骤。

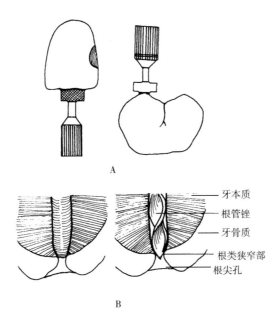

图 5-16　测量工作长度的起止点

（2）步退法根管预备（图 5-17）。

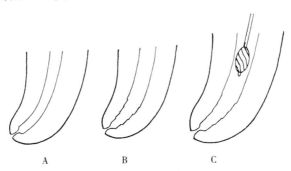

图 5-17　步退法根管预备的操作步骤

1）形成根尖挡。①根据根管粗细选择第一支根管锉或称初锉（IAF）或扩大器的型号，即能从根管口顺利插至根尖狭窄部而又不能穿透根尖孔的最大型号的根管器械（如 10 号或 15 号）。②向根管内滴入冲洗液（如 5.25% 次氯酸钠），将初锉插入根管，遇有阻力时，往返小于 90° 旋转推进，到器械上的工作长度标记为止。顺时针方向沿根管壁周缘扩锉以除去根管内淤积的腐物和平整根管壁，然后将器械贴紧一侧管壁向外拉（此即为扩锉的过程），沿管壁四周不断变换位置，重复上述操作。当感觉器械在根管内较松弛后，即根管锉或扩大器进出无阻力时，按顺序换大一号根管锉，按上述操作要领继续扩锉，每次均要求到达工作长度，即止于根尖狭窄部，直至较初锉的型号大 3 个型号为止，形成宽于根尖狭窄直径的底托状根尖挡。最后那支全工作长度预备的锉被定为主锉（MAF），根管充填时的主牙胶的型号即按 MAF 的大小来选定。③扩大过程中，每换一型号器械，都必须用前一号锉或初锉进行全工作长度的回锉，并用大量冲洗液冲洗根管，以去除扩锉下来的牙本质碎屑，疏通根管，避免形成牙本质泥堵塞或穿出根尖。例如用 15 号锉为初锉（IAF），根管预备时则应依次按 15→20→15→25→20/15→30→25/15 号全工作长度预备，每换一号锉均作冲洗，30 号锉为主锉（MAF），主牙胶尖也应选择 30 号。冲洗时，冲洗针头应尽量插入根管深部，但不要卡紧，以提插动作轻柔推入冲洗液，同时让出液体反流的空间。冲洗液可用 2.5% 氯亚明，若用次氯酸钠溶液则必须用橡皮障防护。也可用超声波仪清洗根管。

2）步退预备。主锉预备完成后，每加大一个型号时，工作长度减少 1 mm，以形成根管根尖部的较大锥度。按这一方法再扩锉 3～4 个型号，即步退 3～4 mm。每增加一号扩锉后，仍用主锉全工作长度回锉，以保持根管通畅和使根管壁光滑。

3）根管冠部的预备。用较根管管径小的扩孔钻敞开根管冠部，只适用于弯曲根管的冠方直线部分的预备。较常使用 2～4 号扩孔钻，以慢速轻巧的提拉方式将根管口和根管的冠 2/3 敞开呈漏斗状。先用 2 号扩孔钻插入根管，深度不超过 2/3 工作长度；再用 3 号扩孔钻少进入 2～3 mm，最后用 4 号扩孔钻仅作根管口的成形。

（3）弯曲根管的预备。根据 X 线片所示牙根的弯曲程度对所选不锈钢初锉（IAF）进行预弯并将止动片上的标识调整到弯曲内侧位置以指示根管弯曲的方向。根管冠部要作充分的预展，可采用逐步深入的方法，尽量将弯曲拐点冠方的根管预备成直线通路；弯曲下段扩锉的手法推荐使用反弯锉动法，即根管内的器械向弯曲的相反方向贴壁施力提拉锉动，最好不要旋转器械切割根管壁，避免造成根尖拉开（zip）和形成肘部（图 5-18）。根尖拉开指在预备弯曲根管时，根管锉在根尖处旋转操作，根管根尖 1/3 处的弯曲被拉直，根尖孔变成泪滴状或椭圆形，造成根尖部根管偏移或根管壁穿孔；肘部是指在根尖拉开的冠方人为造成的根管最窄处，根充时充填材料在此终止，导致根尖部拉开区形成空腔。用不锈钢锉预备超过 25°的弯曲根管，根尖部只扩大到 25 号即可（即 MAF 为 25 号）。

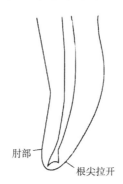

肘部
根尖拉开

图 5-18　根管预备缺陷：根尖拉开和肘部

（4）旋转机用镍钛器械预备根管。旋转机用镍钛器械由于其高柔韧性、高切割效率和良好的生物相容性被越来越多的临床医师所接受。它被设计为从 ISO 标准锥度 0.02 至 0.12 的大锥度，其操作方法是冠下法根管预备技术的最佳体现。由大锥度锉针先行，在顺序减小锥度的过程中使锉针逐步深入根管，直至到达根尖狭窄部。如：先用 30 号 0.06 锥度锉针进入根管，操作长度为工作长度 -5 mm，预备根管冠 1/2 部分；再用 30 号 0.04 锥度锉针预备根管中下部，操作长度为工作长度 -2 mm；最后用 30 号 0.02 锥度锉针预备根管根尖部，操作长度为全工作长度。目前常见的旋转机用镍钛锉有以下系列：Protaper、HERO、K3 等。术者使用时应按照各系列生产厂家的使用说明进行操作。

旋转机用镍钛器械操作要领如下：①必须先用手用器械通畅根管，至少要预备到 15 号锉；②限定马达的扭矩，保持恒定的低速旋转（300～600 rpm）；③切勿根尖向用力施压，保持外拉手力；④遇阻力停转不要松脚闸，反转取出锉针，勿硬性拔出；⑤勿在同一根管深度停留时间过长或反复操作；⑥以手用器械探查、回锉根管，建立根尖挡；⑦频繁、大量冲洗根管；⑧锉针使用前、后必须仔细检查，一旦发现可疑损伤，应立即丢弃、更换；用后应清洁、高温高压消毒，勿超限次使用。

（三）根管消毒

在对活髓牙进行根管治疗时，一般不需要作根管封药，提倡根管预备和根管充填一次完成。

由于大多数感染根管的管壁牙本质小管深处已有细菌侵入，单纯的根管预备有时难以达到彻底清创的效果，因此，有必要在根管中封入有效的抑菌药物，以进一步减少主根管和牙本质小管内的细菌数量。临床上，当根管预备质量较高时，也可对感染根管即刻进行充填，但是，在有严重的肿痛症状或活动性渗出时，则应经过根管封药减轻症状后再行根管充填。

根管封药所用药物必须具备确定的抑菌或杀菌效果，否则在封药期间，根管预备后留存在根管内的残余细菌可大量增殖，再加之洞口暂封材料微渗漏所造成的口腔细菌再度感染根管，使根管内的细菌数量甚至可超过封药前的水平。目前更提倡使用杀菌力强的糊剂，如氢氧化钙糊剂、抗生素和皮质类固醇为主要成分的糊剂、碘仿糊剂等。根管封药时间一般为 7～14 天。

（四）根管充填

根管充填是根管治疗的最后一步，也是直接关系到根管治疗成功与否的关键步骤。其最终目标是以生物相容性良好的材料严密充填根管，消除无效腔，封闭根尖孔，为防止根尖周病变的发生和促使根尖周病变的愈合创造一个有利的生物学环境。

严密充填根管的目的：一是防止细菌再度进入已完成预备的清洁根管；二是防止根管内的残余细菌穿过根尖孔进入根尖周组织；三是防止根尖周组织的组织液渗入根管内未充填严密的空隙。渗入根管内的组织液可作为根管少量残余细菌的良好培养基，细菌由此获得营养后大量增殖，构成新的感染源，危害根尖周组织。

根管充填的时机：①患牙无自觉症状；②检查患牙无叩痛、肿胀等阳性体征；③根管内干净，管壁光滑，无渗出，无异味。

临床应用的根管充填方法有许多，目前采用较多的是冷侧压技术。近年新发展了各种热牙胶充填技术，如热牙胶垂直加压技术、热塑牙胶注射充填技术、Thermafil 载核热牙胶技术等。

下面介绍冷侧压技术的操作步骤。

（1）用消毒的纸捻或棉捻擦干根管。

（2）按根管预备的情况，选择与主锉（MAF）相同号数或小一号数的消毒侧压器，在工作长度 -1 mm 的位置上用止动片标记，插入空根管时感觉较为宽松，侧压器与根管壁之间有一定的空间。

（3）选择一根与主锉（MAF）相同号数的 ISO 标准锥度牙胶尖作为主尖，标记工作长度，在根管内试主牙胶尖，插入主牙胶尖到达工作长度后有回拉阻力，即回抽主牙胶尖时有尖部被噱住的感觉（图 5-19）。选择数根与侧压器相同号数或小一号数的牙胶尖作为辅尖。75% 乙醇消毒备用。

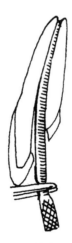

图 5-19　在根管内测量主牙胶尖

（4）在根管充填的器械上（光滑髓针、纸捻或根管螺旋充填器）标记工作长度，将其蘸根管封闭剂或自调的半流动状态的氧化锌丁香油糊剂后插入根管，向根尖部顺时针快速旋转推进至工作长度，然后轻贴一侧根管壁退出根管，再蘸糊剂按上述动作要领重复 2～3 次。

（5）将主牙胶尖标记以后蘸糊剂插入根管至工作长度。

（6）沿主牙胶尖一侧插入侧压器至标记的深度，并将主牙胶尖侧压向根管一侧，保持 15 秒后左右捻转，同时离开主牙胶尖贴其对侧根管壁取出侧压器。

（7）在侧压器形成的间隙内插入一根蘸有少许糊剂的辅尖，再行侧压并插入辅尖，直至侧压器只能进入根管口 2～3 mm 不能继续插入辅尖为止。

（8）用烤热的充填器在根管口下方约 1 mm 处切断牙胶尖，再向根方垂直压实根管内的牙胶。

（9）窝洞封以暂封剂。

（10）拍摄 X 线片，检查根管充填的情况。

五、根管充填的标准判断

根管充填后，常规拍摄 X 线片判断根管充填的情况，有以下 3 种表现（图 5-20）。

1. 恰填

根管内充填物恰好严密填满根尖狭窄部以上的空间。X 线片见充填物距根尖端 0.5 ~ 2 mm，根尖部根管无任何 X 线透射影像。这是所有患牙根管充填应该达到的标准。

2. 超填

X 线片显示根管内充填物不仅致密充盈了上述应该填满的根管，而且超出了根尖孔，充填物进入根尖周膜间隙或根尖周病损区，即所谓的致密超填。一般来说，超填可以引起根管充填术后的并发症，严重者发生急性牙槽脓肿，而且延缓根尖周病变组织的愈合。超填的充填物不能再以非手术的方法由根管取出。但对于仅有少量糊剂的超填，临床是可以接受的。

3. 差填或欠填

X 线片显示根管内充填物距根尖端 2 mm 以上，根尖部根管仍遗留有 X 线透射区。还有一种更糟糕的情况是超充差填，即根管内（尤其是根尖处）充填不致密，有气泡或缝隙，同时又有根充物超填进入根尖周组织。上述根管充填结果均不符合要求，应该取出充填物，重新作根管的预备和充填。

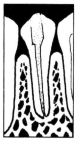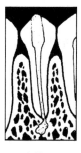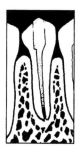

恰填　　　　　　　超填　　　　　　　差填

图 5-20　根管充填的标准判断

六、注意事项

1. 根管预备前

应检查根管治疗器械有无易折断的迹象，如工作刃螺纹松解或旋紧、90°角的弯痕、局部闪点、锈蚀等，如有则不能使用。注意器械的消毒。

2. 根管预备时

患者体位应根据牙位调整适宜。操作时应使用橡皮障隔离装置。无条件用橡皮障的初学者，在使用根管器械时必须拴安全丝，根管器械在根管内时，术者的手指切勿离开器械柄，以防器械脱出而误吞、误吸。

3. 较大的根尖周囊肿

拟作根尖手术的患牙，可于术前即刻行根管预备及根管充填；如囊液过多难以完善根管充填，可于手术过程中作根管充填。

七、术中或术后常见并发症及其处理

1. 根管锉或扩大器滑脱

每次使用根管器械时，术者首先要时刻提止其防滑脱和误吞。当器械滑脱于口腔中时，术者不要慌张，将手指放入患者口中，务必不要让患者闭嘴，用镊子安全取出即可。如果滑脱在舌体人字缝前后，应立即使患者的头低垂，同时术者的工作手指绝不要离开患者的口腔，用示指轻压患者舌根以利器械自行掉出口外。

2. 根管器械误吸、误吞

器械如掉入呼吸道，患者会感到憋气难忍，应立即送耳鼻喉科急诊，用气管镜取出异物。器械误入消化道时，患者无明显不适，应立即送放射科透视，以确定器械位于消化道内的部位，并住院密切观察。记录患者既往消化道病史，查大便潜血，同时大量进食多纤维的蔬菜和滑润食物，如韭菜、芹菜、木耳、海带等，禁忌使用泻剂。每日透视一次，追踪器械在消化道的移动去向。如有大便应仔细查找，必须在粪便中找到误吞的器械并请患者看后为止。应用橡皮障隔离法可预防其发生。

3. 根管内器械断离

一旦发现器械折断，首先应拍摄X线片，确定断离器械停留的部位。如断离器械在根管内，未超出根尖孔，如能用较细的根管器械绕过断离器械，形成旁路，根管仍然通畅，可继续完成根管治疗，定期复查；如断离器械卡在根管内并堵塞住根管，可转诊到牙髓专科使用显微超声技术试行掏取；如断离器械位于弯曲根管的根尖部甚或超出根尖孔，很难取出，但若此时根管已经清创较为干净，则可继续于断离器械的冠方完成根管治疗，术后予以观察，必要时可考虑做根尖手术；如折断器械较长而根管又不通畅，根尖无病变者可作氢氧离子或碘离子导入后塑化治疗，定期观察；根尖有病变者可行倒充填术；磨牙个别根管手术如有困难，则可作截根术或半根切除术。

4. 髓腔或根管壁侧穿

穿孔部位在龈下时，可在显微镜下用MTA（三氧矿物盐聚合物）修补穿孔。前牙也可在根管治疗完成后做翻瓣手术，选用MTA、氧化锌丁香酚基质的材料（如IRM、super EBA）、复合树脂或银汞合金等材料修补穿孔。后牙根分叉处穿孔时，如穿孔直径小于2 mm又不与龈袋相通，也可选用MTA修补，或由髓腔内放氢氧化钙制剂后用玻璃离子水门汀封闭穿孔；如穿孔过大，结合牙冠龋坏情况作截根术或半根切除术。如在根管中、下部侧穿，则在急性炎症控制后作常规根管充填即可。

5. 根管充填后疼痛

结合病史和X线片所见，仔细分析引起疼痛的可能原因，给予不同处理。

（1）若根管充填后有较轻疼痛和叩痛，可不作处理，待其自行恢复。

（2）外伤冠折患牙、根尖完好而有疼痛者，可作理疗。

（3）感染根管或同时有根尖病变患牙根管充填完善或超填者，如出现疼痛，不必取出根管内充填物，可作理疗，同时服用消炎药和止痛药。

（4）个别的超填患牙有较长时间疼痛，上述各种处理后不见缓解者，可考虑作根尖搔刮术。

根管清创充填均完善而远期疗效不良者，应追查全身疾病背景，检查𬌗关系。必要时考虑根尖手术；如预后不佳，手术有困难时则应拔除患牙。

八、术后组织反应与疗效判断

拔除活髓时，根髓多在根尖狭窄附近撕断，组织断面出血并有血凝块形成，开始有炎症反应，白细胞渗出并以吞噬活动清除撕裂面上的坏死组织。3～4天后，创面的渗出停止，来自周围组织的成纤维细胞和其他细胞移入血块，血块机化变成肉芽组织，再转化为纤维结缔组织，分化出成牙骨质细胞，在根面沉积牙骨质，最终封闭根尖孔。有时纤维组织也可变为瘢痕组织，称为瘢痕愈合。

慢性根尖周炎时，在根尖周形成炎性肉芽组织，但经过完善的根管治疗后，根管内感染已消除，病变区便可以恢复。先是炎症成分被吞噬细胞移去，肉芽组织逐渐纤维化。纤维成分逐渐增加，细胞和血管逐渐减少，并在近牙骨质面分化出造牙骨质细胞，在根面逐渐沉积牙骨质；而在近骨面则分化出成骨细胞，在接近破坏的骨面形成骨质，逐渐将破坏区的骨质修复并形成硬骨板，此为理想的愈合。有时，增宽的牙周膜间隙中为瘢痕结缔组织，这也是根尖周病变愈合的一种形式。

慢性根尖周炎病变区的愈合需要数月至数年之久，年轻人修复能力强，可在数月中见到骨质新生；成年人则需要较长的时间，有时需要2～5年才能完全由骨质修复根尖病变的破坏区。

根管治疗后两年复查病例，如患牙无自觉症状，功能良好；临床检查正常，原窦道闭合，X线片见根尖周组织正常，原病变区消失或是根尖牙周膜间隙增宽，硬骨板白线清楚，均为治疗成功的病例。如果要观察病损愈合的动态变化，可分别于术后 3 个月、6 个月、1 年、2 年复查病例，观察上述各项指标。

第四节　牙髓塑化治疗

一、原理

牙髓塑化治疗是将处于液态未聚合的塑化剂导入已基本去除牙髓的根管内，塑化剂渗入侧副根管和根管壁的牙本质小管内，在形成酚醛树脂聚合物的过程中将根管系统内剩留的感染物质及残髓组织包埋，凝聚后变为无害物质并严密封闭根管系统，达到消除病源、防止根尖周炎发生或治愈根尖周病变的目的。

二、适应证

（1）成年人后牙不可复性牙髓炎、残髓炎、牙髓坏死。

（2）后牙急性根尖炎消除急性炎症后；有瘘或无瘘型慢性根尖周炎而根尖孔未吸收破坏的患牙。

（3）根管内器械断离，不能取出而又未出根尖孔的患牙。

（4）老年人已变色而根管又过分细窄的上述患病前牙。

三、塑化剂的配制与理化生物学性质

目前采用的塑化剂为甲醛配制的酚醛树脂。酚醛树脂聚合（凝固）反应的时间受以下因素影响：①酚和醛的体积比例，醛占比例过大，凝固时间延长；②氢氧化钠（催化剂）体积比例大则凝固快；③温度（室温）高则凝固快，故在小而深、不易散热的容器中凝固较快，浅碟状易散热的容器中则凝固较慢；④还与配制的总体积有关，体积大，凝固较快。

与牙髓塑化治疗原理有关的酚醛树脂的性质有以下 7 点。

（1）对组织的塑化作用。酚醛树脂可以渗透到生活组织、坏死组织及组织液中，与组织一起聚合，成为酚醛树脂与组织的整体聚合物。镜下见组织和细胞保持原来的形态，但分不出酚醛与组织的界限。组织液与酚醛树脂混合时，也能聚合，但塑化剂的体积必须超过被塑化物质的体积方能塑化。

（2）抑菌作用。酚醛树脂在凝聚前和凝聚后均有较强的抑菌作用，塑化后数月的牙髓也仍有抑菌作用。

（3）渗透作用。酚醛树脂在未聚合时，渗透性较强，可以渗透到残髓组织、侧支根管和牙本质小管中（达管壁 1/3 至全长）。

（4）体积改变。酚醛树脂凝固后在密封的环境中不发生体积改变。但若暴露于空气中则可逐渐失水，从树脂中心部出现裂缝，向根管壁方向收缩。

（5）刺激作用。酚醛树脂凝固前对组织有刺激作用，对软组织也有腐蚀性，因此在塑化治疗的操作过程中要防止塑化剂对黏膜的灼伤，避免将塑化剂压出根尖孔。

（6）无免疫源性。临床条件下，酚醛树脂的应用不会引起系统性免疫反应。

（7）无致癌性。遗传毒理学三种短期致突变筛检试验的结果显示基因突变、DNA 损伤和 SOS 反应均为阴性，初步预测酚醛树脂为非致突变、非致癌物。

四、操作步骤

（1）开髓，去髓室顶，尽量去除牙髓和根管内感染物。牙髓炎患牙可使用失活法，失活剂以金属砷封药两周为宜；也可在局部麻醉下一次拔髓后完成下一步塑化操作，若拔髓后出血较多，应先予以止血或行髓腔封樟脑酚（CP）棉球，3～5 天后再次就诊完成塑化。

根尖周炎患牙，如叩诊疼痛，根尖部牙龈扪痛、红肿，或根管内渗出物较多，应先行应急处理，待急性症状消除后经髓腔封甲醛甲酚（FC）棉球再进行下一步骤塑化；慢性根尖周炎患牙也可在髓腔封甲醛甲酚（FC）棉球无症状后再行塑化。

（2）隔湿，在消毒液伴随下通畅根管，但不要扩大根管，对根管的要求仅为能用 15 号或更小号根管器械通畅到达近根尖处。操作过程中尤忌扩通根尖孔。干燥髓腔，较粗大的根管应擦干根管。原龋洞位于远中邻面牙颈部，龈壁较低者，为了防止塑化剂流失灼伤软组织，需用较硬的氧化锌丁香油糊剂做出临时性的远中壁（假壁）。

（3）用镊子尖端夹取塑化剂送入髓腔，也可用光滑髓针或较细的根管扩大器蘸塑化剂直接送入根管内，伸入至根尖 1/3 ~ 1/4 处，沿管壁旋转和上下捣动，以利根管内的空气排出及塑化剂导入。然后用干棉球吸出髓腔内的塑化剂。重复上述导入过程，如此反复 3 ~ 4 次即可。最后一次不要再吸出塑化剂。

（4）以氧化锌丁香油糊剂封闭根管口，在糊剂上方擦去髓腔内剩余的塑化剂。擦干窝洞壁，用磷酸锌水门汀垫底，作永久充填。如需观察或窝洞充填有困难，可于塑化当日用氧化锌丁香油糊剂暂封，过 1 ~ 2 周就诊，无症状后，除去大部分暂封剂，作磷酸锌水门汀垫底及永久充填。

五、术中和术后常见并发症及其处理

1. 塑化剂烧伤

塑化剂流失到口腔软组织或黏膜上，引起组织或黏膜颜色改变、起皱，应即刻用干棉球擦去流失的塑化剂，并用甘油棉球涂敷患处。

2. 根尖周炎

因塑化剂少量出根尖孔引起的化学性根尖周炎常于塑化后近期发生。患者叙述该牙持续性痛，不严重，轻度咀嚼痛。检查有轻度叩痛，但牙龈不红，无扪痛。同时还应检查充填物有无高点，适当地调𬌗观察而不作其他处理；如疼痛较重，可用小剂量超短波处理，同时口服消炎止痛药。

如因治疗时机选择不当，感染未除净或器械操作超出根尖孔所致的急性根尖周炎，则疼痛较重，牙龈红肿、扪痛或已有脓肿形成，应按急性根尖周炎处理。同时应重新打开髓腔，检查各根管的情况，了解是否有遗漏未做处理或塑化不完善的根管等。待急性炎症消退后，分别情况重作治疗。

3. 残髓炎

塑化治疗后近期或远期均可出现，多为活髓拔髓不充分或遗漏有残余活髓的根管未作处理或塑化不完善。须打开髓腔，仔细找出有痛觉的根髓，拔髓后再作塑化治疗。

4. 远期出现慢性根尖周炎

X 线片出现根尖周 X 线透射区或原有病损区扩大，出现窦道或原有窦道未愈合。除因为遗漏根管未作处理或塑化不完善以外，还可能因原根尖周炎症造成根尖孔有吸收、破坏，致使塑化剂流失，根尖部封闭不严密，感染不能控制。依根尖孔粗细决定再治疗方法，根尖孔粗大的患牙，改作根管治疗，必要时作根尖手术治疗。

六、术后组织反应与疗效判断

根管内残髓组织被塑化，以及塑化剂限制在根尖孔内时，与其邻近处的牙周膜内早期有轻度炎症细胞浸润，并有含酚醛树脂颗粒的吞噬细胞。3 个月后，炎症细胞逐渐消失，原炎症组织被正常的结缔组织代替，根尖孔附近有牙骨质沉积，组织修复过程与成功的根管充填后相似。但若未被塑化的残髓较多，或塑化剂未达到根尖 1/3 部分，则可出现残髓炎或根尖周炎，导致治疗失败。

如果少量塑化剂超出根尖孔，根尖周部分组织被塑化，其外围组织出现局限性的化学性炎症反应。3 ~ 6 个月后炎症逐渐消退，9 ~ 12 个月后开始修复。延缓了根尖周组织的修复过程。

牙髓塑化治疗后两年复查，如果患牙无自觉症状，功能良好；临床检查正常，原有窦道消失；X 线片见根尖周组织正常，原根尖周病变消失，或仅有根尖周牙周膜间隙增宽，硬骨板清晰，根周牙槽骨正常，则为治疗成功病例。

如果要观察根尖周组织病变修复的动态过程，可在术后 3 个月、6 个月、1 年、2 年分别复查患牙。在术后 3~6 个月，如果临床无明显症状，但 X 线片却发现根尖周病变较术前似有扩大，这不一定表明病变在发展，可能是根尖周组织对溢出根尖孔的塑化剂的反应。应该继续观察，部分病例的根尖周病变可能以后仍会逐渐缩小，直至消失。

第五节　牙髓失活术

牙髓失活术即"杀神经"，是用化学药物使发炎的牙髓组织（牙神经）失去活力，发生化学性坏死。多用于急、慢性牙髓炎的治疗。失活药物分为快失活剂和慢失活剂两种。临床上采用亚砷酸、金属砷和多聚甲醛等药物。亚砷酸为快失活剂，封药时间为 24~48 小时；金属砷为慢失活剂，封药时间为 5~7 天；多聚甲醛作用更加缓慢温和，一般封药需 2 周左右。

封失活剂时穿髓孔应足够大，药物应准确放在穿髓孔处，否则起不到失活效果，邻面洞的失活剂必须用暂封物将洞口严密封闭，以防失活剂损伤牙周组织。封药期间，应避免用患牙咀嚼，以防对髓腔产生过大的压力引起疼痛。由于失活剂具有毒性，因此应根据医生嘱咐的时间按时复诊，时间过短，失活不全，给复诊时治疗造成困难，时间过长，药物可能通过根尖孔损伤根尖周组织。封药后可能有暂时的疼痛，但可自行消失，如果疼痛不止且逐渐加重，应及时复诊除去失活剂，敞开窝洞，待症状有所缓解后再行失活。

（1）拔髓通常使用拔髓针。拔髓针有 1 个"0"、2 个"0"和 3 个"0"之分，根管粗大时选择 1 个"0"的拔髓针，根管细小时，选择 3 个"0"的拔髓针。根据笔者临床经验，选择拔髓针时，应细一号，也就是说，如根管直径应该使用 2 个"0"的拔髓针，实际上应使用 3 个"0"的拔髓针。这样使用，可防止拔髓针折断在根管内。特别是弯根管更要注意，以防断针。

（2）活髓牙应在局部麻醉下或采用牙髓失活法去髓。为避免拔髓不净，原则上应术前拍片，了解根管的结构，尽量使用新的拔髓针。基本的拔髓操作步骤如下：拔髓针插入根管深约 2/3 处，轻轻旋转使根髓绕在拔髓针上，然后抽出。牙髓颜色和结构因病变程度而不同，正常牙髓拔出呈条索状，有韧性，色粉红；牙髓坏色者则呈苍白色，或呈瘀血的红褐色，如为细菌感染则有恶臭。

（3）对于慢性炎症的牙髓，组织较糟脆，很难完整拔出，未拔净的牙髓可用拔髓针或 10 号 K 形挫插入根管内，轻轻振动，然后用 3% 过氧化氢和生理盐水反复交替冲洗，使炎症物质与新生态氧形成的泡沫一起冲出根管。

（4）正常情况下，对于外伤露髓或意外穿髓的前牙可以将拔髓针插到牙根 2/3 以下，尽量接近根尖孔，旋转 180° 将牙髓拔出。对于根管特别粗大的前牙，还可以考虑双针术拔髓。

双针术：先用 75% 的乙醇消毒洞口及根管口，参照牙根实际长度，先用光滑髓针，沿远中根管侧壁，慢慢插入根尖 1/3 部，稍加晃动，使牙髓与根管壁稍有分离，给倒钩髓针造一通路。同法在近中制造通路，然后用两根倒钩髓针在近远中沿通路插至根尖 1/3 部，中途如有阻力，不可勉强深入，两针柄交叉同时旋转 180°，钩住根髓拔除。操作时避免粗暴动作，以免针断于根管内，不易取出。双针术在临床实践中能够较好地固定牙髓组织，完整拔除牙髓组织的成功率更高，避免将牙髓组织撕碎造成拔髓不全，不失为值得推广的一种好方法。

（5）后牙根管仅使用拔髓针很难完全拔净牙髓，尤其是后牙处在牙髓炎晚期，牙髓组织朽坏，拔髓后往往容易残留根尖部牙髓组织。这会引起术后疼痛，影响疗效。具体处理方法是：用小号挫（15 到 20 号，建议不要超过 25 号），稍加力，反复提拉（注意是提拉）。这样反复几次，如果根管不是很弯（小于 30°），一般都能到达根尖，再用 2 个"0"或 3 个"0"的拔髓针，插到无法深入处，轻轻旋转，再拉出来，通常能看到拔髓针尖端有很小很小的牙髓组织。

（6）如根管内有残髓，可将干髓液（对苯二酚的乙醇饱和液）棉捻在根管内封 5~7 天（根内失活法），再行下一步处置。

（7）拔髓前在根管内滴加少许 EDTA，可起到润滑作用，使牙髓更容易从根管中完整拔出。这是一种特别有效的方法，应贯穿在所有复杂的拔髓操作中。润滑作用仅仅是 EDTA 的作用之一，EDTA 有许多其他的作用。①与 Ca 螯合使根管内壁的硬组织脱钙软化，有溶解牙本质的作用。既可节省机械预备的时间，又可协助扩大狭窄和阻塞的根管，具有清洁作用，最佳效能时间 15 分钟。②具有明显的抗微生物性能。③对软组织中度刺激，无毒，也可用作根管冲洗。④对器械无腐蚀。⑤使牙本质小管管口开放，增加药物对牙本质的渗透。

EDTA 作用广泛，是近年来比较推崇的一种口内用药。如果临床复诊中不可避免地出现因残髓而致的根管探痛，应在髓腔内注射碧兰麻，然后将残髓彻底拔除干净。最后补充一点就是，拔髓针拔完牙髓后，有一种很快、很简单的清洗方法，具体操作如下：右手拿一根牙刷，左手拿拔髓针，用牙刷从针尖向柄刷，同时用水冲，最多两下就可以洗干净。如果不行，左手就拿针顺时针旋转两下，不会对拔髓针有损坏。

（8）砷剂外漏导致牙龈大面积烧伤的处理方法。在局部麻醉下切除烧伤的组织直至出现新鲜血，再用碘仿加牙周塞止血，一般临床普遍用此法。使用碘仿纱条时应注意要多次换药，这样效果才会好一点。

封砷剂防止外漏的方法：止血；尽可能地去净腐质；一定要注意隔湿，吹干；丁氧膏不要太硬；棉球不要太大。注意：尽可能不用砷剂，用砷剂封药后应嘱咐患者，如出现牙龈瘙痒应尽快复诊，以免出现不良的后果。医生应电话随访，以随时了解情况。

第六节　盖髓术

盖髓术是一种保存活髓的方法，即在接近牙髓的牙本质表面或已经露髓的牙髓创面上，覆盖具有使牙髓病变恢复效应的制剂，隔离外界刺激，促使牙髓形成牙本质桥，以保护牙髓，消除病变。盖髓术又分为直接盖髓术和间接盖髓术。常用的盖髓剂有氢氧化钙制剂，氧化锌丁香油糊剂等。

做盖髓术时，注意要把盖髓剂放在即将暴露或已暴露的牙髓部位，然后用氧化锌丁香油糊剂暂时充填牙洞。作间接盖髓术需要观察两周，如果两周后牙髓无异常，可将氧化锌去除部分后行永久充填；若出现牙髓症状，有加重的激发痛或出现自发痛，应进行牙髓治疗。作直接盖髓术时，术后应每半年复查 1 次，至少观察两年，复诊要了解有无疼痛，牙髓活动情况，叩诊是否疼痛，X 线片表现，若无异常就可以认为治疗成功。

当年轻人的恒牙不慎受到外伤致使牙髓暴露，以及单纯龋洞治疗时意外穿髓（穿髓直径不超过0.5 mm）可将盖髓剂盖在牙髓暴露处再充填，这是直接盖髓术。当外伤深龋去净腐质后接近牙髓时，可将盖髓剂放至近髓处，用氧化锌丁香油黏固剂暂封，观察 1～2 周后若无症状再做永久性充填，这是间接盖髓术。

无明显自发痛，龋洞很深，去净腐质又未见明显穿髓点时，可采取间接盖髓术作为诊断性治疗，若充填后出现疼痛，则可诊断为慢性牙髓炎，进行牙髓治疗。盖髓术成功的病例，表现为无疼痛不适，已恢复咀嚼功能，牙髓活力正常，X 线片显示有钙化牙本质桥形成，根尖未完成的牙齿，根尖继续钙化。但应注意的是，老年人的患牙若出现了意外穿髓，不宜行直接盖髓术，可酌情选择塑化治疗或根管治疗。

直接盖髓术的操作步骤如下。

（1）局部麻醉，用橡皮障将治疗牙齿与其他牙齿分隔，用麻醉剂或灭菌生理盐水冲洗暴露的牙髓。

（2）如有出血，用灭菌小棉球压迫，直至出血停止。

（3）用氢氧化钙覆盖暴露的牙髓，可用已经配制好的氢氧化钙，也可用当时调配的氢氧化钙（纯氢氧化钙与灭菌水、盐水或麻醉剂混合）。

（4）轻轻冲洗。

（5）用树脂改良型玻璃离子保护氢氧化钙，进一步加强封闭作用。

（6）用牙釉质/牙本质黏结系统充填备好的窝洞。

（7）定期检查患者的牙髓活力，并拍摄 X 线片。

第七节　牙髓切断术

牙髓切断术是指在局部麻醉下将牙冠部位的牙髓切断并去除，用盖髓剂覆盖于牙髓断面，保留正常牙髓组织的方法。切除冠髓后，断髓创面覆盖盖髓剂，形成修复性牙本质，可隔绝外界刺激，根髓得以保存正常的功能。根尖尚未发育完成的牙齿，术后仍继续钙化完成根尖发育。较之全部牙髓去除疗法，牙髓切断术疗效更为理想，也比直接盖髓术更易成功，但疗效并不持久，一般都在根尖孔形成后，再作根管治疗。

根据盖髓剂的不同，可分为氢氧化钙牙髓切断术和甲醛甲酚牙髓切断术。年轻恒牙的牙髓切断术与乳牙牙髓切断术有所不同，年轻恒牙是禁止用甲醛甲酚类药物的，术后要定期复查，术后 3 个月、半年、1 年、2 年复查 X 线片。观察牙根继续发育情况，成功标准为无自觉症状，牙髓活力正常，X 线片有牙本质桥形成，根尖继续钙化，无根管内壁吸收或根尖周病变。

牙髓切断术适用于：①感染局限于冠部牙髓，根部无感染的乳牙和年轻恒牙；②深龋去腐质时意外露髓，年轻恒牙可疑为慢性牙髓炎，但无临床症状；③年轻恒牙外伤露髓，但牙髓健康；④畸形中央尖。病变发生越早，牙髓切断术成功率越高。儿童的身体健康情况也影响治疗效果，所以医生选择病例时，不仅要注意患牙情况，还要观察全身状况。

一、牙髓切断术的操作步骤

牙髓切断术的操作步骤为除去龋坏组织、揭髓室顶、进入髓腔、切除冠髓、放盖髓剂、永久充填。在这里重点讲髓腔入口的部位。为了避免破坏过多的牙体组织，应注意各类牙齿进入髓腔的部位。①切牙和尖牙龋多发生于邻面，但要揭开髓顶，应先在舌面备洞。用小球钻或裂钻从舌面中央钻入，方向与舌面垂直，钻过釉质后，可以感到阻力突然减小，此时即改变牙钻方向，使之与牙长轴方向一致，以进入髓腔。用球钻在洞内提拉，扩大和修复洞口，以充分暴露近、远中髓角，使髓室顶全部揭去。②上颌前磨牙的牙冠近、远中径在颈部缩窄，备洞时可由颌面中央钻入，进入牙本质深层后，向颊、舌尖方向扩展，即可暴露颊舌髓角，揭出髓室顶。注意备洞时近远中径不能扩展过宽，以免造成髓腔侧穿。③下颌前磨牙的牙冠向舌侧倾斜，髓室不在颌面正中央下方，而是偏向颊尖处。颊尖大，颊髓线角粗而明显，钻针进入的位置应偏向颊尖。④上颌磨牙近中颊、舌牙尖较大，其下方的髓角也较为突出。牙冠的近远中径在牙颈部缩窄，牙钻在颌面备洞应形成一个颊舌径长，颊侧近、远中径短的类似三角形。揭髓室顶应从近中舌尖处髓角进入，然后扩向颊侧近远中髓角，注意颊侧两根管口位置较为接近。⑤下颌磨牙牙冠向舌侧倾斜，髓室偏向颊侧，颊髓角突出明显，备洞应在颌面偏向颊侧近颊尖尖顶处，窝洞的舌侧壁略超过中央窝。揭髓室顶也应先进入近中颊侧髓角，以免造成髓腔舌侧穿孔。

二、牙髓切断术的应用指征和疗效

临床上根髓的状况可根据断髓面的情况来判断。如断面出血情况，出血是否在短时间内可以止住。另外从龋病的深度，患者有没有自发症状等情况辅助判断。疗效方面，有学者认为牙髓切断术成功率比较高，对乳牙来说，因为要替换所以效果还可以，但是恒牙治疗远期会引起根管钙化，增加日后根管治疗的难度。所以如果根尖发育已经完成的患牙，有学者建议还是做根管治疗。如果根尖发育未完成，可以先做牙髓切断术，待根尖发育完成后改做根管治疗，这样可以减轻钙化程度。

乳牙牙髓感染处于持续状态，易成为慢性牙髓炎。本来牙髓病的临床与病理诊断符合率差别较大，又因乳牙牙髓神经分布稀疏，神经纤维少，反应不如恒牙敏感，加上患儿主诉不清，使得临床上很难提出较可靠的牙髓病诊断。因此在处理乳牙牙髓病时，不宜采取过于保守的态度。临床明确诊断为深龋的乳牙，其冠髓组织病理学表现和牙髓血常规表示，分别有 82.4% 和 78.4% 的冠髓已有慢性炎症表现，因此也提出采用牙髓切断术治疗乳牙近髓深龋，较有实效。

三、常用的牙髓切断术

1. 甲醛甲酚（FC）断髓术

FC 法用于乳牙有较高的成功率，虽然与氢氧化钙断髓法的临床效果基本相似，但在 X 线片上相比时，发现 FC 断髓法的成功率超过 Ca（OH）$_2$ 断髓法。采用 Ca（OH）$_2$ 的乳牙牙根吸收是失败的主要原因，而 FC 法可使牙根接近正常吸收而脱落。

2. 戊二醛断髓术

近年来有一些甲醛甲酚有危害性的报道，认为 FC 对牙髓组织有刺激性，从生物学的观点看不太适宜。另有报道称其成功率只有 40%，内吸收的发生与 Ca（OH）$_2$ 无明显差异。因此提出用戊二醛做牙髓切断的盖髓药物。认为它的细胞毒性小，能固定组织不向根尖扩散，且抗原性弱，成功率近 90%。

3. Ca（OH）$_2$ 断髓术

以往认为有根内吸收的现象，但近年来用 Ca（OH）$_2$ 或 Ca（OH）$_2$ 碘仿做牙髓切断术的动物试验和临床观察，都取得了较好的结果。

第八节　干髓术

用药物使牙髓失活后，磨掉髓腔上方的牙体组织，除去感染的冠髓，在无感染的根髓表面覆盖干髓剂，使牙髓无菌干化成为无害物质，作为天然的根充材料隔离外界的刺激，极尖孔得以闭锁，根尖周组织得以维持正常的功能，患牙得以保留，这种治疗牙髓炎的方法叫干髓术。常用的干髓剂多为含甲醛的制剂，如三聚甲醛、多聚甲醛等。

做干髓术时要注意将干髓剂放在根管口处，切勿放在髓室底处，尤其是乳磨牙，以免药物刺激根分叉的牙周组织。一般干髓术后观察两年，患牙症状及相关阳性体征、X 线片未见根尖病变者方可认为成功。

干髓术的远期疗较差，但是操作简便、经济，在我国尤其是在基层仍被广泛应用。干髓术适用于炎症局限于冠髓的牙齿，但临床上不易判断牙髓的病变程度，所以容易失败。成人后牙的早期牙髓炎或意外穿髓的患牙；牙根已形成，尚未发生牙根吸收的乳磨牙牙髓炎；有些牙做根管治疗或塑化治疗时不易操作，如上颌第三磨牙，或老年人张口受限时，可考虑做干髓术。

由于各种原因引起的后牙冠髓未全部坏死的各种牙髓病可行干髓术。干髓术操作简便，便于开展，尤其是在医疗条件落后地区。随着我国口腔事业的发展，干髓术能否作为一种牙髓治疗方法而继续应用存在很大的争议。干髓术后随着时间延长疗效呈下降趋势，因此，对干髓剂严格要求，操作严格，分析原因如下。

（1）严格控制适应证，干髓术后牙易变色，仅适用于后牙且不伴根尖周炎，故对严重的牙周炎、根髓已有病变的患牙、年轻恒牙根尖未发育完成者禁用。

（2）配制有效的干髓剂，用以尽可能保证治疗效果，不随意扩大治疗范围。

（3）严格操作规程，对失活剂用量、时间及干髓剂的用量、放置位置均严格要求。

（4）术后适当降𬌗，严重缺损的可行冠保护。

第九节　牙髓病治疗中的特殊问题

一、年轻恒牙的治疗特点

乳牙脱落后新萌出的恒牙牙根未发育完成，仍处在继续生长发育阶段，此阶段的恒牙称为年轻恒牙。年轻恒牙髓腔大，根管粗，牙本质薄，牙本质小管粗大，所以外来刺激易波及牙髓；年轻恒牙的牙根在萌出 3~5 年才能完全形成，年轻恒牙的牙髓组织与乳牙相似，因根尖开口较大，髓腔内血液供给丰富，发生炎症时，感染容易扩散，如得到及时控制，也可能恢复。

年轻恒牙牙髓组织不仅供给恒牙营养，使其有感觉功能，而且与牙齿的发育有密切关系。因此，牙髓炎的治疗以保存活髓为首选治疗。年轻恒牙萌出后2~3年牙根才达到应有的长度，3~5年根尖才发育完成。所以，年轻恒牙牙髓炎应尽力保存活髓组织，如不能保存全部活髓，也应保存根部活髓，如不能保存根部活髓，也应保存患牙。治疗中常常选择盖髓术和牙髓切断术，对根尖敞开、牙根未发育完全的死髓牙应采用促使根尖继续形成的治疗方法，即根尖诱导形成术。

二、急性牙髓炎开髓后仍然剧烈疼痛

急性牙髓炎疼痛机制可分为外源性和内源性两个方面：急性牙髓炎时，由于血管通透性增加，血管内血浆蛋白和中性粒细胞渗出到组织中引起局部肿胀，从而机械压迫该处的神经纤维引起疼痛，这是引起疼痛的外源性因素；渗出物中各种化学介质如5-羟色胺、组胺、缓激肽和前列腺素在发炎牙髓中都能被检出，这些炎性介质是引起疼痛的内源性因素。据报道有牙髓炎症状时其牙髓内炎性介质浓度高于无症状患者牙髓内浓度。

急性牙髓炎时行开髓引流术能降低髓腔内压力而缓解疼痛，但不能完全去除炎性介质，加上开髓时物理刺激和开放髓腔后牙髓组织受污染，有些患者术后疼痛加重。有研究发现急性牙髓炎开髓引流术疼痛缓解率为78.2%，术后疼痛加重率为21.8%。

急性牙髓炎时采用封髓失活法，甲醛甲酚具有止痛作用，并能使血管壁麻痹，形成血栓，引起血运障碍而使牙髓无菌性坏死。暂封剂中丁香油也有安抚止痛作用。有研究表明，154例急性牙髓炎行封髓失活疗法疼痛缓解率为92.2%，疼痛加重率为7.8%，与开髓引流比较有显著差异（$P < 0.01$）。剧烈疼痛患者一般服用镇静止痛药后疼痛缓解。剧痛一般在术后24小时内出现，持续2小时左右，其后疼痛逐渐消退。此项研究观察到急性牙髓炎时采用封髓疗法完成牙髓治疗总次数少于开髓引流术组（$P < 0.01$），该结果与Weine结果相近。急性牙髓炎目前最好的治疗方法是行根管治疗，但由于受国情所限，对部分有干髓适应证患者行干髓治疗术。

三、牙髓炎治疗过程中可能出现的并发症

牙髓炎可采用干髓术、塑化治疗、根管治疗等方法，治疗过程中可能出现一些并发症。

1. 封入失活剂后疼痛

封入失活剂后一般情况下可出现疼痛，但较轻并可以忍受，数小时即可消失。有些患牙因牙髓急性炎症未得到缓解，暂封物填压穿髓孔处太紧而出现剧烈疼痛。此时应去除暂封药物，以生理盐水或蒸馏水充分冲洗窝洞，开放安抚后再重新封入失活剂或改用麻醉方法去除牙髓。

2. 失活剂引起牙周坏死

当失活剂放于邻面龋洞时，由于封闭不严，药物渗漏，造成龈乳头及深部组织坏死。

3. 失活剂引起药物性根尖周炎

主要是由于失活剂封药时间过长造成患牙有明显的咬合痛、伸长感、松动，应立即去除全部牙髓，用生理盐水冲洗，根管内封入碘制剂。因而使用失活剂时，应控制封药时间，嘱咐患者按时复诊。

4. 髓腔穿孔

由于髓腔的形态有变异，术者对髓腔解剖形态不熟悉，或开髓的方向与深度掌握失误，根管扩大操作不当等原因造成。探入穿孔时出血疼痛，新鲜穿孔可用生理盐水冲洗、吸干后，用氢氧化钙糊剂或磷酸锌黏固粉充填。

5. 残髓炎

干髓术后数周或数年，又出现牙髓炎的症状，可诊断为残髓炎，这是由于根髓失活不全所致，是干髓术常见的并发症。塑化治疗的患牙也可出现残髓炎，是由于塑化不全，根尖部尚存残髓未被塑化或有遗漏根管未做处理。若出现残髓炎，则应重新治疗。

6. 塑化剂烧伤

牙髓塑化过程中，塑化液不慎滴到黏膜上，可烧伤黏膜，出现糜烂、溃疡，患者感觉局部灼痛。

7. 术后疼痛、肿胀

由于操作过程中器械穿出根尖孔或塑化液等药物刺激导致根尖周炎症反应所致。

8. 器械折断于根管内

在扩大根管时使用器械不当，器械原有损伤或质量不佳；或当医生进行操作时患者突然扭转头等原因，可导致器械折断于根管内。

9. 牙体折裂

经过牙髓治疗后的患牙，牙体硬组织失去了来自牙髓的营养和修复功能，牙体组织相对薄弱，开髓制洞时要磨去髓腔上方的牙齿组织，咀嚼硬物时易致牙折裂，所以在治疗时要注意调整咬合，并防止切割牙体组织过多。注意调整咬合，并防止切割牙体组织过多，必要时作全冠保护，并嘱咐患者不要咬过硬的食物。

四、牙髓-牙周联合病变的治疗

1. 原发性牙髓病变继发牙周感染

由牙髓病变引起牙周病变的患牙，牙髓多已坏死或大部坏死，应尽早进行根管治疗。病程短者，单纯进行根管治疗，牙周病变即可完全愈合。若病程长久，牙周袋已存在，则应在根管治疗后，观察3个月，必要时再行常规的牙周治疗。

2. 原发性牙周病变继发牙髓感染

原发性牙周病继发牙髓感染的患牙能否保留，主要取决于该牙周病变的程度和牙周治疗的预后。如果牙周袋能消除或变浅，病变能得到控制，则可做根管治疗，同时开始牙周病的一系列治疗。如果多根牙只有一个牙根有深牙周袋而引起牙髓炎，且患牙不太松动，则可在根管治疗和牙周炎控制后，将患根截除，保留患牙。如牙周病已十分严重则可直接拔除之。

3. 牙髓病变和牙周病变并存

对于根尖周病变与牙周病变并存，X线片显示广泛病变的牙，在进行根管治疗与牙周基础治疗中，应观察半年以上，以待根尖病变修复；若半年后骨质仍未修复，或牙周炎症不能控制，则再行进一步的牙周治疗，如翻瓣术等。总之，应尽量查清病源，以确定治疗的主次：在不能确定的情况下，死髓牙先做根管治疗，配合一般的牙周治疗，活髓牙则先做牙周治疗和调𬌗，若疗效不佳，再视情况行根管治疗。

在牙髓-牙周联合病变的病例中，普遍存在继发性咬合创伤，纠正咬合创伤在治疗中是一个重要环节，不能期待一个有严重骨质破坏的牙，在功能负担很重的情况下发生骨再生和再附着。

牙髓-牙周联合病变的疗效基本令人满意，尤其是第一类，具有相当高的治愈率，而第二类和第三类，其疗效则远不如第一类者。

五、C形根管系统的形态、诊断和治疗

（一）C形根管系统的形态与分类

C形根管系统可出现于人类上、下颌磨牙中，但以下颌第二磨牙多见。下颌第二磨牙C形根管系统的发生率在不同人种之间差异较大，在混合人群中为8%，而在中国人中则高达31.5%。双侧下颌可能同时出现C形根管系统，有研究对501例患者的全口曲面断层片进行回顾性研究，结果显示在下颌第二磨牙出现的C形根管中有73.9%呈现对称性。

C形牙根一般表现为在锥形或方形融合牙根的颊侧或舌侧有一深度不一的冠根向纵沟，该纵沟的存在使牙根的横断面呈C形。一般认为，Hertwig上皮根鞘未能在牙根舌侧融合可导致牙根舌侧冠根向纵沟的出现。从人类进化的角度讲，下颌骨的退化使牙列位置空间不足，下颌第二磨牙的近远中根趋于融合而形成C形牙根，C形牙根中的根管系统为C形根管系统。C形根管最主要的解剖学特征是存在一个

连接近远中根管的峡区，该峡区很不规则，可能连续也可能断开。峡区的存在使整个根管口的形态呈现180°弧形带状外观。

Melton 基于 C 形牙根横断面的研究，发现 C 形根管系统从根管口到根尖的形态可发生明显变化，同时提出了一种分类模式，将所有 C 形根管分为三型：C1 型表现为连续的 C 形，近舌和远中根管口通常为圆形，而近颊根管口呈连续的条带状连接在它们之间，呈现 180°弧形带状外观或 C 形外观；C2 型表现为分号样，近颊根管与近舌根管相连而呈扁长形，同时牙本质将近颊与远中根管分离，远中根管为独立圆形；C3 型表现为 2 个或 3 个独立的根管。有学者对具有融合根的下颌第二磨牙根管系统进行研究，结果显示 C 形根管从根管口到根尖的数目和形态可发生明显变化。

（二）C 形根管系统的诊断

成功治疗 C 形根管系统的前提是正确诊断 C 形根管系统，即判断 C 形根管系统是否存在及其大致解剖形态。仅仅从临床牙冠的形态很难判断是否存在 C 形根管系统，常规开、拔髓之后可以探清根管口的形态。敞开根管口后，用小号锉进行仔细探查可更准确地了解 C 形根管口的特点。手术显微镜下，增强的光源和放大的视野使 C 形根管口的形态更清晰，诊断更容易、准确。

有学者认为通过术前 X 线片很难诊断 C 形根管，所报道的三例 C 形根管的 X 线片均表现为近远中独立的牙根。第一例 C 形根管是在根管治疗失败后进行意向再植时诊断的，第二和第三例则是因为根管预备过程中持续的出血和疼痛类似第一例而诊断。最近的研究表明可以通过下颌第二磨牙术前 X 线表现诊断 C 形根管的存在和了解整个根管系统的大致形态。具有 C 形根管系统的牙根多为从冠方向根方具有连续锥度的锥形或方形融合根。少数情况下由于连接近远中两根的牙本质峡区过于狭窄，C 形根管的 X 线影像表现为近远中分离的两个独立牙根。将锉置于近颊根管内所摄的 X 线片似有根分叉区的穿孔，这种 X 线特征在 C1 型 C 形根管中更多见。

（三）C 形根管系统的治疗

C 形根管系统的近舌及远中根管可以进行常规根管预备，峡区的预备则不可超过 25 号，否则会发生带状穿孔。扩孔钻不能用来预备近颊根管及峡区。由于峡区存在大量坏死组织和牙本质碎屑，单纯机械预备很难清理干净，使用小号锉及大量 5.25% 的次氯酸钠结合超声冲洗是彻底清理峡区的关键。在手术显微镜的直视下，医师可以看清根管壁及峡区内残留的软组织和异物，检查根管清理的效果。

C 形根管系统中，近舌及远中根管可以进行常规充填。放置牙胶以前应在根管壁上涂布一层封闭剂，采用超声根管锉输送技术比手工输送技术使封闭剂在根管壁上的分布更均匀。为避免穿孔的发生，C 形根管的峡区在预备时不可能足够敞开，侧方加压针也不易进入峡区很深的位置，采用侧方加压充填技术往往很难致密充填根管的峡区，用热牙胶进行充填更合适。热牙胶垂直加压充填可以使大量的牙胶进入根管系统，对峡区和不规则区的充填比侧方加压和机械挤压效果好。Liewehr 等采用热侧方加压法充填 C 形根管取得了较好的效果。手术显微镜下，医师可以清楚地观察到加压充填过程中牙胶与根管壁之间的密合度，有利于提高根管充填的质量。因此，要有效治疗 C 形根管系统须采用热牙胶和超声封闭剂输送技术。

C 形根管系统治疗后进行充填修复时，可以将根管口下方的牙胶去除 2 ~ 4 mm，将银汞充入髓室和根管形成银汞桩核；也可以在充填银汞前在根管壁上涂布黏结剂以增加固位力和减少冠方微渗漏的发生。如果要预备桩腔，最好在根管充填完成后行即刻桩腔预备，以减少根管微渗漏的发生。桩腔预备后，根管壁的厚度应不小于 1 mm 以防根折，根尖区至少保留 4 ~ 5 mm 的牙胶。桩钉应置入呈管状的远中根管，因为桩钉与根管壁之间的适应性以及应力的分布更合理，而在近舌或近颊根管中置入桩钉可能导致根管壁穿孔。所选用桩钉的宽度应尽可能小，以最大限度地保存牙本质和增加牙根的强度。

（四）C 形根管系统的治疗预后

严格按照生物机械原则进行根管预备、充填和修复。C 形根管的治疗预后与一般磨牙没有差别，随访时除观察患牙的临床症状和进行局部检查外，应摄 X 线片观察根分叉区有无病变发生，因为该区很难充填，而且常常有穿孔的危险。由于 C 形牙根根分叉区形态的特殊性，常规根管治疗失败后无法采用牙半切除术或截根术等外科方法进行治疗。可以视具体情况选择根管再治疗或意向再植术。

六、髓腔和根管口的解剖规律

（1）髓室底的水平相当于釉牙骨质界的水平，继发牙本质的形成不会改变这个规律，所以，釉牙骨质界可以作为寻找和确认髓室底的固定解剖标志。

（2）在釉牙骨质界水平的牙齿横截面上，髓腔形状与牙齿断面形状相同，并且位于断面的中央，就是说，髓室底的各个边界距离牙齿外表面是等距离的。

（3）继发性牙本质形成有固定的位置和模式，在髓腔的近远中颊舌4个侧壁，髓室顶和髓室底表面成球面状形成。

（4）颜色规律。①髓室底的颜色比髓腔壁的颜色深，即髓室底的颜色发黑，髓腔壁的颜色发白，黑白交界处就是髓室底的边界。②继发性牙本质比原发性牙本质颜色浅，即继发性牙本质是白色的，原发性牙本质是黑色的。

（5）沟裂标志。根管口之间有深色的沟裂相连，沟裂内有时会有牙髓组织。当根管口被重重的钙化物覆盖时，沿着沟裂的走向去除钙化物，在沟裂的尽头就能找到根管，这是相当快速而安全的技巧。

（6）根管口一定位于髓腔侧壁与髓室底交界处。

（7）根管口一定位于髓室底的拐角处。

（8）根管口分布对称性规律。除了上颌磨牙之外的多根牙，在髓室底画一条近远中方向的中央线，根管口即分布在颊舌两侧，并且对称性排列。就是说，颊舌根管口距离中央线的距离相等，如果只有一个根管口，则该根管口一定位于中线上或其附近，不会偏离很大。根据这个规律可以快速判断下颌磨牙是否存在远中舌根管。

七、寻找根管口的几种方法

（1）多根管牙常因增龄性变化或修复性牙本质的沉积，或髓石，或髓腔钙化，或根管形态变异等情况，而使根管口不易查找时，可借助于牙齿的三维立体解剖形态，从各个方向和位置来理解和观察牙髓腔的解剖形态；并采用多种角度投照法所拍摄的X线片来了解和指出牙根和根管的数目、形状、位置、方向和弯曲情况，牙根对牙冠的关系，牙根及根管解剖形态的各种可能的变异情况等。

（2）除去磨牙髓腔内牙颈部位遮拦根管口的牙本质领圈，以便充分暴露髓室底的根管口。

（3）采用能溶解和除去髓腔内坏死组织的根管冲洗剂，彻底清理髓室后，根管口就很可能被察觉出来。

（4）探测根管口时，应注意选择髓室底较暗处的覆盖在牙骨质上方的牙本质和修复性牙本质上作彻底探查，并且应注意按照根管的方向进行探查。

（5）髓室底有几条发育沟，都与根管的开口方向有关，即沿髓室底的发育沟移行到根管口。所以应用非常锐利的根管探针沿着发育沟搔刮，可望打开较紧的根管口。

（6）当已经找到一个根管时，可估计其余根管的可能位置，必要时可用小球钻在其根管可能或预期所存的发育沟部位除去少量牙本质，然后使用锐利探针试图刺穿钙化区，以找出根管口。除去牙颈部的牙本质领圈以暴露根管口的位置，注意钻磨发育沟时不要过分加深或磨平发育沟，以免失去这些自然标志而向侧方磨削或穿刺根分叉区。

（7）在髓室底涂碘酊，然后用稍干的酒精棉球擦过髓底以去碘，着色较深的地方常为根管口或发育沟。

（8）透照法。使用光导纤维诊断仪的光源透照颊舌侧牙冠部之硬组织，光线通过牙釉质和牙本质进入髓腔，可以看到根管口是个黑点；而将光源从软组织靠近牙根突出处进行透照，光线通过软组织、牙骨质和牙本质进入髓腔，则显示出根管口比附近之髓底部要亮一些。

八、髓室底穿通和根管旁穿孔

髓室底穿通和根管旁穿孔是牙髓治疗、病理吸收或龋坏等原因造成的髓腔和牙周组织的联通。其中医源性穿孔占有相当大的比例。根管旁穿孔的发生率是 3%。Ingle 指出意外穿髓是牙髓治疗失败的第二大原因。Seltzer 也指出 3.5% 的牙髓治疗失败与意外穿孔有关。而且髓室底穿通和根管旁穿孔经常导致患牙被拔除，造成不应有的损失。

1. 病因和部位

（1）医源性穿孔。多发生在去龋、开髓、寻找和扩大根管口、根管预备和修复植桩时。前三者多造成髓室底穿通，而后二者多造成根管旁穿孔，尤其是根管形态异常、根管钙化和弯曲等因素存在的时候，如果操作失误和经验不足时更易发生。有学者统计了 26 例髓室底穿通的病例，发现下颌磨牙近舌侧穿孔占 16 例，近颊侧穿孔占 8 例，上颌磨牙近颊侧穿孔占 2 例，结果表明，下颌磨牙发生率高于上颌磨牙。根管旁穿孔的发生率为 3%。Kvinnsland 统计了 55 例意外穿髓病例，认为各个牙位都可能发生，上颌牙多见于下颌牙，上颌尖牙的发生率最高，其次是侧切牙、中切牙、前磨牙及磨牙。下颌则以第一磨牙多见，其次是第二前磨牙、第一前磨牙和尖牙，发生率和该牙位的牙髓治疗频率相一致。颊侧和近中根面的穿孔最多，其次是远中根面，而髓室底穿孔居第三位，舌侧的穿孔最少，其中颊侧的穿孔大都发生在上颌前牙。前磨牙和磨牙多发生根的近中旁，在医源性的穿孔中制备根管通道和根管内固位型时的发生率多于根管预备，而后者中钙化根管的穿孔最多，其次是弯曲根管和寻找根管口时。

（2）病理性、生理性和特发性吸收。这种吸收多发生于乳牙替牙期，恒牙多见于尖周和根分叉区的慢性炎症。下颌发生率高于上颌。特发性吸收的发生率不确定，但一般和外伤有关。髓室底穿通的病例中以病理性吸收多见。

（3）龋坏穿孔多引起髓室底穿通。下颌多于上颌，与龋坏的牙位一致。

2. 意外穿髓后的组织变化

穿孔后的组织变化为：严重的炎症反应，牙周纤维破坏和重建，穿孔区的牙周附着丧失，牙槽骨、牙骨质及牙本质吸收，上皮出现在穿孔区的下方，而后上皮层和结合上皮发生融合，牙周附着丧失，牙周袋形成，支持组织丧失，牙齿因松动而被拔除。炎症的程度和下列因素有关。

（1）机械性创伤程度。

（2）穿孔的大小、部位及与龈沟的关系。

（3）有无感染存在。

（4）充填材料的毒性和密闭性。

（5）超填的存在和程度。

3. 穿孔的诊断

较大的穿孔可由于出血和疼痛而易于诊断。根管旁穿孔或不易发现的穿孔可以插入根管器械或牙胶尖，借助 X 线诊断。

4. 穿孔治疗的不利因素

穿孔多狭小，而且因为出血，环境潮湿，对材料的结固和性能产生影响。许多的穿孔器械不易达到。而且穿孔为无底洞型，充填时易发生超填，使充填物压入根周组织造成不良后果。因此治疗是一个棘手问题。

5. 处理方法

过去患牙多无恰当的处理而被拔除。随着材料学的发展，以及生物活性材料的研究，目前有很多的处理方法，但应视具体的病例而定。

（1）在常规的根管充填中无须特殊处理的根管旁穿孔，只适用于两种情况：①发生在弯曲根管的近根尖部的穿孔；②内吸收造成的小穿孔。

（2）将穿孔作为侧支根管来充填：Arieh 提出用根尖孔探测器测定穿孔的部位和深度。在穿孔平面以下常规充填，取比穿孔稍大并比穿孔口短 2 mm 的牙胶尖填入穿孔后用热牙胶技术完成充填。

（3）采用根尖切除术、截根术和牙半切术：多适用于根管无法打通，穿孔修复失败，尖周和穿孔区有严重炎症的患者。根据保留的原则，手术应尽可能少切。有的病例，如手术不易达到的上颌磨牙的近颊根腭侧旁穿孔，下颌磨牙的近中根远中旁穿孔则采用截根术和牙半切术，术中逆充填。Kvinnsland

提出颈 1/3 的根管旁穿孔可以翻瓣去骨暴露穿孔，而后完成根管治疗和穿孔的修复。但是手术常造成牙周附着不可逆的破坏。

（4）采用牙体手术、逆充填和牙周组织诱导再生技术处理穿孔：牙周组织诱导再生技术在牙周治疗中已经有了长足的发展，其机械性阻止结合上皮向下生长，为牙周膜和牙槽骨的生长提供了时间和空间。Duggins 提出使用 gTR 技术和牙体手术相结合修复穿孔。其使用牙体手术截除穿孔以下的牙根和逆充填，缺骨区植入冻干脱钙骨，再用 gTR 膜覆盖植骨区和牙龈之间，缝合牙龈。7 个月后取出 gTR 膜。Duggins 为修复穿孔提供了另一个途径。

（5）髓室底穿通更适宜充填修复：许多的研究都致力于找到能达到生物愈合的材料。已经研究过的材料有：银汞合金，玻璃离子水门汀，银化玻璃离子水门汀，牙胶，金属无机盐聚合物（mTX），zOE，复合树脂，氢氧化钙，钙维他，石膏，三磷酸钙，冻干脱矿骨，铟油，牙本质粉，bMP 复合牙本质陶瓷。各种材料都有一定的优缺点。除材料方面外，超填也是应解决的问题。

理想材料的选择：理想的充填材料应具有良好的生物相容性，无毒，不致癌，不致敏，可诱导或引导牙骨质及牙槽骨的再生，取材方便经济，封闭性能好。Himel 指出充填材料在组织的修复过程中可被降解，并被健康组织所取代。为减少超填的危险，材料应具有流动性和非压填性能。新近发展的穿孔填充材料还要求其具有快速凝固、潮湿环境中凝固及一定的强度要求。

超填问题：材料在就位时常常需要施加一定的压力，而穿孔又是一个无底洞型，易将材料压出穿孔，加重穿孔时造成根周组织的创伤，同时也妨碍牙周组织的愈合和牙骨质封闭，更不利于牙周组织再附着。为解决超填问题，目前有两种研究方向。①用具有一定流动性的材料：在充填时不必加过大的压力，就减少了超填的可能，玻璃离子水门汀具有流动性及与牙本质黏结的特点，即使超出穿孔，也沿根面分布，不会压入牙槽骨中。其有光固化和化学固化两种结固类型。光固化的操作性和潮湿环境中结固的性能较好。无机金属聚合物呈胶态，就位性、凝固性都较好，超填发生率只有 3.3%。有学者提出 tCP 的颗粒结构也减少超填。②用生物相容性好的材料：可降解并可诱导或引导骨再生的材料垫于穿孔下层，在其上充填机械性能好的材料。垫底材料有良好的生物相容性，在组织修复中可降解，即使超填也不会有明显不利的影响，而且为其他材料的充填提供了良好的操作环境。最早曾用过铟油垫底，但由于其引起严重的炎症而被淘汰。目前有人使用硫酸钙和冻干脱矿骨垫底，并用酸蚀解决了垫底材料引起的闭合性不好的缺点，这样既利用了垫底材料的生物活性，又利用其他材料的机械性能，为充填开拓了新的途径。

6. 研究中出现的问题

（1）炎症：穿孔区组织的炎症反应主要取决于机械创伤程度和修复材料的生物相容性，炎症是修复成败的关键。生物相容性又是主要因素，银汞、铟油、复合树脂生物相容性差，炎症反应重，愈合不好。而硫酸钙、hA 和冻干脱矿骨的生物相容性好，炎症反应轻，有较好的效果。炎症程度和创伤有关，故修复时应尽可能减少对穿孔区的刺激，避免超填。

（2）上皮层问题：在髓室底穿通和颈 1/3 根旁穿孔的组织学研究发现，常有上皮层出现于穿孔与牙周组织之间，阻碍了牙周组织的再附着，而一些生物相容性好的材料，如氢氧化钙或结合上皮水平以下的穿孔病例中部分组织中未发现上皮层。上皮细胞的来源有两种：一种是龈沟上皮来源；另一种是 Malassez 上皮来源。炎症刺激可引起上皮组织增生，故减少炎症可阻止结合上皮下侵，加快牙周组织再生速度，减少上皮层的出现。目前也有学者使用 gTR 技术，阻止上皮向下生长。

（3）牙骨质、牙槽骨再生和牙周膜再附着：穿孔最理想的修复是生物性修复，即牙骨质封闭穿孔，牙周膜再附着。研究发现只要有炎症就会引起牙周组织的破坏，而修复材料中没有生物活性不被降解的材料，组织修复很难。无生物活性但可被降解的材料可表现出良好的硬组织修复，因为材料降解为组织修复提供空间。既有生物相容性又可以被降解的材料则有良好的临床表现。牙骨质封闭穿孔是生物愈合的基础。

（4）封闭性：严密的隔绝髓腔和根周组织是减少炎症的先决条件。与牙本质没有黏结性的材料，如银汞合金可以辅以护洞漆提高封闭性。而可以与牙本质结合的材料则有更好的表现。实验中发现光固化材料明显好于化学固化的同类材料。

总之，应该尽可能减少意外穿孔的发生。事故发生后应视情况予以修复，尽量保存患牙。随着材料学的发展和牙周组织再生技术的成熟，将会为更多穿孔牙的保存提供可能。

九、患者的心理护理

1. 治疗前的心理护理

首先为患者提供方便、快捷、舒适的就医环境，以"一切以患者为中心，将患者的利益放在首位"为服务宗旨，热情接待患者，以简洁的语言向患者介绍诊疗环境，手术医师和护士的姓名、资历，治疗过程，术中配合及注意事项。以高度的责任心和同情心与患者交谈，耐心解答患者所担心的问题，通过交谈了解病情及病因，根据患者的病情及要求，讲明治疗的必要性，不同材料的优缺点，治疗全过程所需费用及疗效。对经济条件差的患者，尽量提供经济实用的充填材料。美学修复可以改变牙齿的外观，在一定程度上可以改善牙齿的颜色和形态，但无法达到与自然牙一致。因此，对美学修复方面要求较高的患者，应注意调整患者对手术的期望值，治疗前向患者讲明手术的相对性、局限性，慎重选择，避免出现治疗后医生满意而患者不满意的情况。提高患者对术后效果的承受力，必要时向他们展示既往患者的治疗前后照片，使其增强自信心。这样在治疗前使患者对治疗全过程及所需费用，有了充分的了解和心理准备，以最佳的心理状态接受治疗。

2. 治疗中的心理护理

临床发现80%以上的患者均有不同程度的畏惧心理，主要是害怕疼痛。对精神过于紧张、年老体弱、儿童患者允许其家属守护在旁，对于老年人应耐心细致解释治疗中可能出现的情况。由于不同的人疼痛阈值不同，不能横向比较，说伤害患者自尊心的话。而对于儿童患者，在治疗过程中多与其有身体接触，给其安全感，但不要帮助儿童下治疗椅，减少其依赖性，树立自信心，不必和儿童解释牙科治疗问题，而是讨论一些他们所感兴趣的问题，对患者的配合给予鼓励。无家属患者护士应守护在旁，减轻其对"钻牙"的恐惧，医护人员操作要轻，尽量减少噪声，在钻牙、开髓术中，如患者感到疼痛难忍或有疑问，嘱其先举手示意，以免发生意外。同时应密切观察患者的脉搏、血压，轻声告知治疗进程，随时提醒放松的方法，使医、护、患配合默契，顺利地实施治疗。根据患者治疗进程，告知下次复诊时间；如果治疗后疼痛严重，伴有局部肿胀和全身反应，应及时复诊，酌情进一步治疗。

3. 治疗后的心理护理

患者治疗结束后，征求患者意见，交代注意事项，稳定患者情绪。牙髓治疗后的牙齿抗折断能力降低，易劈裂，治疗后嘱患者避免使用患牙咀嚼硬物或遵医嘱及时行全冠或桩核修复。美学修复可以改变牙齿的外观，但不会改变牙齿抵抗疾病的能力，因此术后更要注重口腔保健的方法和效率。教给患者口腔保健知识，养成良好的口腔卫生习惯，有条件者应定期口腔检查、洁牙，防止龋病和牙周病的发生，以求从根本上解决问题。

第十节　牙髓病常用药物

一、氟化物制剂

氟化物制剂的应用是口腔医学领域的重大进展，它在防龋、脱敏等方面应用极广。氟化物的作用包括：①抑制致龋菌生长；②减少牙菌斑内酸的形成；③降低釉质的溶解度；④促进脱钙釉质的再矿化。氟化物控制在一定浓度和剂量时对防龋有效。如果剂量或浓度过大，则可引起氟中毒。氟为细胞原浆性毒物，当使用剂量过大、浓度过高或使用不慎时，将给机体造成严重后果。6 ~ 8 mg/kg 的氟，即可致人死亡。曾有报道，一次口服 100 mg，即导致急性氟中毒。儿童急性氟中毒剂量为 2 mg/kg，婴儿期用量达 1 g 的氟化钠，可危及生命安全。长期摄入过量的氟，可致机体发生慢性氟中毒。

急性氟中毒极少见，可引起急性胃肠道刺激症状；氟与血清钙结合可形成不溶性的氟化钙，其结果是造成肌肉痉挛、虚脱和呼吸困难等；慢性中毒可影响牙齿、骨或其他组织。饮水中氟含量达 2 ～ 4 mg/L 时可引起氟牙症，4 ～ 14 mg/L 时可引起氟骨症、佝偻病、贫血和关节病变等。氟化物的联合使用，既可降低局部氟的使用量，又可提高防龋效果，是值得提倡的防龋手段。

二、脱敏制剂

1. 极固宁

常用剂型为 2 × 7 mL/瓶。

（1）主要成分：绿瓶内为液体一（无色），含磷酸钾、碳酸钾、羟苯甲酯钠、无离子水；橙瓶内为液体二（无色），含氯化钙、氯化锶、苯甲酸钠、无离子水。极固宁具有双重脱敏作用：①深度封闭牙本质小管；②抑制牙神经纤维的去极化作用，阻止刺激的传播。

（2）适应证：①深龋的洞衬患者；②桩核预备时牙本质暴露患者；③嵌体预备时牙本质暴露患者；④牙颈部缺损或酸蚀患者；⑤牙龈退缩和釉质 – 牙骨质界暴露或牙颈部根面外露；⑥口腔保健前后使用（如刷牙、漂白牙齿等）。

（3）使用方法：①用消毒剂清洁治疗面，用气枪仔细吹干约 10 秒；②用小刷子或小海绵将液体一涂擦于干燥面上约 10 秒；③立即用同种方法涂擦液体二；④对于非常敏感的患者重复治疗 2 次。

（4）注意事项：不要将两种液体混合，这将使材料失效。目前尚无明显禁忌证和不良反应，但仅供专业使用。室温下保存（24 ℃），保存时盖紧瓶盖。

2. Gluma 脱敏剂

常用剂型为 1 × 5 mL/瓶。主要成分：1 000 mg Gluma 脱敏剂含 361 mg 2 – 羟乙基甲基丙烯酸酯，51 mg 戊二醛，无离子水。

（1）适应证：消除暴露的牙颈部的过敏症状；减轻和预防因牙本质预备而引起的牙齿过敏症状。

（2）方法：①清洁牙齿，冲洗干燥，有效隔离；②蘸少量 Gluma 脱敏剂涂布于过敏牙齿表面，然后保留 60 秒；③用气枪轻轻吹干牙面，使液体薄膜消失，牙齿表面不再发亮，水冲洗；④可重复做 2 次。

3. Seal & Protect

常用剂型为 1 × 45 mL/瓶。主要成分：二甲基或三甲基丙酸酯，PENTA，功能性无定型硅，光引发剂，稳定剂，十六胺氢氟酸，三氯苯氧氯酚，醋酮酸。

（1）适应证：牙齿过敏患者；洞衬。

（2）使用方法：①清洁牙齿，冲洗干燥，有效隔离；②蘸足量 Seal & Protect 液，涂布于过敏牙面 20 秒；③气枪吹去溶剂；④光固化 10 秒；⑤再次涂布 Seal & Protect 液，即刻用气枪吹干；⑥光固化 10 秒。

（3）禁忌证：对脱敏剂中任何一种成分过敏的患者、牙髓炎患者。

三、水门汀类制剂

1. 氢氧化钙

（1）种类。氢氧化钙通常有粉液剂型和双糊剂型两种。组成中的氢氧化钙是材料的活性成分，为碱性，具有杀菌和促进牙本质中钙沉积作用；氧化锌具有弱收效和消毒作用；二氧化钛是惰性填料；硬脂酸锌是固化反应加速剂；钨酸钙具有 X 线阻射能力。

（2）凝固原理。粉液剂或 A 糊剂与 B 糊剂调拌后发生螯合反应，最后形成水杨酸 β – 丁醇酯与 Ca^{2+} 的螯合物，并包裹过量未反应的 Ca（OH）$_2$ 及其他物质。此反应速度极慢，加入微量硬脂酸锌或水分能使其在数分钟内凝固。

（3）性能。①强度。氢氧化钙水门汀凝固后的强度较低，其抗压强度为 6 ～ 30 MPa，直径抗拉强度为 10 ～ 31 MPa，因此，用它垫底时，需做二次垫底。②凝固时间。在室温及 80% 湿度下，凝固时间为 3 ～ 5 分钟，调拌好后，在口腔潮湿环境中能加速其凝固。粉液剂型的材料极易受空气湿度影响，湿度大凝固速度快，湿度小凝固速度慢。双糊剂型受影响较小。③溶解性。可溶于水、唾液中，在水中可逐渐崩解。接触37%磷酸溶液60秒，溶解值为2%～3%。将该材料浸入水中1个月，溶解值为28%～35%，浸入水中3个月，溶解值为32%～48%。④抗菌性。氢氧化钙水门汀具有强碱性，对龋坏牙本质的细菌有一定的杀菌及抑菌作用。可杀死及抑制龋洞或根管中残留的细菌。⑤对牙髓的影响。由于该水门汀的强碱性，用它进行深洞垫底时，初期水门汀对牙髓产生中等程度的炎症反应，以后逐渐减轻，并有修复性牙本质形成。用该材料盖髓时，最初使与材料接触的牙髓组织发生凝固性坏死，坏死区域下有胶原屏障形成。以后胶原矿化，有骨样组织和前期牙本质样的组织形成，最终形成修复性牙本质。实验证明，氢氧化钙能够促进牙本质和牙髓的修复反应，可诱导龋坏牙本质再矿化，促进牙本质桥的形成。

（4）临床应用。①盖髓剂，包括间接盖髓剂或直接盖髓剂。②根管消毒剂，通常使用粉液剂型，或稀糊剂状，易取出。③根管充填剂，用氢氧化钙水门汀充填根管，可以早期诱导根尖封闭，在根尖孔形成骨样组织及钙化区域，而且根尖周的炎症也较轻。④可用于牙颈部及根面的脱敏。其可能的原理有3个：它可以阻塞牙本质小管；它具有矿化作用；它可以刺激继发性牙本质的形成。应用时，将调和好的氢氧化钙水门汀黏附于过敏处，任其自然脱落。

2. 氧化锌丁香油水门汀（ZOE）

（1）组成。氧化锌丁香油水门汀由粉、液两部分组成。

（2）凝固机制。粉剂与液剂混合后发生螯合反应，最后生成无定形的丁香酚锌的螯合物，反应极缓慢，约12小时，加入微量醋酸盐能使其在数分钟内初步结固。已结固的水门汀中，含有未反应的氧化锌、松香等，它们被螯合物形成的基质所包埋。

（3）性能。①强度。强度比较低，普通型的抗压强度为25～35 MPa，不足以承受咀嚼力，故用其作基底时，尚需在其上垫一层磷酸锌水门汀。增强型的抗压强度较高，为45～55 MPa。我国医药行业标准规定，氧化锌丁香油水门汀的抗压强度应不低于25 MPa。②凝固时间。凝固时间为3～10分钟，调和后在口腔潮湿环境中能加速其凝固。③溶解性。可溶于水、唾液中，在水中的溶解性较高，仅次于氢氧化钙水门汀，主要是由于丁香油的析出。但是氧化锌丁香油水门汀在凝固过程中体积收缩小（0.1%），短期内与洞壁的密合度是基底料中最好的，故常用它作为暂封材料使用。④对牙髓的影响。在基底材料中，对牙髓刺激性最小，并具有安抚、抗炎、抑菌作用，能保护牙髓免受磷酸锌类水门汀及热、电的刺激，因此，常用作接近牙髓的深洞基底料以及根管充填材料。氧化锌丁香油水门汀还可用于小穿髓点的盖髓。

（4）适应证。主要用于接近牙髓的深洞基底料、意外穿髓的盖髓剂、暂封材料、根管充填材料及牙周术后的牙周敷料，也用作暂时冠、桥的封固材料。

3. 玻璃离子体水门汀（GIC）

GIC是20世纪70年代初问世的一种新型水门汀类材料，它是在聚羧酸锌水门汀的基础上发展起来的。由于其独特的美观性能和黏结性能，一经问世便引起广泛注意，在随后的近30年间得到迅速的发展。目前临床上可选择的玻璃离子体水门汀种类较多，应用范围也较最初有了很大的扩大。

（1）分类。①国际标准化组织（ISO）根据用途将GIC分为3型，Ⅰ型用于冠、桥、嵌体等固定修复体的黏固，Ⅱ型用于牙体缺损的修复，Ⅲ型用于洞衬及垫基底。②根据剂型可分为粉液型、粉液胶囊型、单粉水硬型和单糊剂型。③根据固化方式可分为一般酸碱反应固化型和光固化与酸碱反应固化双重固化型。④根据树脂改性情况可分为一般玻璃离子水门汀（即粉液型酸碱反应固化玻璃离子水门汀）、粉液型光固化玻璃离子水门汀（光固化与酸碱反应双重固化型，又称为树脂增强玻璃离子水门汀）和复合体（单糊剂型光固化玻璃离子水门汀，又称聚酸改性复合树脂）。

（2）组成。传统的玻璃离子体水门汀为粉液剂型。粉剂为氟铝硅酸钙玻璃粉，液剂为聚丙烯酸或聚丙烯酸与依康酸共聚物的水溶液，其浓度一般不超过50%。此外，液体中还加有少量的酒石酸，以改善其操作性能和凝固性能。与聚羧酸锌水门汀相似，聚丙烯酸可做成粉状，与铝硅酸钙玻璃粉混合，使用时与水混合即可，此为单粉剂型玻璃离子体水门汀。

光固化玻璃离子体水门汀是一种树脂改性产品，可以是粉液剂型，也可以是单糊剂型。粉液剂型产品的粉剂主要是氟铝硅酸钙玻璃粉，并含有聚合反应促进剂（有机叔胺）。液剂主要是具有多个羟基的甲基丙烯酸酯、甲基丙烯酸 β-羟乙酯、光引发剂和水。这类产品既具有复合树脂的一些特点，又具有玻璃离子水门汀的一些特性，被称为聚酸改性复合树脂，又称复合体。

（3）性能。①色泽。与聚羧酸锌水门汀相比，由于选用了玻璃粉，玻璃离子体水门汀凝固后具有半透明性，色泽也与牙齿相似，可以用作前牙牙体缺损修复。光固化玻璃离子体水门汀可提供多种不同颜色的材料供选择，可使修复体颜色与牙齿颜色更加匹配，达到美观修复的目的。一般的粉液剂型玻璃离子体水门汀凝固后，材料中含有较多的气泡，不易抛光，容易黏附色素，影响美观。单糊剂型材料含气泡较少，抛光性明显改善，尽管如此，这类材料仍易受咖啡、茶等染色。②黏结性。一般的玻璃离子体水门汀与釉质的黏结强度为 30 ~ 50 MPa，与牙本质的黏结强度为 20 ~ 40 MPa。光固化玻璃离子水门汀与釉质的黏结强度可达 60 MPa，与牙本质的黏结强度可达 55 MPa，使用表面处理剂后，与釉质的黏结强度可达 100 MPa，与牙本质的黏结强度可达 75 MPa。由于材料中加入了带有羧基的树脂单体成分，黏结时又使用底涂剂及黏结剂，单糊剂型光固化玻璃离子体水门汀（复合体）与牙釉质的黏结强度可达10 ~ 17 MPa，与牙本质的黏结强度可达 7 ~ 12 MPa。③吸水性及溶出性。一般玻璃离子体水门汀在凝固过程中有较强的吸水性，吸水后材料呈白垩状，溶解性增加，容易被侵蚀。只有在凝固后才具有良好的强度和低溶出率，所以，临床上充填牙齿后，一般需在材料表面涂一层保护剂，以防凝固过程接触水分。一般的玻璃离子体水门汀水中吸水率（6 个月）为 5% ~ 9%，溶出率为 0.07% ~ 0.35%。粉液剂型光固化玻璃离子水门汀在浸水后早期吸水率较大，7 天吸水率可达89%，6 个月吸水率为 93%。单糊剂型光固化玻璃离子水门汀吸水率较小，6 个月吸水率为 30%。玻璃离子水门汀吸水后体积膨胀，能补偿固化过程中的体积收缩，提高修复体的边缘密封性能。④强度。一般的玻璃离子水门汀在凝固后 1 小时，抗压强度可达 100 ~ 140 MPa，24 小时后可达 140 ~ 200 MPa，完全凝固（数日）后强度达到最大。光固化玻璃离子水门汀 24 小时抗压强度可达 200 ~ 300 MPa，尤其是单糊剂型强度最好。复合体的力学性能处于玻璃离子水门汀和复合树脂之间。⑤凝固特性。一般初步凝固时间为 25 ~ 60 分钟，24 小时后初步完全固化，7 天后达到完全固化。由于引入了光固化树脂成分，光固化玻璃离子水门汀早期固化程度高，强度好，不怕水。⑥边缘封闭性。由于玻璃离子体水门汀吸水后有一定的膨胀以及对牙齿有一定的化学黏结性，该材料的边缘封闭性较好，优于磷酸锌水门汀，其中光固化玻璃离子水门汀优于一般的玻璃离子体水门汀，尤其以单糊剂型玻璃离子体水门汀边缘封闭性能最好。⑦牙髓刺激性。与聚羧酸锌水门汀相似，玻璃离子体水门汀的牙髓刺激性很小。在保留牙本质厚度不小于0.1 mm 时，该材料对牙髓几乎无刺激作用。⑧防龋作用。现在的玻璃离子体水门汀大多含有氟化物，在口腔唾液中能缓慢释放氟离子，这也是该材料的优点之一。所释放的氟离子可与紧邻的牙齿硬组织中的羟基磷灰石中的羟基进行交换，提高牙齿硬组织中的氟含量，从而提高牙齿的抗龋能力。

（4）应用。Ⅰ型玻璃离子体水门汀主要用于冠、桥、嵌体等固定修复体的黏固，Ⅱ型主要用于牙体缺损的修复，如乳牙的充填修复、恒牙颈部楔状缺损的修复及Ⅴ、Ⅳ类洞的充填修复，Ⅲ型主要用于洞衬及垫基底。用玻璃离子体水门汀垫底，一般只需垫一层即可。光固化玻璃离子水门汀可用于楔状缺损、Ⅲ类洞、Ⅴ类洞及桩核修复。单糊剂型光固化玻璃离子水门汀可用于楔状缺损、Ⅲ类洞、Ⅴ类洞、小Ⅰ类洞、儿童的Ⅰ、Ⅱ类洞修复，不能用于恒牙咬合面较大面积缺损的修复。在玻璃离子水门汀中混入银合金粉可以显著增强玻璃离子水门汀的强度，可用于后牙咬合面小的缺损及桩核修复，由于呈银灰色，该材料的应用范围受到限制。

四、酚制剂

1. 樟脑酚（CP）

主要由樟脑、酚和乙醇配制而成，为白色晶体，味臭，轻度挥发，微溶于水，易溶于乙醇、乙醚中。本制剂镇痛性能较好，渗透力较强，腐蚀性和防腐蚀性均较低，主要用于窝洞和根管轻度感染的消毒以及牙髓安抚等，作为局部封药使用。

2. 木馏油

为多种酚类的混合物，包括愈创木酚、木馏酚、甲酚等，淡黄色，味异臭，易溶于乙醇、乙醚氯仿等。具有酚类的抗菌作用，防腐、消毒、轻度镇痛和除臭功能，遇脓、血、坏死组织时仍有消毒作用。常用于根管消毒。

3. 麝香草酚

无色或白色结晶体粉末，具特异芳香，难溶于水，易溶于乙醇、乙醚及氯仿。对真菌和放线菌有较强的杀菌作用，杀菌作用比苯酚强 30 倍，而毒性则为苯酚的 1/10，对革兰阴性菌作用较弱，主要用于窝洞和根管消毒。

五、牙髓失活剂

1. 多聚甲醛失活剂

为甲醛的聚合物，为白色结晶体，常温下缓慢挥发甲醛，具有较强的杀菌力，渗透性较好，作用持久，对组织刺激性较小。多聚甲醛的主要成分为多聚甲醛、适量的表面麻醉剂（如可卡因、丁卡因等）、氮酮。

操作方法：对需做牙髓失活的牙髓病患者，在露髓的牙髓表面，放置 4~6 号球钻大小的多聚甲醛失活剂，以丁香油水门汀暂时封闭窝沟，一定时间后复诊抽出牙髓。

牙髓失活作用：多聚甲醛失活剂由于没有砷失活剂剧烈的不良反应，失活作用缓慢且较安全，习惯上常用于乳牙的牙髓失活，又称乳牙失活剂。用于恒牙时效果常不稳定，有时需再次封药。有研究发现，经过改进后的失活剂，其可靠性与砷制剂基本相似，且可失活整个牙髓。

2. 蟾酥制剂

于 20 世纪末开始用于无痛切髓。主要成分：蟾酥 700 mL/L 乙醇提取物与可卡因按 2 : 1 重量比混合后，加入适量 950 mL/L 乙醇、甘油（1 : 1）调制成膏状。

操作方法：暴露穿髓点，取 5 号球钻大小药物置于穿髓点，暂封约 1 小时后去除封药，揭髓室顶，切除冠髓（或同时拔除根髓），清理髓室，行一次法干髓术（或去髓术）。

蟾酥制剂能够用于快速无痛切髓的机制可能是由于蟾酥内含有作用较强的局部麻醉成分——脂蟾毒配基类物质（其中，蟾毒灵的表面麻醉效力为可卡因的近 90 倍）。由于该类物质在其麻痹作用发生前有一定的刺激，可引起组织疼痛反应，故在蟾酥制剂内加入一定量的可卡因，以减少该刺激引起的疼痛反应。

第六章

牙周疾病

第一节　概述

牙周炎是由牙菌斑生物膜引起的牙周组织慢性炎症，是炎症波及深部的支持组织（牙槽骨、牙周膜和牙骨质），造成支持组织的破坏。若治疗不及时，病变加重，可导致牙松动、脱落（或拔除），影响咀嚼功能和美观。牙周炎患者的炎症和组织破坏经过规范的治疗可以控制和停止，软硬组织恢复为健康状态，甚至有少量组织修复，但牙龈和牙槽骨的高度不可能完全恢复到正常水平。已有资料表明，长期存在牙龈炎症的牙齿，其日后丧失的概率为牙龈无炎症者的 64 倍。可以明确地说，牙龈炎是牙周炎的危险因素和前驱。然而，并非所有牙龈炎患者都会进展为牙周炎，其转变的机制尚不完全明了，可能与牙菌斑中微生物的种类、毒性以及数量等有关，更与个体对微生物反应的差异有关，牙周组织的局部条件以及全身、环境因素都可能参与其中。

牙周炎是人类最古老、最普遍的疾病之一，世界各地出土的古人颅骨上均可见到牙槽骨破坏。牙周炎在儿童少见，35 岁以后患病率明显增加。性别无明显差异。某些类型的牙周炎有种族倾向，如侵袭性牙周炎在非洲裔人群中较多发。可以说，牙周炎是不同地域、种族、性别、年龄均可发生的疾病。

国内外的研究表明牙周炎是成人拔牙的首位原因（约为 40%），因牙周炎拔牙的高峰年龄为 50 ~ 60 岁。我国已进入老龄化社会，牙周炎的患病率和严重程度将日益增加，防治需求日益迫切。调查还显示我国居民的刷牙率虽有提高，但口腔卫生情况仍较差，刷牙效果不理想，公众对牙周病的知晓率较低，这也是导致我国牙周病患病率较高的重要原因之一。提高公众的牙周保健意识和提供积极规范的牙周治疗是口腔医务工作者的重要任务。

近 30 ~ 40 年来，以西方发达国家为主的流行病学调查资料表明，随着口腔公共卫生和医疗服务的普及和改善，居民的牙周健康率明显提升，牙龈炎和轻度牙周炎患病率下降，然而重度牙周炎的患病率未明显下降，仍保持在 10% ~ 15%。我国流调结果表明有深牙周袋者为 4.9%（中年人组）~ 10.1%（老年人组），说明重度牙周炎集中发生在少数人身上，具有个体特异性，也提示可能有一些复杂的因素影响着重度牙周炎的发生。

发达国家的大量经验表明，绝大多数牙周病是可防、可治、可控的。据文献报道，由于口腔保健的进步，瑞典从 1973—2003 年的 30 年间，20 ~ 80 岁的居民中牙周健康者从 8% 增加到 44%；挪威在 1973—2003 年，35 岁人群中无牙槽骨吸收者从 46% 增加到 76%。这也是我国口腔医务工作者的努力目标。

第二节　牙周炎的病因学

牙周炎是人体一种特殊的慢性感染性疾病，是由牙周组织的结构和组织学特点所决定的。牙冠暴露于半开放、有菌的口腔环境中，唾液中的微生物容易附着于牙齿表面，形成菌斑生物膜。牙龈附着于牙颈部，起着封闭和屏障作用，防止外界的生物学、物理学或化学的刺激直接损害上皮下方的软硬组织。牙根则是通过牙周支持组织直立在牙槽骨内，支持组织内的血管、神经、淋巴组织等，与机体有着密切的联系，对于菌斑中的微生物及其产物具有广泛、复杂的防御和反应能力。机体的防御体系若能抗衡致病因素，则不发病或仅有轻度的牙龈炎；若致病菌的毒力过于强大，机体的保护作用不够或免疫系统过激反应，引起广泛的炎症反应，则可能造成牙周组织的破坏，引发牙周炎。

牙周炎是一种慢性、多因素的感染性疾病，龈下菌斑生物膜是必不可少的致病因素，还有一些能促进菌斑滞留的局部促进因素。除此之外，宿主反应在发病中也起着极其重要的作用。能促进牙周炎发病的全身性和环境因素称为易感（易患）因素，包括遗传、内分泌、白细胞数目和功能、某些全身疾病（如糖尿病等）、吸烟等。

一、牙菌斑

光滑坚硬的牙齿为细菌提供了一个稳定而不脱落的附着表面，加上有些部位不易清洁，使菌斑生物膜得以积聚，最初形成龈上菌斑。堆积日久的菌斑会引起牙龈炎症，使龈沟加深、龈沟液增多，菌斑也逐渐向龈下延伸发展。龈下环境的氧分压低，有利于厌氧菌及螺旋体等繁殖生长，加上有丰富的龈沟液提供营养，又不易受刷牙等机械性干扰，因此龈下菌斑得以发展，成为对牙周组织有较大毒力的生物膜。

（一）龈下菌斑的结构

龈下菌斑可分为附着菌斑和非附着菌斑两部分。前者附着于牙根和龈下牙石表面，与龈上菌斑相延续，其细菌成分及结构均与龈上菌斑相似。其中一些细菌能产酸和其他致龋物质，导致根面龋，也可矿化后形成龈下牙石。非附着菌斑是位于附着菌斑表面的、松散而无一定排列结构的细菌群，其中主要为革兰阴性细菌、大量螺旋体和有活动能力的细菌。非附着菌斑与袋上皮和接近结合上皮处的牙根面接触，有些细菌能进入上皮内和（或）上皮下的结缔组织。在一些发展迅速的牙周炎，非附着菌斑明显增厚，其中革兰阴性厌氧菌和螺旋体增多，这些微生物的毒性较大，使炎症和破坏加剧进行。

近年来认为牙菌斑是一种生物膜，其中的细菌相互黏附成无氧的小团块，包裹在由自身分泌的基质内。基质中有液体通道，起输送氧气、营养和代谢物的作用。菌斑生物膜的这种结构不利于宿主的防御成分，如白细胞、抗体、补体等接近并消灭微生物，使细菌得到自我保护。因此，须用机械方法清除菌斑。关于牙周致病菌虽然还了解得不够，但这方面的研究受到极大重视，因为对于不同类型牙周炎的诊断和鉴别、疾病活动期的判断、了解病因及机制、预防和控制疾病等均有很重要的意义。

（二）菌斑微生物的特异性

在 20 世纪 70 年代以前，人们一直认为在牙周健康者与牙周病患者之间、患病的不同个体之间及同一个体的不同牙位之间，其菌斑成分是相似的；导致牙周疾病的原因主要是细菌数量增多，或机体抵抗力降低，此为非特异菌斑学说。然而，此观点却不能解释为何有的个体长期存在大量菌斑和牙龈炎症，却不发展为牙周炎；而另一些人则菌斑量少、炎症较轻，但牙槽骨吸收却很严重。20 世纪 70 年代初期，厌氧微生物培养技术的发展，使菌斑中的厌氧菌得以被分离检测出来，由此了解到龈下菌斑和龈上菌斑的成分有很大不同。目前估计口腔和牙菌斑中的微生物已达 700 多种，但其中还有约 1/2 不能被培养分离出来，在深牙周袋中革兰阴性厌氧菌达 70% 以上。不同个体之间，甚至同一人的不同牙位，菌斑微生物的成分也有很大差别。1976 年，Loesche 正式提出特异菌斑学说。该学说认为牙周疾病可能是一组病因和临床进程各异而症候相似的疾病，菌斑中大多数细菌不会致病，只是某些特殊细菌数目增多或占优势时，才导致牙周病发生。迄今为止的牙周微生物学研究报告，虽然结果不尽一致，但总的规律支持此学说，即健康牙位的菌斑成分与牙周疾病处大不相同，各类牙周疾病的优势菌群也各不相同。

1. 健康牙龈

牙周健康者的龈沟很浅，其龈上和龈下菌斑的内容大致相似。主要为革兰阳性球菌和杆菌，也有少数革兰阴性菌，很少出现螺旋体和能自主运动的细菌（能动菌），正常龈沟内螺旋体不超过 2% ~ 3%。

经常清除龈上菌斑可抑制陈旧、致病力强的"成熟"菌斑，也有利于防止龈下菌斑的形成。

2. 慢性龈炎

龈上菌斑的厚度和细菌数目均大大超过正常部位，且以革兰阴性杆菌为主。在长期的龈缘炎患者中，革兰阴性菌，如牙龈卟啉单胞菌（Pg）、中间普氏菌（Pi）、具核梭杆菌（Fn）和螺旋体（Td）的比例明显增高，螺旋体可达25%～45%。

3. 慢性牙周炎

牙周袋形成后，龈下菌斑的成分变得更复杂。患处的龈上菌斑与慢性牙龈炎时的龈上菌斑无大区别，但其深牙周袋中的菌斑中厌氧菌可达70%～90%。如牙龈卟啉单胞菌、福赛坦菌、中间普氏菌、具核梭杆菌等，螺旋体占龈下微生物的40%～50%。袋内非附着性菌斑不同于附着性菌斑，没有细胞外基质，与软组织袋壁有较多接触。随着牙周袋的加深，菌斑的营养环境也发生了变化。唾液中的成分难以渗透，菌斑的主要营养来源于牙周组织和血液。

4. 侵袭性牙周炎

龈下菌斑中，虽然革兰阴性厌氧菌占65%左右，但菌斑总量一般较慢性牙周炎少，且主要为非附着菌斑。欧美学者报告本型牙周炎的主要致病菌为伴放线聚集杆菌（Aa），但我国和日本的该型患者中此菌的检出率很低，且多为低毒菌株，而牙龈卟啉单胞菌、中间普氏菌、螺旋体等为优势菌。

1999年，Socransky等对取自160名牙周炎患者和25名牙周健康者的共13 261份龈下菌斑样本进行DNA鉴定，并分析它们与牙周病的关系。结果将菌斑微生物归类为6个"复合体"，其中牙龈卟啉单胞菌、福赛坦菌、齿垢密螺旋体被归入红色复合体，它们与牙周炎关系最密切；橙色复合体包括具核梭杆菌、中间普氏菌、变黑普氏菌等，它们的毒性略次于红色复合体，但却是支持红色复合体存在的重要成员。其中红色复合体与牙周临床参数，特别与牙周袋深度和探诊出血紧密相关，橙色复合体与牙周袋深度也相关，红色与橙色复合体之间有密切联系，在牙周病的诊断方面富有意义。改变红色复合体，会影响其他复合体，改变橙色复合体也会阻止红色复合体的定植。这些毒性较大的微生物在众多的口腔菌群中只占6～12种，也并非每个患者都能检出。牙周炎的形成和发展，可能是几种微生物在不同阶段相互影响和相互作用的结果，而且更强调微生物、微环境、局部因素、宿主间的相互作用。

（三）细菌入侵牙周组织

在重症牙周炎患牙的牙周袋壁上皮和结缔组织内，甚至牙槽骨表面均可见到有细菌入侵，包括螺旋体、产黑色素普氏菌群、伴放线聚集杆菌等。这些微生物多具有抵御白细胞吞噬的能力，因而能越过机体防御线而进入牙龈组织。这些微生物会成为牙周治疗后微生物再定植的来源。因此，有人主张在治疗侵袭性牙周炎时，除了消除龈下菌斑及牙石，还应全身使用抗生素或用手术方法彻底消除入侵到牙周组织内的微生物，才能防止细菌重新定植牙面而使病变复发。

二、𬌗创伤

𬌗创伤的字面含义是指由于不正常的咬合力造成咀嚼系统某些部位的病理性损害或适应性变化。过大的咬合力可造成牙周组织病变、牙体硬组织磨损或折裂、牙根吸收、牙髓病变、颞下颌关节功能紊乱及咀嚼肌群痉挛疼痛等。

（一）牙周组织对过大咬合力的反应

正常的咬合功能刺激对于保持牙周组织的正常代谢和结构状态是必需的，牙周组织也对咬合力有一定的适应调整能力，这种适应能力因人而异，也因力的大小、方向、频度及持续时间等而异，其中以力的作用方向最为重要。当牙周组织受到与牙齿长轴一致的力时，占牙周膜主纤维束中最大数量的斜纤维处于张力状态，可将力传递到牙槽骨壁，促使新骨形成；而根尖区的牙周膜纤维则处于受压状态，可导致骨吸收。牙周组织对水平方向（侧方）或扭转力的耐受性较差，易造成损伤。持续的压力或频繁地受压力均对牙周组织损伤较大。

当𬌗力超过牙周组织的适应能力时，即发生牙周组织的损伤，称为𬌗创伤。可能导致𬌗创伤的咬合关系称为创伤性殆。殆创伤不是临床诊断名词，而是指组织学所见到的损伤性变化，与咬合力的大小以及咬合关系不一定完全相关。

殆创伤可分为原发性和继发性两种。原发性指异常的力作用于正常的牙周组织，如过高的修复体、基牙受力不当、牙齿倾斜、正畸加力过大等；继发性创伤是指正常或过大的力作用于病变的牙周支持组织，或虽经治疗但支持组织已减弱的牙齿，这种原来可以耐受的正常强度的殆力对患牙来说已成为超负荷，因而导致继发性殆创伤。在临床上，牙周炎患者常常并存原发性和继发性殆创伤，二者难以区分，也无必要严格区分。

（二）殆创伤与牙周炎的关系

20 世纪早期的一些简单的动物实验或尸体解剖研究使人们认为咬合创伤是牙周病的病因。1950 至 1960 年代对于牙槽骨的角形吸收和骨下袋的形成有不同的观点。Glickman 认为咬合创伤会改变炎症的扩延途径，造成牙槽骨的垂直（角形）吸收。而 Waerhaug 则从尸体标本上观察到，垂直性骨吸收也可发生于无殆创伤的牙齿邻面，而且骨吸收程度与龈下菌斑的范围一致。他认为垂直性和水平性骨吸收都是由菌斑引起的炎症所致，只是垂直吸收发生在牙槽间隔较宽处，菌斑多而炎症重的一侧骨吸收多，而另一侧的炎症较轻，骨吸收较少，因此形成了垂直性骨吸收。

20 世纪 70 年代，Lindhe 和 Polson 分别用猎犬和猴进行了一系列试验，他们得出一致的结果是：对牙周组织正常的动物牙施以多方向的摇晃力，可出现牙槽嵴的垂直吸收、牙周膜楔形增宽和牙齿松动，但均不会形成牙龈或牙周袋，不发生附着丧失。另外，先给动物造成人工牙周炎，再对其治疗，形成健康但支持组织高度已降低的实验牙，然后加摇晃力，这些牙的组织学反应与正常牙相同，也不造成进一步的附着丧失。然而，对于已有牙周炎而未经治疗的动物，炎症持续存在的情况下，殆创伤会否加重牙周破坏和附着丧失。Lindhe 等对已患有人工牙周炎的猎犬施加过大的咬合力后，牙周组织的破坏明显重于不加咬合创伤的牙周炎对照牙。而 Polson 等用猴的人工牙周炎施以过大力则未出现牙周破坏加重。这可能与各自所用动物不同以及加力方式和持续时间不同有关。后来 Polson 等又报道，对牙周炎和殆创伤并存的动物，如果只消除创伤而不治疗炎症，则牙周破坏继续发展，组织不能修复；只有当炎症和殆创伤均消除后，牙槽骨才能有适当的修复，牙齿动度也减轻。

归纳起来，目前关于殆创伤对牙周组织作用的认识如下。

（1）单纯的殆创伤不会引起牙龈的炎症或形成牙周袋，仅使受压侧的牙槽骨吸收、牙周膜间隙增宽、牙松动。当过大的力消除后，或该牙因受力而移位，不再承受过大殆力时，牙槽骨可以修复，牙周膜宽度恢复正常，或虽仍较宽，但病变静止，此为适应性改变。正畸过程中牙周组织的改变就属于此。

（2）关于殆创伤与牙周炎进展的关系虽然尚缺乏确切的结论，但有部分临床研究表明咬合干扰可能是使牙周破坏加重的因素之一，在炎症控制后进行适当调殆能提高疗效。这方面尚须更多随机对照的大样本临床研究加以验证。

三、全身易感因素

（一）遗传

尽管牙周炎的发生是细菌、毒素因子和机体间防御功能的平衡被打破所致，但是近年来越来越多的研究表明，与遗传有关的宿主易感性可能是侵袭性牙周炎和（或）重度牙周炎发病的重要决定因素。其能影响和改变宿主对微生物的反应，并决定疾病的进展速度和严重程度及对治疗的反应。流行病学研究显示牙周炎尤其是侵袭性牙周炎（AgP）具有明显的人种聚集性和家族聚集性。国内外的研究发现，侵袭性牙周炎具有多种遗传方式：①常染色体显性遗传；②常染色体隐性遗传；③X 染色体连锁隐性遗传等。单纯遗传因素不会引起牙周疾病，但某些遗传因素可增加宿主对牙周病的易感性。遗传因素对牙周炎易感性的影响已得到国内外学者的广泛认同，其科学依据来自以下 4 个方面。①Michalowicz 等对慢性牙周炎（CP）的双生子研究。同卵双生同胞各项临床指标都比异卵双生同胞更为相似，人群中 CP 这一疾病的表型差异约有 50% 是由遗传造成的。②早发性牙周炎患者的家族聚集性。一些特定染色体的特异基因位点的单核苷酸多态性与牙周炎的易感性增加有关，目前已识别出一些相关基因。③牙周炎与特异性遗传疾病的关系。一些研究定位了与牙周炎有关的综合征的遗传缺陷，如掌跖角化-牙周破坏综合征、Chediak-Higashi 综合征等，在这些综合征里，牙周炎的症状很早就表现出来。④动物实验的研究。最近对一些动物模型（特别是鼠的动物模型）的研究表明，遗传因素调节宿主对微生物感染的免疫反应。尽管国内外的许多研究已证实一些与调控炎症介质、免疫炎症反应和骨代谢有关的基因与牙周炎有关，然而大量的研究表明，无论侵袭性牙周炎还是慢性牙周炎均不是单基因疾病，其发病可能是多个基因相互关联、多因素（如微生物、吸烟、精神压力等其他因素）协同作用所致。

（二）白细胞异常

中性多形核白细胞是宿主对抗感染的最主要的防御力量。由于先天或后天原因使白细胞的数目减少或功能异常，均可使患者处于牙周炎易感状态。如有的青少年牙周炎（现称侵袭性牙周炎）患者有先天性（有的是家族性的）中性多形核白细胞功能低下，主要是由于其中性多形核白细胞表面对趋化物的受体数目减少及一种具有信号传递功能的表面糖蛋白 GP110 减少所致。但多数侵袭性牙周炎患者并不能检出白细胞功能异常。近来还有研究报道青少年牙周炎（局限性）患者的中性多形核白细胞能吞噬伴放线聚集杆菌，却不能杀死该菌，而对其他细菌则能杀死，这可能解释为何这种患者通常不伴其他全身疾病。另一些疾病，如白细胞黏附缺陷、糖尿病、Down 综合征、掌跖角化-牙周破坏综合征等均存在中性多形核白细胞趋化缺陷，这些患者常伴有严重的牙周炎症。

（三）吸烟

1946 年，有学者发现急性坏死性龈炎的发生与吸烟量有关。20 世纪 80 年代以来，由于一些大规模且严格设计的临床研究的发表，使人们逐渐认识到吸烟是影响牙周病的发生和严重程度的重要危险因素之一。对吸烟者与不吸烟者的比较研究表明：吸烟者的牙石多、牙槽骨吸收重、深牙周袋多、附着丧失重，而炎症程度则与非吸烟者相似或甚至较轻。吸烟者对常规牙周治疗和牙周手术疗效也较差。烟草中含有 2 000 多种对牙周组织有害的物质，其中最主要的是尼古丁及其分解产物可替宁。前者在高浓度时，可损害中性多形核白细胞的吞噬功能；尼古丁还使牙周组织中的成纤维细胞不易贴附根面，导致其形成胶原的能力下降。有不少报道表明，吸烟者的口腔内和血流中的中性多形核白细胞趋化和吞噬功能均降低，他们唾液中 SIgA 和血清中抗牙龈卟啉单胞菌及抗具核梭杆菌的 IgG 均减少。吸烟导致牙周病的机制可能如下：①使局部小血管收缩，影响血运；②降低中性粒细胞的趋化和吞噬功能；③降低牙龈局部的氧张力，有害物质进入龈沟液，有利于龈下厌氧菌的生存；④吸烟者的口腔卫生一般较差，牙面的烟垢、牙石有碍菌斑控制；⑤抑制成纤维细胞生长，还可能抑制成骨细胞。吸烟时的温度上升及局部有害物质可能使牙龈上皮角化增厚。

（四）精神压力

大量的人类和动物研究表明，精神紧张及不幸事件能引起一系列神经内分泌和免疫系统的改变，波及多种器官和组织。处于严重紧张状态下的动物可出现牙槽骨疏松、牙周膜变性、上皮附着向根方迁移、伤口愈合延迟等。最明显的例子是急性坏死溃疡性龈炎的患者多为处于紧张压力下的年轻人，如考试、战争、工作疲劳等。有研究发现，精神压力中以经济拮据与牙周炎的附着丧失和骨吸收的关系最明显，所以个体对这种压力的应对能力更为重要。有人报道精神压力大的患者血液中皮质类固醇水平增高，它可抑制免疫系统功能，使患者易感牙周病。此外，在精神压力下，机体的行为、生活方式也可改变，如吸烟增多、忽视口腔卫生、酗酒等也会对牙周病产生影响。

（五）其他全身疾病

一些长期重度消耗性疾病，如结核、慢性肾炎等可引起牙周组织的严重退行性变。牙周膜主纤维束消失，变为疏松结缔组织或有水样变性；牙槽骨广泛吸收，牙周组织新生障碍。这种退行性变的牙周组织在局部出现细菌等致病因素时，病变和破坏将会迅速发展。

骨质疏松症。雌激素对骨质有保护作用，妇女绝经期后由于雌激素水平下降，骨量减少，骨的脆性增加，虽不引起明显症状，但易发生骨折或骨的畸形。有学者报道，正常人下颌骨密度与脊柱和腕骨的骨量相关，骨质疏松症的下颌骨密度也低。然而，对于牙槽骨部位的骨密度与脊柱骨密度的比较尚缺乏可靠的手段，而且现有的关于骨质疏松症与牙周炎关系的研究结果也缺乏一致性，两者的关系尚有待进一步研究。

（六）增龄的影响

随着年龄增大，牙周组织中的细胞和血管成分减少，牙槽骨和结缔组织内基质形成减少，骨质疏松，代谢率降低，修复和愈合能力下降，但牙根面却不断有新的牙骨质沉积。老年人经常出现牙龈退缩，牙槽嵴高度也有所降低，这在过去被认为是生理现象，但近年的研究发现有些口腔卫生良好的老人并无牙龈退缩。目前认为增龄变化对牙周疾病的发生和进展有一定影响，但这主要不是由于老年人抵抗力降低，而是反映了致病因素和疾病破坏过程随年代增加的积累作用。很多研究表明，在牙周病的发生中，机体本身的易感性比年龄因素更为重要。

综上所述，菌斑及其毒性产物是牙周疾病的始动因子，它引起牙周组织的炎症和破坏。当菌斑量较少、细菌毒力不强时，机体的防御功能可与之抗衡而不发生疾病，或为轻度疾病长期存在而不发展；当细菌量增多或出现某些毒力强的致病菌，或存在一些有利于细菌堆积的条件（如牙石、不良修复体等），则此种平衡被打破；又如出现某些全身因素而降低或改变牙周组织的防御功能时，也使牙周疾病易于发生或加重。总之，微生物是引发牙周病所必不可少的，但单有菌斑尚不足以致病。宿主的免疫反应参与调节和决定发病与否、疾病的类型和程度等，决定个体对牙周病的易感性。人类应该充分利用这些知识和手段来预防牙周疾病，治疗已经发生的牙周病，并防止其复发。

第三节　牙周炎的临床病理学

一、牙周袋形成及牙龈炎症

牙周袋是病理性加深的龈沟，是牙周炎最重要的临床和病理学表征之一。患牙龈炎时牙龈因炎症肿胀或增生，使龈缘的位置向牙冠方向变动，从而使龈沟加深，但龈沟底仍位于釉牙骨质界处，也就是说未发生结缔组织的附着丧失，此为龈袋或假性牙周袋。当炎症向根方扩展，使牙龈结缔组织中的胶原纤维破坏，结合上皮向根方增生迁徙，大量白细胞通过结合上皮进入龈沟，使上皮与牙面分离，形成牙周袋，此时的袋底位于釉牙骨质界根方的牙根面上，造成了牙周附着丧失，这是真性牙周袋。临床上的牙周袋大多是龈缘移向冠方与袋底移向根方并存的。

（一）牙周袋的组织病理学

1. 软组织壁

牙周袋壁的软组织有明显的炎症，袋内上皮显著增殖和变性，其中有大量白细胞浸润。由于上皮细胞的变性和坏死，袋内壁溃疡，使下方炎症严重的结缔组织暴露。结缔组织中有炎症细胞密集浸润，以浆细胞（约80%）和淋巴细胞为主，多形核白细胞散布其间。血管增多、扩张及充血。有的病例可见细菌侵入上皮细胞间隙，或深入结缔组织中。

牙周袋的软组织壁处于组织破坏和修复的动态变化中。在炎症性渗出和组织破坏的同时，存在着血管形成、胶原纤维新生等企图修复组织的现象，但由于局部刺激继续存在，组织无法彻底愈合。

炎症渗出与组织修复之间的强弱关系决定着牙周袋壁表面的颜色、致密度和表面结构。若炎症渗出占优势，则袋壁表面呈黯红或鲜红色，松软脆弱，表面光亮；若修复过程占优势，则袋壁坚韧且呈粉红色，有点彩呈现。但是临床上不应只观察牙周袋的外表，因为牙周袋最严重的病变发生于内壁。有的牙周袋内壁有炎症和溃疡，而其表面则有胶原纤维包围，使牙龈外观似乎正常。这时，进行牙周袋探诊以观察探诊后有无出血，对了解袋内壁的炎症状况很有帮助。

2. 牙周袋的内容物

牙周袋内主要是细菌及其产物（酶、内毒素及其他有害产物）、脱落的上皮细胞、食物残渣及尚有活力或已变性坏死的白细胞，后者即为脓液。牙周袋内的龈沟液量增多，其中含有多种具有防御功能的物质，如抗体、补体等，也含有组织分解和炎症的产物。将牙周袋的内容物及牙垢的过滤液注入动物皮下，能引起感染和脓肿，证明其具有毒性。牙周袋溢脓是牙周炎的常见症状，但脓的有无或多少与牙周袋的深度及支持组织破坏程度无直接关系。

3. 根面壁

根面壁是指暴露于牙周袋内的牙根面。未经治疗的牙周袋内的根面一般都有龈下牙石沉积，其表面永远有菌斑，可以使感染持续，使牙周治疗复杂化。在牙石下方的牙骨质可发生结构方面的改变。由于菌斑内细菌产酸，导致牙骨质脱矿、软化，还可发生根面龋。当牙龈退缩，牙根暴露于口腔时，唾液中的无机成分可使牙根面发生再矿化。牙骨质中也可渗入有害物质，如内毒素等，它会妨碍牙周组织重新附着，因此在治疗时除了刮除龈下牙石及其表面的菌斑外，还须除去受内毒素污染和变软的牙骨质表层。

（二）牙周袋的临床表现

1. 探诊深度和附着丧失的关系

用牙周探针沿着牙面探入牙周袋，测量从龈缘到袋底的距离，以确定牙周袋的深度，并了解牙周袋的范围。通常以≤3 mm作为正常龈沟的深度。若探诊深度超过3 mm，则应根据袋底所在位置来判断其为真性或假性牙周袋。若已能探到釉牙骨质界，且袋底在牙根面上，则为真性牙周袋；若釉牙骨质界尚未暴露，则为假性牙周袋。有时，牙周袋的形成可同时存在牙龈的退缩，此时即便探诊深度不大，但龈缘的位置已不在牙冠上，而在牙根上，说明已有附着丧失。因此，不能单凭探诊所得的牙周袋深度来判断疾病的严重程度，而是应看袋底在根面上的位置，即牙周附着丧失的程度。

2. 牙周袋的类型

（1）根据牙周袋底所在位置可将其分为假性牙周袋与真性牙周袋，根据袋底与相邻组织的关系，真性牙周袋可分为骨上袋和骨下袋。

1）假性牙周袋：因龈缘向冠方延伸而使龈沟加深，其下方的结缔组织并无破坏，龈袋底仍位于釉牙骨质界处，也称龈袋。

2）骨上袋：为真性牙周袋，其袋底位于釉牙骨质界的根方，且位于牙槽骨嵴的冠方，牙槽骨呈水平型吸收。

3）骨下袋：为真性牙周袋，其袋底位于牙槽骨嵴的根方，而袋壁位于牙根面和牙槽骨之间。牙槽骨吸收类型为垂直型吸收（也称角形吸收）。

（2）牙周袋：按其累及牙面的情况分为以下三类。

1）单面袋：只涉及一个牙面的牙周袋。

2）复合袋：涉及两个以上牙面的牙周袋，例如波及颊面和近中面。

3）复杂袋：是一种螺旋形袋，起源于一个根面，但扭曲回旋涉及一个以上的牙面，或涉及多根牙的根分叉区。临床检查中应避免遗漏复合袋及复杂袋。

二、牙槽骨吸收

牙槽骨吸收是牙周炎的另一个主要病理变化。由于牙槽骨的吸收和牙周膜纤维破坏，使牙齿失去支持而逐渐松动，最终脱落或拔除。牙槽骨是人体骨骼系统中代谢和改建最活跃的部分。在生理情况下，骨的吸收与新生是平衡的，故牙槽骨高度保持稳定。当骨吸收增加或骨新生减少，或两者并存时，即发生骨丧失。

（一）引起牙槽骨吸收的因素

牙周炎时的牙槽骨吸收主要是由局部因素即慢性炎症和咬合创伤所引起，全身因素的作用尚不明确。

1. 炎症

是引起牙槽骨吸收的最主要因素。当牙龈的慢性炎症向深部组织扩延达到牙槽骨附近时，骨表面和骨髓腔内有大量炎症细胞渗出，血管增生并分化出破骨细胞，发生陷窝状骨吸收，此即标志着从牙龈炎已发展为牙周炎。骨吸收使骨髓腔增大或使骨小梁吸收变细，随后牙槽骨高度降低。

有研究表明，牙槽骨的吸收与牙周袋底的炎症范围有一定的关系，菌斑性炎症引起邻近骨吸收的"作用半径"为 1.5~2.5 mm，也就是说从袋底的炎症区到骨吸收表面的距离大致为 2 mm。当两牙之间的牙槽间隔宽度大于 2.5 mm 时，只在靠近有炎症牙的一侧有牙槽骨吸收，而靠近无炎症的邻牙一侧无骨吸收，就会形成所谓的角形吸收（骨下袋）；如果邻面牙槽间隔太窄（小于菌斑性炎症的作用半径），即使只有一侧牙齿有炎症，也会使嵴顶全部吸收而形成水平型破坏。由此可以理解角形吸收多发生于后牙的邻面，较少见于前牙区，因为前牙区的骨间隔一般较窄。牙槽骨破坏的速度因人、因牙而异，例如侵袭性牙周炎的破坏速度较快，又如当细菌入侵牙周袋壁或伴有其他局部因素时，骨吸收加重加快。

在距炎症中心较远处，可有骨的修复性再生。在被吸收的骨小梁的另一侧，也可见到代偿性的新骨沉积。骨吸收和修复性再生常在不同时期、不同部位出现，后者是牙周炎治疗后再生性修复的生物学基础。

2. 咬合创伤

在牙周炎时，常并存原发性或继发性咬合创伤。受压侧发生牙槽骨吸收，牙周膜间隙增宽，骨硬板消失，牙动度增加。当过大压力消除后，被吸收的部分可以修复。一般因咬合创伤引起的多为牙槽骨垂直吸收，形成骨下袋，但在牙槽间隔较宽时也可单纯因炎症而发生垂直吸收。

（二）牙槽骨吸收的形式

1. 水平型吸收

这是最常见的骨吸收方式。牙槽间隔、唇颊侧或舌侧的嵴顶边缘呈水平吸收，而使牙槽嵴高度降低，通常形成骨上袋。同一牙齿的不同面，牙槽骨破坏的程度不一定相等。

2. 垂直型吸收

牙槽骨发生垂直型或斜行的吸收，与牙根面之间形成角形的骨缺损。牙槽嵴顶的高度降低不多，而靠近牙根周围的骨吸收较多。垂直骨吸收多形成骨下袋（骨内袋），即牙周袋底位于骨嵴的根方。

骨下袋根据骨质破坏后剩余的骨壁数目，可分为以下 5 种。

（1）一壁骨袋：骨质破坏严重，仅存一侧骨壁，这种袋常见于牙槽间隔区，因颊、舌侧骨壁均被破坏而仅有邻牙一侧的骨壁残留。若一壁骨袋发生在颊、舌侧，则为仅剩颊或舌侧的一个骨壁。

（2）二壁骨袋：骨下袋仅剩两个骨壁。最多见于邻面骨间隔严重破坏，仅剩颊、舌两个骨壁。此外也可有颊－邻骨壁或舌－邻骨壁。

（3）三壁骨袋：袋的一个侧壁是牙根面，其他三个壁都是骨质，即邻、颊、舌侧均有骨壁存在。三壁骨袋的治疗效果最佳，能获得较多的骨质修复。这种三壁骨袋还常见于最后一个磨牙的远中区，由于该处牙槽骨宽而厚，较易形成三壁骨袋。

（4）四壁骨袋：牙根四周均为角形骨吸收，貌似具有颊、舌、近中、远中四面骨壁，但骨壁与牙根之间已无正常的组织相连，实质上相当于四面皆是一壁袋，治疗效果很差。

（5）混合壁袋：牙周手术中常见在同一骨下袋的各个骨壁高度不同，骨下袋的近根尖部分骨壁数目多于近冠端的骨壁数。例如：颊侧骨板吸收较多，在冠端仅剩舌、邻两个骨壁，而在根方可能尚为颊、舌、邻的三壁袋，此为混合壁袋。

3. 凹坑状骨吸收

牙槽间隔的骨嵴顶中央吸收较多，而颊、舌侧骨吸收较少，形成弹坑状或火山口状的骨缺损。它的形成是因为龈谷区菌斑易于堆积，又易受局部刺激而发生牙周破坏。此外，由于邻面接触关系不佳，造成食物嵌塞，也是引起凹坑状骨吸收的原因之一。有人报道，凹坑状骨吸收在下颌牙占 62%，后牙区的凹坑状骨吸收约为前牙区的2倍。

4. 其他形式的骨变化

由于各部位牙槽骨吸附不均匀，使原来整齐而呈薄刃状的骨缘变得参差不齐。正常情况下，邻面的骨间隔较高，而颊、舌侧骨嵴较低，呈波浪形。当邻面骨破坏多而下凹，而颊、舌面骨嵴未吸收，使骨缘呈现反波浪形的缺损。

由于外生骨疣或扶壁性骨增生、适应性修复等而使唇、颊面的骨质过度增生，使牙槽嵴顶呈"唇"形或骨架状增厚。这些虽是骨组织对破坏的代偿性修复表现，但常造成不利于菌斑控制的形态改变。

（三）牙槽骨吸收的临床表现

牙槽骨吸收的方式和程度可以用X线片来显示，但X线片主要显示牙齿近远中的骨质破坏情况，颊、舌侧骨板因与牙齿及其他组织重叠而显示不清晰。牙周炎最初表现为牙槽嵴顶的硬骨板消失，或嵴顶模糊呈虫蚀状，以后才发生牙槽骨高度降低。正常情况下，牙槽嵴顶到釉牙骨质界的距离为1~2 mm，若超过2 mm则可视为有牙槽骨吸收。骨吸收的程度一般按吸收区占牙根长度的比例来描述，如骨吸收为根长的1/3、1/2、2/3等。邻面的角形吸收在X线片上很容易发现，但在X线片上难以确定是几壁骨袋，只有在手术翻开牙龈后才能确定。凹坑状吸收也难以在X线片上显示。应该指出，良好的X线片投照条件及正确的投照角度是提供正确临床诊断的保证。用长焦距球管的平行投照，可减少失真程度。用锥形束断层（CBCT）则可获得三维立体的牙槽骨形态，但后者不宜作为常规使用。

三、牙松动及病理性移位

（一）牙松动度

正常的牙有一定范围的动度，主要是水平向的，也有极微小的轴向动度，但临床不易观察到。生理性动度随人而异，也随不同的时间而异。晨起时动度最大，日间动度较小。牙周炎的病程进展缓慢，早期牙齿并不松动，直到牙槽骨破坏到一定程度时牙齿才松动。临床医师易将没有严重骨吸收的牙齿松动与创伤等同起来。实际上，牙齿松动既可以反映检查当时存在着过度的功能，也可反映过去曾有的创伤经过组织改建已适应，后者可称为自限性松动。此时除牙松动和X线片显示牙周膜间隙增宽外，硬骨板是完整、连续的，甚至可以比正常增厚。这种情况应与进行性松动区别，后者是指创伤继续存在，松动度逐渐加重，硬骨板消失或模糊。

影响牙齿松动的因素如下：①支持骨减少；②咬合创伤及不正常的咬合习惯，如夜间磨牙、不自觉地咬紧牙；③牙周膜的急性炎症；④牙周手术后，松动度有暂时性增加；⑤妊娠期、月经期及应用激素类避孕药者；⑥局部解剖因素，如牙根短小、接触点丧失等。

（二）病理性移位

牙齿在牙弓中的正常位置是由许多因素相互平衡形成的，例如：①健康的牙周支持组织及其正常的高度；②施于牙齿的力，包括咬合力及来自唇、舌、颊的力相互平衡；③牙的形态及牙尖的倾斜度；④完整的牙列；⑤生理的近中移位倾向；⑥接触点的形状、位置和接触关系。其中任何一种或数种因素的改变，都可能导致病理性移位。然而，牙周炎的患牙由于支持组织的破坏和丧失，是造成牙病理性移位的最常见原因。当牙槽骨高度降低后，易发生继发性咬合创伤，原来健康的牙周组织可以耐受的咬合力对患牙已成为过大的咬合力，使患牙发生移位。

病理性移位好发于前牙，也可发生于后牙。一般向受力方向移位，也可同时发生牙扭转。侵袭性牙周炎患者早期即可发生上、下颌前牙向唇侧移位，出现较大的牙间隙。缺失的牙若不及时修复，常造成邻牙向空隙倾斜或移位。这种移位并非都因牙周炎引起，但牙周炎患牙更易发生，而且此种移位常易导致或加重牙周炎。

四、病程进展及活动期

旧概念认为牙周炎的破坏过程是缓慢地、直线进行性加重的。20世纪后期，学者们提出牙周病的自然进程及活动性的概念。Loe 等对没有口腔保健的农场工人纵向观察 15 年，发现 80% 个体有缓慢加重的附着丧失，8% 为快速加重，11% 则停留在龈炎而不进展。国内外其他一些纵向研究结果也表明，在少数人的少数牙位发生新的附着丧失，牙周炎的发生和进展具有个体特异性和部位特异性。Socransky 等于 1984 年提出了牙周炎的进展可能有静止期和活动期，后者呈短期爆发性地发生在部分人的部分牙位，随后又进入静止期，在静止期甚至可以有部分修复。

目前尚缺乏理想的判断活动期的客观指标，一般以定期（每隔 1 ~ 3 个月）测量附着丧失程度来监测，若在两次测量的间隔期发现附着丧失加重≥2 mm，则认为有活动性破坏发生。学者们正通过微生物学、免疫学、生化学和放射影像学等手段来寻找灵敏、准确可靠的标记物，以早期发现或预测活动期。

第四节　牙周炎的检查

对牙周炎患者的问诊和全面检查是作出准确诊断和制订正确治疗方案的基础。牙周炎常累及多个牙的软硬组织，需要用多项指标来作出诊断，而且每个牙的病情也不尽相同。在诊断为牙周炎后，还应确定其所患牙周炎的类型、总体及各个患牙的组织破坏程度、目前是否处于疾病的活动期等，还应通过问诊和检查发现有关的危险因素。在此基础上制订出完善的治疗计划和判断预后，然后将病情和治疗方案告知患者，在患者充分知情和配合下，医患共同完成治疗计划。

根据患者的主诉，进一步了解其牙周病发展过程及既往历史（有无出血、急性肿痛、功能障碍，接受过何种牙周治疗及效果等），口腔卫生习惯（刷牙习惯、使用何种辅助工具等），口腔其他主要疾病及治疗史（正畸、龋病、修复体等），失牙原因等。还应了解全身健康情况（如异常的出血倾向、高血压、心脏病、糖尿病、肝炎等传染性疾病），既往及目前用药情况，有无吸烟、夜磨牙等不良习惯，牙周病的家族史，等等。

一、检查菌斑、牙石以及局部促进因素

目前常用的菌斑指数均为检测龈上菌斑，着重观察龈缘附近及邻面的菌斑量，对龈下菌斑的量，尚缺乏有效的客观指标。

1. 菌斑指数（PLI）

由 Silness 和 Loe 提出。

0 = 在近龈缘处牙面无菌斑。

1 = 肉眼看不到龈缘区有菌斑，只有用探针尖的侧面划过牙面时才能发现。

2 = 在龈缘区或邻近牙面看到中等量的菌斑。

3 = 在龈缘区及邻近牙面有大量软垢。

2. Quigley-Hein 菌斑指数

经 Turesky 等改良。

0 = 牙面无菌斑。

1 = 在龈缘附近的牙面有斑点状散在的菌斑。

2 = 牙颈部的菌斑呈薄而连续的带状，但不超过 1 mm 宽。

3 = 牙颈部菌斑超过 1 mm 但未超过牙冠的 1/3。

4 = 菌斑覆盖牙面超过 1/3，但未超过 2/3。

5 = 菌斑覆盖牙面超过 2/3。

本指数较适用于临床试验中观察某一疗法对菌斑量的影响。为了显示菌斑，可用 2% 碱性品红溶液涂布于牙面，等待数秒钟后嘱患者漱口，牙面留有菌斑处染为红色。

日常临床还可用有菌斑覆盖的牙面占全口牙面的百分数来反映口腔卫生状况，一般以有菌斑的牙面占总牙面≤（15% ~ 20%）为合宜。

同时还应检查有无其他加重菌斑、牙石堆积的局部因素，如不良修复体、食物嵌塞、解剖异常等。

二、牙龈的色、形、质

擦干牙龈，观察全口牙龈的颜色、外形有无肿胀或退缩、质地松软或坚韧、表面有无点彩、是否易出血或有自动出血、有无脓肿、附着龈的宽度、龈缘的位置（有无退缩或增生）等。临床常以牙龈指数或出血指数来客观地表示牙龈炎症的程度。

1. 牙龈指数（GI）

由 Loe 和 Silness 提出。

0 = 正常牙龈。

1 = 牙龈轻度水肿和颜色改变，探诊后不出血。

2 = 中度炎症，牙龈发红、水肿，探诊后出血。

3 = 重度炎症，牙龈明显发红、水肿，有溃疡或自动出血倾向。

2. 出血指数（BI）

0 = 正常牙龈。

1 = 牙龈轻度水肿，探诊不出血。

2 = 牙龈有炎症，探诊后有点状出血。

3 = 牙龈有炎症，探诊后有线状出血。

4 = 牙龈炎症明显，探诊后流血溢出龈沟（袋）。

5 = 牙龈炎症明显，有自动出血倾向。

本指数的优点是较为客观，而且能够反映牙周袋内壁实际炎症的情况，因为有少数牙周袋（尤其是经过初步治疗后）表面炎症不明显，实际袋内壁和深部的炎症并未消除，此时探诊后出血可提示需要进一步治疗。探诊时探针一般不直插入袋底，而是轻触袋内壁。

有的学者以患者有探诊后出血的位点占全口牙位的百分比，来反映该患者的牙龈炎症程度（BOP%），以不超过 10% 为轻度。

三、牙周袋探诊

应包括牙周袋的位置、深度、类型及内容物等，应使用钝头、带刻度的牙周探针。探诊的力量为 20~25 g，不可过大，以免穿透结合上皮。

为了探明不同牙面、不同形态的牙周袋（如复杂袋、窄而深的袋等），应将牙周探针沿着牙体长轴对各个牙面探查。以颊侧为例，探针插入颊侧远中袋内后，以提插滑行的方式向颊面中央和颊面近中移动，以探明同一牙齿上不同深度的牙周袋。

牙周探针应与牙长轴平行，探针尖端贴紧牙根面向袋底方向深入，并提插移动。在探查邻面时，应将探针紧靠接触区，并保持与牙长轴平行。当邻面的龈谷区有骨吸收形成凹坑状骨袋时，应将探针紧靠接触点并向邻面中央略倾斜，以探得邻面袋的最深处。

牙周袋探诊除了测得深度外，还应观察有无探诊后出血、龈下石的多少等。有时还需探查牙周附着水平，即从牙周袋底到釉牙骨质界的距离，这对了解牙周组织的破坏程度比较可靠。先用牙周探针探得牙周袋深度，然后将探针沿牙根面退出，同时用探针尖端"寻找"釉牙骨质界，到达釉牙骨质界时，得到一个由釉牙骨质界到龈缘的毫米数。将袋深度减去由釉牙骨质界到龈缘的距离，即为该部位附着丧失的程度。若两个读数相减为零，说明无附着丧失。若牙龈退缩使龈缘位于釉牙骨质界的根方，则应将两个读数相加，得出附着丧失的程度。

全口牙周袋探诊深度及附着水平的探测比较费时，根据条件及需要，可对每个牙只记录一个最严重的部位，也可记录每个牙齿的 4 个部位（颊面的近中、中央和远中，舌面中央），或 6 个部位（颊面和舌面各记录近中、中央及远中）。

四、根分叉病变的检查

用牙周探针探查多根牙的分叉区有无深袋及分叉区骨质的破坏。在发现有根分叉病变时，可用牙科尖探针以水平方向探入分叉区，以确定病损的严重程度。还应注意根分叉的大小、根柱的长短、是否有釉突等，这些都关系到预后及疗效。X线片在根分叉病变的诊断中有一定参考价值，但因影像重叠及投照角度的影响，通常实际病变要比X线片的表现更为严重。

五、牙松动度

将牙科镊的喙部并拢后，放在后牙𬌗面窝沟内，向颊舌方向或近远中方向轻摇牙冠，观察牙冠水平位移的方向和幅度。前牙可用镊子夹住切缘并摇动牙冠。

临床上确定牙松动度的标准如下。

1度：略大于生理性动度，颊舌向动度相加小于1 mm。

2度：颊舌向或近远中动度1~2 mm。

3度：颊舌向及近远中向动度大于2 mm，并伴有垂直向松动。

六、𬌗关系及𬌗功能

包括上下颌闭合状态下的牙齿关系以及下颌运动时的状况。

1. 𬌗关系检查

观察牙列是否完整。当上下牙弓相对时，覆𬌗覆盖关系是否正常，有无深覆𬌗或反𬌗、对刃𬌗、锁𬌗等；上、下颌前牙的中线是否一致；有无排列拥挤；𬌗关系的类型；牙齿有无过度的不均匀磨耗等。

2. 检查与咬合有关的颌位是否正常

嘱患者放松地端坐，做吞咽动作使下颌位于最后退位。此时上下牙微分开，再轻轻闭口，当上下牙任何一处刚有轻微接触时即停止闭口，此时即为肌位（MCP）。再嘱患者将上下牙全部咬紧达到牙尖交错位（ICP），简称牙位。观察由肌位至牙位的过程中，牙齿有无滑动，下颌有无偏移。若无滑动或偏移，表示牙位与肌位一致；若由轻咬至重咬过程中牙有滑动或下颌偏移，则表示牙位与肌位不一致，不稳定。正常此滑动距离应≤1 mm。

3. 检查有无𬌗干扰

正常的咬合关系应在下颌水平运动中平滑无阻；前伸𬌗前牙接触时，后牙应无接触；工作侧后牙接触时，非工作侧后牙应无接触。如果非工作侧有接触，或前伸时后牙有接触，则形成𬌗干扰。

嘱患者下颌前伸至上下切牙的切缘相对，若前牙并非均匀接触而是有个别高点，则为前伸𬌗的前牙早接触；若后牙有接触，则为前伸𬌗干扰。可用薄型的脱色纸或蜡片来检查早接触点，也可用牙线或血管镊夹住玻璃纸条放在后牙区，若前伸时后牙能咬住牙线或玻璃纸，说明后牙有𬌗干扰。

嘱患者下颌向一侧运动，先检查工作侧牙齿是否有均匀接触，有无高点（工作侧早接触）；再用牙线或玻璃纸条检查非工作侧有无𬌗干扰。

为了更准确地获得咬合状况，可使用电子感应的仪器来记录咬合力大小和分布等，但尚未在临床上普及应用。

七、X线检查

X线片对于了解牙周骨组织破坏的情况具有重要的参考价值，但它在很大程度上受X线片投照质量的影响，故应结合临床检查进行判断。𬌗翼片对于发现早期的牙槽骨吸收有较好的效果，用长焦距牙科X线机拍摄的牙片，由于X线与牙长轴垂直，使牙槽骨及牙根的影像比较接近实际，可减少因投照角度所造成的失真。曲面体层片的牙槽骨影像较模糊欠准确，一般不宜用于牙周炎患者牙槽骨的准确判断。

在分析牙周炎的 X 线片时，应注意以下各点：①牙冠、牙根的形态，牙根有无吸收或牙骨质增生；②牙槽嵴顶的高度及形态；③牙槽骨的吸收方式；④硬骨板有无增厚、连续性中断或消失；⑤骨小梁的排列和密度；⑥牙周膜间隙的宽度（正常为 0.15 ~ 0.38 mm）；⑦根分叉部有无病变；⑧根面牙石附着情况；⑨其他牙体、根尖周疾病及修复体的情况等。

八、特殊检查

上述各项是牙周病的常规检查内容，对于确诊牙周炎以及确定患病的严重程度十分有用，但对于牙周炎的分型以及活动期的确定则尚感不足。近年来，有不少新发展的检查方法，能在一定程度上辅助常规检查的不足，尤其是在临床研究方面。

1. 微生物学检查

用厌氧培养法来分离和鉴定龈下菌群对了解患处致病菌的种类和量、判断疗效及监测活动期和复发，有重要意义。但其方法复杂、费时，且目前对哪些菌能引起牙周炎尚不明确，还有大量的微生物尚不能用培养法分离。临床可用暗视野显微镜或相差显微镜观察龈下菌斑涂片中螺旋体和能动菌的百分比，若超过 15% 则提示有较重的感染，球菌的百分比越高，则越接近健康。也可用 2% 刚果红负染色法，计数螺旋体和球菌的百分比。其他如用 DNA 探针、单克隆抗体、聚合酶链反应（PCR）和细菌酶等来快速检测某些致病菌，也是十分有前景的方法。

2. 恒压电子探针检查

牙周探诊深度与牙周组织炎症程度及胶原纤维破坏的程度有关，也受探诊力量大小、探针直径等因素的影响。同一部位在不同时间，甚至同一时间由不同医师探诊所得结果的重复性较差（经常在 1 mm 左右）。因此，国外研制了能固定探诊压力（一般为 20 ~ 25 g）的电子探针，与计算机相连，能自动记录探诊深度和釉牙骨质界。这些使牙周探诊的误差明显减少。但探针放置的位置及角度仍会影响结果，因此在一些严格设计的纵向临床试验中还须采用固定的参照物，如特制的树脂垫等。

3. 血清、龈沟液和唾液中的生化成分检查

牙周炎是复杂的疾病，在其发生、发展和愈合过程中，微生物和宿主之间的"交战"是错综复杂的，包括微生物的毒性成分和产物、机体的防御机制——局部或全身的免疫炎症反应、组织破坏过程的产物等，例如多种来自细菌或机体的酶、炎症介质、细菌毒素以及遗传基因等都可以在血清、龈沟液或唾液中存在。人们通过研究希望能发现一些与牙周炎病程有关的标志物，以帮助监测病情或预测活动期、判断预后和疗效等。目前还属于研究探索阶段。

4. 放射学检查

对于治疗前和治疗后不同时期所拍摄的 X 线片，可采用数字减影技术进行骨密度和骨量的精细比较，它要求采用前后拍摄条件一致、重复性好的标准投照方法，然后用计算机软件进行精确的测量。锥形束 CT 可以三维分析牙体和牙槽骨的形态，有助于制订治疗计划。但应考虑放射剂量和价格，严格按适应证选用。

第五节　慢性牙周炎

牙周炎在临床上可表现为不同类型（发病年龄、疾病进展速度和转归、危险因素等），慢性牙周炎是其中最常见的类型，约占牙周炎患者的 95%，多由长期存在的慢性牙龈炎向深部牙周组织扩展而引起。35 岁以后患病率明显增高，性别无明显差异。本病在 20 世纪初期曾被称为不洁性脓漏、牙槽脓漏等，1989 年以后称为成人牙周炎（与其相对的为早发性牙周炎）。1999 年国际牙周病分类研讨会将其更名为慢性牙周炎，理由是此类牙周炎虽最常见于成年人，但也可发生于儿童和青少年，不应以年龄划界，而且由于本病的进程缓慢，通常难以确定真正的发病年龄。大部分慢性牙周炎呈缓慢加重，但也可出现间歇性的活动期。此时牙周组织的破坏加速，随后又可转入静止期。大部分慢性牙周炎患者根本不出现爆发性的活动期。

一、临床表现

（一）菌斑牙石的堆积

慢性牙周炎是在牙龈炎的基础上缓慢、隐匿发展而来的，一般都有较明显的菌斑牙石堆积，口腔卫生较差，尤其在一些牙列拥挤、不良修复体、牙齿解剖异常、邻面不易清洁处等，菌斑滞留而炎症明显。临床主要的症状为刷牙或进食时出血，或口内有异味，但因早期无明显不适，通常不引起患者的重视。及至形成深牙周袋后，出现牙松动、咀嚼无力或疼痛，甚至发生急性牙周脓肿等，才去就诊，此时多已为晚期。

（二）牙周袋形成和附着丧失

与牙周袋相应处的牙龈呈现不同程度的慢性炎症，颜色黯红色或鲜红色，质地松软，点彩消失，边缘圆钝且不与牙面贴附。有些病程缓慢的患者牙龈表面炎症不明显，但探诊后袋内有出血，也可有脓，说明袋内壁有溃疡和炎症。牙周袋探诊深度（PD）超过 3 mm，且有附着丧失（AL），从袋内可探到釉牙骨质界，若有牙龈退缩则釉牙骨质界已暴露在口腔。

本病一般侵犯全口多数牙齿，也有少数患者仅发生于一组牙（如前牙）或少数牙。发病有一定的牙位特异性，磨牙和下颌前牙以及牙的邻接面由于菌斑牙石易堆积，为好发区。

（三）慢性牙周炎分类

根据附着丧失和骨吸收的范围（患牙数）可分为局限型和广泛型。全口牙中有附着丧失和骨吸收的位点数占总位点数≤30%者为局限型；若＞30%的位点受累，则为广泛型。也可根据牙周组织的炎症和破坏程度来分为轻度、中度和重度。

1. 轻度

牙龈有炎症和探诊出血，牙周袋探诊深度≤4 mm，附着丧失 1～2 mm，X 线片显示牙槽骨吸收不超过根长的1/3。可有轻度口臭或无。

2. 中度

牙龈有炎症和探诊出血，也可有脓。牙周袋深度≤6 mm，附着丧失 3～4 mm，X 线片显示牙槽骨水平型或角型吸收超过根长的1/3，但不超过根长的1/2。牙齿可能有轻度松动，多根牙的根分叉区可能有轻度病变。

3. 重度

炎症较明显或发生牙周脓肿。牙周袋＞6 mm，附着丧失≥5 mm，牙槽骨吸收超过根长的1/2，多根牙有根分叉病变，牙多有松动。

（四）伴发症状

慢性牙周炎患者除有上述特征外，晚期常可出现其他伴发症状，例如：①牙松动、移位和龈乳头退缩，造成食物嵌塞；②牙周支持组织减少，造成继发性𬌗创伤；③牙龈退缩使牙根暴露，对温度敏感，并容易发生根面龋，在前牙还会影响美观；④深牙周袋内脓液引流不畅，或身体抵抗力降低时，可发生急性牙周脓肿；⑤深牙周袋接近根尖时，可引起逆行性牙髓炎；⑥牙周袋溢脓和牙间隙内食物嵌塞，可引起口臭。

二、诊断要点

（1）多见于 35 岁以上的成年人，也可偶见于儿童或青少年。

（2）有明显的菌斑、牙石及局部刺激因素，且与牙周组织的炎症和破坏程度比较一致。

（3）根据累及的牙位数，可分为局限性（＜30% 位点）和广泛型（＞30%）；根据牙周附着丧失的程度，可分为轻度（AL1～2 mm）、中度（AL3～4 mm）和重度（AL≥5 mm）。

（4）患病率和病情随年龄增大而加重，病情一般缓慢进展而加重，也可间有快速进展的活动期。

（5）全身一般健康，也可有某些危险因素，如吸烟、精神压力、骨质疏松等。

中度以上的慢性牙周炎诊断并不困难，但早期牙周炎与牙龈炎的区别不甚明显，须通过仔细检查而及时诊断，以免贻误正确的治疗。

对慢性牙周炎患者，还应通过仔细的病史询问和必要的检查，寻找相关的局部和全身易感因素，如全身疾病、吸烟等；根据病情和危险因素制订针对性的治疗计划和判断预后，并告知患者，以取得治疗期间患者的认真配合。

三、治疗原则

慢性牙周炎早期治疗的效果较好，能使炎症控制，病变停止进展，牙槽骨也可有少量修复。只要患者能认真清除菌斑，并定期复查，则疗效能长期保持。治疗应以消除菌斑、牙石等局部刺激因素为主，辅以手术等方法。由于口腔内各个牙的患病程度和病因刺激物的多少不一致，必须针对每个患牙的具体情况，制订全面的治疗计划。

（一）局部治疗

1. 控制菌斑

菌斑是牙周炎的主要病源刺激物，而且清除之后还会不断在牙面堆积。因此，必须向患者进行细致的讲解和指导，使其充分理解每天坚持不懈地通过有效刷牙和使用其他工具认真清除菌斑的重要性，并帮助其掌握正确方法。此种指导应贯穿于治疗的全过程，每次就诊时均应检查患者菌斑控制的程度，并告知患者和作记录。有菌斑的牙面应占全部牙面的15%以下才算合格。

2. 彻底清除龈上牙石

通过洁治术清除龈上牙石和菌斑，通过龈下刮治清除龈下牙石和菌斑，同时还将暴露在牙周袋内的含有内毒素和变软的病变牙骨质刮除，此过程称为龈下清创术。其目的除了清除龈下牙石外，主要是使微生物数量大大减少，并搅乱菌斑生物膜的结构，改变龈下微环境，使细菌不易重新附着。牙龈结缔组织有可能重新附着于根面，形成新附着。

经过彻底的洁治和龈下清创术后，临床上可见牙龈的炎症和肿胀消退，出血和溢脓停止，牙周袋变浅、变紧。牙周袋变浅是由于牙龈退缩以及袋壁胶原纤维的新生，使牙龈变得致密，探针不再穿透结合上皮进入结缔组织内；也可能有新的结缔组织附着于根面。洁治和龈下清创术是牙周炎的基础治疗，它的彻底与否和整体治疗效果密切相关，任何其他治疗手段只应在此基础上实施。在龈下清创术6~8周后复查时，如果还有个别深牙周袋和炎症，还可以选择再次清创或进行手术。

3. 牙周手术

上述治疗后，若仍有较深的牙周袋并出血，或根面牙石不易彻底清除，炎症不能控制，则可进行牙周翻瓣手术。其优点是可以在直视下彻底刮除根面的牙石及不健康的肉芽组织，必要时还可修整牙槽骨的外形或截除患根、矫正软组织的外形等。对于牙周基础治疗后遗留的一些病理状态如根分叉病变、牙龈退缩等，也可通过手术进行治疗和纠正。手术后牙周袋变浅、炎症消退、骨质吸收停止，甚至可有少量骨修复。理想的手术效果是形成牙周支持组织的重新附着，即牙周膜的结缔组织细胞在根面沉积于新的牙骨质，并形成新的牙周膜纤维束将牙根与牙槽骨连接。这就是牙周组织的再生性手术，是目前临床和理论研究的热点，临床已取得一定的成果，但效果有待进一步提高。

4. 松动牙固定术

有些重症患牙的松动严重，影响功能，或患牙动度持续加重，需要用各种材料和方法制成牙周夹板，将患牙与其相邻的稳固牙齿连接在一起，分散和减少患牙承受的咬合力，以改善咀嚼功能并有利于牙周组织的修复。有些病例在固定数月后，X线片可见牙槽骨硬骨板变得致密。

夹板的设计除了有效固定松牙外，一定要有利于患者的菌斑控制操作，在前牙区还要注意美观。如果患者有缺失牙齿需要修复，而基牙或邻近的患牙因松动而需要固定，可用设计合理、制作良好的可摘式或固定式修复体来固定松牙。有些病理性移位的松牙还可先用正畸方法将患牙复位排齐后再用夹板固定。

5. 调殆

如果 X 线片显示牙槽骨角形缺损或牙周膜增宽，就要对该牙做有无殆干扰的检查，例如有无扣诊时震颤，有无正中殆、前伸殆和侧方殆时的早接触，用蜡片法或咬合纸片法查明早接触点的部位及大小等。有些个别牙的咬合干扰是可以用选磨的方法来纠正的，但对一些全口、复杂的咬合创伤则不宜用选磨法。选磨法是不可逆的治疗方法，磨除的牙体组织不能再恢复，因此必须慎重。

6. 拔除不能保留的患牙

严重而无法挽救的患牙应该及早拔除，以免影响治疗和增加再感染的机会。拔牙创面的愈合可使原来的牙周破坏停止而出现修复性改变，这一转机对邻牙的治疗有着良好的影响。

7. 坚持维护期治疗

慢性牙周炎经过正规治疗后，一般能取得较好的效果。但是，由于菌斑的不断形成，炎症很容易复发。加上牙周炎本身受机体条件和环境因素的影响，可有不确定的活动周期，需要定期监测病情。患者自我菌斑控制的好坏也至关重要，而且需要定时监测并清除重新沉积的牙石。因此，牙周炎长期疗效的保持取决于是否能定期复查和进行必要的后续治疗。复查间隔时间须根据患者的病情以及菌斑控制的好坏来确定，每次复查均应对患者进行必要的口腔卫生指导和预防性洁治。若有病情未被控制或加重的牙位，则应进行相应的进一步治疗。总之，牙周炎的治疗绝非一劳永逸，维护期治疗是保持长期疗效的关键。

（二）全身治疗

慢性牙周炎除非出现急性症状，一般不需使用抗生素。对一些重症病例或对常规治疗反应不佳者可辅以抗生素。例如，口服甲硝唑 0.2 g，每天 3～4 次，共服 1 周，也可与阿莫西林同用。有些患者有慢性系统性疾病，如糖尿病、心血管疾患等，应与内科医师配合，积极治疗和控制全身疾病，此类患者在进行复杂的牙周治疗前可适当给予抗生素，以防止感染等并发症。成功的牙周治疗对糖尿病的控制也有积极意义。老年患者一般有全身疾病并服用药物（如抗凝剂、降糖药等），在治疗计划中应予重视。

大多数慢性牙周炎患者经过恰当的治疗后，病情可得到控制，但也有少数患者疗效很差。1978 年，Hirschfeld 等报道，对 600 名牙周炎患者追踪观察平均 22 年后，83% 患者疗效良好，13% 病情加重，4% 则明显恶化。过去把后两类患者称为难治性牙周炎或顽固性牙周炎。这些患者可能有特殊的致病菌，或牙体和牙周病变的形态妨碍了彻底清除病源刺激物。有人报道此类患者常为重度吸烟者，需要针对个体的特异危险因素制订相应的治疗方案。自 1980 年以后，牙周治疗的手段有了明显的进步，牙周炎的远期疗效也有了明显的提高。

第六节　侵袭性牙周炎

侵袭性牙周炎（AgP）是一组在临床表现和实验室检查（包括化验和微生物学检查）均与慢性牙周炎有区别、相对少见的牙周炎。其主要特点是发生在较年轻人群（青春期前后或 30 岁以下），且牙周支持组织破坏迅速而严重。在 20 世纪初曾称该病为牙周变性，认为是由于组织变性在先，炎症是继发的。但此说缺乏科学依据。20 世纪 60 年代，根据患者多为青少年，命名为青少年牙周炎。1989 年的分类又将青少年牙周炎与快速进展性牙周炎和青春前期牙周炎合称为早发性牙周炎。实际上这类牙周炎虽多发于青少年，但也可见于成年人；病情发展较迅猛，但也可转为间断性的静止期，而且临床上对发病时间和进展速度也不易准确判断。因此，在 1999 年的国际研讨会上，学者们建议不以年龄为限，而强调病势严重，故更名为侵袭性牙周炎。

一、侵袭性牙周炎的危险因素

侵袭性牙周炎的病因尚未完全明了，大量的病因证据主要来源于过去对青少年牙周炎的研究结果。现在认为某些特定微生物的感染及机体防御能力的缺陷，是引起侵袭性牙周炎的主要两个因素。

（一）微生物

国外大量的研究表明伴放线聚集杆菌（Aa，旧称伴放线杆菌）是侵袭性牙周炎的主要致病菌，其主要依据如下。

（1）从局限性青少年牙周炎患牙的龈下菌斑中可分离出 Aa，阳性率高达90%～100%，而慢性牙周炎或健康人则检出率明显得低。牙周治疗可使龈下菌斑中的 Aa 明显减少或消失，当病变复发时，该菌又出现。

（2）伴放线聚集杆菌产生多种对牙周组织有毒性和破坏作用的毒性产物，例如白细胞毒素，能损伤乃至杀死中性粒细胞和单核细胞，并引起动物的实验性牙周炎。Aa 还能入侵牙周组织，造成更严重的破坏。

（3）患者的血清和龈沟液中有明显升高的抗 Aa 抗体，牙龈局部和龈沟液内也产生大量的特异抗体，甚至高于血清水平，说明牙龈局部也可发生对该菌的免疫反应。多种细胞还可被 Aa 产生的内毒素激活而产生大量的细胞因子，引发炎症反应。

关于 Aa 的研究结果主要来自西方国家，尤其是非洲裔患者。而中国和日本等亚洲国家的研究则未能证实 Aa 为优势菌，或是所检出的 Aa 为低毒性株。国内学者主要分离出牙龈卟啉单胞菌、福赛坦菌、中间普氏菌、具核梭杆菌等。这可能是由于重症侵袭性牙周炎患者的深牙周袋微生态环境发生了改变，使一些专性厌氧菌成为优势菌，而 Aa 作为微需氧菌，不再占主导；也有可能确实存在种族和地区的差异。

近年来有些学者报道，从牙周袋内分离出的病毒、真菌甚至原生动物，可能与本病有关。

（二）全身因素

1. 白细胞功能缺陷

曾有研究发现本病患者有外周血中性粒细胞和（或）单核细胞的趋化功能降低，吞噬功能也有障碍，而此种功能缺陷并不导致全身其他部位的感染性疾病。此缺陷可能有家族性。国内的研究并未发现侵袭性牙周炎有白细胞功能障碍。

2. 遗传因素

本病有种族易感性的差异，如有人报告15～19岁的英国学生中，局限性青少年牙周炎的总患病率为0.1%，其中白种人为0.02%、非洲裔人为0.8%、亚裔人为0.2%。而且本病有家族聚集现象，同一家庭中可有数代人患病，或患者的同胞中有患本病者，说明可能有遗传背景。有关本病基因特点的研究方兴未艾，现被认为是多基因的复杂疾病。

3. 牙骨质和牙根发育异常

Gottlieb 曾提出本病的原因是牙骨质的形成受到抑制，妨碍了牙周膜纤维附着于牙体。此后有少量报道，发现局限性青少年牙周炎患者的牙根尖而细，牙骨质发育不良，甚至无牙骨质，不仅已暴露于牙周袋内的牙根如此，在其根方尚未发生病变处的牙骨质也有发育不良。说明这种缺陷不是疾病的结果，而是发育中的问题。国内有报道侵袭性牙周炎患者出现单根牙牙根形态异常的概率高于牙周健康者和慢性牙周炎患者，有牙根形态异常的牙，其牙槽骨吸收重于形态正常者。

（三）环境和行为因素

吸烟的量和持续时间是影响年轻人牙周破坏范围的重要因素之一。吸烟的广泛型侵袭性牙周炎患者比不吸烟的广泛型侵袭性牙周炎患者患牙数目多，附着丧失量也多。吸烟对局限型患者的影响相对较小。口腔卫生的好坏也对发病有影响。

总之，现代的观点认为牙周炎不是由单一种细菌引起的，而是多种微生物共同和相互作用；高毒性的致病菌是必需的致病因子，而高易感性宿主的防御功能低下和（或）过度的炎症反应导致牙周组织破坏是发病的重要因素；吸烟、遗传基因等调节因素也可能起一定的促进作用。

二、组织病理学改变

光学显微镜下，侵袭性牙周炎的组织学变化与慢性牙周炎无明显区别，均为以浆细胞为主的慢性炎症细胞浸润。电镜观察到在袋壁上皮、牙龈结缔组织甚至牙槽骨的表面有细菌入侵，主要为革兰阴性菌及螺旋体。近年还有学者报道，中性粒细胞和单核细胞对细菌的过度反应，密集的白细胞浸润及过量的细胞因子和炎症介质表达，可能导致严重的牙周炎症和破坏。

三、临床表现

根据患牙的分布可将侵袭性牙周炎分为局限型（LAgP）和广泛型（GAgP），局限型大致相当于过去的局限型青少年牙周炎，广泛型相当于过去的弥漫型青少年牙周炎和快速进展性牙周炎。局限型侵袭性牙周炎和广泛型侵袭性牙周炎的临床特征有相同之处，也各有其不同之处。在我国，典型的局限型侵袭性牙周炎较为少见，一方面可能由于患者就诊较晚，病变已蔓延至全口多个牙；另一方面可能由于种族背景差异。

（一）局限型侵袭性牙周炎

1. 发病年龄与性别

本病患者一般年龄在 30 岁以下，发病可始于青春期前后（有文献报道 11 ~ 13 岁），也可发生于乳牙列。因早期症状不明显，患者就诊时常已 20 岁左右。患者女性多于男性，但也有人报道年幼者以女性为多，稍年长后性别无差异。

2. 快速进展的牙周组织破坏

快速的牙周附着丧失和骨吸收是 AgP 的主要特点。严格来说，"快速"的确定应依据在两个时间点所获得的临床记录或 X 线片来比较和判断，然而此种资料不易获得。临床上常根据"严重的牙周破坏发生在较年轻的患者"来作出"快速进展"的判断。有人估计本型患者的牙周破坏速度比慢性牙周炎快 3 ~ 4 倍，患者常在 20 岁左右即已需拔牙或有患牙自行脱落。一部分患者的牙周破坏可自限或转入静止期。

3. 菌斑牙石的量

牙周组织的破坏程度与局部刺激物的量不成比例是本病一个突出的表现。患者的菌斑、牙石量很少，牙龈表面的炎症看似轻微，但却已有深牙周袋和骨质破坏；牙周袋内有牙石和菌斑，也有探诊后出血；晚期还可发生牙周脓肿。

4. 好发牙位

1999 年新分类法规定，局限型侵袭性牙周炎的特征是"局限于第一恒磨牙或切牙的邻面有附着丧失，至少波及两个恒牙，其中一个为第一磨牙。其他患牙（非第一磨牙和切牙）不超过两个"。换言之，典型病例的病变局限于第一恒磨牙和上下切牙，多为左右对称。X 线片可见第一磨牙的近远中均有垂直型骨吸收，形成典型的"弧形吸收"，在切牙区多为水平型骨吸收。但早期的患者不一定波及所有的切牙和第一磨牙。

5. 早期出现牙齿松动和移位

在表面炎症不明显的情况下，患牙已可出现松动、咀嚼无力。切牙可向唇侧远中移位，呈扇形散开排列，出现牙间隙，多见于上、下颌前牙。后牙可出现不同程度的食物嵌塞。

6. 家族聚集性

家族中常有多代、多人患本病，说明有一定的遗传背景。但也有一些学者认为是由于牙周致病菌在家族中的传播所致。临床上并非每位 LAgP 患者均有家族史。

7. 全身健康情况

侵袭性牙周炎患者一般全身健康，无明显的系统性疾病，但部分患者可能有中性粒细胞及（或）单核细胞的功能缺陷。多数患者对常规治疗如刮治和全身药物治疗有明显的疗效，但也有少数患者经积极治疗仍效果不佳，病情迅速加重直至牙齿丧失。

（二）广泛型侵袭性牙周炎

顾名思义，广泛型侵袭性牙周炎（GAgP）患者受累的患牙数较多，1999 年分类法规定其特征为

"广泛的邻面附着丧失，侵犯第一磨牙和切牙以外的牙数在三颗以上"，实际上本型通常累及全口大多数牙。主要发生于 30 岁以下的年轻人，但也可见于 35 岁以上者。性别无明显差异。全口牙龈有明显的炎症，呈鲜红色，并可伴有龈缘区肉芽性增殖，易出血，可有溢脓。多数患者有大量的菌斑和牙石，有些患者曾接受过不彻底的治疗（如只做龈上洁治或单纯服用抗生素）。也可表现为龈上牙石不多、牙龈红肿不明显等，但龈下牙石较多，且探诊后出血明显，或有溢脓。X 线片显示全口多数牙有牙槽骨破坏，范围超过切牙和第一磨牙。有一些广泛型侵袭性牙周炎患者显示在切牙和第一磨牙区的骨质吸收较其他牙为重，且呈现弧形吸收的方式，有人认为可能该类患者是由局限型发展而来。

患者一般对常规治疗如龈下清创术和全身药物治疗有很好的疗效，但也有少数患者经基础治疗后效果不佳，需要接受药物或手术等综合治疗。也有文献报道一些病例在重度病变的基础上可有间歇的静止期。

广泛型和局限型侵袭性牙周炎究竟是两个独立的类型，抑或广泛型侵袭性牙周炎是局限型发展和加重的结果，尚不肯定。有一些研究结果支持两者为同一疾病不同阶段的观点。例如：①局限型以年幼的围青春期人群较多次，而广泛型多为 30 岁左右的年轻人，患牙数目增多；②局限型患者血清中的抗 Aa 特异抗体 IgG 水平明显地高于广泛型患者，起保护作用的 IgG2 亚类水平也高于广泛型；可能机体对致病菌挑战所产生的免疫反应使感染局限，而广泛型患者的抗体反应较弱，使感染得以扩散；③有些广泛型侵袭性牙周炎患者的第一磨牙和切牙病情较其他患牙重，且有典型的"弧形吸收"影像，提示这些患者可能由局限型病变发展而来。然而，1999 年分类法提出的"对病原菌的血清抗体反应较弱是广泛型 AgP 的特异性表现"一说，在国内的数项研究中并未得到证实。国内近期的研究显示，切牙-磨牙型 AgP 患者的抗 Aa 血清 C 型抗体滴度与非切牙-磨牙型 AgP 患者无显著性差异，这可能与 Aa 不是国人的主要致病菌有关。近来有学者提出局限型和广泛型可能是同一疾病的不同表型，或者说不同类型的 AgP 具有共同的临床表征。

四、诊断要点

患者初起时无明显症状，待就诊时多已为晚期，因此应注重本病的早期发现和早期诊断。如果一名青春期前后的年轻患者，菌斑、牙石等刺激物不多，炎症不明显，但出现有少数牙松动、移位或邻面深牙周袋伴有附着丧失，局部刺激因子与病变程度不一致，则应引起重视。重点检查切牙及第一磨牙的邻面，并拍摄 X 线片，殆翼片有助于发现早期病变。早期诊断及治疗对保留患牙和控制病情极为重要。对于侵袭性牙周炎患者的亲属进行牙周检查，也有助于早期发现其他病例。

临床上常以年龄（35 岁以下）和全口大多数牙的重度牙周破坏，作为诊断侵袭性牙周炎的标准，也就是说牙周破坏程度与年龄不相称。但必须明确的是，并非所有年轻患者的重度牙周炎均可诊断为侵袭性牙周炎，应先排除一些明显的局部和全身因素。①是否有严重的错殆导致咬合创伤，加速了牙周炎的病程。②是否曾接受过不正规的正畸治疗，或在正畸治疗前未认真治疗已存在的牙周病。③有无食物嵌塞、邻面龋、牙髓及根尖周病、不良修复体等局部促进因素加重了菌斑堆积，造成牙龈的炎症和快速的附着丧失。④有无伴随的全身疾病，如未经控制的糖尿病、白细胞黏附缺陷、HIV 感染等。上述①～③的存在可以加速慢性牙周炎的牙槽骨吸收和附着丧失。如有④则应列入伴有全身疾病的牙周炎范畴，其治疗也不仅限于口腔科。如有条件检测患者外周血中性粒细胞和单核细胞的趋化及吞噬功能、血清 IgG2 水平，或行微生物学检测，则有助于诊断。有时阳性家族史也有助于诊断本病（表 6-1）。

表 6-1　侵袭性牙周炎的诊断要点

1. 患者年龄一般在 35 岁以下，但也可见于年龄稍大者
2. 无明显的全身疾病
3. 年轻患者有严重的骨吸收和附着丧失
4. 牙周组织破坏程度与菌斑及局部刺激量不一致
5. 有家族聚集性

注：慢性牙周炎与侵袭性牙周炎的鉴别主要应排除后者（AgP）。

广泛型侵袭性牙周炎与重度慢性牙周炎虽然被定义为不同类型的疾病，但由于对侵袭性牙周炎的病因尚不完全明确，缺乏严格的鉴别标志，临床上对一些个体患者难以做到严格准确的鉴别，一般尽量严格控制侵袭性牙周炎的诊断。

五、治疗原则

（一）早期治疗，控制感染，控制危险因素

本病常导致患者早年失牙，因此特别强调早期、彻底的治疗，主要是彻底消除感染。同慢性牙周炎一样，洁治、刮治和龈下清创等基础治疗是必不可少的，且尽量在短时间内完成。多数患者对此有较好的疗效，但因为伴放线聚集杆菌及牙龈卟啉单胞菌等可入侵牙周袋壁，机械刮治不易彻底消除入侵的细菌，有的患者还需用药物或翻瓣手术清除组织内的微生物。还应尽量减轻和消除各种危险因素，例如戒烟、缓解精神压力等。有效地清除菌斑生物膜，并提高患者在自我控制菌斑和危险因素方面的依从性，是取得良好疗效的关键。

（二）应用抗生素

Slots 等曾报道，本病单纯用刮治术不能消除进入牙龈中的伴放线聚集杆菌，残存的微生物容易重新在牙根面定植，使病变复发。因此主张全身服用抗生素作为辅助疗法。文献报道在龈下刮治后口服甲硝唑（0.2 g，每天 3 次，共 7 天）和羟氨苄青霉素（阿莫西林 0.5 g，每天 3 次，共 7 天），可辅助提高疗效，两者合用效果优于单一用药。在根面平整后的深牙周袋内放置缓释的抗菌制剂，也有良好疗效。文献报道，可减少龈下菌斑的重新定植，减少病变的复发。但如果单独用药而不做龈下刮治，则药物不能充分达到菌斑内部起到杀灭微生物的作用，病因未除，病情仍易复发。因为只有通过刮治过程把龈下菌斑生物膜的结构搅乱并大量清除之，药物才容易发挥进一步清除菌斑的作用。因此，无论局部还是全身应用抗生素都只能是辅助作用，绝不能替代基础治疗。

（三）调整机体防御功能

宿主对细菌感染的防御反应在侵袭性牙周炎的发病和发展中起重要的作用。近年来，人们试图通过调节宿主的免疫和炎症反应过程来减轻或治疗牙周炎。例如小剂量的多西环素可抑制胶原酶，非甾体抗炎药（NSAIDs）可抑制花生四烯酸产生前列腺素，阻断和抑制骨吸收，这些均有良好的前景。中医学强调全身调理，国内有些学者报道以六味地黄丸为基础的固齿丸（膏），在牙周基础治疗后服用数月，可提高疗效和明显减少复发率。服药后，患者的白细胞趋化和吞噬功能以及免疫功能有所改善。此外，吸烟是牙周炎的危险因素，应劝患者戒烟。还应努力发现和调整其他全身因素及宿主防御反应方面的缺陷。

（四）多种手段的综合治疗

重症牙周炎会造成失牙、牙松动移位、咀嚼功能降低、影响美观等，因此，治疗不仅限于控制感染，还应动用正畸、修复、种植、牙髓治疗等多种手段尽量恢复患牙的功能和美观。在炎症和组织破坏控制后，可用正畸方法将移位的牙复位排齐，但正畸过程中务必加强菌斑控制和牙周病情的监控。牙体或牙列的修复也要注意应有利于菌斑控制。

（五）定期维护，防止复发

一般认为侵袭性牙周炎病情"凶险"，进展较快，若治疗不及时或不当，会导致早年失牙的严重后果。因此，在治疗对策上应"从早、从快、求彻底"。广泛型侵袭性牙周炎治疗后较易复发（国外报道复发率约为1/4），疗效能否长期保持取决于患者自我控制菌斑和定期复查的依从性，也就是说定期的病情监测和必要的后续治疗是保持长期疗效的关键。根据每位患者菌斑和炎症的控制情况，制定个体化的复查间隔期。基础治疗刚结束时为每 1 ~ 2 个月一次，6 个月后若病情稳定可逐渐延长间隔。复查时若发现有炎症复发或病情加重的牙位，应重新全面评估局部和全身的危险因素和促进因子，并制定相应的治疗措施，如有必要的再刮治、手术或用药等。

第七节　反映全身疾病的牙周炎

在 1989 年制定的牙周炎分类法中，有一项"伴有全身疾病的牙周炎"。它是指一组伴有全身性疾病、有严重而迅速破坏的牙周炎。1999 年的分类法基本保留了此范畴，而将名称改为"反映全身疾病的牙周炎"。这个改动似乎更强调了它所涵盖的是一组以牙周炎为突出表征的全身疾病，而不仅仅是"相伴"或某些全身因素（如内分泌、药物等）对牙周炎的影响。

属于本范畴的牙周炎主要有两大类，即血液疾病（白细胞数量和功能的异常、白血病等）和某些遗传性疾病。本节重点介绍一些相对较常见而重要的全身疾病在牙周组织的表现。

一、掌跖角化-牙周破坏综合征

本病又名 Papillon-Lefevre 综合征，于 1924 首次被报道。其特点是手掌和足跖部的皮肤过度角化、皲裂和脱屑，牙周组织严重破坏，故由此得名。有的病例还伴有硬脑膜的钙化。患者全身一般健康，智力正常。本病罕见，患病率约为（1~4）/100 万。

（一）病因

（1）本症的菌斑成分与慢性牙周炎的菌斑较类似，而不像侵袭性牙周炎。在牙周袋近根尖区域有大量的螺旋体，在牙骨质上也黏附有螺旋体。有人报道，患者血清中有抗伴放线聚集杆菌的抗体，袋内可分离出该菌。

（2）本病为遗传性疾病，属于常染色体隐性遗传。父母不患该症，但可能为血缘婚姻（约占 23%），双亲必须均携带常染色体基因才使其子女患本病。患者的同胞中也可有患本病者，男女患病机会均等。有人报道本病患者的中性粒细胞趋化功能异常。

（二）病理

与慢性牙周炎无明显区别。牙周袋壁有明显的慢性炎症，主要为浆细胞浸润，袋壁上皮内几乎见不到中性粒细胞。破骨活动明显，成骨活动很少。患牙根部的牙骨质非常薄，有时仅在根尖区存在较厚的有细胞牙骨质。X 线片见牙根细而尖，表明牙骨质发育不良。

（三）临床表现

皮损及牙周病变常在 4 岁前出现，有人报道，可早在出生后 11 个月即出现。皮损包括手掌、足底、膝部及肘部局限的过度角化，鳞屑，皲裂，有多汗和臭汗。约 1/4 患者有身体其他部位的感染。牙周病损在乳牙萌出不久即可发生，深牙周袋炎症严重，溢脓、口臭，骨质迅速吸收，在 5~6 岁时乳牙即相继脱落，创口愈合正常。待恒牙萌出后又发生牙周破坏，牙齿常在 10 多岁时自行脱落或拔除。有的患者第三磨牙也会在萌出后数年内脱落，也有患者第三磨牙不受侵犯。

（四）治疗原则

对于本病，常规的牙周治疗效果不佳，患牙的病情常持续加重，直至全口牙拔除。有人报道，对幼儿可将其全部乳牙拔除，当恒切牙和第一恒磨牙萌出时，再口服 10~14 天抗生素，可防止恒牙发生牙周破坏。若患儿就诊时已有恒牙萌出或受累，则将严重患牙拔除，重复多疗程口服抗生素；同时进行彻底的局部牙周治疗，每 2 周复查和洁治一次，保持良好的口腔卫生。在此情况下，有些患儿新萌出的恒牙可免于患病。这种治疗原则的出发点是基于本病是伴放线聚集杆菌或某些致病微生物的感染，而且致病菌在牙齿刚萌出后即附着于该牙面。在关键时期（如恒牙萌出前）拔除一切患牙，造成不利于致病菌生存的环境，以防止新病变的发生。这种治疗原则取得了一定效果，但病例尚少，仍须长期观察，并辅以微生物学研究。患者的牙周炎控制或拔牙后，皮损仍不能痊愈，但可略减轻。

二、Down 综合征

本病又名先天愚型，或染色体 21 三体综合征。

（一）病因

为一种由染色体异常所引起的先天性疾病。一型是典型的染色体第 21 对三体病，有 47 个染色体；另一型为只有 23 对染色体，第 21 对移到其他染色体上。本病可有家族性。患者的龈下菌斑微生物与一般牙周炎患者并无明显区别。牙周病情的快速恶化可能与中性粒细胞的趋化功能低下有关，也有研究发现白细胞的吞噬功能和细胞内杀菌作用也降低。

（二）临床表现

患者有发育迟缓和智力低下。约 50% 患者有先天性心脏病，约 15% 患儿于 1 岁前夭折。患儿表现面部扁平、眶距增宽、鼻梁低宽、颈部短粗，常有上颌发育不足、萌牙较迟、错殆畸形、牙间隙较大、舌系带附着位置过高等。几乎 100% 的患者均有严重的牙周炎，牙周破坏严重，牙周破坏程度重于其他非先天愚型的弱智者。全口牙齿均有深牙周袋及炎症，下颌前牙较重，有时可有牙龈退缩。病情迅速加重，有时可伴坏死性龈炎。乳牙和恒牙均可受累。

（三）治疗原则

对本病的治疗无特殊。彻底的常规牙周治疗和认真控制菌斑，可减缓牙周破坏。但由于患儿智力低下，常难以坚持治疗。

三、糖尿病

1999 年的牙周病分类研讨会上，专家们认为糖尿病可以影响牙周组织对细菌的反应性。他们把"伴糖尿病的牙龈炎"列入"受全身因素影响的菌斑性牙龈病"中。

（一）病因

糖尿病是与多种遗传因素有关的内分泌异常。由于胰岛素的生成不足、功能不足或细胞表面缺乏胰岛素受体等机制，患者产生胰岛素抵抗，引起血糖水平升高，糖耐量降低。糖尿病与牙周病在我国的患病率都较高，两者都是多基因疾病，都有一定程度的免疫调节异常。关于两者之间的关系，是临床长期研究的课题。

（二）临床表现

口腔科临床上看到的大多为 II 型糖尿病患者，糖尿病主要影响牙周炎的发病和严重程度。尤其是血糖控制不良的患者，其牙周组织的炎症较重，龈缘红肿呈肉芽状增生，易出血和发生牙周脓肿。牙槽骨破坏迅速，导致深牙周袋形成和牙松动，牙周治疗后也较易复发。血糖控制后，伴发的牙周病变会有所好转，但牙周炎不会消失。有学者提出将牙周炎列为糖尿病的第六并发症（其他并发症为肾病变、神经系统病变、视网膜病变、大血管病变、创口愈合缓慢）。

（三）治疗原则

糖尿病患者牙周炎的发生率和严重程度均高于非糖尿病患者，尤其是那些糖代谢控制不佳者，他们对常规牙周治疗的反应也欠佳。血糖控制极差的患者（空腹血糖 > 11.4 mmol/L）牙科治疗后感染概率增大，建议仅做对症急诊处理（脓肿切开引流），全身辅助抗生素应用，口腔卫生指导，局部用药（牙周袋内放置，冲洗，漱口剂），并建议到内分泌科就诊，待血糖控制后再开始牙周常规治疗。

血糖控制良好的糖尿病患者，其对基础治疗的疗效与无糖尿病、牙周破坏程度相似的患者无明显差别。近年来国内外均报道，彻底有效的牙周治疗不仅使牙周病变减轻，还可使糖尿病患者血液中的糖化血红蛋白（HbA1c）和 TNF-α 平显著降低，胰岛素的用量可减少，龈沟液中的弹力蛋白酶水平下降。这从另一方面支持牙周炎与糖尿病的密切关系。但也有学者报道，除牙周基础治疗外，还需全身或局部应用抗生素，才能使糖化血红蛋白下降。一般而言，对糖尿病患者的牙周治疗宜采取多次、短时、非手术治疗为主的基本原则。在初期以应急处理为主，待血糖水平控制较为稳定，或在内科治疗保障条件下再开始复杂治疗。

四、艾滋病（AIDS）

1987 年，Winkler 等首先报道 AIDS 患者的牙周炎，患者 3～4 个月牙周附着丧失可达 90%。目前认为与人类免疫缺陷病毒（HIV）有关的牙周病损主要有两种。

（一）临床表现与诊断

1. 线形牙龈红斑

在牙龈缘处有明显、鲜红、宽 2～3 mm 的红边，在附着龈上可呈瘀斑状，极易出血，此阶段一般无牙槽骨吸收。现认为该病变是由于白色念珠菌感染所致，对常规治疗反应不佳。对线形牙龈红斑的发生率报道不一，它有较高的诊断意义，可能为坏死性溃疡性牙周炎的前驱。但此种病损也可偶见于非 HIV 感染者，需仔细鉴别。

2. 坏死性溃疡性牙周病

1999 年的分类认为尚不能肯定坏死性溃疡性牙龈炎（NUG）和坏死性溃疡性牙周炎（NUP）是否是两个不同的疾病，因此主张将两者统称为坏死性溃疡性牙周病。

（二）鉴别诊断

AIDS 患者的坏死性溃疡性牙龈炎（NUG）临床表现与非 HIV 感染者十分相似，但病情较重，病势较凶，需结合其他检查来鉴别。坏死性溃疡性牙周炎（NUP）则可由于患者抵抗力极度低下而从坏死性溃疡性牙龈炎迅速发展而成，也可能是在原有的慢性牙周炎基础上，坏死性溃疡性牙龈炎加速和加重了病变。在 HIV 感染者中坏死性溃疡性牙龈炎的发生率为 4%～10%。坏死性溃疡性牙周炎患者的骨吸收和附着丧失特别严重，有时甚至有死骨形成，但牙龈指数和菌斑指数并不一定相应增高。换言之，在局部因素和炎症并不太重，而牙周破坏迅速，且有坏死性牙龈病损的特征时，应引起警惕，注意寻找其全身背景。有人报道，坏死性溃疡性牙周炎与机体免疫功能的极度降低有关，T 辅助细胞（CD4$^+$）的计数与附着丧失程度呈负相关。正常人的 CD4$^+$ 计数为 600～1 000/mm^3，而 AIDS 合并坏死性溃疡性牙周炎的患者则明显降低，可低至 100/mm^3 以下，此种患者的短期死亡率较高。严重者还可发展为坏死性溃疡性口炎。

AIDS 在口腔黏膜的表现还有毛状白斑、白色念珠菌感染、复发性口腔溃疡等，晚期可发生 Kaposi 肉瘤，其中约有 1/2 发生在牙龈上，必要时可做病理检查以证实。

如上所述，线形牙龈红斑、坏死性溃疡性牙龈炎、坏死性溃疡性牙周炎、白色念珠菌感染等均可发生于正常的无 HIV 感染者，或其他免疫功能低下者。因此，不能仅凭上述临床表征就作出艾滋病的诊断。口腔科医师的责任是提高必要的警惕，对可疑的病例进行恰当和必要的化验检查，必要时转诊。

（三）治疗原则

坏死性牙龈炎和坏死性牙周炎患者均可按常规的牙周治疗，如局部清除牙石和菌斑，全身给予抗生素，首选为甲硝唑 200 mg，每天 3～4 次，共服 5～7 天，它比较不容易引起继发的真菌感染；还需使用 0.12%～0.2% 的氯己定含漱液，它对细菌、真菌和病毒均有杀灭作用。治疗后疼痛常可在 24～36 小时内消失。线形牙龈红斑（LGE）对常规牙周治疗的反应较差，难以消失，常需全身使用抗生素。

第八节　牙周脓肿

牙周脓肿是发生于牙周袋壁的急性局限性化脓性炎症，并非独立的疾病，而是牙周炎发展到中晚期出现深牙周袋后常见的伴发症状，可以发生于任何一型牙周炎。

一、发病因素

在下列情况下，易发生急性牙周脓肿。

（1）深牙周袋内壁的化脓性炎症向深部结缔组织扩展，而脓液不能向袋内排出时，即形成袋壁软组织内的脓肿。

（2）迂回曲折、涉及多个牙面的深牙周袋，特别是累及根分叉区时，该处脓液及渗出物排出受阻。

（3）洁治或龈下刮治时，操作不当，感染或牙石碎片被推入牙周深部组织，或损伤牙龈组织。

（4）深牙周袋的刮治术不彻底，袋口虽然紧缩，但袋底处的炎症仍然存在，并得不到引流。

（5）牙根纵裂、牙髓治疗时根管或髓室底侧穿孔等牙体疾患，有时也可引起牙周脓肿。

（6）机体抵抗力下降或有严重的全身疾患，如糖尿病患者。

二、病理

镜下可见牙周脓肿形成于牙周袋壁。上皮水肿并有白细胞移出，结缔组织中有局限的生活或坏死的中性粒细胞浸润。坏死的白细胞释放各种酶，使周围的细胞和组织坏死、溶解，形成脓液，位于脓肿中心，周围有急性炎症反应。脓肿组织内的细菌主要为革兰阴性球菌、梭杆菌和螺旋体等。

三、临床表现

急性牙周脓肿发病突然，在患牙的唇颊侧或舌腭侧牙龈形成椭圆形或半球状的肿胀突起。牙龈发红、水肿，表面光亮。脓肿的早期，炎症浸润广泛，使组织张力较大，疼痛较剧烈，可有搏动性疼痛。因牙周膜水肿而使患牙有"浮起感"，叩痛，松动明显。

脓肿的后期，脓液局限，脓肿表面较软，扪诊可有波动感，疼痛稍减轻，此时轻压牙龈可有脓液从袋内流出，或脓肿自行从表面破溃，肿胀消退。急性牙周脓肿患者一般无明显的全身症状，可有局部淋巴结肿大，或白细胞轻度增多。

脓肿可以发生在单个牙齿，磨牙的根分叉处较为多见，也可同时发生于多个牙齿，或此起彼伏。此种多发性牙周脓肿的患者十分痛苦，常伴有较明显的全身不适。牙周脓肿由于位置较浅（与根尖脓肿和牙槽脓肿相比），多数能自行破溃引流，但在有全身疾病背景，或存在其他不利因素时，也可有炎症范围扩散。

牙周脓肿一般为急性过程，并且可自行破溃排脓和消退，但急性期过后若未及时治疗，或反复急性发作，可成为慢性牙周脓肿。一般无明显症状，可见牙龈表面有窦道开口，开口处可以平坦，须仔细检查；也可呈肉芽组织增生的开口，压时有少许脓液流出。叩痛不明显，有时可有咬合不适感。

四、诊断与鉴别诊断

牙周脓肿的诊断应结合病史、临床表现和 X 线片表现，主要应与牙龈脓肿及牙槽脓肿相鉴别。

1. 牙周脓肿与龈脓肿的鉴别

龈脓肿仅局限于龈乳头，呈局限性肿胀，探诊为龈袋，有时可探及刺入牙龈的异物，X 线片示无牙槽骨吸收和破坏，仅需局部排脓引流，治疗效果较好。牙周脓肿是牙周支持组织的局限性化脓性炎症，有较深的牙周袋，X 线片可显示牙槽骨吸收，在慢性牙周脓肿，还可见到牙周和根尖周围弥散的骨质破坏。

2. 牙周脓肿与牙槽脓肿的鉴别

二者的感染来源和炎症扩散途径不同，因此临床表现的区别如下（表6-2）。

表 6-2　牙周脓肿与牙槽脓肿的鉴别

症状与体征	牙周脓肿	牙槽脓肿
感染来源	深牙周袋	牙髓炎或根尖周炎
牙周袋	有	一般无
牙体情况	一般无龋	有龋病或非龋性疾病，或修复体
牙髓活力	有	无
脓肿部位	局限于牙周袋壁，较近龈缘	范围较弥散，中心位于龈颊沟附近

症状与体征	牙周脓肿	牙槽脓肿
疼痛程度	相对较轻	较重
牙松动度	松动明显，消肿后仍松动	松动可轻可重，治愈后可恢复稳固
叩痛	相对较轻	很重
X 线片	牙槽骨嵴有破坏，可有骨下袋	根尖周围可有骨质破坏，也可无
病程	相对较短，一般 3~4 天可自溃	相对较长。脓液从根尖周围向黏膜排出需 5~6 天

表6-2所列只是一般情况下的鉴别原则，有时二者容易混淆。如牙周-牙髓联合病变时，根尖周围的炎症可向牙龈沟内排脓；长期存在的深牙周袋中的感染可逆行引起牙髓坏死；牙周炎症兼有殆创伤时，既可形成窄而深的牙周袋，又可影响根尖孔区的血运而致牙髓坏死；有的牙周脓肿可以范围较大，波及龈颊移行沟处，或因脓肿张力较大，探诊时疼痛严重，使牙周袋不易被发现和探入，易被误诊为牙槽脓肿；有些慢性牙槽脓肿形成的瘘口位于靠近龈缘处，易误诊为牙周脓肿。总之，二者的鉴别诊断应依靠仔细地询问病史，对牙体、牙髓和牙周组织检查以及 X 线片的综合分析。

五、治疗原则

急性牙周脓肿的治疗原则是消炎止痛、防止感染扩散以及使脓液引流。

第七章

口腔颌面部创伤

口腔颌面部创伤是口腔颌面外科的常见病和多发病。在创伤发生的男女比例约为 3 ∶ 1，20 ~ 40 岁为高发年龄段。致伤因素排序中，道路交通事故居首位，达 50% 以上；专科伤约占全身伤的 20%；多发伤以颅脑创伤最为多见。窒息和出血性休克是颌面部创伤的主要致死原因。预防窒息、有效止血和抗休克是创伤急救的首要任务。目前，国际上普遍采用简明损伤评分法和损伤严重度记分法对创伤严重度进行评分和定级。

口腔颌面部创伤的伤情特点是致死性小，但对面容和功能的破坏性大。颌面部血运丰富，开放伤出血较多，但组织修复能力和抗感染能力较强。恢复牙齿的伤前咬合关系是颌骨骨折复位的临床标准。口腔是消化道的入口和呼吸道的上端，口腔损伤可以造成张口、咀嚼和吞咽困难。严重的口腔颌面部创伤容易继发永久性功能障碍和面部畸形，并给伤员的心理健康造成损害。

口腔颌面部创伤治疗大致可以分 4 个阶段：①急诊急救，重点是紧急处理呼吸道梗阻、控制出血和治疗休克，同时要及时处理颅脑、颈椎和胸腹损伤；②早期处理，在生命体征平稳的前提下进行软组织清创和骨折简单制动，预防感染，予以支持和对症治疗；③骨折整复，进行必要的影像学检查，实施骨折复位和固定；④处理并发症，如面部畸形、张口受限、咬合紊乱、骨缺损、骨折感染和骨不连等。

第一节　早期伤情判断与一般急救

迅速而及时地判断伤者的伤情并抢救其生命，是创伤早期处理时最重要的目的。外伤所致的死亡，大约出现在 3 个阶段。第一个死亡高峰是伤后几分钟内，死亡原因与脑、脑干、高位脊髓、心脏、主动脉或其他大动脉的损伤有关。第二个死亡高峰在伤后几分钟至几小时内，引起死亡的原因常为硬膜下及硬膜外血肿、血气胸、脾破裂、肝破裂、多发性损伤伴有大量失血等。这一时期非常重要，迅速而准确的伤情判断和及时抢救，可以大大降低死亡率。第三个死亡高峰在伤后数天或数周，原因与脓毒血症及器官功能衰竭有关。

对伤情的判断，分两步进行。第一步是检查有无危及生命的情况并同时予以妥善处理。包括呼吸道通畅与否（处理时应注意控制颈椎，勿使其移位）、肺的情况如何、失血量的估计及心脏情况；扼要的神经学检查，以判断意识清醒的程度、瞳孔的大小和反应等。第二步检查在危及生命的情况已经处理并稳定后进行，作全身详细体检，病史的采集也在此时进行。

一、通气道及颈椎

在初期的快速检查中，必须判断呼吸道是否通畅，有无阻塞症状。应观察有无呼吸，呼吸频率及强度如何。如有喘息等现象，应查明原因。观察胸壁呼吸时运动是否对称，是否有反常的运动，吸气和呼气的情况及间歇。如发现有呼吸道阻塞，必须立即处理。上呼吸道阻塞可能因舌后坠（常见）、异物（包括出血及血块、呕吐物、义齿脱落等）、声门区水肿、喉部外伤等引起。

有意识丧失的患者，支持舌的肌肉松弛，在仰卧位时，可产生舌后坠而阻塞呼吸道。使下颌前移因而舌也随之前移，可解除阻塞。患者平卧，术者一手之手指置于患者颏（下颌正中）下方，拇指轻压下唇以使口张开，然后置于下颌前牙之后，拉下颌向前。此法之优点在于不致影响可能存在的颈椎骨折。另一方法为双手握持于下颌角处，推下颌骨向前。

舌前移后，使用口咽或鼻咽通气道维持，必要时作气管内插管。插管时应注意勿过度使颈部伸张，特别在疑有或已有颈椎骨折时。在处理锁骨以上的外伤时，对颈椎骨折的可能性应高度重视，故头部应保持于正中位，插管时应避免加重创伤。

如插管失败或声门区有水肿，喉部有创伤或口咽部有严重出血而阻塞呼吸道视野，应进行气管切开术或环甲软骨切开术。急救时，或在小于 12 岁儿童的急救时，以针头（直径较大者）插入环甲软骨之间至气管内（即环甲膜穿刺），是一简便而可行的方法。

同时有通气道阻塞及颈椎骨折存在时，必须确定应先处理何种情况。呼吸道阻塞总是应首先处理的。如患者已无生命威胁，则应作 X 线摄片，以除外颈椎骨折。

二、肺部情况

呼吸道问题解决后，即应检查通气情况。进行胸部的视诊、扣诊及听诊。如无呼吸，应立即进行人工呼吸，通过面罩或气管内插管进行。

胸壁和肺的创伤可大致分为立即影响生命和可能影响生命两类。开放性气胸、活瓣性气胸、严重的血胸、心脏压塞（心包有液，压迫心脏）等，属前一类，需立即治疗；属后一类的有气管 – 支气管破裂、肺挫伤、横膈膜破裂、食管穿孔、心肌挫伤、大血管损伤等。

三、血液循环

血液循环对休克程度的判断是极为重要的。如伤后 15 分钟内即发生深度休克，多因大量失血而致。如休克程度较轻，受伤在数小时以前，应视出血情况补充血液。

通常用于在急诊时判断休克程度的指征为血压、脉搏、皮肤情况（颜色、温度、湿润度）、尿量、意识状态、中心静脉压等。虽然血压用作指征历时已久，但脉搏、皮肤情况（实际为皮肤灌注情况）及尿量是更为准确的指征。由于代偿功能，失血量在 15% ~ 20% 时，血压可不发生变化（健康青年成人）；超过 20% 后，血压开始下降。老年人的代偿功能不强，失血量在 10% ~ 15% 时，血压即开始下降。

脉搏是较好的判断指征，但缺乏特异性，因情绪波动、疼痛、兴奋等均可使脉搏变快。脉搏超过每分钟 120 次，应被认为是血量不足，直至被确认为是其他原因时为止。

皮肤灌注情况是较准确的判断指征。因为失血的第一步代偿为皮肤和肌肉的血管收缩，表现为皮肤苍白并发冷，躯干及四肢皮肤冷而湿润。

对严重外伤患者，应插入并留置导尿管，每 15 分钟记录一次尿量。由于代偿的第二步为内脏血管的收缩，包括肝、肾、胃肠道等，故尿量减少能直接反映肾血流量减少。正常最低尿量为每千克体重每小时 0.5 mL。补充血浆及液体时，达此标准即可，但应快速。尿量超过 1 mL/（kg·h）时，输入速度即应控制。

与外伤有关的休克，其本质多为血量不足，急救时除输血、输液外，必要时应给氧。急救的效果如何，应根据脉搏、血压、血气分析、尿量、呼吸情况等判断。

在上述危及生命的情况得到处理且患者情况稳定后，应进行彻底的详细检查，并按下述顺序进行。

（1）头部。在早期伤情判断的第二步中，首先应检查头部，发现并判断各种外伤。要再次检查眼的情况，如瞳孔大小、各种性质的外伤、眼底、结膜等。以视力表作快速检查并查明障碍原因是有价值的方法。

头部的钝性及穿通伤，可引起脑组织的创伤，必须注意。

（2）面部。无呼吸道阻塞的颌面部伤应在患者情况完全稳定后处理。面中部骨折可伴发筛板骨折，发生脑脊液漏。乳突区瘀血提示可能有颞骨骨折。界限清楚的眼周瘀血可能是前颅底骨折的症状之一。

（3）颈椎及颈部。颌面部有钝性外伤者，应警惕有无颈椎骨折。无神经学方面的症状不能除外颈椎骨折，必须摄 X 线片证实。颈部的穿入伤如已超过颈阔肌，检查时必须注意，因可能有大血管损伤而发生大出血。需仔细检查时，应做好一切准备后在手术室探查。

（4）胸部。仔细观察胸部的呼吸运动，除外引起气胸的损伤。应触诊锁骨及每一肋骨，除外肋骨骨折。压迫胸骨时如有肋骨骨折，则有痛感。

听诊可查明内部情况，气胸时肺尖呼吸音有改变；血胸及肺挫伤时，则肺底之呼吸音异常。如心音遥远并有颈静脉怒张，可能为心脏压塞引起。脉压缩小可能是心脏压塞更可靠的体征。

（5）腹部。腹部损伤潜在危险性甚大，应积极进行诊断及治疗。伤后初步检查结果不一定可靠，必须密切观察发展情况，特别在腹部遭受钝性创伤后。

勿忘进行直肠检查，注意肠腔有无血液，有无骨盆损伤，直肠壁有无损伤，括约肌的张力如何等。

（6）四肢。注意四肢有无挫伤及畸形。触诊四肢骨骼，有无压痛、碎裂音、异常运动等，以判断有无骨折。向下压迫髂骨前上棘及耻骨联合部可判断有无骨盆骨折。此外，应触诊四肢脉搏情况。

（7）神经学检查。除四肢的感觉及运动检查外，还应再检查意识情况及瞳孔（大小、形状、对光反射等），判断意识状态（昏迷程度）。

应检查脑神经及脊神经的感觉和运动功能，如有异常并需转送患者时，应对颈椎及脊柱作暂时固定。

详细病史的采集应在完成全身检查后进行。询问时注意了解受伤时的情况，如致伤力的方向、速度、大小等。

如患者清醒，检查者应了解主要症状所在的部位并仔细检查。胸部和腹部的内部创伤常无可靠的体征。四肢、脊柱及胸壁的创伤有明显体征，如患者能清楚地表述这些部位无论在静止还是运动时皆无疼痛或压痛，常能除外创伤发生。病史也应包括过敏史、既往史等。初期处理时，应包括对破伤风的预防。

急诊处理中的主要诊断步骤应包括 X 线诊断，最常用的是胸片，可提供胸内创伤、气胸、血胸、肋骨骨折、纵隔状态等方面的情况。

第二节　软组织创伤的清创处理

面部软组织创伤的处理，必须严格遵循外科原则，争取使伤口获得一期愈合。

一、伤口的准备

一切创伤的伤口都必须被看作是污染伤口，伤后 6 小时即发生感染。因此，伤口的处理越早越好。由于面部血运丰富，伤口在伤后的缝合时间限制通常为伤后 12 ~ 24 小时。

伤口应彻底清洁。在有毛发的部位，可用无菌敷料盖住伤口，剃去毛发，用肥皂及水冲洗。伤口本身用盐水反复清洁。

伤口边缘如有已失去活力或坏死的组织，应切除。受创伤的脂肪组织及筋膜应除去，但皮肤的切除必须保守。无活力的肌肉（不出血，切除时也无收缩，已变色）应除去。

任何使伤口污染的物质，如砂粒、污泥等，必须细心有耐心地彻底清除。此类物质如遗留于伤口内，将形成文身样的瘢痕，并将长期存在。在伤口准备阶段，清除此类物质是耗时的工作，但必须彻底除去。

如眉部有创伤，伤口准备时不可将眉毛剃去，因其可影响对位的准确性，且眉毛的生长非常缓慢，影响面容。

通常选用局部麻醉进行伤口的缝合。唇内或唇弓附近最好用不含肾上腺素的麻醉药，避免因血管收缩而使唇弓的"白线"不清楚，影响准确对位。如用含肾上腺素的麻醉药，最好注射后等 5 ~ 15 分钟，以待血管收缩高峰消退后再缝合。

二、撕伤的缝合

清创必须保守。皮肤边缘在切除时应尽量垂直。移位的组织应准确复位，在唇红缘、眉部、眼睑、鼻孔区尤应注意。

选择较细缝线，最好用5-0尼龙线。用较小的缝针及持针钳。可用带细齿的组织镊，挟持皮肤时动作应较轻柔。也可用皮肤钩牵引皮肤，以减轻对皮肤的创伤。

皮肤边缘应准确对位缝合。缝合时使两侧皮肤边缘稍外翻，应避免内翻。

要使瘢痕不明显，还必须预防感染。应消除无效腔；止血应彻底，避免血肿形成；挟持皮肤边缘时动作应轻柔，以免发生组织坏死。这些步骤都有助于预防感染。

在早期处理伤口时，应避免使用复杂的成形外科方法修复，因可能感染而使皮肤丧失，使以后的修复更困难。有张力时，可潜行剥离皮下，再行缝合。

深部缝合应使用可吸收的细线，缝合时注意勿使皮肤移位。结扎线头应在深部。

缝线拆除宜早，以免产生缝线瘢痕。拆除时应拉线结向创口方向，防止伤口裂开。面部缝线一般可在术后第4或第5天拆除。

小的皮瓣撕脱应将其切成椭圆形，在皮下潜行剥离后缝合。较大的皮肤缺损不能直接缝合时，可用邻近皮瓣推进缝合，或以皮肤移植修复。

三、面神经损伤的处理

外眦旁垂线后的面神经损伤应修复，在此线内侧的损伤因分支细小，不易发现，修复困难。

将神经两端以锐利刀片切除少许，如神经较粗，将两端对齐，作神经束缝合即可，缝合应采用显微外科技术；如神经较细，则作神经外膜缝合。神经缝合时，张力应力求最小。如两端不能拉拢行端对端缝合，或缺损较大，最好用耳大神经移植修复。移植神经的直径应与面神经两端之直径相近，作神经外膜缝合。

四、腮腺导管损伤处理

任何撕裂伤如发生于腮腺导管区，皆应仔细检查有无腮腺导管损伤。如有导管损伤，应将一聚乙烯导管自腮腺口插入，并直接插至腺体端，然后缝合两端导管。插入之导管可缝合固定于颊黏膜，7～10天后除去。

通常可将腮腺导管断裂分为3种情况处理。近心端（近腺体）的损伤修复困难，因壁薄，有时有一层腮腺组织包绕。修复困难时，可将断裂的两端分别结扎，使腮腺萎缩。结扎后，如腺体长期肿胀及疼痛，可辅以放射治疗，此种情况少见。咬肌远端（近口腔端）部位导管断裂时，直接缝合困难，可将远心端结扎，近心端斜行向下，穿过颊肌，引入口腔，在颊黏膜上作一开口并缝合于其上，插入聚乙烯导管并固定于颊黏膜。

第三节　下颌骨骨折

下颌骨体积较大，位置突出，易受创伤。下颌骨骨折的发生率高于面中1/3骨折。

一、应用解剖

下颌骨呈U形，力量打击于一侧，除受力部位发生直接骨折外，对侧之薄弱处可发生间接骨折。如致伤力加于右侧颏孔区，除可发生该处骨折外，左侧下颌角或髁突颈部，还可发生间接骨折；若致伤力加于正中部，除正中骨折外，还可发生双侧（或单侧）髁突颈骨折。

下颌骨有数处薄弱区，为骨折的易发部位。如切牙凹，使正中旁区成为一薄弱部位；颏孔，使下颌体的该部易发生折断；下颌角及下颌髁突颈部，也为易发生骨折的部位。

未萌出的牙及埋伏（或阻生）牙，也使下颌骨产生弱点，特别是下颌阻生第三磨牙，使下颌角易折断。

下颌骨骨折的发生，除上述解剖上的薄弱环节之外，致伤力的方向及速度也有影响。如低速的致伤力加于体部，可发生该部的直接骨折，骨折片移位不大或无移位，此外，可引起对侧髁突颈部骨折；如致伤力为高速，则该部可发生粉碎性骨折并有骨折片移位，但多不产生对侧的骨折。

下颌骨骨折后，骨折片的移位情况，在很大程度上取决于肌肉的牵引和骨折线的方向。

前组肌肉由二腹肌、颏舌肌、颏舌骨肌及下颌舌骨肌组成，牵引下颌向下（开口），可使前部骨折片向后下移位。此外，下颌舌骨肌可牵拉下颌体骨折片向内、向下及向后移位。

后组肌肉有咬肌、颞肌、翼内肌及翼外肌。咬肌及翼内肌强而有力，牵引下颌向上、向前，翼内肌也牵拉下颌升支向内。颞肌的前组肌纤维拉下颌向上，后组肌纤维则拉下颌后退。翼外肌牵引下颌向前，如下颌髁突骨折，则牵拉髁突向内、向前。

二、下颌骨骨折的分类

根据骨折发生的部位，下颌骨骨折可分类如下。

（1）正中（及正中旁）骨折。

（2）体部骨折。

（3）角部骨折。

（4）升支骨折。

（5）髁突骨折。

（6）喙突骨折。

（7）牙槽突骨折。

按骨折线的情况及其对骨折片移位的影响，下颌骨骨折可分为无或有水平向移位的骨折、无或有垂直向移位的骨折。

也有人根据骨折片上有无可利用的牙齿将下颌骨骨折分为以下3类。

（1）骨折线两侧的骨折片上均有牙齿存在。

（2）仅一侧有牙齿存在。

（3）两骨折片均无牙齿存在。

此种分类对设计治疗有用，故对牙齿的情况必须详加检查及记录，评价其在夹板固定时或复位时的利用价值。

当然，下颌骨骨折也可按一般骨折分类，分为单纯性骨折、开放性骨折、粉碎性骨折等。

三、检查及诊断

详细了解受伤时的各种情况对判断骨折类型和移位程度很有帮助。

观察患者的面部及颈部有无挫伤及不对称畸形，可大致了解致伤力的性质及引起的骨折。有水肿及瘀血的部位多为骨折发生的部位。面部的不对称畸形可能为一侧髁突骨折，下颌向该侧移位。后牙有接触而前牙开𬌗可能为双侧髁突骨折；有流涎增加并有臭味，臭味是由于下颌运动障碍、血块堆积，加上细菌作用所产生。如下牙槽神经有损伤，则下唇有感觉异常，骨折部位有压痛。如有髁突骨折，则耳前部有压痛，如骨折后移位，则在外耳道及耳前部扪诊时髁突活动消失或减弱。

口内检查常能准确诊断骨折部位及移位情况。软组织创伤，包括瘀血、黏膜破裂、口底血肿等，能提示骨折部位。软组织创伤的严重程度常与其下方骨组织损伤的程度相应。

下颌骨骨折的存在及性质的最准确指示是咬合的情况。即使移位很小，也有骨折片的下沉或上升。大多数患者都能感觉出咬合有无改变。

用双手相对挤压下颌骨弓，骨折部位出现疼痛。用手错动骨折线两侧骨段，可以发现骨折处的异常活动。使两骨折段活动，骨折线处有骨轧音或破碎音存在。但这种试验使患者极为痛苦，故不应进行。

临床诊断应以曲面体层片检查再证实，骨折片的移位应从三维方向判断。冠状 CT 对确诊髁突矢状骨折及其移位很有帮助。CT 三维重建可以帮助医师很好地理解骨折移位状态。

四、治疗及护理

（一）治疗原则

现代治疗观点主张解剖复位、稳定固定、微创外科和早期功能运动。下颌骨骨折均需固定，固定时必须恢复骨折前殆关系。骨折前即有错殆者，勿在骨折复位同期纠正骨折前错殆。

复位方法有闭合法，即以手法或弹力牵引（如颌间牵引）复位；有开放法，即以手术暴露骨折后直接复位；对骨折错位愈合者，可通过截骨进行复位。

颌间固定是最常用的固定方法，它的突出优点是能有效地恢复骨折前殆关系。固定期的长短应根据骨折类型、受伤程度、患者年龄等因素决定，一般为 4~6 周。坚强内固定的好处是可以建立功能性稳定固定，允许早期无痛性功能运动，并避免颌间固定。

下颌正中骨折和下颌角骨折很容易造成骨折片移位，一般需作解剖复位和坚强内固定。下颌多处骨折、粉碎性骨折及有移位的不利型骨折也需要作坚强内固定。有多数牙缺失，或牙齿松动不能利用时，也可用开放复位固定法。

骨折后，如患者情况良好，则治疗时间越早，效果越好。如需待患者情况稳定，能耐受治疗时，则应作暂时性固定。

整个治疗过程中，均应注意保持口腔卫生。

（二）髁突骨折

髁突骨折的恢复重在功能性改建。多数骨折通过非手术疗法，即颌间固定和功能锻炼，即可得到满意的临床效果。

开放整复主要用于髁突骨折后移位并成为功能活动的障碍时，或牙齿不能利用作颌间固定时，或髁突骨折移位进入颅中窝时，或骨折保守治疗后持续关节疼痛、张口受限时。对于髁颈和髁颈下骨折发生脱位性移位（即骨折块移出关节窝）及双侧髁颈或髁颈下骨折移位造成升支垂直距离变短，出现前牙开殆，也积极主张开放整复和内固定。固定方法主要采用 2.0 mm 小型接骨板或拉力螺钉固定。

关节囊内髁突骨折，即高位髁突骨折，颌间固定应在 10~14 天拆除，白天进行功能练习，夜间可再加以弹力牵引。拆除颌间固定 2~3 个月后，切牙间的开口度应达 40 mm，下颌的侧方运动应大于 7 mm。

髁突矢状骨折，即骨折线斜行贯穿于关节囊内和关节囊外，髁头内 1/2 或 1/3 通常劈裂，被翼外肌拉向内侧，关节盘也随之移位。这种骨折容易引起张口困难，少数可能继发关节强直。骨折早期宜采用保守治疗，如持续数月不能张口，应考虑手术摘除移位的骨折片，并行关节盘复位。如果矢状骨折发生在髁突外 1/3，且髁突残端外脱位，则应早期手术。

儿童髁突改建能力很强，骨折早期几乎不存在手术指征。保守治疗也采用下颌制动，固定时间宜为 7~10 天。如加强功能练习，则愈合加快。骨折可能影响生长发育及功能。

（三）升支及喙突骨折

下颌骨升支部的骨折少见。由于两侧有强有力的肌肉附着，骨折后通常也没有移位。由侧方而来的强力直接打击，偶尔可引起粉碎性骨折，但也多不发生移位。故此类骨折通常以颌间固定使下颌制动而待骨折愈合，不需采用手术治疗。偶亦发生低位的髁突颈下方骨折，此时后骨折片的移位使升支的垂直高度无法保持，需采用开放复位固定。做下颌角下切口常可满意地暴露骨折，复位后用接骨板和螺钉作坚强内固定。

（四）下颌角骨折

下颌角骨折常见，并多与阻生第三磨牙有关。此部骨折多需作开放整复及内固定。

根据下颌角部位的应力分布，一般沿外斜线作张力带固定。手术由口内入路，取拔除水平阻生牙时切口，并适当向两头延长。暴露骨折线，作解剖复位。如果骨折线上的牙齿影响复位，可以在复位同期拔除阻生牙。骨折固定通常选用小型接骨板沿外斜线固定，骨折线两侧至少各固定两颗螺钉。

有研究对一组下颌角骨折张力带固定和另一组下颌下缘固定作了临床对照观察，发现单纯沿外斜线作张力带固定时，在骨折线的下颌下缘区常有明显的骨痂形成，而且愈合较下颌下缘固定组慢，说明张力带固定稳定性不足，下缘区存在微动。另外，张力带固定组较下缘固定组感染率高，可能与口内入路和复位同期拔牙有关。

小型接骨板张力带固定主要适用于单发于下颌角轻度移位和有利型骨折，对于多发、严重移位的和不利型骨折必须在下颌下缘补偿固定。术后要求患者用健侧咀嚼，以增加张力带动力稳定效果。

（五）下颌体部骨折

下颌体部骨折常因有牙存在而使骨折与口腔相通，成为开放性骨折。下颌体部骨折可以采用闭合复位后颌间固定法治疗。如骨折线使骨折片利于移位，则可在骨折线两侧分别做带挂钩的分段夹板，以弹力牵引移位的骨折片复位，然后固定。

下颌体骨折也可直接采用坚强内固定，这样可以避免颌间固定，有利于早期功能活动和骨折恢复。

（六）下颌正中部骨折

单纯的正中部骨折多用闭合复位颌间固定法治疗。但施加于下颌正中部的肌肉力量颇大，带挂钩的弓杠有时对抗力量不足，特别在同时有髁突骨折时，要求早期活动，所以最好采用接骨板坚强内固定。具体方法可以选用动力加压固定（目前已较少使用），也可以选用小型接骨板平衡固定，对此应视骨折线和骨折断面形状而定。但后者有时显得稳定性不够，常常要求辅助固定。

（七）复杂的下颌骨折

如为多发性骨折，则处理较复杂。一般需行开放复位，作内固定，使骨段有足够的稳定性。

应特别注意的复杂骨折是下颌正中骨折伴双侧髁突骨折。如果髁突为矢状骨折或发生在髁颈下应予以手术复位，脱位至关节窝外侧的髁突残端必须退回到关节窝内。正中骨折常常发生舌侧张裂，不仅要开放复位，而且需要用较大接骨板实施下颌宽度控制性固定。处理此类骨折时，应注意有无呼吸道阻塞问题，因下颌的前部及后部支持皆失去，软组织可后陷而阻塞下咽部。正中骨折复位固定可解决此问题。

对无牙颌双侧下颌体骨折应注意，容易导致呼吸道阻塞，故多需作双侧开放整复并予以内固定。

（八）儿童下颌骨骨折

儿童期下颌骨由于无厚的皮质骨，骨折多为不完全骨折或青枝骨折，处理时最好用闭合法。由于儿童处于乳牙和恒牙交替时期，处理时要获得稳定的关系是困难的，但患儿牙齿条件允许的情况下可以使用牙弓夹板。9~12岁，缺失牙或松动牙较多，可能需采用下颌骨环绕结扎固定法。牙弓夹板及颌间固定能解决多数病例的处理问题。固定时间宜短，一般不超过两周。儿童的髁突骨折可能继发关节强直，故应早期拆除固定，早期进行功能训练。

（九）术后护理

下颌骨骨折的术后注意事项有对呼吸道阻塞的预防、对分泌物的处理、良好的营养、各种支持性方法的应用。对进行颌间固定的患者，必须注意呼吸道问题。外伤后的6小时以内，应认为患者的胃中是充满食物的，故最好置一经鼻的胃管。在术前置入，一直维持至术后，以预防呕吐时发生误吸。如因麻醉需要而有气管内插管，应在患者完全清醒后拔除。床旁应准备保持呼吸道通畅的器械，如吸引器、鼻咽通气管、环甲膜切开术需用的器械等。紧急时，作环甲膜切开比作紧急气管切开效果更好。前者简单易行，所需器械不多，并发症也较后者少。

床旁吸引器非常重要。因外伤或手术时，不可避免出血及将血液咽下，故有引起恶心和呕吐的可能，吸去吐出之胃内容物可预防误吸入肺的危险。

当然，床旁也需置剪，以备必要时剪断颌间的牵引或固定。

由于颌间固定，进食困难，故如何维持营养，以利于骨折愈合也很重要，不可忽视。

应注意保持口腔卫生，注意刷牙和常漱口。

应尽早开始抗生素的应用，最好在急诊阶段即开始，维持至术后 3 天，必要时再继续。常用的有效药物以广谱抗生素为主。

五、常见并发症及其处理

1. 感染

感染是下颌骨折中最常见的并发症。引起的原因很多，包括伤口污染、骨或软组织的坏死、由死髓牙（骨折线上的）而来的感染等。创伤处理延迟也是原因之一。及时而正确地处理创伤及尽早开始应用抗生素可有效预防感染。如因患者情况不允许而必须推迟处理创伤时，应冲洗局部创口，作必要的清创，暂时的骨折固定及保持口腔卫生。手术时，去除明显的坏死组织。如在创伤治疗后发生感染，应按感染常规处理，即作脓液的细菌培养及敏感试验，按其结果给予抗生素，有脓肿时切开引流，去除坏死的软组织及骨组织等。

2. 骨折不愈合

除了有相当大量骨缺损的枪击伤或严重车祸外，下颌骨折不愈合的发生，多由于治疗不当所致。其发生率在国内无报道，国外的报道占下颌骨骨折的 2% ~ 4%，在无牙下颌骨折中，发生率高达 50%。

引起骨折不愈合的原因：①固定不充分；②复位不准确；③感染；④抗生素使用不当；⑤治疗技术不适当。除此之外，局部因素如慢性感染的存在、血液供应不良等，全身因素如贫血、维生素 C 及维生素 D 缺乏、因使用激素引起的代谢改变、糖尿病、梅毒、结核等，还有先天性或后天性疾病如骨形成不良、石骨症、肿瘤等，也起一定作用。

在诊断上，必须与愈合延迟鉴别。愈合延迟时，在骨断端之间有不同程度的铰链运动；而在不愈合时，骨断端可毫无困难地向各个方向活动。当然还应考虑治疗时间及解除固定后的时间长短。X 线检查，在愈合延迟病例，可见骨断端有不规则的吸收，骨断端之间为内有钙化斑点的透射区；在不愈合病例，骨断端呈圆形并可见薄层皮质骨影像，断端之间为 X 线透射区。

治疗原则：如有感染，应作细菌培养及药物敏感试验。厌氧菌感染时，甲硝唑有相当好的疗效。牙根在骨折线上的牙齿应拔除。在去除硬化骨质后牙根可能暴露的牙也应拔除，伤口应缝合。异物、结扎丝或金属夹板常需取出。最少在 1 个月后，从口外切口进入，去除骨断端间的一切纤维化组织，去除骨断端的硬化骨质，直至有出血处为止。如骨缺损不多，且在下颌角处，可使两断端直接接触；更理想的是将骨纵行劈开，连同附着肌肉滑动，与前骨断端相接，正中部的骨不愈合更适用此法；或可用自体骨松质移植。在缺损较大者，应以骨松质移植或植骨。

3. 骨折错位愈合

下颌骨骨折后如发生错位愈合，其严重后果为咬合错乱及因咬合错乱而引起的一系列问题。

下颌骨骨折后错位愈合均为处理失误所引起，引起的原因如下。

（1）不完全的复位固定：骨折必须准确复位，准确复位的标准是恢复骨折前的咬合情况。应注意，是恢复骨折前的咬合，如骨折前已有错𬌗，不可试图在治疗骨折时矫正。复位后，骨折处的固定必须充分，以避免因剪力（最常出现的情况）而引起骨折段的移位，发生错位而愈合。

（2）不充分的下颌制动：骨折处复位后，下颌骨必须有充分的制动，而且要维持一定时期。如采用带挂钩的金属牙弓夹板及颌间固定治疗，此夹板应牢固地固定于牙弓上，颌间固定应有足够力量。在无牙颌，骨折片的垂直向移位；在有牙颌，骨折片的向舌侧旋转移位，是造成错位愈合的最常见原因，应在治疗过程中细心观察并矫正。在有条件的情况下，最好采用重建接骨板固定。

（3）直接有害因素：最重要的是感染。在整个治疗过程中皆应重视并预防，如早期应用抗生素、保持口腔卫生等。

以上 3 种因素，可单独作用，也可综合作用而产生不利结果。

预防错位愈合极为重要。在整个治疗过程中都应避免处理上的失误。例如：开始检查时，即应注意骨折片的移位情况，如骨折片的动度、骨折线对移位是有利或不利的、有无足够数目的坚固牙齿用于固定、口腔卫生状况等，以正确地选择复位固定方法。如骨折片移位用弹力牵引复位，在复位后应加强力量以固定之，或换用钢丝结扎固定。如仍用橡皮圈固定，需注意观察弹力关系是否引起牙齿松动或使牙弓上的夹板移位。需要时，应取印模，研究骨折前的咬合情况。在整个疗程中，对复位、固定、下颌制动、咬合情况等必须仔细观察，及时矫正出现的问题。

小的咬合错乱，用调𬌗或小型修复体可以矫正。严重的咬合错乱，可用正畸方法调整，或用外科方法治疗，包括正颌外科方法、矫正骨折不愈合的方法等。

第四节　上颌骨骨折

上颌骨骨折可单独发生，但多数为与相邻组织同时遭受损伤。

一、应用解剖

上颌骨附着于颅底，严重的上颌骨创伤常伴有颅脑损伤或颅底骨折。上颌骨为面中部的主要骨骼，并参与鼻、眶、腭等部的构成。上颌骨与颅底所构成的拱形结构对垂直方向的创伤力量有较强的抗力，但对通常引起上颌骨骨折的水平方向力量，抗力较弱。

儿童的上颌窦小，尚未完全形成。生长发育过程中，上颌骨向其各方生长，上颌窦位置逐渐下降。故儿童上颌骨中空的结构尚未形成，与成人比较，更接近于实体结构，对侧方的打击力量有较强的抗力，这是儿童上颌骨骨折较少发生的原因之一。

上颌骨上附着的肌肉虽多，但弱小无力，且多止于皮肤，对骨折片移位的作用不大。仅翼内、翼外肌较强，能牵引上颌骨向后、向外，但上颌骨这种类型的移位，可能是最初的打击力量加于骨上所致，而不是由肌肉牵引的作用引起。曾有报道认为，腭帆张肌能牵引两侧咽鼓管彼此靠近，引起浆液性中耳炎。

上颌骨的血液主要来自上颌动脉，血运丰富，故创伤后的骨坏死少见，但出血较多。

由于泪沟之一部分为上颌骨，故可伴发鼻泪管系统的损伤。上颌骨骨折累及筛板、额窦、筛窦、蝶窦时，可发生脑脊液漏。

面中 1/3 骨折常为面部遭受钝性打击力量而致。骨折片移位的程度及方向主要受打击力量的程度、方向和受力点的影响。组织的抗力和受力区横断面的情况也起一定作用。上颌骨前壁是较薄弱的部位，如打击力量为前后方向，则上颌骨骨折的移位为向后、向下，形成上颌后退及开𬌗。肌肉牵引在这种移位中的作用很小。力量作用点的高低直接影响骨折发生部位的高低。锐物的打击多引起单独的局部骨折。如力量由上方而来，主要承受处为鼻梁部位，由于上颌骨与颅底间的结合，为由上向下及后方，约成 45° 角，上颌骨将向下及向后方移位，形成与颅底分离的骨折。由下方而来的力量，如经由下颌传导，可引起上颌骨的锥形骨折（Le Fort II 型骨折）及腭部骨折，同时有下颌骨正中部及髁突骨折。侧方的打击能引起很多种类型的骨折，可发生侧方移位及反畸形，而颧骨也常受累。

二、上颌骨骨折的类型

最常使用的上颌骨骨折分类是 Le Fort 分类。1900 年，Rene Le Fort 在尸体标本上进行试验，研究上颌骨骨折。Le Fort 从不同方向以重物击于头部。在部分颅骨的后方置一板支持头部，头部其他部位则悬空，无任何支持，结果发现，受打击的区域与骨折的性质有密切关系。由于这些骨折可以在试验中重复出现，Le Fort 于 1901 年发表了上颌骨折的骨折线，即现在常用的 Le Fort 上颌骨骨折的分类。

Le Fort I 型骨折的骨折线经过鼻底、上颌骨的下 1/3、腭及翼板，又称低位或水平骨折。

Le Fort II 型骨折即锥形骨折，骨折线通过额突的较薄处，向侧方延伸，经过泪骨、眶底、颧上颌缝、眶下孔、上颌骨侧壁、翼板，进入翼上颌凹。此型骨折最常见。

Le Fort III 型骨折即颅面分离，又称高位或颅面分离骨折，骨折线通过鼻额缝，横越眶底，经颧额缝及颧弓，使面中 1/3 部与颅底完全分离。

上颌骨正中或正中旁垂直骨折的发生率大约占上颌骨骨折的 15%。它多与 Le Fort Ⅱ 或 Ⅲ 型骨折同时发生，并向后通过腭骨。

三、检查及诊断

经过急救处理后，应着手颌面部的检查。注意有无鼻出血、瘀斑、肿胀、明显的移位或面骨的偏斜，使患者的正常形象改变。上颌骨的向后移位产生面中部扁平外形或面中部后缩，称为"盘状面"。如有向下移位（常见），则面中部变长，磨牙有早接触而前牙开𬌗。Ⅱ 及 Ⅲ 型骨折时，眶周有肿胀及瘀斑，也可有明显的结膜下出血。由于打击力常为钝性，故广泛的面部撕裂伤较少发生。

必须触诊面部，以检查有无活动性、骨擦音、阶梯状骨畸形及软组织感觉异常。助手固定头部，以拇指及其他手指紧握牙弓以摇动上颌骨，可试出上颌骨是否活动。但如打击力量为向后、向上，上颌骨可向上后"嵌入"，此时，上颌骨无活动性。

由于上颌骨骨折常累及鼻骨及其支持组织，故应由外部及内部仔细检查鼻的损伤情况。在 Ⅱ 型骨折中，鼻骨常有活动性并易被移位。鼻黏膜有无损伤也应查明。注意有无鼻中隔的偏移或撕裂伤。

检查口内，有无黏膜撕裂、黏膜下瘀斑、牙齿情况和上牙槽骨及腭的完整性。腭骨如断裂并分离，则牙槽部也有撕裂及分离。有无磨牙的早接触及前牙开𬌗。如上颌骨有侧方移位，则有反𬌗或腭部骨折。

注意有无脑脊液鼻漏或耳漏。

检查初步结束并建立初步诊断后，应拍摄 X 线片进一步加以证实。

四、低位上颌骨骨折

上颌骨骨折因致伤力量的大小、方向和承受部位的不同，加上面中部的结构复杂，故骨折的类型也多种多样，典型的 Le Fort 骨折线少见。以下将分别以上颌骨下部骨折及中、上部骨折为题叙述。

上颌骨下部骨折可以是横行、垂直或某一段骨折，可以是单发，也可与其他部位的面骨骨折同时发生。

1. Le Fort Ⅰ 型骨折

在 Le Fort 的研究中，以此型的骨折线最为恒定，只有翼板处的折断水平有时变异。双侧的 Ⅰ 型骨折多为从正前方而来的致伤力加于上唇部相当于前鼻棘或其稍下处引起。骨折线开始于梨状孔的下缘，在致密的鼻棘骨的上方，向后水平进行，经尖牙凹，在第一磨牙处为此骨折线的最低部位。在颧突之下，然后再稍向上越过上颌结节，到达翼板上 2/3 与下 1/3 交界处，即翼上颌裂的基底处。上颌窦的内侧壁也在相应水平折断，再向后通过翼内板。多数情况下，鼻中隔软骨脱位，犁骨或与软骨分离，或沿鼻底折断。有时，由于致伤力、骨重力及翼肌的牵引，骨折片有一定程度的向后、向下移位。

详细询问病史，细心检查，结合 X 线片观察，本型骨折的诊断不难。

致伤力的大小及性质、速度、作用时间、方向及角度、受力部位等，可为诊断提供重要线索。

可能出现的症状有：从鼻或口腔的出血、牙齿咬合异常、咀嚼时疼痛、吞咽时上颌有活动、牙关紧闭、鼻塞、吞咽困难、上呼吸道阻塞。

可查出的体征有：上唇撕裂伤、上颌前牙松动或折断、上颌下部不对称、错𬌗、上颌下部活动、龈颊沟瘀斑及压痛、可触知的骨折线、鼻中隔撕脱或脱位、面部轻度变长、口咽部水肿及血肿等。

如患者情况许可，治疗最好在伤后数小时内进行，否则，作暂时颌间固定。4~5 天后，水肿消退再治疗。

颌间固定（复位及建立伤前咬合关系）是常用方法。如骨折片嵌入，可以颌间弹力牵引复位后再固定。颌间固定后，应再加头颌辅助固定。如上颌骨向侧方偏斜，颌间牵引复位有困难，应尽早采用开放复位和坚强内固定。

2. 腭正中或正中旁骨折

骨折线通常位于正中旁，距中线 1 cm 的范围之内。因犁骨使正中部位加强，外侧则有牙槽骨加强，故正中骨折少见，骨折大多在正中旁。由于伤时腭部裂开及致伤力的打击，表面黏膜有线形瘀斑，骨折线可触知。腭部两半可单独活动，用手指触诊腭部，可感知腭部裂缝或骨台阶。如裂隙较宽，可造成腭黏膜和鼻底黏膜裂开，形成"创伤性腭裂"。

治疗时常采用手法复位后颌间固定。此类骨折如果是从颅底延续下来，常常出现重叠嵌顿，单纯用颌间牵引有时很难复位，可以借助正畸矫治器复位，或直接开放复位。

3. 节段性上颌骨骨折

指上颌骨某一部分的骨折或牙槽骨骨折。查出此类局部的损伤并将其固定有利于恢复功能。视诊及触诊检查常可正确诊断本类骨折。治疗时应先将折断移位的牙槽骨复位并固定。

此类骨折可单独发生。在 Le Fort I 型骨折中，约有 1/5 病例伴有此型骨折。

4. 儿童期的上颌下部骨折

典型的儿童期上颌下部骨折少见，其原因前已述及。较多见者为局部骨折及青枝骨折。诊断较困难，因迅速发生肿胀，不易检查。未萌出的牙齿也使 X 线片上的骨折线不易查出。仔细询问病史及检查有助于诊断。

发生于幼儿的无移位骨折，以绷带或头颏（头帽及颏托）固定即可。

混合牙列期的骨折，如有移位，应在复位后牙弓夹板栓结于牙弓或用正畸法，如儿童能合作并耐受，作颌间固定。否则，可在梨状孔两侧钻孔，以钢丝通过上颌弓形夹板悬吊固定。

近年来，越来越多的医师对明显移位的儿童骨折选择手术治疗，并植入生物类可吸收板进行内固定手术。

五、上颌骨中部及高位骨折

Le Fort 虽将骨折分为 3 型，但典型的骨折线在临床甚为罕见，而较常见者为各型的结合，例如一侧为 II 型，另一侧为 I 型，等等。

综合分析病史、临床及 X 线检查多能确定诊断。患者常有前牙开𬌗，后牙向下移位。严重者因咽部水肿及血肿以及腭部向后下移位，可发生呼吸道阻塞。

临床检查可发现明显错𬌗、上颌后退、前牙开𬌗，患者有特征性的面部变长。唇颊沟触诊可探出骨折的锐利边缘。表面黏膜有瘀斑、水肿，甚至有撕裂。受累软组织有肿胀或有气肿，表明有腔窦处骨折。移位明显者骨折片活动。

III 型骨折时，颧骨有移位。II 型骨折时，眶下缘处可触知骨折部呈阶梯样，并可有眶下神经分布区感觉异常。

应常规投照 CT 片。由于中高位上颌骨骨折常常波及颧骨和眼眶，且结构重叠，采用通常的 X 线片很难明确骨折移位方向、移位程度以及眶底和眶尖的破损情况，所以最好作 CT 检查和 CT 三维重建以便准确指导治疗。

大多上颌骨中高位骨折很难通过闭合方法得到有效复位，而且固定也不稳定。以往的做法是在颌间固定的基础上，增加骨间结扎或钢丝悬吊。实际上，中高位上颌骨骨折或多或少都伴有颅脑损伤，开放固定也要求在全身麻醉下进行，无论伤后或术后都不允许颌间固定。目前做法是更多地采用解剖复位和坚强内固定。复位的同时，应同时复位鼻骨、鼻中隔，并积极探查眶底，及时纠正复视和眼球内陷问题。

对于上颌骨同时伴发下颌骨和颧骨骨折并有移位时，笔者主张从两头向中间复位，即先下，复位下颌骨，拼对𬌗关系，通过颌间固定复位上颌骨，使上下颌骨形成一个整体；再上，通过颅骨连接颧额缝，复位颧骨；最后是中，将颧骨和上颌骨自然合拢，在颧牙槽脊、梨状孔处用小型接骨板连接固定。

六、并发症及后遗畸形

面中部骨折愈合不良将带来功能及美观问题，需进一步治疗。再矫正畸形及恢复功能是相当困难的，而这些问题，绝大部分是处理失误所致，故在处理过程中应力求正确，并时时检查纠正。由于血运丰富，上颌骨骨折不愈合仅偶尔发生。发生的问题多是复位不准确、固定不稳，因而产生错位愈合。治疗延迟也是原因之一，由于外伤严重，需等待患者情况稳定而使治疗延迟是主要原因。当然，诊断不准确而未及时治疗也是一原因。

治疗中，建立上下颌的咬合关系至关重要，忽视此点将产生咬合紊乱，矫正甚不易。在治疗原则上，应先恢复伤前的咬合关系，再将其悬吊固定（恢复垂直距离关系后）。此原则必须遵循并在治疗过程中定期检查，以纠正发生的问题。

后遗畸形主要来自错位愈合，常见者有错殆、鼻部扁平或偏斜、颧部塌陷等，可单独发生，也可混合存在。最严重的是"盘状面"畸形，由于面中部后退引起，由侧面看，面中部凹陷，垂直距离加长，并有Ⅲ类错殆畸形。

面中 1/3 骨的后移多由致伤力量引起。面骨与颅底构成角度约为 45°，致伤力使面中 1/3 骨沿颅底平面向后、向下，致使面部变长，上颌等后退而面中 1/3 扁平，咬合紊乱。治疗时，必须将这种关系恢复正常。

错殆畸形可能为牙源性，即因牙有脱位而未复位，或牙缺失而邻牙移位等引起，矫正较易；或为骨源性，由骨错位愈合而产生。

骨源性错殆畸形的诊断应依靠上下颌解剖关系的检查、咬合模型研究、牙及面部 X 线片检查、头影测量分析等。

应作面形分析，以决定面中部有无因骨错位愈合而产生的畸形。上唇后退、鼻棘突后陷及鼻小柱退缩，提示上颌下部后缩（当然有错殆畸形）。Ⅱ型及Ⅲ型骨折后遗畸形为面中部扁平等。

错位愈合的矫正必须依靠准确诊断。矫正的主要目的是恢复伤前咬合关系，常需采用正颌外科方法作骨切开术，使上颌骨前移，同时也矫正了面中部的凹陷扁平畸形。

第五节　颧骨及颧弓骨折

一、概述

颧骨位置突出，易受外伤。颧骨的前部与额骨、上颌骨及蝶骨相接，参与眼眶外壁及下壁的形成，也是上颌窦壁的一部分；其后部为颧弓，与颞骨连接。这种解剖关系可以说明在颧骨骨折移位时，眼球可失去支持而出现症状；喙突可能因颧骨或颧骨骨折下陷移位有运动障碍而发生开口困难。颧骨骨折多发生在与额骨、上颌骨及颞骨连接处，而与以上诸骨分离；或可单独发生颧弓骨折；坚实的颧骨本体骨折不多见，如发生，多呈粉碎性。颧弓折断多为外力直接作用引起，典型的情况是中心部分向内移位，前方及后方的折断处向外。咬肌及颞筋膜皆附着于颧弓，其作用可对抗，但骨折后，内外方向是不稳定的。外力如加于颧骨的突出部，骨折线在眶下缘、颧额缝及颧弓处，颧骨向后并向内移位，形成颧部塌陷外貌。如外力的方向可能是向上、向下或向后，则颧骨将随外力方向的不同而发生不同的旋转移位。

二、分类与分型

颧骨骨折的分类有不少，最简单的是将其分为颧骨骨折（3 个连接他骨的骨缝皆分离）及颧弓骨折。后有人将颧骨骨折又分为向内旋转型和向侧方旋转型，并发现最常见的类型为无明显移位者和轻度向内旋转者。也有人根据沿垂直轴旋转情况而分类。有人建议还应加上向后移位的类型。

研究发现，颧骨复合体骨折的畸形产生机制是颧突点的移位和面宽改变。以颧骨体是否完整、颧突点和颧弓的形态改变，将颧骨复合体骨折分为三型 6 个亚型。表述如下：

A 型：局部骨折，颧骨体完整、无移位。A1 型：眶下缘和（或）眶外缘骨折；A2 型：单纯颧弓骨折，面侧方畸形。该型骨折以解决局部畸形和功能障碍为主，不涉及颧骨体的复位及外形重建。

B 型：颧骨骨折移位，颧骨体完整，可伴有或不伴颧弓骨折。B1 型：颧骨骨折，颧骨体向后内侧移位；B2 型：颧骨骨折，颧骨体向前外侧移位。该型骨折以解剖复位为原则，恢复功能，以及颧骨的前突度、面宽，不涉及颧骨体外形重建。

C 型：颧骨体粉碎性骨折，颧骨体外形破坏。C1 型：颧骨体粉碎性骨折，颧弓完整；C2 型：颧骨体及颧弓均粉碎性骨折。该型骨折不仅要复位颧骨、颧弓，而且要重建颧骨体外形轮廓，特别是外形高点、前突度和面宽，同时解决功能障碍。

三、临床表现与诊断

颧骨折断并移位后，眶缘及眶底可能也移位，两侧瞳孔水平发生改变，伤侧瞳孔下移，因而复视是常见症状。

如仅为眶外侧缘折断及移位，复视产生的原因为附着于眶外侧壁上的眼球悬韧带（Lockwood 韧带）随骨折片下移，引起瞳孔水平的改变。如创伤严重，不仅眶缘折断，而且有眶底骨折，则眶内容物下陷而使眼球向下移位，产生复视。眶底骨折时，也可发生（少见）眼下直肌被夹持于骨折处，则复视的产生除瞳孔水平改变外，更多是由于眼球运动受限而致。

眶下神经可遭受损伤而产生其分布区，包括上颌前牙的感觉异常或麻木。

患者在开口时，不仅疼痛，也可有开口障碍，这是由于骨折向后下移位，妨碍喙突的运动所致。

可发生单侧鼻出血，是由于出血进入上颌窦引起。

单侧的结膜下出血也是常见症状。眶周瘀斑常见，并可提示有颧骨骨折。

在检查时应注意有无颅脑损伤。颧部常扁平，如颧骨向下移位，眶外侧壁也将向下移位，睑裂也向下歪斜并变小。因眼外肌受累而引起的眼球活动受限也可发生。有些病例眼球下垂并内陷。有眼球内陷者应怀疑有眶底骨折且有眶内容物进入上颌窦。

应仔细触诊眶周骨质，多可发现有骨移位、阶梯样表现或压痛。特别对颧骨与其他骨相接的骨缝处应细心检查，因骨折多发生在这些薄弱部位。最常见的骨折部位在颧额、颧上颌及颧颞缝处。口内尖牙凹及颊黏膜有瘀斑，也提示骨折存在。

根据上述症状及体征，加上影像学检查，诊断应无困难。普通平片也许可以发现颧骨骨折，但很难准确判断骨折的移位方向和程度。三维 CT 是理想的诊断方法。单纯颧弓骨折投照颧弓轴位或颅底位即可清楚显示骨折情况。

四、治疗

应恢复功能并考虑面容，现多倾向于复位后用小型和微型接骨板作坚强固定。

先应暴露眶下缘及探查眶底。沿下睑并距睑缘 2～3 mm 处切开皮肤，切口由内向外进行，切至下睑外 1/4 与内 3/4 交界处，外 1/4 的切口应向下斜行，以避免切断下眼睑的淋巴回流管，否则会产生术后下睑水肿。切口应切至眼轮匝肌，将皮肤从肌层上剥离向下，直至眶下缘处。也可分开肌肉，深入眶缘。切开骨膜并掀起之，仔细检查骨折处，待骨折各部均完全复位后再固定，固定方法最早采用钢丝结扎，后来普遍采用 1.3 mm 或 1.5 mm 系统微型接骨板固定。经睑缘下切口暴露眶下缘骨折、复位固定颧额缝处骨折的同时，沿眶缘上外侧切开。骨折处常有眶缘缺损及压痛，有助于切口位置的选择。切口一般在眉的外下部分。为预防眉毛有不再生长的可能，不要将其剃去。最好在眉毛内切开，以掩盖以后的瘢痕。暴露骨折处后，以钳或骨膜分离器使骨折片复位，钻孔，在肯定眶下缘也复位后，先用微型接骨板固定此处，再固定眶下缘。

颧骨的复位固定单靠颧额缝和眶下缘处的连接，常常难以克服颧骨旋转造成的移位，术后仍有可能遗留面部不对称畸形，所以颧牙槽嵴的复位固定也是很重要的。手术可以用 Caldwell-Luc 切口（上颌窦根治术切口），并强调用 2.0 mm 小型接骨板固定，以抗拉、抗扭，而不主张采用微型接骨板固定，因为微型接骨板抗扭强度不够。这种情况特别针对颧牙槽嵴骨不连续时。上述固定可以将颧骨稳固固定，与颞骨相接处（颧弓）罕有需暴露及结扎固定者。

颧骨骨折可能眶底也有骨折，需进行探查。如眶底有缺损，需植骨或植入骨代用材料如硅橡胶、钛网等，以恢复眶底对眶内容物的支持作用。

有时眶底需从下方加以支持，可按上颌窦根治术原则进入上颌窦，填紧碘仿纱条，以后通过从鼻侧壁的开口撤出。

单纯颧弓骨折时，可从颞部发际内切口进入，切开颞筋膜，以骨膜分离器沿颞筋膜下进入骨折部位，向上挑起骨折片，以手指从外协助其复位。如需暴露颧额缝时，骨膜分离器可从此切口进至颧弓下，使其复位。

采用单齿钩方法复位颧弓"M"型骨折简单易行，由于用力便利，一次性复位成功率较高。颧弓骨折压迫喙突引起张口受限的患者，在颧弓复位即刻，张口度随即改善，这也是判断颧弓是否复位的重要参考。

复位固定后，必须再次检查视力、眼的活动及开闭口功能。给予抗生素。拍复位后 X 线片。

五、并发症

相当多见，必须在处理过程中避免失误，预防其发生。

1. 视力障碍

视力障碍，乃至失明，虽然较少，但后果严重。术前必须进行全面的眼科检查，术后应定期复查。手术操作应避免粗暴。修复眶底缺损时应在直视下进行，植入物不应过大，以免增加对眼球的压力。术后应多次检查，发现问题时立即寻找原因，立即治疗，与眼科医师密切配合。

2. 复视

是颧骨骨折相当常见的一种并发症。文献报道其发生率在 5% 以上，有的报道高达 36%，经过治疗后，仍有 5% 左右患者有复视存在。

与眶底的爆裂性骨折比较，颧骨骨折后的复视发生率远较前者为低，可能是两者引起眶底骨折的机制不同。眶底的爆裂性骨折是由于眶内的压力增加，眶底的薄弱处发生爆裂，因而常为粉碎性。眶内容物下陷入上颌窦或眼下直肌被夹持等现象，由于眶内压力增加，易于发生。而颧骨骨折引起的眶底骨折或眶外侧缘骨折，没有眶内压力增加的问题。眶外侧缘骨折引起的复视，其原因为附着于该处的眼球悬韧带随骨折片向下、向外移位，致使瞳孔水平降低，两侧瞳孔不在同一水平。眶底的骨折为粉碎性者少，也为随颧骨向下、向外移位。两种外伤时的复视发生机制不一，术前应准确判断。当然，颧骨骨折时，眶底也可发生粉碎性骨折。

由颧骨骨折引起的复视，可在颧骨复位后恢复。晚期复视的产生多由于瘢痕或眶内容物萎缩引起。

3. 眼球内陷

这种并发症较常见，如无复视，主要是美观问题。发生原因尚有争议，有人认为是眶底塌陷引起，也有人认为是外科手术后眶内脂肪坏死的结果。不论如何，眶内的手术必须细心而轻柔。如眶底有缺损，薄骨片移植或硅橡胶植入可对预防眼球内陷有作用。晚期的眼球内陷矫正很困难，需在眶内不同区域植骨或植入硅橡胶。

4. 颧部不对称畸形

是发生率最高的并发症，其临床发生率，根据肉眼诊断在 4% ~ 27%。有人用立体法测量，其发生率高达 40%，其中 25% 畸形明显。

引起畸形的原因，多归咎于处理中复位不准确，固定不牢固，产生错位愈合所致。有人认为，过去主张颧骨三点连接的观点是不正确的，如果为三点连接，则前述的在颧额缝及眶下缘两处固定即可，颧骨不会再度移位。但颧骨应被认为是四点连接的，故只固定两点不能防止其旋转移位，应作三点固定。除固定前述两点外，还应作颧骨与上颌骨颧突下缘的固定。

对于无移位的骨折，不需作上述固定，但需加以保护，以防止其移位，特别在睡眠侧卧时，要防止因压迫颧部而引起移位。

第六节　眶底爆裂性骨折

眶部的骨折可以大致分为两大类：一类为眶周骨的损伤，累及眶缘及其附近骨质，称为鼻筛（鼻眶）及颧眶骨折；另一类为眶内的骨折，不累及或仅稍累及眶缘，称为眶底（或眶壁）爆裂性骨折。

一、应用解剖

眶可作为一四边形的锥体来描述，其底部在前方，锥体的尖突向视神经孔。

底部为眶缘，坚固，上方为额骨，下方为颧骨及上颌骨，外侧方为颧骨，内侧为上颌骨。眶四周之壁的骨质薄，可分为顶、底、外侧壁及内侧壁。内侧壁是最薄的部分。眶下裂前方的眶底为上颌骨的眶板，是最常发生眶底爆裂性骨折的部位。

二、发生机制

当外力打击于眶缘时，坚实的眶缘骨质能保护眶内容物，使其不遭受严重损害。眶缘也可发生骨折，通常是在较薄弱处，如眶下缘及颧额缝处。

爆裂性骨折常是眶的软组织遭受外力打击的结果，如外力击于眼球及眼睑，则眶内容物快速后退，眶内压力突然增加，眶底及（或）眶内侧壁即发生骨折。如眶缘不发生骨折，则此种类型的损伤即为单纯性爆裂性骨折。大多情况下，单纯性爆裂性骨折是由直径大于眶缘的钝物引起，如拳头、肘部、网球等。直径小于眶缘者，将引起眶内容物的直接损伤（如眼球破裂或其他损伤），而不发生骨折。

外力打击于眶缘时，也可以既产生爆裂性骨折，也产生眶缘骨折，这种类型的损伤称为非单纯性爆裂性骨折，常见于鼻眶筛骨折、Le Fort 高位骨折，特别多见于颧眶骨折。在这种损伤中，软组织少有被夹持情况，也少有进入上颌窦的情况。

近年来，有人提出另一种眶底骨折发生的机制。认为在遭受创伤时，坚固的眶缘被推向后，眶底发生线性骨折，此线性骨折前部的后缘推其后部的前缘向后，直至后部产生骨折，前部继续后移。打击力量消失后，坚实的眶缘立即回复原位，眶内软组织的复位缓慢且不能完全复位。外伤后迅速发生的水肿使眶内压力进一步增加，加上重力，使眶内容物进入上颌窦的情况进一步恶化。

眶底骨折会引起功能上的障碍。眶底眶下裂前部的骨质，因眶下管的存在而成为薄弱易发生骨折的部分。骨折后，眼下直肌及下斜肌随同其周围的脂肪和结缔组织可能被夹持于骨折片之间，引起眼球垂直向运动障碍而产生复视。恢复眼球的活动后，复视常能消失。但另外的情况也不能忽视，即眼上直肌的神经遭受损伤，而产生类似眼下直肌被夹持的症状以及眼下直肌和下斜肌直接受到损伤的可能性。眶内侧壁骨折并有内直肌受夹持的损伤也可发生。

眼球内陷症状是眶底骨折的另一重要并发症，其发生是眶内组织下垂或眶腔扩大所致。眶底或眶内侧壁骨折时，眶腔的体积皆可扩大，为产生眼球内陷的常见原因之一。晚期，眼球内陷产生的原因是脂肪萎缩或坏死肌肉的收缩（瘢痕形成）。

三、诊断

诊断应开始于了解详尽的外伤史调查。例如：眶部受到球类的打击或拳击；在车祸中，头部撞击而发生的鼻眶骨折等，皆与建立诊断有关。

复视、疼痛、一过性视力障碍、恶心及呕吐、瘀斑、水肿、眶下区感觉异常等，皆为不可忽视的症状及体征。眼的症状及检查不可忽视，应由眼科专家会诊。曾有报道发生视神经缺血而萎缩，骨折后5天出现症状。

即刻出现的眼球内陷表明有眶底缺损。眼球不能向上运动说明可能有下直肌受夹持。患者常有复视症状，必须查明原因。

对眶下区的感觉异常应注意，可能为眶下神经损伤，提示有眶下管区域的骨折，与颧骨骨折、眶底骨折或爆裂性骨折有关。

可能发生上睑下垂，与动眼神经或上睑提肌损伤有关。

如内眦部有损伤，常有泪溢，应注意检查鼻泪管系统有无问题。

冠状位和轴位 CT 检查有助于诊断。

四、治疗

是否进行手术，应依据有无复视、眼球内陷，CT 检查有无眶缘骨折、眶壁缺损、眼肌嵌顿而定。通常情况下，CT 检查有骨折和骨缺损，加上有复视或眼球内陷，即为手术适应证。

眼球内陷在伤后因软组织肿胀，常不易判断，但伤后早期，两侧眼球比较，差距超过 2 mm 时，可认为有眼球内陷。如 7~10 天后，两侧眼球的差距在 3 mm 以上，也是内陷的表现。

CT 检查有时可见眶底缺损及软组织进入上颌窦，此为明确的手术适应证。

早期的复视可因软组织肿胀引起，故最好在 7~10 天复查。如复视是由眼球下垂引起，则应早期手术。

全身情况不允许或眼球本身遭受损伤，皆应推迟手术。

手术时，做下睑下切口，即在下睑下距睫毛边缘 2~3 mm 处作切口。切开皮肤后，潜行剥离至眶下缘处。掀开骨膜并向眶底分离。如眶内软组织已进入上颌窦，用钝器细心将其游离复位。如软组织被夹持较紧，不易游离时，可用蚊式止血钳将夹持骨的边缘折断，使软组织游离。

软组织游离后，将其轻柔托起，置入植入物覆盖缺损。植入物可用薄骨片或软骨片，取骨处可为髂嵴、肋骨片，或用上颌窦前壁骨片，或可取自鼻中隔，目前多用钛网。然后在眶下缘下方处缝合骨膜。缝合前，应再检查复视恢复情况，逐层缝合伤口。

术后立即给予冷敷，以减轻肿胀。伤口表面可涂抗生素软膏，盖纱布。术后 12 小时应查视力。

术后，复视及眼球内陷通常皆有改进。偶尔，手术部位有延续数月之久的疼痛及压痛。如复视仍然存在，应考虑被夹持的肌肉未完全松解或眼球仍有下移。可再次手术，完全游离被夹持的肌肉或置入大小厚薄合适的植入物。眼球内陷如未被矫正，应考虑眼眶体积过大的可能性。

第七节　鼻骨骨折

由于位置突出且易碎，故鼻骨成为最常发生骨折的诸骨之一。如不治疗或治疗效果欠佳，将形成明显的畸形，并有可能影响呼吸功能，使正常的呼吸生理改变，进而引起一系列后果，如鼻气道阻塞、打鼾、鼻窦炎、咽部感染的发生率增高等。儿童期的鼻骨骨折如治疗不当，可引起生长发育障碍，如鼻的生长发育迟延或异常，也影响面中部骨骼和牙齿的排列。

一、应用解剖

鼻部皮肤的血运非常丰富，故鼻外伤时，常有明显出血及血肿形成，并有明显瘀斑。由于鼻上部的皮肤薄而有活动性，周围的皮肤，如眼睑及颊部疏松，故出血可向此处扩展，形成眼下瘀斑。

相反，鼻下部皮肤厚而富于皮脂腺，紧密附着于其下方的软骨，故此部外伤能引起皮肤的收缩而使鼻孔边缘产生切迹。

鼻的支架，在上部为骨构成，硬；下部为软骨构成，有弹性。鼻背诸骨为成对的鼻骨、额骨的鼻突和上颌骨的额突。上颌骨的额突由上颌体向上内突出，与鼻骨相接，在打击来自侧方时常被累及。两侧鼻骨在中线相接，其后有额骨的鼻突支持，其外侧有上颌骨的额突支持。鼻骨的上部厚而窄，下部薄而宽。此部位骨折常是强力打击的结果，使全部鼻筛区遭受损伤，而骨折多为粉碎性并向后嵌入。

上外侧软骨成对，紧密附着于鼻骨，形成外鼻中 1/3 的支架；在中线，紧附于鼻中隔。下外侧软骨（鼻翼软骨）成对，有一外脚和一内脚。内脚支持并形成鼻小柱的支架，内外脚形成鼻孔的外形。这些软骨有弹性，钝性的打击多不能使其折断，但由于其附着于鼻中隔及骨性的鼻背，故在骨折时多发生移位。鼻骨及鼻中隔复位后，软骨随之复位。

鼻中隔的后部为骨性，不活动；前部及尾部为软骨，有一定活动性。鼻中隔的骨性部分为四部构成，筛骨的垂直板构成上后部，非常薄，易裂开；犁骨构成下后部，上方与筛骨及鼻中隔软骨相接；腭骨的鼻嵴和上颌骨的鼻嵴，构成鼻中隔的最下部分。

鼻中隔的前部为中隔软骨，后与筛骨垂直板及犁骨相接，下位于上颌骨鼻嵴之沟中，前为游离缘，接于膜性软骨。鼻中隔与上颌鼻嵴相接处易破裂或脱位。

二、分类

鼻部损伤的类型主要决定于外力的方向和大小。一般而论，鼻骨抵抗正前方力量的抗力较强，对侧方力量的抗力较弱。

在成人，多数引起鼻骨骨折的力量来自侧方。中等力量的一次打击，往往引起一侧鼻骨骨折，如图 7-1 所示，这种骨折多累及上颌骨额突。更强的力量则可引起鼻骨和上颌骨额突同时折断。骨折片向外侧移位，鼻中隔也向外侧移位。鼻骨多在其厚部与薄部交界处折断。

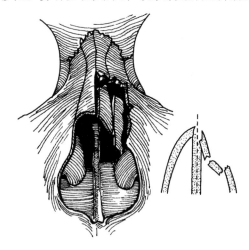

图 7-1　鼻的一侧塌陷性骨折

鼻骨骨折时，鼻中隔也发生移位。中隔单纯性脱位时，中隔软骨与上颌嵴分离，在鼻腔中形成一个中隔突出物，这种脱位常伴有鼻尖变宽。在致使鼻中隔软骨弯曲的力量超过其负荷能力时，软骨发生骨折。垂直骨折发生于不同部位，但多在软骨薄与厚的交界部。垂直骨折使鼻中隔前部成角形突出，尾部脱位。鼻中隔软骨的水平骨折也可发生。较严重的外伤可引起垂直及水平骨折同时发生。发生鼻中隔软骨骨折时，鼻中隔之骨折片可重叠而使鼻中隔变厚，因而鼻变低，鼻小柱退缩。

从前向后的力量引起的骨折较少见。这种力量使鼻中隔软骨向后抵于筛骨垂直板（常折断），软骨向后套入并重叠于骨上。

中等力量可使鼻骨下部折断，而较厚的上部不被累及。更大的前后方向力量使鼻从额脱离，骨折多为粉碎性，向后移位。

儿童期发生的鼻骨骨折与成人有差别。由侧方而来的打击可以引起一侧或两侧鼻骨的塌陷性骨折。来自前方的力量则引起"翻书样骨折"，指鼻骨及鼻中隔骨折并塌陷，就像一本书被翻开一样。发生这种骨折的原因可能是鼻骨在儿童期尚未在中线融合。临床上则可见鼻梁扁平，上外侧软骨也可与鼻骨脱离，因两者的结合在儿童期很疏松之故。即使在严重的外伤时，这种骨折也常被忽略，直到产生发育障碍成为畸形时方被觉察。

三、诊断

首先了解受伤的原因、力量的方向和大小。询问每侧鼻孔有无堵塞，与伤前进行比较。比较受伤前后鼻的外形，可与伤者随身携带的证件上的照片比较。从儿童获得伤史是困难的。如果儿童有鼻部遭受外伤的历史，有鼻出血症状或有畸形的表现，则应认为有鼻骨骨折存在。如儿童不能经鼻呼吸，更应警惕，要怀疑鼻中隔血肿是否存在，存在时，必须处理。

鼻骨骨折时，常有鼻出血、肿胀、眶周瘀斑、鼻背压痛、鼻骨骨轧音。鼻畸形和鼻塞也常见，后者常因骨或软骨移位、水肿，血凝块，鼻中隔血肿，外鼻血肿，黏膜及鼻甲肿胀等引起。

仔细观察鼻部，有无偏斜、扁平。触诊有无异常活动及骨轧音，但需注意，如骨折片嵌塞时，这些体征不存在。如鼻根部塌陷，应彻底检查有无鼻筛骨骨折。疑有鼻筛骨骨折者，要判断内眦距离有无增加，鼻泪管系统有无损伤，并应检查有无脑脊液鼻漏。检查鼻腔内黏膜有无撕裂、有无瘀斑，鼻中隔有无血肿或从鼻底脱位。

X 线检查对诊断有助，必须进行。

四、治疗

对鼻骨骨折的治疗目的，是恢复正常功能和外观。无移位的骨折对症治疗即可，加上对鼻部的保护。有移位者应复位。治疗的时间最好是在伤后 2 ~ 3 小时内，此时，水肿、血肿和阻塞等尚未发生。如已超过此时限，有明显肿胀，在成人，可以在 7 ~ 10 天内治疗；在儿童，以在 5 ~ 7 天内为宜，此时，早期的纤维化尚未形成。

仅有鼻骨骨折时，闭合整复即可。如有鼻中隔损伤，常需开放整复鼻中隔加上闭合整复鼻骨。闭合整复可用表面麻醉（4% 可卡因，最大量为 200 mg）及局部麻醉（1% 利多卡因，加肾上腺素，成 1 ∶ 100 000 溶液，用量不超过 30 mL），注射于鼻背及前鼻棘皮下及鼻中隔黏膜下；表面麻醉用于鼻黏膜，可用 2% 丁卡因代替可卡因。

如为一侧的鼻骨塌陷性骨折，用一钝头的器械，伸入鼻骨下方，抬起鼻骨，以手指在鼻背处协助复位。注意器械勿放入过深，如伸至额骨下方，则不但不能复位，反可导致黏膜损伤。任何钝头器械皆可利用，例如用骨膜分离器绕以油纱布。双侧鼻骨骨折时，可用血管钳绕以油纱布，伸入两侧鼻内。

当鼻骨骨折的复位因故延迟而不能用闭合整复法复位或同时有鼻中隔折断时，需采用开放整复法。沿鼻孔上及外侧缘，稍偏黏膜侧，切开皮肤；需整复鼻中隔时，再沿中线切开鼻小柱。将皮肤从上外侧与软骨分离，再以骨膜分离器将皮肤及骨膜从鼻骨上掀起。用骨刀分开骨折处，使骨折片游离后将其复位。鼻中隔折断时，可通过鼻小柱切口及一侧鼻缘切口将黏软骨膜从鼻中隔掀起，将骨折片游离并复位。骨折片不能游离时，可将骨折线再切开，使之游离。

复位并缝合创口后，鼻内可填塞油纱条或碘仿纱条 2 ~ 3 天，协助固定。鼻外盖纱布或用印模膏做成鼻外形印模，下垫纱布，以协助固定。

儿童期鼻骨骨折的处理原则与成人相同，但应注意：①儿童的鼻骨骨折愈合迅速，应在伤后 2 ~ 4 天处理；②为复位准确，多需用全身麻醉；③过多的创伤会损害生长中心，故在开放复位时，操作应尽可能轻柔，力求减少创伤。

术后感染少见，但如有鼻中隔血肿而未发现，可导致感染发生。感染的后果严重，应力求预防。如发生鼻中隔血肿，应及时切开引流，并在鼻中隔两侧填塞加压，注意检查是否复发。

第八节　鼻眶筛区骨折

鼻眶筛区骨折是较复杂的骨折，过去少见，现由于交通事故增多而日渐增多。其处理涉及神经外科、眼科、耳鼻喉科及颌面外科。

由前方或前下方而来的严重冲击力可引起额、鼻、筛区的广泛损伤，损伤可引起上颌骨额突、鼻骨、筛窦周围骨质、眶部、上颌窦、筛板区之颅底等处的骨折。锐利的骨折片还可穿透或撕裂硬脑膜，发生脑脊液漏。此区有多种特殊结构，需予以整复，以恢复功能及外貌。损伤如引起两眼间距变宽，称为创伤性眶距增宽症或创伤性眼球间距增宽症；由撕裂或撕脱引起的睑内侧韧带向外侧移位，称为内眦间距增宽症。

一、应用解剖

眶内侧壁薄而弱，薄的泪骨和筛骨纸板易发生骨折。在纸板上缘，沿额筛缝分布的为前、后筛孔。额筛缝表示筛板的颅内水平。前筛孔有鼻睫神经及前筛动脉通过，后筛孔有后筛神经及血管通过。眶内侧壁骨折并向后移位时可撕断血管，引起眶内血肿。眶内侧壁后部为蝶骨体，视神经由此穿出。此部位骨的损伤可累及视神经而致失明。

两眶间的区域也称眶间间隙，位于颅前窝底部筛板下方。此间隙内，有两筛骨迷路，每侧一个，在筛骨垂直板两侧，前宽后窄。其上方为筛板，侧方为眶内侧壁。眶间间隙被筛骨垂直板及鼻中隔中一分为二，后界为蝶骨的前面；前界为上颌骨额突、鼻骨、额骨鼻突。

眶间间隙除含蜂窝状的筛窦外，还有上鼻甲和中鼻甲、筛骨垂直板（形成鼻中隔后上部）。由前方而来的冲击力量如能使此间隙前方坚强的骨折断，向后即是抗力很弱并薄的筛骨迷路，故易被累及。额窦通过鼻额管引流至前筛窦，再引流至中鼻道。眶间间隙的顶为筛板，常在此区骨折中被累及，并产生脑脊液漏。

二、诊断

鼻眶筛区骨折的特征表现为：鼻梁根部扁平、塌陷、增宽；内眦部肿胀，有瘀斑；Furnas 牵引试验表明有内眦韧带撕脱；眼睑水肿，常有结膜下出血。鼻眶筛区骨折常伴有眶的爆裂性骨折、上颌骨骨折或颧骨骨折。

鼻内检查可发现有鼻中隔骨折及血肿。鼻梁根部及眉间触诊可查出异常活动或有骨擦音，表面软组织或有撕裂并暴露其下之骨折。

患者有意识丧失或有意识丧失史时，说明有颅脑损伤，应注意。

有清亮液体自鼻流出，应高度怀疑脑脊液漏。压迫两侧颈内静脉，流量会突然增加，有助于诊断。或进行实验室检查，有糖存在即可诊断为脑脊液。如有嗅觉丧失，则可能有筛顶部或筛板区硬脑膜撕裂，导致脑脊液流出。

CT 检查很重要，因可查出骨折。如有脑积气，说明鼻或窦腔等与颅腔直接交通。如无上颌骨折、爆裂性骨折、颧骨骨折等，上颌窦可正常。

三、分类

鼻眶筛区骨折大致可分为两类。

第一类为套叠性（或嵌入性）骨折，鼻骨和上颌骨额鼻突的中央部分成为一整体折断并向后移位。此型损伤时，内眦韧带完整。

第二类骨折更为常见，鼻骨及其外侧骨粉碎性骨折，各自向后移位，不成为一整体，并向外侧方移位。内眦韧带撕脱或撕裂，形成外伤性眦间隙增宽；常有泪囊损伤。

四、早期修复原则

最理想是将鼻眶筛区的骨折在早期一次整复。当然，有许多因素使早期整复不得不延迟，例如颅脑损伤、严重的肿胀等。但如可能，就应争取早期手术。

眶缘是重要的支持组织，应先整复。整复应开始于外侧坚固的骨。眶缘（多为眶下缘）如为粉碎性骨折或有缺损，应植骨。同时，眶底也应修复。

眶缘整复后即建立了稳固基础，可以着手整复其他组织。应先使鼻骨复位，再查鼻中隔有无血肿、骨折或脱位，如有，一一处理。鼻内可作填塞以支持复位诸骨。

其后应处理软组织损伤。内眦韧带常有移位，如仍附着在有足够坚实的骨折片上，则将骨折片复位并固定即可将内眦韧带复位。如内眦韧带已撕脱或附着之骨折片强度不够，则用不锈钢丝将其复位固定。如眶内侧壁有骨折，应同时修复眶内侧壁，需作骨移植修复眶内侧壁，然后将内眦韧带固定于移植骨片上。

鼻泪引流系统有无损伤，应在直视下检查并注射染料检查，与眼科专家合作，修复发生的损伤。

眼球的损伤应请眼科专家处理。

涉及颅底的损伤应请神经外科专家合作处理。

五、晚期处理原则

虽然早期一次完成处理是理想的，但由于各种原因，常有需进行晚期处理的患者，例如：早期不完全处理和处理不当的患者常有骨缺损、骨错位愈合、软组织移位（特别是内眦韧带移位）、瘢痕形成等，以及因这些原因而产生的畸形。

晚期处理大致有如下内容：神经外科方面的问题，皮肤瘢痕的矫正，重建内眦区及鼻的骨质，包括去除错位而重叠的骨片、内眦部的瘢痕（妨碍内眦重建）等，修复泪引流系统，进行内眦成形术，等等。

第九节　颌面颈部火器伤

根据"一战"和"二战"资料，颌面颈部火器伤的发生率在5%左右；但随着近代武器的发展和改进，与高爆碎片的炸弹、地雷、炮弹及火箭的普遍使用，弹片伤显著多于枪弹伤，颌面颈部火器伤的发生率已明显上升，部分地区甚至已接近10%左右。早期正确处理颌面颈部火器伤，对于挽救伤员生命、减少残废畸形及为后期治疗创造良好条件，非常重要。

一、致伤机制

火器伤是指以燃料作动力来发射或引爆投射物所致的损伤。投射物可以是枪弹、铁砂、炮弹、炸弹、地雷、手雷等产生的破片、碎骨片、碎牙片、碎石子等。火器伤的致伤机制有投射物直接撞击、压力波、继发投射物撞击等，并与组织介质的特性有关。

1. 投射物直接撞击

投射物撞击组织时可以直接穿透、撕裂或离断组织，形成原发性组织弹道。损伤程度主要受投射物的速度、质量和形状的影响。速度和质量决定投射物的动能，其中速度是关键因素，因为提高投射物的速度可使动能呈几何级数增加，而提高投射物的质量与动能的增加仅是平行关系。一般情况下，动能较大的投射物造成的伤道与投射物的运动方向一致，较直，产生贯通伤较多；动能较小者，投射物可能受到组织的阻挡而停留在体内，形成非贯通伤。高速（撞击速度大于762 m/s）而质量小（10 g以下）的投射物，其能量迅速传递给组织，在体内能量消耗较快，造成的组织损伤比较严重；这种投射物在撞击骨组织时可能改变运动方向，形成曲折的组织弹道。现代常规武器就多采用高速小质量武器（高能武器）。另外，投射物的形状越不规则，弹丸在空气中飞行状态越不稳定，可发生偏航、翻滚、进动等，所造成的伤口和伤道越不规则，也是造成火器伤复杂性的因素。

2. 压力波

空气动力学证明，投射物对其前方的空气产生压力，其后方产生低压。投射物飞行速度越快，其前后方向的压力差越大。高速投射物进入体内后，可将其所产生的压力波传递给组织，迫使原发伤道周围的组织迅速向四周移位变形，足够的压力可以造成骨折，使软组织扩张膨胀，形成比投射物本身大得多的空腔；由于软组织的弹性、投射物能量的传递和投射物后方的低压效应，使这个空腔发生萎陷；用高速X线机可以拍摄到空腔的胀缩在几十毫秒内呈阻尼样脉动6~7次而消失，最终达到伤道内外压力的平衡，这就是所谓的瞬时空腔效应。瞬时空腔效应可以使原发伤道周围的组织遭受反复的挤压、牵拉和震荡，因此从组织学上可将伤道周围组织分为坏死区、挫伤区和震荡区。瞬时空腔的大小一方面受投射物的速度、质量、体积影响，另一方面受被撞物介质密度以及含水量和弹性等因素影响。瞬时空腔一般在肌肉组织中较大，这是因为肌肉组织含水量较多、密度大而均匀，容易吸收和传递能量。虽然口腔颌面部多腔窦，含气多，含水少，组织密度很不均匀，但实验证明在高速投射物伤时同样存在瞬时空腔效应。

大血管弹性较大，受到压力波的影响，可使一定距离内的血管内皮和血管壁发生不同程度的损伤，可能形成血栓，甚至血管破裂。由于血液是良好的传递能量的介质，在突然高压作用下可产生"血锤效应"，造成远隔脏器的损伤，即所谓的远达效应。

另外，空腔膨胀时所产生的负压作用可使伤道入、出口周围的异物和微生物被吸到伤道深部，因此，所有火器伤均为污染伤口。这是火器伤感染的重要原因之一。

3. 继发投射物撞击

骨与牙等硬组织坚硬，弹性较小，属不均匀体，在受到投射物撞击时极易破碎。足够大的动能可以使碎骨、牙和碎牙片向四周飞溅，间接损伤周围组织，这就是所谓的"继发弹片伤"或"二次弹片伤"。

二、火器伤的损伤特点

1. 伤情较重

（1）出血多：口腔颌面颈部血管丰富，有颈总动脉、颈内和颈外动静脉，颈外动脉系有 9 个主要动脉分支，甚至在中线上也有广泛的交通。火器伤后出血多并容易形成血肿，尤其是伤及头颈部大血管可造成致命性大出血。

（2）粉碎性骨折多：在高能投射物撞击下，颌面骨的骨质和抗力结构不能耐受这种冲击，骨折线常不是按照解剖弱点分布，如骨缝、窦壁等，而在着力点及其附近发生结构破碎，因此粉碎性骨折多。

（3）组织变形和移位明显：致伤物进入或穿透组织时，由于压力波和瞬时空腔效应，使伤道周围组织受到牵拉、挤压和震荡而受到严重损伤，肿胀反应迅速而广泛，加上血肿的挤压，使哆裂开放的软组织容易移位、变形。

（4）常伴有呼吸窘迫：口腔、咽喉、气管和食管伤时，误吸口腔内的血凝块和分泌物、移位的组织、舌后坠、喉水肿或喉毁损、异物存留等均可造成上呼吸道梗阻。

（5）功能和形貌毁损严重：由于组织缺损、神经失能、口内外贯通，严重影响进食、咀嚼、语言，面貌全非。

2. 伤道复杂

（1）高速高能小质量的投射物撞击机体时，在伤道入口处瞬间释放大量能量，强弩之末的投射物进入体内后遇到骨的阻挡可能改变弹道的方向，在软组织中形成复杂的弹道。

（2）骨碎片、脱位的牙齿或碎牙片因接受高速投射物的能量后成为"继发弹片"向四周软组织散射，更增加了伤道的复杂性。

3. 多有异物存留

（1）弹丸、弹片、碎骨片、碎牙片作为直接或间接致伤物常滞留体内。

（2）尾随高速投射物的低压效应、瞬时空腔的交变性胀缩，均可将伤道附近的物质带入伤道，如碎布片、木屑、砂土等。

4. 伤口内污染严重

（1）外源性污染：进入伤道的异物、瞬时空腔产生的负压作用以及伤口暴露于恶劣环境可直接造成污染。

（2）内源性污染：口腔颌面颈部腔窦较多，如口腔、鼻腔、鼻旁窦、咽喉、气管和食管等，火器伤伤道多与这些腔窦相交通，腔窦内的常驻微生物可直接污染伤口，增加伤口的感染机会。又可因感染引起颌面颈部蜂窝织炎、骨髓炎、纵隔炎、吸入性肺炎等并发症。

三、颌面颈部火器伤的急救处理

颌面颈部火器伤，不仅可发生严重的出血或呼吸障碍，还可波及直接危及生命的颅脑、大血管及颈椎。因此，在急救处理时，必须迅速判明情况，抓住危及伤员生命体征的主要矛盾，而采取果断措施。

（一）抗窒息

除可因骨折片移位等原因而发生阻塞性窒息外，在火器伤中特别应注意弹道贯通口底、舌根、咽旁及颈部软组织时，所引起的局部血肿、水肿直接压迫上呼吸道；火焰吸入性烧伤时，上呼吸道的气管内壁黏膜进行性水肿引起的管腔狭窄所导致的阻塞性窒息。吸入性窒息多发生于昏迷和休克的伤员，由于吞咽和咳嗽反射消失或减弱，而将口内的血性分泌物、异物及呕吐物误吸入气管和支气管内所致。预防窒息的关键在于早期发现，判明原因，果断处理。

1. 阻塞性窒息的抢救

（1）迅速改变伤员的体位，同时用手指或器械伸入口腔，掏出口内或咽部异物，切忌将异物推入深部。如无吸引器可用粗橡皮管，口对口及时吸出深部的血块及痰液。

（2）舌后坠的伤员，在紧急情况时，可用巾钳或大号别针、粗线等贯穿舌前中部组织，将舌牵拉于口外，并稳妥地固定在衣领上。注意不能贯穿在感觉敏锐的舌尖部，以免因组织过少、疼痛和牵拉而致局部撕脱。

（3）上颌骨横断骨折、软腭下垂的伤员，在清除口咽部血性分泌物后，可采用带须托盘式夹板、筷子、木棍或树枝横过两侧上颌磨牙，将下垂的上颌骨托起复位，并固定在缠头绷带上。

（4）因口底、咽部肿胀压迫呼吸道的伤员，先置入口咽导管、鼻咽导管或粗橡皮管，以减轻梗阻症状。也可一开始作预防性气管切开，或当置入的导管不能缓解症状时，再作气管切开。对呼吸道烧伤、喉头水肿的伤员，应行气管切开术。

2. 吸入性窒息的抢救

应在止血的同时，立即行气管切开术，及时将硅胶管插入气管导管内，吸出血液、血块及误吸的其他异物。在无气管切开器械的条件时，应作紧急环甲膜切开，插入橡皮管以应急需，以后再改行气管切开术。

（二）止血

颌面颈部火器伤一般出血较多，颈总动脉或其较大分支损伤，在紧急情况下应采用暂时性指压止血法。头颈部出血时，可在胸锁乳突肌前缘中点，向后将颈总动脉压向第六颈椎横突上，但要注意呼吸道情况，压迫时间不宜过长，因有可能引起颈动脉体的迷走神经反射亢进，导致冠状血管痉挛和心脏传导障碍而发生心搏骤停，应予警惕。

颌面颈部止血主要采用填塞、加压包扎法。包扎时，需注意不要使骨折片移位，以防加重窒息，填塞也不宜过紧。如鼻腔出血确诊有脑脊液鼻漏时，为了防止并发逆行性颅内感染，不应作鼻腔填塞，可采用药物止血。并发严重颅底及鼻道出血时，可采用后鼻道填塞法。伤道邻近咽部或颈部作填塞时，仍应注意保持呼吸道通畅。

创面见有活动出血点，可作血管结扎，无条件时可用血管钳夹住，外覆无菌敷料后送至二线医院处理。对颌面颈部大出血的伤员，应作同侧区域的颈外动脉结扎术。

（三）防治休克和感染

防治休克的原则和处理外伤性休克相同。一般单纯颌面颈部火器伤所致的失血性休克较易纠正。在保暖、止痛、镇静后，输入乳酸钠林格液 500 ~ 1 000 mL、右旋醣酐 500 mL 及全血 300 ~ 600 mL，血压能逐渐上升。如无效，除继续补充血容量和采用升压药物外，尚应检查其他脏器及骨骼有无严重合并伤，如并发有颅底骨折、骨盆骨折、肝脾破裂等损伤，应及时采取紧急相应措施。

止痛时不要注射吗啡，因为吗啡可抑制呼吸，且易引起呕吐而发生误吸；吗啡还可使瞳孔缩小，妨碍观察颅脑损伤的病情变化，遮盖脑部钩回疝的症状。

纠正体液平衡时，应重视唾液的丢失量。正常唾液分泌平均每小时约为 50 mL，一天的分泌量约为 1 200 mL。颌面火器伤尤其下颌骨的贯通伤和开放炸伤，由于骨折移位和疼痛刺激，唾液分泌量可明显增多，严重的伤员每天可丢失 1 500 mL 以上，因此必须将这部分丢失量估计在内。

颌面颈部火器伤的感染来源较多，细菌种类也多，故应及早注射广谱抗生素、破伤风抗毒素，及时包扎伤口以减少空气中的细菌污染。

（四）包扎和后送

包扎前，对颌骨骨折错位的伤员，应先用手法复位，在伤情许可的情况下尽量恢复上、下颌牙齿的咬合关系；将移位、下坠或外翻的软组织复位至适当位置，而后覆盖敷料，加压包扎，后送。包扎时注意压力要均匀，不能增加骨折片移位而加重伤情，引起呼吸困难。

后送时应密切注意保持呼吸道通畅，昏迷伤员一律采用俯卧或侧卧位，并将头部偏向一侧，以利口内分泌物外流，担架上要作出醒目标志。作舌牵引的伤员，要将牵拉物妥善地固定在衣领上，防止松脱后坠。对已作气管切开的伤员，要集中后送，并应准备好硅胶管及 50 mL 注射器，以便随时吸出分泌物；气管切开处要覆盖湿润的纱布块，以保持呼吸道湿润，防止因干燥而引起痰液浓稠或过多的咳呛。清醒无休克的伤员可采用坐位，头俯向前，以利口内分泌物外流。

四、颌面颈部软组织火器伤的早期处理原则

由于颌面颈部血运侧支循环丰富，组织再生能力强，抗感染力强及有丰富的表情肌等，因而在处理颌面颈部软组织火器伤时，对缝合的时间、清创中软组织的取舍等，与全身其他部位的清创原则有所不同。除清创要彻底外，去除组织要少，缝合要早而细，组织对位要精确，以利减少畸形，尽早恢复或改善功能和外形。

（一）颌面颈部软组织火器伤清创缝合的一般原则

1. 彻底清洗创口

伤口在局部麻醉下用纱布块蘸消毒肥皂液和 1.5% ~3% 过氧化氢溶液，进行反复多次洗刷，而后用大量生理盐水冲净，也可用脉冲或喷水装置冲洗。伤口内一切表浅异物须及时清除。

2. 尽量保留组织

软组织在清创中，除确已坏死的组织外，即使是组织缺血发绀，也应予以保留。可用刀刃削刮其边缘或允许修去 1 mm 边缘，直至红润或出血后即可缝合。遇掀起已形成的窄蒂皮瓣或是新鲜而完全断离的组织，决不可轻易放弃缝合机会。后者如体积不大，经大量灭菌、生理盐水冲洗、抗生素溶液浸泡处理后，及时缝回原处，多数能够存活。即使不能全部存活，作为"暂时性辅料"保护创面，也有利于后期处理。

眼睑、眉毛、耳、鼻、唇等部位的裂伤，只需清洗后即可缝合，无须作创缘修整。缝合时需精细对位，防止错位畸形。

3. 争取及早行初期缝合

颌面颈部火器伤在伤后 12~24 小时内，经清创后均能作初期缝合，当然应结合致伤的严重程度和伤口的污染情况全面考虑。凡有感染、积血、积液或深在的伤口，均应放置引流，引流以放置槽式橡皮半管为宜，且滞留时间应较非火器伤长。缝合时要将泪点、眼睑皮肤和口轮匝肌的肌纤维断端对正缝合，唇红和唇白不能错位，以恢复功能和外貌。

4. 尽量闭合腔窦伤口

凡与口鼻腔相通的伤口，一定要先缝合黏膜，使腔窦与外界伤口分隔以减少感染机会。为防止颌骨浸泡于唾液中而导致伤口的严重感染，决不允许只缝合外层皮肤与肌肉而忽视口腔黏膜的缝合。当黏膜缺失而无法闭合时，应采用碘仿纱条作局部填塞覆盖，并加强口腔护理，使肉芽逐渐生长覆盖创面。

5. 及时修复小型软组织缺损

对小型软组织缺损，可用局部旋转皮瓣或滑行皮瓣修复；额部、鼻背及眶周缺损，可用全层皮片覆盖游离移植，包裹加压法固定；其中眶周软组织缺损的及时修复尤为重要，因可避免或减轻内外眦下垂、眼睑外翻等畸形。

（二）颌面颈部软组织火器伤的处理原则

颌面颈部火器性贯通伤的特点是入口小、出口大，出口处常伴有软组织和骨组织联合损伤或缺损，

但在高速软组织穿透伤，其入口与出口的口径几乎一致。颌面颈部的爆炸伤易致软组织外翻、下垂或卷缩移位，严重者可有部分组织缺损。由于弹道对软组织的震荡和烧灼，组织水肿较重，故在清创后不宜作简单缝合。应采用金属丝、铅丸或纽扣作定位拉拢缝合，保持一定间隙以利引流，并可避免伤口因水肿引起的张力过大而裂开。通过局部高渗盐水湿敷，抗生素控制感染，当局部边缘坏死组织分解脱落、肿胀消退后，可再次将伤口用金属丝拉拢缝合或作延期缝合。此法可使有组织缺损的伤口缩小缺损范围、减少瘢痕畸形，为后期整复创造条件。

面颊部大范围的洞穿性组织缺损，不应将伤口勉强作拉拢缝合，因易致局部错位愈合、加重畸形缺损。应沿缺损洞腔边缘，游离一部分口腔黏膜，使其外翻与外侧的皮肤边缘相对缝合，争取消灭创面、杜绝感染。所留的洞形组织缺损，留待后期作整复治疗。随着显微外科的发展，有学者在狗的颌面部用纸质电雷管引爆，造成面颊部洞穿性缺损，一组5只狗在清创后立即用大腿隐动脉皮瓣吻合后移植，结果全部坏死；另一组15只狗，致伤后先常规清创一次，72小时以后再次清创，切除创缘坏死组织至有新鲜血液渗出处，在离创缘3 cm以外处行舌动脉、颈外静脉与移植的隐动脉皮瓣的血管蒂吻合，颊黏膜缺损两组均行局部拉拢缝合，结果12只狗皮瓣成活、3只狗皮瓣失败。试验表明，火器性软组织洞穿性缺损经过上述清创和再次清创后，应用显微外科技术，切取带血管蒂的游离组织瓣，在距离伤道3 cm以外的受区血管进行吻合，有望能早期获得移植成功，将显著缩短治疗疗程。

（三）不同部位颌面颈部软组织损伤的处理原则

1. 舌损伤

舌的血供非常丰富，若伤后不及时处理，易自行错位愈合，且易与口底及牙槽舌侧的创面粘连，严重影响舌的活动和发音。由于舌组织为大量肌组织所组成，而伤后水肿又明显，采用一般整形缝合法，创缘甚易撕脱，因此缝合舌部创伤时，有别于缝合面部其他软组织伤的原则。要求用大弯针、粗线，距创缘0.5 cm以外进针，而且要多带一些肌组织作间断缝合；同时尚需辅助2~3针横褥式缝合以防止伤口撕裂。缝合舌组织时，应尽量保持舌的长度，要沿舌的长轴缝合，不能作折叠式缝合，以防缩短舌的长度而影响舌的发音功能。

断离的舌组织于清洗后及时对位缝合，有成活的可能。为减轻水肿，减少舌组织运动有利于伤口愈合，术后可采用短期鼻饲，给予少量氢化可的松或地塞米松雾化吸入及使用镇痛药物。

2. 口底及下颌、下颈部伤

弹道贯通口底、下颌下或颈部时，清创后，口底软组织应按层严密缝合黏膜和黏膜下层；下颌下区及颈部在彻底清创后，仅作部分缝合，应置槽式橡皮半管充分引流，待口底黏膜组织愈合后，再逐渐去除颈部引流。

下颌下及颈部的盲管伤，清创后不仅不能作严密缝合，如颈部大血管有累及的可疑时，尚应切开盲管伤道作充分引流，以防伤后发生继发性大出血。对颈部伤道深部感染，尚可加用杆菌肽溶液湿敷以加速引流，控制感染。其配制比例为5万单位杆菌肽溶于250 mL的生理盐水内，可直接作纱布湿敷，也可作持续性滴注式湿敷。

3. 腮腺损伤

清理腮腺创面时，要注意面神经和腮腺导管有无断离，处理原则同非火器性创伤。遇腮腺组织严重损伤，同时又缺损一段导管，可寻找腮腺导管的近心端加以结扎，迫使腮腺萎缩，防止后期形成腮瘘。缺损的面神经断端，在全身条件和局部伤情允许时，应争取同期做面神经移植，如条件不允许，应保留在原行径的位置上，在其附近用丝线作出标记，留待后期进行神经移植术。

五、牙和牙槽突火器伤的早期处理

（一）伤情特点

各种投射物造成牙齿及牙槽突损伤的特点是击伤的牙齿数目多，牙槽突多呈粉碎性骨折，特别是高速子弹或弹片从水平或斜线方向贯穿通过两侧牙列时，损伤范围常波及1~2个区域；枪弹伤平均可丧失 7~9 个牙齿，严重的创伤一侧可损伤数个牙齿，而对侧可发生整排牙齿缺损；严重的上颌牙槽突伤尚可合并鼻底及上颌窦穿孔，这与非火器伤有极大区别。此外，击碎的牙齿与碎片，尚可作为继发弹片飞散射入周围软组织中，将附丽在牙面上的污物直接带入邻近组织深面而引起感染。牙和牙槽突火器伤多伴有唇颊软组织伤，也可见下颌牙及牙槽突伤并发上颌骨伤、上颌牙及牙槽突伤并发下颌骨伤，这些都和投射物的方向有密切关系。

（二）治疗原则

1. 牙齿的处理

为了有利于火器伤伤后义齿的固位和防止口腔与鼻腔、上颌窦底的穿通，必须尽可能地保留牙齿。对牙冠折断而牙髓暴露的牙齿，应进行牙髓治疗；牙冠横断，即使断面低于牙槽嵴，也应通过根管治疗保留牙根。保存牙齿和牙根有助于维持牙槽嵴的高度，对今后制作覆盖义齿的固定种植修复有很大的帮助。

2. 牙槽嵴骨折和碎骨片的处理

保留一切与骨膜和软组织相粘连的牙槽嵴骨折段和碎骨片，尤应保留鼻底、上颌窦底和硬腭部位的骨折片。清创后用纱布块衬垫于牙槽嵴的唇颊侧，用手法复位，妥善缝合撕裂的牙龈、前庭沟和硬腭黏骨膜。当污染不严重、软组织无显著缺损时，可只缝合软组织，同时将游离碎骨片塑捏成形复位。因上颌骨血运丰富，游离的碎骨片经复位处理后仍可能存活。暴露的牙槽嵴、牙槽中隔，不宜翻开骨膜作牙槽修整；更不宜为了缝合软组织，而不适当地去除过多牙槽组织。有部分软组织缺损的牙槽嵴裸露创面，其表面可置放碘仿纱条，并与创缘缝合固定数针，数天或一周后再更换敷料，借肉芽组织生长，逐渐修复创面。

3. 牙槽嵴折裂的固定

牙齿与牙槽嵴火器伤与非火器伤不同之处为可供作为基牙的数目很少，因此，不能采用常规牙弓夹板方法来固定牙槽嵴折裂，须视具体情况采用相应的固定方法。一般以采用活动分段塑料固定夹板较好，不宜作金属丝缝合和骨间栓丝结扎，但如牙弓内有多数基牙可利用，仍可选用金属弓形夹板固定。固定 2~4 周后，早期应改用覆盖义齿恢复咀嚼功能，防止牙槽骨因无功能刺激而萎缩，并发软组织创伤者，同一般创伤处理原则。

六、上颌骨火器伤的早期处理

（一）伤情特点

上颌骨火器伤的伤情，取决于投射物的性质、力向、距离及致伤部位，与非火器伤致伤的 Le Fort 薄弱区骨折分类不同。

当高速投射物自上颌体一侧穿入，他侧穿出时，入口处多形成较小的洞形骨折，而出口处由于投射物的冲击及能量的释放作用，常造成多碎片型骨折。骨折片移位、飞散，呈洞形缺损，上颌窦腔暴露，软组织呈开放移位及部分缺损。投射物如撞击眶外侧、颧下嵴等骨质致密部位，可呈现更严重的粉碎性骨折。由于投射物侧冲力的震荡挤压作用，迫使原发伤道周围组织在数毫秒内向四周压缩与移位，所形成的暂时空腔可加重邻近组织的损伤，并发邻近骨骼多处线状骨折，所产生的负压将伤道两侧的污物吸入伤道深面。上颌骨火器伤尚可见击碎的骨折片向四周飞散，进入邻近组织或因骨折断离移位，发生咬合错乱，加重伤情。但如子弹或弹片自上颌窦侧壁穿透，由于该部位骨质薄弱，仅呈小碎片型洞穿骨折，入口与出口接近一致。若子弹或弹片自上颌骨一侧斜向对侧下方，则可伤及上颌窦底，穿通腭骨，形成硬腭洞穿性缺损；子弹或弹片还可继续损伤对侧口底、舌、颈部或下颌支、下颌体等部位，并停留于组织内或最后穿出于体外。

子弹或弹片自面中 1/3 的上部穿入时，可因弹道贯穿、切割和震荡颅底，并发严重颅脑外伤；当并发筛板破裂时，可发生脑脊液鼻漏；弹道伤及视交叉时，可发生双目失明。笔者曾见一例子弹滑向颅底，停留于寰椎与枢椎的横突之间，不能作仰头及旋颈动作。反之，若子弹穿及的位置较低，仅自上颌窦壁贯穿，临床上多数可无脑震荡症状，此点与非火器性上颌伤的伤情完全不同。

投射物直接击中上颌骨的下1/3时，多数牙齿可被折断、缺损或呈现牙槽骨粉碎性骨折，并可引起继发弹片向四周飞散。投射物经撞击后可改变弹道方向，自对侧四周软组织穿出，或停留在对侧窦腔、喙突、髁突附近或颞下凹内，导致开口受限，咬合错乱。如伤及上颌动脉，可引起大出血；贯穿腮腺组织，尚可并发腮腺瘘及损伤面神经的有关分支。

（二）早期处理原则

首先应密切注意颅脑损伤并发症，及时处理上颌动脉损伤，必要时可结扎颈外动脉控制出血。

清创时，及时清除伤道内所有的游离碎骨片、血块及表浅异物，保留与骨膜粘连的碎骨片；对较大的游离碎骨片，不应弃除，可在抗生素溶液内清洗后充填凹陷，如用以充填颧骨部位粉碎性骨折所形成的凹陷等。

凡与上颌窦穿通的创伤，应同时清除上颌窦内的黏膜，并下鼻道的对孔引流，清创要彻底，窦腔引流要通畅，以防继发感染或残留感染所引起的经久不愈的瘘管。

断裂的骨缝引起上颌骨体移位或嵌顿时，用器械撬动复位后，特别在颧额缝及颧上颌缝部位，要用医用不锈钢丝或微型钛板作固定，以防再次移位。充分清洗伤道后，缝合破裂的口腔黏膜，将皮瓣复位，按软组织清创原则，用金属丝作定位拉拢缝合，保持湿敷引流。遇腔窦黏膜缺失较多而无法缝合时，可用碘仿纱条覆盖创面，防止感染。

清除游离粉碎的牙槽骨片及无法利用的牙齿或断根。根据伤情，采用石膏帽及金属须托盘式夹板、金属须弓杆夹板或以金属丝悬吊固定法固定断离下坠的上颌骨，恢复咬合。金属丝悬吊固定法一定要穿出颧部皮下，悬吊在石膏帽的金属杠架上，而不能简单地悬吊在眶缘或颧额缝部位，以免眶缘皮下出现增生性瘢痕，导致眼睑外翻畸形。

并发眶底爆裂伤时，应自睑缘切口显露眶底，使下陷的眶内容物回纳，同时重建眶底。对粉碎性的颧骨骨折，游离碎骨片经过抗生素溶液处理清洗后可以回植到原位，以恢复外形。并发鼻骨骨折时，应及时复位固定，若确有脑脊液外溢者，严禁填塞，应任其畅流，使用可以通过血脑屏障的药物预防逆行性颅脑感染。

当前在处理面中1/3部位火器伤时，主张在确保患者生命安全的前提下，尽早开颅减压，同时作早期上颌骨、颧骨、鼻骨及眶底骨折的复位固定，争取早期恢复功能和外形，避免后期发生严重畸形。

在处理颅面部同时受伤的开放性火器性面颅伤时，其清创的原则是早期彻底清创，将严重的污染开放伤变为伤道清洁的闭合伤。具体清创的程序应是先由神经外科医师作开颅清创，修补封闭伤道内口，而后颌面伤则从面部伤道清创。绝不能从面部伤道一直清创到颅内，因为不但会损伤脑组织和血管，而且易将污染物带入颅内。清创后均应保持充分引流，控制感染，给予脱水和神经营养药物治疗。

七、下颌骨火器伤的早期处理

（一）伤情特点

下颌骨的火器伤伤情，决定于投射物的性质、距离、速度和方向，以及是否伤及邻近重要器官等。与非火器性下颌骨伤不同，由于下颌骨骨质致密，高速投射物穿入下颌骨后，多呈粉碎性骨折。弹道可穿透口底及舌组织，自对侧颌骨、面颊或口周穿出，造成对侧颌骨广泛性粉碎性骨折、缺损。残留骨折段因受所附丽的肌肉牵拉而移位，致咬合错乱、软组织外翻、移位或缺损。同时，由于投射物的爆震，同一块颌骨上，入口中心呈粉碎性骨折，而四周可并发多处线状骨折。

远距离投射物穿过颌骨后能量减弱，在造成对侧颌骨粉碎性骨折时，异物可停留于该处，或反折向上而止于下颌支内侧附近的软组织内，或向下滑行停留在咽侧、颈椎附近。子弹或弹片穿透颈部软组织时，可直接损伤血管，造成严重出血；也可在穿过颈部大血管附近时，因暂时空腔的震荡挤压和短暂牵拉而导致颈内动脉内膜损伤，出现血栓，造成对侧肢体偏瘫和失语，可借颈动脉造影确诊。

下颌颏部遭受爆炸伤后，唇颊软组织可呈现哆开、下垂、卷缩等移位和缺损。下颌骨呈多发性或粉碎性骨折，或造成大块骨组织缺损，并可并发口底和舌组织损伤，伤口向外敞开，致唾液外溢，舌肿胀后坠；加之两侧骨折段受升颌肌群的牵拉而向上、向内挤拢错位，严重地影响吞咽和呼吸。CT 检查可见软组织及邻近深部组织内，有散在金属异物或牙齿、碎骨片等存留。

下颌颏部突出，易遭受来自侧方的弹片切线伤，严重者可致大块下唇组织和骨组织缺损，口底黏膜撕裂，肌肉断离，致使舌后坠、颌骨移位及咬合错乱；或可使下唇切割撕裂，局部骨组织发生粉碎性、多发性骨折；也可见单纯损及牙齿及牙槽骨，使整排牙齿折断和牙槽骨粉碎性骨折，而口底软组织的伤情却很轻微。

弹道自乳突后，斜向穿透颞下颌关节区，可造成髁突、喙突、上颌结节、上颌窦及颧骨的粉碎性或多发性骨折，并可并发面神经分支的损伤。由于髁突移位，使下颌骨向上后缩，后牙先接触，前牙呈开𬌗状；同时因喙突受累，升颌肌群受损或因疼痛，可致开口受限或牙关紧闭。弹道如直接对穿颞下颌关节区，则可伤及对侧髁突邻近组织、腮腺，并有损伤上颌动脉的可能。

（二）早期处理原则

在下颌骨火器伤的早期清创中，应去除粉碎游离的小碎骨片及表浅的异物，尽可能地保留与骨膜相连的骨折片。较大的游离骨折片，经抗生素溶液处理后，可再植于原位，用钛板固定，以保持骨的连续性。在清创中广泛而彻底地清除全部碎骨片的做法是错误的，这样会增加组织缺损，使原可简化的治疗复杂化。应充分利用牙齿作单颌或颌间固定，不要轻易牺牲骨折线两旁的牙齿。

清创后缝合的原则是由内向外、由深及浅，即先缝合口腔内深部的软组织伤，特别要严密缝合口腔黏膜，防止骨创与口腔相通。如黏膜缺损较多无法缝合时，留待最后用碘仿纱条覆盖创面。错开而移位的软组织瓣，清创后应妥善复位，并用金属丝作拉拢定位缝合，通过高渗盐水湿敷及置放橡皮半管，以保持伤口引流通畅。

伤后如引流不畅，部分分解脱落的坏死组织和残留的小碎骨渣得不到排出，则可出现局部肿胀、分泌物增多。此种情况尚需作 1～2 次局部搔刮术，有助于伤口的延期愈合。并发火器伤性骨髓炎时，仍宜采用保守治疗，除加强全身抗生素治疗外，可切除局部瘘管，搔刮出小死骨片及不健康的肉芽组织，保持引流通畅。伤后 1～1.5 个月仍未见改善，可进行二次彻底清创，清除一切已分离的骨片，拆除已感染的内固定金属丝，彻底刮除不健康的肉芽组织，争取二期愈合。

对骨质有缺损的伤员，清创后可用颌间结扎，骨内重建板桥接固定，以保持缺损间隙，防止发生下颌支上移或断骨向中间挤拢而咬合错乱，为后期植骨创造条件。在等待晚期植骨阶段，上颌骨因无对𬌗关系，而且受到两侧颊部的挤压作用，腭弓逐渐内缩变窄。因而即使在后期行下颌骨植骨，也不能获得良好的咬合功能，尚需先对上颌骨行腭弓扩弓治疗后，始能相互适应。因此，在等待阶段应制作腭护板，保持上颌腭弓于正常位，限制其内收，为后期修复下颌骨缺损创造条件。

关于火器伤下颌骨缺损植骨的时间问题，既往的经验是多数情况下须待伤口完全愈合后 3～6 个月才能植骨。在感染尚未完全得到控制或还有残余感染可能的情况下植骨易导致失败；兼有软组织缺损时，应先修复软组织缺损，使其有良好的软组织床和丰富的血供后再进行植骨。自显微外科应用于临床以来，上述观点有所改变，因为带血管供血的游离移植改变了常规植骨的骨愈合方式。吻合血管的骨移植血供丰富，愈合不主要依赖受区血供，由于植骨细胞存活并积极参与成骨活动，故骨愈合速度快，骨细胞无坏死和吸收，愈合方式也不同于传统骨移植的爬行替代，而是类似骨折愈合的方式。因此，是一种抗感染能力强的活骨移植。对兼有软组织缺损的骨缺损，可采用带血管蒂吻合的肌-皮-骨复合组织瓣，带两条动静脉蒂的复合组织瓣更易成功；颊部全层缺损时，可采用瓦合皮瓣覆盖内侧创面。有学者近期从系列动物实验中观察到颌面部火器性致伤后的弹道学变化，从光镜和电镜中观察到高速投射物（钢珠弹弹头重 1.03 g，1 300 m/s）致伤犬的下颌角后，软组织伤后 72 小时，挫伤区坏死范围约为 0.5～0.8 cm。伤道 3 cm 处可见小血管内膜脱落，内弹力层断裂，而 5 cm 处则病变轻微，7 天后基本恢复正常。距伤区 3 cm 处，在伤后分即时、3 天、7 天三组行小血管切断吻合，3 天及 7 天组通畅率明显高于即时组。提示伤道周围小血管可早期用作供血管，但吻合组应选在离伤道 3 cm 处以外，以 7 天以后为宜。观察下颌骨伤中，下颌骨复合组织伤的清创量比单纯软组织伤约多 1 倍，能量吸收率也明显增高，但骨组织病理变化出现缓慢，3~7 天骨断端才出现坏死，坏死范围约为 0.5 cm。上述研究为颌面火器伤骨缺损的早期修复提供一定的参考理论依据。再次强调一下，早期修复不是即时修复，即时修复不符合伤后组织愈合的转归，也不符合战时阶梯治疗的原则。理想的修复时间是延迟一期修复，伤后尽早清创，关闭口内伤口，妥善固定骨折，抗感染，纠正全身情况，延长 7~14 天后，待伤口肿胀消退，感染控制，全身状况好转，对伤口再次清创，而后用显微外科的技术对缺损的骨组织进行吻合血管蒂的骨瓣游离移植。实验证实是可行的，有望多数获得成活的可能性。临床上近期有报道，利用显微外科技术，对下颌骨火器伤致大型缺损、伤后感染的病例，在延期 11 天后作再次清创，而后及时应用带旋髂深动脉和第 4 腰动脉前支的双血管蒂髂骨瓣与受区的血管作吻合移植，取得成功的经验，说明火器性下颌骨缺损在伤后改善条件和充分获得血供的条件下，可以争取早期植骨。

弹道伤及髁突区时，为了避免关节区瘢痕增生、挛缩，后期发生纤维性和骨性强直，清创时可将粉碎和断离的髁突摘除，修净其残端形成假关节。

在清创时应及时去除一切表浅可见的异物。面颊或舌组织内的散在异物，可在其背面用电筒强光透照，多能顺利取出。周围无重要组织结构的异物，可循新鲜弹道探入摘除，否则可留待后期，进行异物 X 线定位后，重觅入口，进行处理。切忌盲目探查，因不仅不能取出异物，反会增加组织创伤，甚而引起严重大出血。

第八章

口腔颌面部感染

口腔颌面部感染是因致病微生物侵入颌面部软、硬组织并繁殖，而引起机体的一系列炎症反应。口腔颌面部的生理解剖结构特点，感染的发生、发展和预后有其特殊性。

口腔颌面部位于消化系统与呼吸系统的起始部，有丰富的淋巴和血液循环；口腔、周围各腔隙以及口腔组织固有的特殊解剖结构和温湿度环境，均有利于细菌的滋生与繁殖。牙齿发生龋病、牙髓病、根尖病及牙周病时，如未得到及时、有效的控制，病变继续发展，会引起与之相连的牙槽骨、颌骨及颌周软组织的炎性改变。另外，面部皮肤大量的毛囊、皮脂腺、汗腺也有利于细菌的寄居和繁殖，口腔颌面部还存在许多潜在、相连、富含疏松结缔组织的筋膜间隙，其上达颅底，下至纵隔。此外，面颈部有丰富的淋巴结，当机体受到内、外因素的影响，导致全身抵抗力下降时，容易造成颌面部感染、颌面部蜂窝织炎以及区域性淋巴结炎的发生，严重的可经血液循环引起颅内感染（颌面部的静脉缺少瓣膜，感染可与颅内海绵窦相通）。特别是儿童淋巴结发育尚未完善，感染易穿破淋巴结被膜，形成结外蜂窝织炎。口腔颌面部感染的途径主要有以下5个。

（1）牙源性途径。病原菌通过牙体和牙周组织病变，进入颌骨及颌骨周围组织而引起感染，其中以牙体病、牙周病、智齿冠周炎引起的较常见。因此，临床上牙源性感染是引起口腔颌面部感染的主要因素。

（2）腺源性途径。病原菌通过口腔、呼吸道的感染，引起面颈部淋巴结的炎症改变，淋巴结与涎腺的感染向周围组织扩散，可引起颌周组织感染和筋膜间隙的蜂窝织炎。

（3）损伤性途径。口腔颌面部的炎症或损伤使病原菌侵入，从而引起感染。

（4）血源性途径。机体其他部位的化脓性病灶，通过血液循环引起口腔颌面部感染。

（5）医源性途径。口腔科医务人员在临床操作过程中，因消毒不严或违反临床操作规程而引起的继发感染。

第一节 智齿冠周炎

智齿冠周炎是指智齿萌出不全或阻生时，牙冠周围软组织发生的炎症。临床上以下颌智齿冠周炎最常见，上颌第三磨牙也可发生。本病多见于18~25岁的青年。初期表现为磨牙后区胀痛不适，咀嚼、吞咽、开口活动时加重，继续发展疼痛可放射至颞部神经分布区，甚至炎症可直接蔓延或由淋巴管扩散，引起临近组织器官或筋膜间隙的感染，严重时形成骨膜下脓肿、下颌第一磨牙区黏膜瘘、面颊瘘以及骨坏死。

一、病因病理

（1）智齿冠周炎的发生与人类神经系统在发育与演进过程中的退化有关。伴随咀嚼食物的力和生活习惯的变化，人类逐渐出现下颌骨退化，导致牙量大于骨量，以致智齿萌出位置不足，引起牙列中最后萌出的下颌第三磨牙位置异常。

（2）智齿萌出不全时，牙冠部分外露，部分为牙龈所覆盖，牙冠与龈瓣之间形成一个狭窄的袋形间隙——盲袋。盲袋成为滞留食物残渣、渗出物及细菌的天然场所，且很难通过漱口及刷牙将其清除（图8-1）。

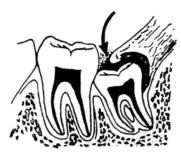

图8-1　智齿阻生引起的盲袋

（3）智齿牙冠部覆盖牙龈在咀嚼食物时易损伤，咀嚼食物时对殆牙对牙龈组织的创伤，局部防御屏障被破坏，引起冠周感染。此外，上呼吸道感染、睡眠不足、过度疲劳、妇女月经期及其他原因使机体抵抗力下降时，均易引起智齿冠周炎急性发作。致病菌多为葡萄球菌和链球菌及其他口腔细菌，特别是厌氧菌。

二、临床表现

1. 早期

在急性炎症早期一般没有全身症状，局部龈瓣充血，轻度肿胀，患者自觉局部疼痛，咀嚼时刺激冠周肿胀的牙龈可引起疼痛，因而不敢用患侧咀嚼。

2. 炎症肿胀期

炎症迅速发展，患者可以出现发热、畏寒、食欲不振、便秘等全身反应。智齿冠周牙龈和软组织红肿疼痛明显，疼痛剧烈时可反射到耳颞部。由于咀嚼肌受到炎症刺激可引起反射性疼痛而致开口困难，并见颌下淋巴结肿大，活动并有压痛。患侧面部肿胀明显，冠周牙龈和软组织形成脓肿，龈袋溢脓。

3. 炎症扩散期

如果炎症继续发展，当形成骨膜下脓肿后，炎症可直接向邻近软组织及颌周间隙扩散，一般多侵及翼颌间隙、咽旁间隙、嚼肌下间隙。有时会形成颊部皮下脓肿，穿透皮肤形成经久不愈的慢性瘘管。

4. 慢性期

急性智齿冠周炎末期未彻底治愈可转变为慢性过程，临床表现为冠周软组织轻度水肿，龈袋内可有少量脓性分泌物。如果发生在面颊部可有慢性瘘管形成，瘘管口有红色的肉芽组织，全身可伴有低热。

三、实验室检查及其他检查

1. 血常规检查

一般实验室检查无明显异常，有时会出现白细胞计数略有升高以及中性粒细胞比值的升高。

2. X线检查

X线检查可见智齿未完全萌出或位置异常，有些慢性智齿冠周炎的X线片可见骨质透射区，为病理性骨袋影像。

四、诊断与鉴别诊断

（一）诊断要点

（1）患者有局部疼痛并向耳颞部放射、张口受限、咀嚼困难等症状和体征。

（2）局部检查或结合X线检查有阻生智齿或智齿未完全萌出的情况。

（3）检查牙冠周围软组织有红肿，牙龈有溃烂、出血，盲袋压之溢脓，患侧淋巴结肿大、压痛等。

（二）鉴别诊断

1. 与邻近牙的牙髓炎疼痛的鉴别

牙髓炎有自发痛、冷热刺激痛，夜间疼痛加重，其疼痛经对症治疗后可减轻。

2. 与第一、第二磨牙急、慢性根尖周炎及牙周组织病变形成的牙龈肿胀与瘘的鉴别

第一、第二磨牙的急、慢性根尖周炎及牙周组织病变引起的肿胀或瘘，病灶牙叩诊疼痛或牙齿有松动，X 线摄片可见病灶牙根尖部局限阴影。智齿冠周炎导致的脓肿或瘘，X 线片可见智齿冠周至下颌第一、第二磨牙区骨质透射区或病理性骨袋的存在。

3. 与下颌第三磨牙区软组织及骨组织的良、恶性肿瘤的鉴别

良、恶性肿瘤为实性肿块，并且经全身及局部抗感染治疗后，肿胀不见消退。智齿冠周炎经对症治疗后，肿胀可消退。

五、治疗

（一）治疗原则

智齿冠周炎急性期以消炎、镇痛、建立引流及对症处理为主。慢性期以去除病因为主，切除盲袋或拔除患牙。采取局部与全身治疗相结合、内治与外治相结合的原则，特别要重视局部治疗。

（二）治疗方法

1. 冠周盲袋冲洗涂药

局部用生理盐水、1% ~ 3% 过氧化氢溶液、0.1% 洗必泰液冲洗盲袋。拭干后，以探针蘸 2% 碘酒、碘甘油上入盲袋内，每日 1 ~ 3 次；或使用盐酸米诺环素均匀涂布在盲袋内壁。也可给予复方氯己定、朵贝尔液等口腔含漱剂漱口。

2. 局部炎症及全身反应较重者

给予足量有效的抗生素口服或静脉滴注治疗，疼痛较剧烈的给予镇痛药物。

3. 脓肿切开引流

对已形成的脓肿，波动感明显或穿刺抽出脓液的需切开引流，脓腔较大的切开后放置引流条引流。

4. 切除龈瓣

智齿位置正常或能够正常萌出，并且有对𬌗牙者，炎症消退后，可以采用牙龈切除术或调磨对𬌗牙等处理办法。

5. 拔除智齿

智齿位置不正，并且不能正常萌出的阻生智齿，需拔除。伴有面颊瘘者，在拔除病灶牙的同时，需对瘘管进行切除，皮肤瘘口进行修整缝合。

六、预防与调护

（1）注意口腔卫生，饭后要漱口，睡前要刷牙。

（2）智齿萌出时要进软食或流质食物，并用淡盐水漱口，避免辛辣食物与硬质食物对病灶部位的不良刺激。

（3）阻生智齿消炎后及时拔除。

七、预后

智齿冠周炎如能及时治疗，一般 5 ~ 7 天可痊愈。如果治疗不及时或采取措施不当，炎症扩散，可造成严重后果。阻生智齿在急性炎症控制后如不能尽早拔除，可使炎症反复发作，迁延不愈。

第二节　口腔颌面部间隙感染

口腔颌面部间隙感染是指颌面部、颈部、口咽部各筋膜间隙内所发生的化脓性炎症的总称。这些感染均为继发性,局限于某一局部的称为脓肿,弥散于某一间隙中的称为蜂窝织炎。口腔颌面部临床意义较大的间隙有颞间隙、颞下间隙、眶下间隙、嚼肌间隙、颊间隙、下颌下间隙、翼下颌间隙、咽旁间隙、舌下间隙、颏下间隙和口底多间隙,共 11 个。这些被筋膜包裹、富含疏松结缔组织和脂肪组织的潜在间隙相互连通,致病菌引起感染后,很容易在其间发展,造成炎性浸润,致使软组织肿胀隆起。当间隙内的脂肪组织发生变性后,可形成脓肿或蜂窝织炎。蜂窝织炎或脓肿常波及数个间隙,导致多间隙感染,引起张口受限、吞咽及呼吸困难等临床症状。严重时,炎症会沿组织内的血管、神经束扩散,引起海绵窦血栓性静脉炎、败血症、脓毒血症、脑脓肿等并发症,并可危及患者的生命。口腔颌面部间隙感染常为混合性感染,多为溶血性链球菌、金黄色葡萄球菌引起的化脓性感染,或为厌氧菌引起的腐败坏死性感染。

一、病因病理

(1)口腔颌面部间隙感染多为继发性混合感染,临床上最常见的是牙源性感染(牙体病、根尖周病、牙周病、智齿冠周炎、牙槽脓肿、颌骨骨髓炎等);其次为腺源性感染(面颈部淋巴结炎、扁桃体炎、腮腺炎、舌下腺炎、下颌下腺炎等),婴幼儿较多见。牙源性感染的临床症状表现较为剧烈,多继发于牙槽脓肿或骨髓炎之后,早期即有脓液形成;腺源性感染炎症表现较缓,早期为浆液性炎症,然后进入化脓阶段,称为腺性蜂窝织炎。损伤性、血源性、医源性感染则少见。

(2)口腔颌面部间隙感染的致病菌以溶血性链球菌为主,其次为金黄色葡萄球菌,厌氧菌所致的感染少见。感染的性质可以是化脓性或腐败坏死性。

(3)口腔颌面部各间隙内为疏松结缔组织和脂肪组织,内含血管、神经,外被致密筋膜包裹,各间隙之间互相连通,感染易于发生和扩散。

(4)机体免疫功能低下也是此病发生、发展的重要因素。

二、临床表现

1. 局部症状

(1)化脓性炎症的急性期,局部表现为红、肿、热、痛和功能障碍,以及区域淋巴结肿痛等典型症状及体征。炎症累及咀嚼肌可导致不同程度的张口受限;如病变位于口底、咽旁可有进食、吞咽、语言障碍,甚至呼吸困难。

(2)腐败坏死性蜂窝织炎的局部皮肤呈弥漫性水肿、紫红色或灰白色、无弹性,有明显凹陷性水肿,由于有气体存在于组织间隙可触及捻发音。

(3)感染的慢性期,由于正常组织破坏后被增生的纤维组织所代替,因此局部可形成较硬的炎性浸润块,并出现不同程度的功能障碍。有的脓肿形成未及时治疗而自行溃破,则形成脓瘘。

2. 全身症状

(1)全身症状因细菌的毒力及机体的抵抗力不同而有差异,局部反应的轻重不同,全身症状的表现也不同。全身症状包括发热、头痛、全身不适、乏力、食欲减退、尿量减少、舌质红等。

(2)病情较重而时间长者,由于代谢紊乱,可导致水与电解质平衡失调、酸中毒,甚或伴肝、肾功能障碍。

(3)严重感染者,伴有败血症或脓毒血症,可发生中毒性休克。

由于口腔颌面部间隙和解剖部位各异,其临床表现也各具特征,颌面部各间隙感染的临床表现见表8-1。

表 8-1　颌面部各间隙感染的临床表现

间隙名称	肿胀部位	症状表现
眶下间隙	上至眼睑，下至上唇，内至鼻翼，外至颧颊部	犬齿凹部凸出，剧烈疼痛，鼻唇沟消失，下睑水肿，眼裂变窄
颊间隙	上至颧弓，下至下颌骨下缘，前至口唇部，后至嚼肌前缘	张口受限，颊黏膜肿胀明显，向口内凸出，常有牙齿咬痕
嚼肌间隙	前至颊部，后至耳垂，上至颧弓，下至下颌骨下缘	下颌角上部肿胀最突出，严重牙关紧闭，不易扪及波动感，常需借助穿刺诊断脓肿形成
翼下颌间隙	翼下颌皱襞处明显，下颌角后下轻度肿胀	局部跳痛及牙关紧闭
颞下间隙	上至颞部，下至下颌骨升支上段，前至颧颊部，后至耳前	深在跳痛，牙关紧闭，可发生错𬌗，肿胀严重时，可有眼裂变窄。表面不易扪及波动感，常需穿刺诊断脓肿形成
颞间隙	上至颅顶，下至颧弓，前至额骨侧方，后至耳郭上方	颞部肿胀最凸出，开口困难，咀嚼疼痛
咽旁间隙	咽侧壁区肿胀，上至软腭，向前可至臼后区	吞咽疼痛，张口受限，悬雍垂向健侧推移，软腭有时下垂
下颌下间隙	上至下颌骨下缘，下至颈上部，后至胸锁乳突肌，前至颈中线	颌下三角区肿胀凸出，下颌骨下缘消失，有时张口受限
舌下间隙	舌下口底区肿胀	口底肿胀凸出，舌向上抬高，舌活动受限，语言障碍，严重者可影响呼吸与吞咽
颏下间隙	上至下颌骨颏部，下至舌骨，两侧与颌下区相连	颏下三角区肿胀明显，可有吞咽困难，严重者可伴呼吸困难
口底多间隙	颏下、舌下间隙甚至两侧颌下部位肿胀，并向下扩散至会厌及颈下部	颈前上部肿胀，常有呼吸困难、吞咽困难、张口受限，全身症状严重，如为厌氧菌或产气菌感染可扪及木板样硬或捻发音

三、实验室检查及其他检查

1. 血常规检查

可见白细胞计数升高，中性粒细胞、淋巴细胞百分比上升，核左移。

2. 细菌学检查

通过脓液涂片和细菌培养，可见金黄色葡萄球菌、溶血性链球菌、产气荚膜杆菌、厌氧菌、产气梭形芽孢杆菌、溶解梭形芽孢杆菌等致病菌。

3. 超声波检查

可见脓腔形成的无回声区或低回声区的存在。

4. 穿刺检查

通过穿刺抽取脓液可帮助临床明确诊断。

5. X 线、CT 检查

可发现局部病灶及骨破坏情况。

四、诊断与鉴别诊断

（一）诊断要点

口腔颌面部间隙感染有一定的感染源和致病菌，大多表现为受累及部位的红、肿、热、痛，淋巴结肿大、压痛，以及脓肿形成后的疼痛、凹陷性水肿、功能受限等症状。因受累部位、受累程度、累及范围和全身情况不同，所表现的临床症状各不相同。根据病史、临床症状和体征，结合局部解剖、白细胞总数及分类计数检查，配合穿刺抽脓等方法，可以做出正确诊断。一般化脓性感染，抽出的脓液呈黄色且稠脓；腐败坏死性感染，脓液稀薄呈黯灰色，常有腐败坏死性恶臭。

（二）鉴别诊断

（1）与一些生长迅速的颜面部恶性肿瘤，如恶性淋巴瘤、未分化癌的鉴别：这些恶性肿瘤有类似炎症的表现，但其肿胀不固定在某一解剖间隙内，不形成脓肿，且对消炎治疗无效。

（2）与涎腺内淋巴结炎、涎腺导管阻塞引起的潴留性下颌下腺炎和下颌下腺炎鉴别：涎腺内淋巴结炎，超声检查可见腺体内单个或多个肿大的淋巴结影像；涎腺导管阻塞时，X线造影可见导管内结石；下颌下腺炎无涎石阻塞症状。

五、治疗

（一）治疗原则

根据感染原因和感染时期的不同，采取全身治疗与局部治疗相结合，主要以中西医结合、内外兼治为治疗原则。其中，西医以提高机体免疫力和针对病原菌采取抗生素治疗为主；中医以中药外敷配合中药内服进行治疗。

（二）治疗方法

早期采用抗生素治疗，以达到控制感染发展和扩散的目的。脓肿形成后，及时切开引流，保持引流通畅。炎症痊愈后，尽早去除感染源。

1. 全身治疗

（1）抗生素的选择：根据细菌培养和药敏试验结果选择抗生素，常选择青霉素和链霉素联合应用。大环内酯类、头孢霉素类和喹诺酮类也是常选的药物。并发厌氧菌感染时可加用甲硝唑类药物。

（2）其他治疗：对于重症患者，应纠正水和电解质失衡，必要时给予氧气吸入或静脉输入全血或血浆。

2. 局部治疗

注意保持局部清洁，减少局部活动度，避免不良刺激，特别对面部疖、痈严禁挤压，以防感染扩散。急性期局部可外敷中草药。

3. 切开引流

口腔颌面部间隙感染脓肿形成后，需及时切开引流，以达到迅速排脓和建立通畅引流的目的。口底多间隙感染病情发展迅速，会出现全身中毒及窒息症状，需早期切开引流，必要时行气管切开，以确保呼吸道通畅，控制病情继续发展。

（1）切开引流指征：局部疼痛加重，并呈搏动样跳痛；炎症肿胀明显，皮肤表面紧张、发红、光亮；局部有明显压痛点、波动感，呈凹陷性水肿；或深部脓肿经穿刺有脓液抽出。儿童蜂窝织炎（包括腐败坏死性），如炎症累及多间隙，出现呼吸困难及吞咽困难者，可以早期切开减压，以迅速缓解呼吸困难，防止炎症继续扩散。结核性淋巴结炎经局部及全身抗结核治疗无效，皮肤发红已近自溃的寒性脓肿，必要时也可行切开引流术。

（2）切开引流要点：切开时需注意按体位形成自然引流，以使引流道短而通畅。切口尽量位于口腔内部或瘢痕隐蔽处，如切口必须位于颜面部时，需沿皮纹方向切开。切口范围不应过大，以引流通畅为度。切口深度以切开黏膜下和皮下为最佳，以免损伤血管、神经或涎腺导管。口腔内切开时，需同时吸引脓液，以免发生误吸。引流过程中，切忌手法粗暴，以免引起炎症的扩散。

（3）引流的放置：一般的感染引流放置碘仿纱条、橡皮条引流，引流条24~48小时更换1次。对多间隙感染或腐败坏死性感染，用多孔橡皮管或负压引流。每日更换敷料1~2次，同时使用3%过氧化氢、生理盐水、1：5 000高锰酸钾液或抗生素液冲洗脓腔和创口。

（4）各间隙感染引流切口的设计。

颞间隙感染：在发际内颞部皮肤处切开或沿颞肌束分布方向切开。

颞下间隙感染：切口在口腔内，上颌结节外侧黏膜转折处。

眶下间隙感染：切口在口腔前庭，上颌龈颊沟近尖牙和双尖牙区。

咀嚼肌间隙感染：切口在下颌角下 2 cm 处，平行下颌下缘皮肤处。

颊间隙感染：切口在口腔前庭，下颌龈颊沟脓肿位置较低处；或皮肤表面脓肿波动处，沿皮纹切开。

下颌下间隙感染：在下颌下缘下 2 cm 处，近下颌下腺区，沿皮肤平行切开。

翼下颌间隙感染：切口在口腔内，翼下颌皱襞稍外处；或沿下颌下缘 2 cm 近下颌角皮肤处切开。

咽旁间隙感染：在翼下颌皱襞稍内侧，近脓肿波动处纵向切开。

舌下间隙感染：在口腔内，口底黏膜肿胀明显处，沿下颌骨体平行切开。

颏下间隙感染：在下颌骨颏下肿胀明显的皮肤处切开。

口底多间隙感染：在舌骨上、下颌骨颌下区至下颌骨颏下区皮肤处，作倒 T 形广泛切口。

六、预防与调护

（1）保持口腔卫生，增强口腔的保健意识，尽早治疗病源牙，避免挤压、触碰口腔颜面部的疖肿或痈。

（2）避免过食辛辣、油腻等刺激性食物，食物以清淡为主。

（3）加强锻炼，以增强机体的抵抗力。

七、预后

口腔颌面部间隙感染，通过早期的明确诊断，及时、正确而有效的治疗，一般预后良好。如延误治疗会引起颌骨骨髓炎，出现全身中毒症状，甚至窒息、肺脓肿和颅内感染等严重并发症，可危及患者生命。

第三节　颌骨骨髓炎

颌骨骨髓炎是由细菌感染以及物理和化学因素所引起的颌骨的炎症性病变，临床表现为骨膜、骨皮质、骨髓以及骨髓腔内的血管、神经等整个骨组织的炎症改变。颌骨与全身其他部位的骨骼所不同的是颌骨内有牙齿，牙病引起的化脓性炎症常波及颌骨，因而颌骨骨髓炎的发病率在全身骨骼系统中最高。随着我国口腔卫生保健事业的发展，近年来，化脓性颌骨骨髓炎的发病率明显下降，但是经用放射线治疗口腔癌和鼻咽癌所致的放射性颌骨骨髓炎有所增加。

颌骨骨髓炎按照致病菌划分，可分为化脓性颌骨骨髓炎和特异性颌骨骨髓炎（包括结核、梅毒等）；按照放射线、冷冻、砷等物理、化学因素划分，可分为物理性颌骨骨髓炎和化学性颌骨骨髓炎；按病变部位划分，可分为下颌骨骨髓炎和上颌骨骨髓炎；按照颌骨内病变部位划分，可分为中央性颌骨骨髓炎和边缘性颌骨骨髓炎。本节重点介绍临床上最常见的化脓性颌骨骨髓炎。

化脓性颌骨骨髓炎为颌骨骨髓炎中最常见的感染疾患，可发生于任何年龄，但以青壮年最为多见，男性与女性的发病率约为 2∶1。成年人多发生于下颌骨，儿童则以上颌骨骨髓炎比较多见。

一、病因病理

化脓性颌骨骨髓炎主要致病菌为金黄色葡萄球菌，其次为溶血性链球菌、肺炎双球菌和大肠杆菌，临床上常见的是混合性细菌感染。其病因和感染途径主要如下。

1. 牙源性感染

临床上最为多见，约占全部颌骨骨髓炎的 90%。在机体抵抗力下降、细菌毒力增强的情况下，牙体及牙周组织的感染可直接扩散至颌骨内，引起颌骨骨髓炎。由于下颌骨皮层骨质致密，周围有肥厚肌肉及致密筋膜附着，髓腔脓液积聚不易穿破引流等因素致使下颌骨骨髓炎的发生率高于上颌骨骨髓炎。

2. 损伤性感染

因口腔颌面部皮肤黏膜损伤，以及与口内相通的开放性颌骨粉碎性骨折损伤，导致病原菌直接进入颌骨内，引起损伤性颌骨骨髓炎的发生。

3. 血源性感染

临床上多见于婴幼儿。由于牙齿及牙周疾患，皮肤、黏膜的创伤（人工喂养奶嘴创伤、拔除"马牙"、清洗口腔等）、呼吸道感染及皮肤疖肿等侵入上颌骨骨髓腔内滋生繁殖，通过血液循环，扩散至颌骨内，尤其是上颌骨内，从而导致颌骨骨髓炎的发生。

二、临床表现

根据感染的病因与病变特点，化脓性颌骨骨髓炎分为中央性颌骨骨髓炎和边缘性颌骨骨髓炎两种。

（一）中央性颌骨骨髓炎

多发生于下颌骨，多由急性化脓性根尖周炎和根尖周脓肿引起。炎症由颌骨中央部的骨髓腔内向四周扩散，可累及骨密质和骨膜，并导致死骨的形成。中央性颌骨骨髓炎临床发展过程可分为急性期和慢性期。

1. 急性期

（1）局部表现：炎症初期，炎症局限于牙槽突或颌骨体部骨髓腔内，因为炎症由致密骨板包围，不易向外扩散，患者自觉病变区牙有剧烈疼痛。疼痛可向半侧颌骨或三叉神经分布区放散，患部红肿压痛。受累区除病源牙外，还有相邻多数牙松动，牙龈沟溢脓。炎症继续发展，破坏骨板，溶解骨膜后，脓液由口腔黏膜或面部皮肤溃破。若骨髓腔内的感染不断扩散，可在颌骨内形成弥漫性骨髓炎。中央性下颌骨骨髓炎可沿下牙槽神经管扩散，波及一侧下颌骨。下牙槽神经受到损害时，可出现下唇麻木症状。中央性下颌骨骨髓炎还可波及颞下颌关节区和翼内肌、咬肌，造成不同程度的张口受限。中央性颌骨骨髓炎波及上颌者极为少见，一旦发生，炎症可波及整个上颌骨体，引起上颌窦、鼻窦、眶下、眶周及球后等部位的化脓性感染。

（2）全身表现：炎症初期，畏寒，高热，体温可达40 ℃，全身不适，食欲减退，嗜睡，白细胞总数明显升高，中性粒细胞百分比上升。进入化脓期，感染向各部位扩散，全身出现中毒症状，有时会引起脓毒血症或败血症。

2. 慢性期

急性中央性颌骨骨髓炎如治疗不及时，发病两周后会转为慢性中央性颌骨骨髓炎。

（1）局部表现：病源牙外的牙齿松动度减低，口腔内黏膜及颌面部皮肤形成多数瘘口，大量的炎性肉芽组织生长，触之易出血，长期排脓，有时从瘘口排出死骨片。如有大块死骨形成或多数死骨形成，在下颌骨可发生病理性骨折，造成咬合关系错乱与面部畸形，儿童可出现牙胚组织破坏、牙齿不能萌出、颌骨发育异常等情况。

（2）全身表现：患者体温正常或低热，全身轻度不适，因局部疼痛缓解，饮食和睡眠得到明显改善。病情迁延不愈，造成机体慢性消耗与中毒等。脓液进入消化道，会引起胃肠道不良反应。

（二）边缘性颌骨骨髓炎

边缘性颌骨骨髓炎是指继发于骨膜炎或骨膜下脓肿的骨密质外板的炎性病变，常在颌骨间隙感染基础上发生。下颌骨为好发部位，其中又以升支及下颌角居多。边缘性颌骨骨髓炎的发病过程也有急性与慢性之分。病变也可以是局限型或弥散型。

1. 急性期

（1）局部表现：与颌周间隙及翼下颌间隙感染的表现相似。炎症累及下颌骨骨膜，造成骨膜炎和骨膜下脓肿。脓肿侵犯骨膜及骨密质，引起骨膜溶解，骨密质坏死，骨面粗糙，有小块死骨形成。如不及时治疗，炎症会向骨髓腔内发展。

（2）全身表现：身体不适，伴发热、白细胞总数升高等。

2. 慢性期

（1）局部表现：腮腺咬肌区呈弥漫性肿胀，局部组织坚硬，轻微压痛，无波动感。病情延续较长时间而不缓解，或缓解后再反复发作。由于炎症侵犯咬肌，多有不同程度的张口受限、吞咽困难。

（2）全身表现：多不明显。

根据骨质破坏的临床特点，边缘性颌骨骨髓炎又可分为增生型和溶解破坏型。增生型以骨质的增生硬化及骨膜反应活跃为主，骨的溶解破坏不明显，多见于青年人。溶解破坏型则骨皮质损害以溶解破坏为主，常在骨膜或黏膜下形成脓肿，骨的增生反应不明显。

三、实验室检查及其他检查

1. 血常规检查

颌骨骨髓炎急性期血常规检查，白细胞总数明显升高，中性粒细胞百分比上升。

2. X 线检查

X 线检查在早期常看不到有骨质破坏。一般在发病 2~4 周进入慢性期，颌骨有明显破坏后 X 线检查才具有诊断价值。

（1）中央性颌骨骨髓炎的 X 线片表现：可分为 4 个阶段。

1）弥散破坏期：可见骨小梁脱钙或斑点状破坏，骨膜有炎性增厚反应。

2）病变局限期：可见边界清晰的骨破坏及游离死骨，有时可见病理性骨折。

3）新骨生成期：可见死骨分离移位，周围骨小梁增多，皮质骨外有新骨增生。

4）痊愈期：可见病变部位新骨与颌骨融为一体。

（2）边缘性颌骨骨髓炎增生型和溶解破坏型的 X 线片表现。

1）增生型：可见明显骨质增生影像。

2）溶解破坏型：可见圆形或卵圆形密度减低区，界限清晰，有些病例可见周围有一圈密度增高的骨质硬化区。

3. CT、MRI 检查

下颌骨骨髓炎在肌筋膜间隙内蔓延时，CT 平扫可见咀嚼肌肿胀、增厚，肌间脂肪间隙密度增高，筋膜间隙变得不清晰；增强扫描可见病变肌和肌筋膜间隙内出现不均匀强化。MRI 具有较高的组织对比度，炎症扩散表现为：T_1WI 示上肌肿胀，信号减低，肌间脂肪的高信号内见有不均匀的条带状低信号；T_2WI 示病变肌和肌间脂肪呈高信号；增强扫描可见病变组织呈不均匀强化。

四、诊断与鉴别诊断

（一）诊断要点

（1）中央性颌骨骨髓炎急性期：发病急骤，有明显的局部症状及全身中毒症状，病源牙和波及牙松动，放射性疼痛，牙周溢脓。随着病情的逐步发展，可出现口腔黏膜、面部皮瘘及口唇麻木等神经损害症状。如炎症向周围骨组织、肌肉组织、各间隙扩散，则颌面部可出现不同程度的症状表现。

（2）边缘性颌骨骨髓炎急性期：不易明确诊断，一般脓肿形成后，在做脓肿切开引流时发现粗糙的骨面，并结合 X 线检查后才能确诊。

（3）中央性和边缘性颌骨骨髓炎慢性期：主要表现为长期不愈的瘘口形成，以及瘘口溢出脓液，有时瘘口有小块死骨排出。探针检查，可见骨缺损及粗糙骨面。X 线片见骨小梁排列紊乱、死骨形成等骨破坏表现，或骨膜反应性增厚等骨质增生表现。

因此，化脓性颌骨骨髓炎根据病史、临床表现、局部检查，配合 X 线片、CT、MRI 检查一般不难做出正确诊断。

（二）鉴别诊断

（1）与眶下间隙感染的鉴别：眶下间隙感染 X 线片上无明显改变，抗生素治疗后可痊愈。上颌骨骨髓炎 X 线片上可见骨结构的改变或骨破坏。

（2）与上颌窦癌的鉴别：上颌窦癌和上颌骨骨髓炎早期 X 线片上都无明显的骨破坏，对疑为上颌窦癌者，需早期做 X 线体层摄片、CT 检查或做上颌窦探查术，以便早发现、早治疗。

（3）与骨肉瘤和纤维骨瘤的鉴别：骨肉瘤和纤维骨瘤通过 X 线、CT 检查，以及根据是否有淋巴结、肺部、脑部的远端转移等情况，可以帮助确诊。

（4）与下颌骨中央性癌的鉴别：下颌骨中央性癌和中央性下颌骨骨髓炎的早期临床表现从 X 线片上常易混淆，如怀疑，可早期切除部分组织做病理检查，以明确诊断。

五、治疗

（一）治疗原则

化脓性颌骨骨髓炎临床上采取以西医治疗为主、中医治疗为辅的治疗原则。急性期采用以全身抗生素药物治疗和支持疗法为主，同时配合局部外科手术治疗。慢性期以死骨摘除术和病灶清除术为主，结合中医治疗，可提高疗效，促进瘘口愈合和死骨分离，使新骨生长。

（二）治疗方法

1. 急性颌骨骨髓炎

（1）药物治疗：急性期需根据患者的临床表现、细菌培养、药敏试验，选择并应用足量有效的抗生素，以控制感染的发展。

（2）支持疗法：纠正酸中毒，吸氧，输血，镇痛，保证患者睡眠，以提高患者的抵抗力。

（3）外科治疗：目的是引流排脓及去除病灶。早期可考虑及时拔除病源牙，使脓液从拔牙窝内流出，以减轻剧烈疼痛。如脓肿已形成，则需及时切开引流。

2. 慢性颌骨骨髓炎

颌骨骨髓炎进入慢性期有死骨形成时，主要采用手术的方法除去已形成的死骨和病灶，促进骨髓炎痊愈。由于中央性和边缘性骨髓炎的颌骨损害特点不同，故手术方法和侧重点也不一样。慢性中央性颌骨骨髓炎常常病变范围广泛并形成较大的死骨块，病灶清除以摘除死骨为主；慢性边缘性颌骨骨髓炎受累区骨密度变软，仅有散在的浅表性死骨形成，故常用刮除方式清除死骨。

3. 儿童颌骨骨髓炎

儿童颌骨骨髓炎一般多由血源性感染所致，早期即表现为全身的脓毒血症或败血症，治疗时需应用足量的抗生素。脓肿形成后，及时切开引流。死骨形成后，需摘除死骨，刮净瘘口、瘘管，并对颌面部畸形进行整形手术治疗。

六、预防与调护

（1）锻炼身体，增强自身免疫力。

（2）及时治疗牙体病、根尖周病、智齿冠周炎以及颌面部损伤，去除病源因素。

（3）加强口腔卫生保健，保持口腔清洁，合理安排饮食，避免过食辛辣油腻食物。

七、预后

及时、有效的治疗，预后良好。如治疗延误，会使病情迁延不愈可引起脓毒血症、败血症、颌骨坏死、颜面畸形等多种严重并发症。

第四节　面颈部淋巴结炎

面颈部淋巴结炎是指口腔颌面部及牙源性感染引起的面部、耳部、颌下、颏下及颈深上群等区域淋巴结的炎症性反应。面颈部有丰富的淋巴组织，具有过滤和吞噬进入淋巴液中的微生物及颗粒物质的功能，而且还有破坏毒素的作用。因此，它是防御炎症侵袭和阻止肿瘤细胞扩散的重要屏障。口腔颌面部许多疾病，特别是炎症和肿瘤，常出现相应区域淋巴结的肿大。临床上面颈部淋巴结炎根据感染源可分为化脓性淋巴结炎和结核性淋巴结炎两大类。

一、病因病理

面颈部淋巴结炎以继发于牙源性及口腔感染为最多见，也可来源于颜面皮肤的损伤、疖痈等。小儿大多数由上呼吸道感染及扁桃体炎引起。病原菌多为金黄色葡萄球菌和溶血性链球菌（引起化脓性淋巴结炎）、结核杆菌（引起结核性淋巴结炎）。

二、临床表现

（一）化脓性淋巴结炎

临床上一般分为急性和慢性两种。

1. 急性化脓性淋巴结炎

主要表现为由浆液性逐渐向化脓性转化。浆液性炎症的特征是局部淋巴结肿大变硬，自觉疼痛或压痛。病变主要在淋巴结内，出现充血、水肿，淋巴结尚可移动，边界清楚，与周围组织无粘连。全身反应甚微或有低热，体温一般在38℃以下，此期易被忽视而不能及时治疗。感染迅速发展成化脓性后，局部疼痛加重，淋巴结化脓溶解。破溃后，侵及周围软组织则出现炎性浸润块。皮肤发红、肿、硬，此时淋巴结与周围组织粘连，不能移动。脓肿形成时，皮肤表面有明显压痛点，表面皮肤软化，有凹陷性水肿。浅在的脓肿可有明显波动感。此期全身反应加重，高热、寒战、头痛，全身无力，食欲减退，小儿可烦躁不安。白细胞总数急剧增高。如不及时治疗，可并发静脉炎、败血症，甚至出现中毒性休克。

2. 慢性化脓性淋巴结炎

多发生在抵抗力强而细菌毒力较弱的情况下，病变常表现为慢性增殖性炎症。临床特征是淋巴结内结缔组织增生形成微痛的硬结，全身无明显症状，可持续较长时间。一旦机体抵抗力下降，可以突然转变为急性发作。

（二）结核性淋巴结炎

常见于儿童及青少年。较轻者仅有淋巴结肿大而无全身症状。重者可因体质虚弱、营养不良或贫血而有低热、盗汗、疲倦等症状，并可同时有肺、肾、肠、骨等器官的结核病变或病史。局部临床表现最初可在颌下、颏下或颈侧发现单个或多个成串的淋巴结，缓慢肿大、较硬，但无痛，与周围组织也无粘连。病变继续发展，淋巴结中心因有干酪样坏死，组织溶解变软，逐渐液化而破溃。炎症波及周围组织时，淋巴结可彼此粘连成团，或与皮肤粘连。皮肤表面无红、热及明显压痛，扪之有波动感。这种液化现象称为冷脓肿，脓肿破溃后可形成经久不愈的窦或瘘。颈部淋巴结结核可发生于一侧或双侧，常位于胸锁乳突肌前、后缘或沿颈内静脉分布的淋巴结，故可形成颈深部冷脓肿。脓肿破溃后可形成经久不愈的窦或瘘。

三、实验室检查及其他检查

1. 血常规检查

急性化脓性淋巴结炎血常规示白细胞总数急剧升高。

2. 结核菌素试验

结核性淋巴结炎由于结核菌素OT试验的试剂纯度不够，实验结果常为阴性（－）。因而主张采用结核杆菌纯蛋白的衍生物（PPD）临床试验，有74%～96%的确诊率。

3. X线检查

胸透及胸部X线片检查有助于结核性淋巴结炎的诊断。

四、诊断与鉴别诊断

（一）诊断要点

1. 化脓性淋巴结炎

好发于儿童，多有口腔颌面部、咽喉部感染病史。发病急骤，局部淋巴结肿大、压痛，可活动，与周围组织界限清晰。炎症波及周围组织则肿胀广泛，受累淋巴结与周围组织界限不清，皮肤红、肿、热、痛，压痛明显，可扪及波动及凹陷性水肿，全身反应严重。转为慢性后，局部可触及一个或多个肿大的淋巴结，病情反复发作或迁延不愈。

2. 结核性淋巴结炎

多见于儿童及青少年，局部症状多不明显，一般可见病变区多个淋巴结肿大，无明显压痛，脓肿形成后，扪之有波动感，皮肤无红、肿、热、痛，形成冷脓肿。脓肿破溃后，皮肤可见长期不愈的瘘孔。全身症状多不明显，有时可见低热、盗汗或疲倦等体质虚弱的表现。

近年来，由于饲养宠物者渐多，临床可见由猫抓、咬、舔等造成皮肤或黏膜破溃而致的猫抓病病例。该病的病源是一种杆菌属的生物源性致病体。除引起发热等感染症状外，可出现相应破损区域淋巴结的肿大，并呈慢性淋巴结炎表现。在头颈部出现下颌下淋巴结肿大的概率最高。为此，如临床上出现慢性淋巴结炎症状而又原因不明时，询问有无与猫的亲密接触史对诊断十分重要。

（二）鉴别诊断

（1）与化脓性下颌下腺炎的鉴别：化脓性下颌下腺炎位置较深在，口内导管开口处可见红肿，并可挤出脓性液体。化脓性下颌下淋巴结炎初起为腺体内淋巴结的肿大，可触及。

（2）与牙源性间隙感染的鉴别：牙源性间隙感染有病源牙，肿胀弥漫。急性化脓性淋巴结炎早期可扪及肿大的淋巴结，炎症从中心向四周扩散。

（3）与恶性淋巴瘤的鉴别：恶性淋巴瘤发展迅速，质软，无压痛，组织活检可明确诊断。慢性淋巴结炎病情稳定，淋巴结质硬，有轻微压痛。

（4）与涎腺混合瘤和颈部转移癌的鉴别：临床需经手术及穿刺后做病理检查方可诊断。

五、治疗

（一）治疗原则

对化脓性淋巴结炎，临床上采用中西医结合治疗原则。全身给予足量抗生素，结合中药内服；局部可采用去除感染源、切开引流、中药外敷、理疗等方法。结核性淋巴结炎采用全身抗结核治疗，结合中药改善患者全身营养状况，增强抵抗力。

（二）治疗方法

1. 化脓性淋巴结炎

（1）急性化脓性淋巴结炎应选用足量、有效抗生素或联合用药，必要时做细菌培养及药敏试验。另外，根据患者身体状况，酌情给予补液、输血、吸氧、补充多种维生素等治疗。

（2）炎症初期局部可采用湿热敷、超短波等物理疗法。

（3）脓肿形成后需及时切开引流。

（4）积极治疗原发病灶。

（5）淋巴结肿大明显或需进行鉴别诊断时，可采用手术摘除。

2. 结核性淋巴结炎

（1）抗结核药物：常用抗结核药物包括异烟肼、利福平等。

（2）手术摘除：对于局限、可移动的结核性淋巴结，或虽属多个淋巴结但经药物治疗效果不明显者，均需及早手术摘除。诊断尚不肯定，为了排除肿瘤，也可摘除淋巴结，送病理检查。

（3）对已化脓的淋巴结核或小型浅在的冷脓肿，皮肤未破溃者可以试行穿刺抽脓，同时注入异烟胼 50～100 mg，隔日 1 次或每周 2 次。每次穿刺时需从脓肿周围正常皮肤进针，以免造成脓肿破溃或感染扩散。

猫抓病引起的淋巴结肿大，急性期可给予抗生素治疗。由于本病有自限性，慢性淋巴结炎也不强求手术治疗。

六、预防与调护

（1）增强体质，提高机体抵抗力，注意休息，加强营养。
（2）积极治疗原发病灶。
（3）对结核患者的痰液做特殊处理，避免疾病传播。
（4）注意口腔清洁卫生，以免继发感染或复发。

七、预后

（1）及时诊断，有效治疗，愈后良好。
（2）治疗不及时，颜面部会形成瘘管，病情慢性迁延。
（3）病情如延误会导致全身中毒，危及生命。

第五节　颜面部疖痈

一、概述

颜面部的皮肤具有丰富的毛囊和皮脂腺，该区皮肤暴露在外，易受机械刺激及细菌侵入而发生感染。单个毛囊和皮脂腺发生浅层组织的急性化脓性炎症，称为疖。感染在多个毛囊和皮脂腺内引起较深层组织的化脓性炎症，称为痈。

颜面部疖痈常为金黄色葡萄球菌感染引起。当机体衰弱、营养不良或新陈代谢障碍，有糖尿病等全身因素存在，而局部皮肤抵抗力下降，清洁卫生欠佳时，一旦遭到机械性刺激，如修面、抓伤、虫咬后常诱发疖和痈。

二、临床表现

疖早期表现为单个红、肿、痛的硬结，以后逐渐增大呈锥形隆起，顶部出现黄白色小脓栓。炎症扩大使局部症状加剧，最后脓栓液化破溃，脓液排出，疼痛消失，破溃区迅速愈合。一般无全身症状，若疖受到挤压和烧灼等刺激，感染扩散成蜂窝织炎时，即可出现全身症状，如高热、寒战、头痛及白细胞总数增高等。

痈多见于成年人，好发于上唇，称为唇痈。由于感染的面积和深度、炎性浸润和组织坏死都比疖广泛，因此，早期隆起的炎症范围和组织的张力都较大。开始只出现一个脓栓，周围皮肤呈紫红色，再外层为鲜红色，皮肤表面发热，此时有剧烈胀痛。炎症肿胀范围越大，表面的黄白色脓栓越多，血性脓液逐渐由坏死的脓头处流出。脓头之间的皮肤常坏死，最后痈的中心区坏死、脱落。唇部因血液循环丰富，唇痈较少出现大块组织坏死。痈常伴有局部淋巴结肿大、压痛，全身症状也较明显，常并发严重的并发症。

三、并发症

中医学早有"面无善疮"之说，是指颜面部的疖和痈常因局部炎症扩散，引起全身并发症，甚至造成死亡。常见病原菌金黄色葡萄球菌的毒素能使机体中毒。上唇和鼻部危险三角区内静脉缺少瓣膜，并与颅内海绵窦相通，促使感染容易沿着面部静脉向颅内扩散，并发海绵窦血栓性静脉炎。

当颜面疖痈受到挤压、搔抓或不恰当的治疗如热敷、烧灼、切开引流等，局部炎症和全身症状可迅速加剧，轻者可并发眶周蜂窝织炎。若发生海绵窦血栓性静脉炎，可出现眼睑水肿，眼球突出伴活动受限，结膜水肿或瘀血，高热、头痛、昏迷等中毒症状，治疗不及时可于数天内死亡。也可同时并发脑膜炎或脑脓肿，出现颈项强直、偏瘫、头痛、恶心、呕吐、惊厥乃至昏迷等。细菌毒素或感染栓子随血液循环扩散，可引起脓毒败血症，以致死亡。

四、治疗

颜面部疖痈与全身其他部位疖痈不同，主张保守疗法，切忌用热敷、烧灼、切开引流等方法。通常采用3%高渗盐水纱布湿敷疖痈顶部，局部使用二味拔毒散外敷（雄黄和明矾各半研成粉末，用水调拌），有利于脓头破溃引流，而无刺激局部炎症恶化的作用。全身应用大剂量有效的抗生素，及时进行脓液培养、药物敏感试验来调整药物，还可配合中药内服，如紫雪丹、牛黄丸或荆防败毒散等。全身支持疗法如卧床休息、镇静止痛、摄入流质饮食、输液、输血等。若有严重中毒性休克，可采用人工冬眠疗法，有全身其他并发症者，则配合内科积极治疗。

第六节　口腔颌面部特异性感染

一、颌面部骨结核

（一）概述

颌面部骨结核多由血源性播散所致，常见于儿童和青少年，好发部位在上颌骨颧骨结合部及下颌支。

感染途径可因体内其他脏器结核病由血源性播散所致；开放性肺结核可经口腔黏膜或牙龈创口感染；也可以是口腔黏膜及牙龈结核直接累及颌骨。

（二）临床表现

骨结核一般为无症状的渐进性发展，偶有自发痛和全身低热。病变部位的软组织呈弥漫性肿胀，其下可扪及质地坚硬的骨性隆起，有压痛，肿胀区表面皮肤或黏膜常无化脓性感染的充血、发红表现。但骨质缓慢被破坏；感染穿透密质骨侵及软组织时，可在黏膜下或皮下形成冷脓肿。脓肿自行穿破或切开引流后，有稀薄脓性分泌物溢出；脓液中混有灰白色块状或棉团状物质。引流口形成经久不愈的瘘管，间或随脓液有小死骨碎块排出。颌骨结核可继发化脓性感染而出现局部红、肿、热、痛等急性骨髓炎的症状，脓液也变成黄色黏稠。

（三）诊断

青少年患者常为无痛性眶下及颧部肿胀，局部可有冷脓肿或经久不愈的瘘管形成。脓液涂片可查见抗酸杆菌。X线片表现为边缘清晰而不整齐的局限性骨破坏，但死骨及骨膜增生均少见。当继发化脓性感染时，鉴别诊断有一定困难。此外，全身其他部位可有结核病灶及相应体征表现。

（四）治疗

无论全身其他部位是否并发有结核病灶，均应进行全身支持、营养治疗和抗结核治疗。药物可选用对氨基水杨酸、异烟肼、利福平及链霉素等，一般主张采用两种药物的联合用药方案。对颌骨病变处于静止期而局部已有死骨形成者，应行死骨及病灶清除术。为避免骨质缺损造成以后发育畸形，除有大块死骨分离外，一般选用较保守的刮扒术。

二、颌面部放线菌病

（一）概述

放线菌病是由放线菌引起的慢性感染性肉芽肿性疾病。此菌是人口腔正常菌群中的腐物寄生菌，常在牙石、唾液、牙菌斑、牙龈沟及扁桃体等部位寄生，当人体抵抗力降低或被其他细菌分泌的酶所激活时就侵入组织。临床上由于免疫抑制剂的大量应用，导致机体免疫力降低，也是本病的诱发因素。故本病绝大多数是内源性感染。脓液中常含有浅黄放线菌丝，称为放线菌颗粒或硫黄颗粒。

放线菌可从死髓牙的根尖孔、牙周袋或智牙的盲袋、慢性牙龈瘘管、拔牙创口或口腔黏膜创口以及扁桃体等进入深层组织而发病。

（二）临床表现

放线菌病以 20～45 岁的男性多见。发生于面颈部的放线菌病占全身放线菌病的 60% 以上。此外，极少数可经呼吸道或消化道引起肺、胸或腹部放线菌病。颌面部放线菌病主要发生于面部软组织，软组织与颌骨同时受累者仅占 1/5。软组织的好发部位以腮腺咬肌区为多，其次是下颌下、颈、舌及颊部；颌骨的放线菌病则以下颌骨角及下颌支部为多见。临床上多在腮腺及下颌角部出现无痛性硬结，表面皮肤呈棕红色，病程缓慢，早期无自觉症状。炎症侵及深层咬肌时，出现张口障碍，咀嚼、吞咽时可诱发疼痛。面部软组织患区触诊似板状硬，有压痛，与周围正常组织无明显分界线。病变继续发展，中央区逐渐液化，则皮肤表面变软，形成多数小脓肿，自溃或切开后有浅黄色黏稠脓液溢出。肉眼或取脓液染色检查，可查出硫黄样颗粒。破溃的创口可经久不愈，形成多数瘘孔，脓腔可相互连通而转入慢性期。以后若伴有化脓性感染时，还可急性发作出现急性蜂窝织炎的症状。这种急性炎症与一般颌周炎症不同，虽经切开排脓后炎症趋向好转，但放线菌的局部板状硬性肿胀不会完全消退。

放线菌病不受正常组织分层限制，可直接向深层组织蔓延，当累及颌骨时，可出现局限性骨膜炎和骨髓炎，部分骨质被溶解、破坏或有骨质增生。X 线片上可见有多发性骨质破坏的稀疏透光区。如果病变侵入颌骨中心，造成严重骨质破坏时，可在颌骨内形成囊肿样膨胀，称为中央性颌骨放线菌病。

（三）诊断

颌面部放线菌病的诊断，主要根据临床表现及细菌学检查。组织呈硬板状；多发性脓肿或瘘孔；从脓肿或从瘘孔排出的脓液中可获得硫黄颗粒；涂片可发现革兰阳性、呈放射状的菌丝。急性期可伴白细胞计数升高，红细胞沉降率加快。不能确诊时，可做活体组织检查。临床上应与结核病变相鉴别。中央型颌骨放线菌病 X 线片显示的多囊性改变，需排除颌骨成釉细胞瘤及黏液瘤等肿瘤性疾病的可能。

（四）治疗

颌面部软组织放线菌病以抗生素治疗为主，必要时配合外科手术。

1. 药物治疗

（1）抗生素：放线菌对青霉素、头孢菌素类高度敏感。临床一般首选大剂量青霉素 G 治疗，每日 200 万～500 万 U，肌内注射，6～12 周为一疗程。如与磺胺联合应用，可能提高疗效。此外，红霉素、林可霉素、四环素、氯霉素、克林霉素等也可选用。

（2）碘制剂：口服碘制剂对颌面部病程较长的放线菌病可获得一定效果。一般常用 5%～10% 碘化钾口服，每日 3 次。

（3）免疫疗法：有人推崇使用免疫疗法，认为有一定效果。用放线菌溶素做皮内注射。

2. 手术方法

在应用抗生素的同时，如有以下情况可考虑配合手术治疗。

（1）切开引流及肉芽组织刮除术：放线菌病已形成脓肿或破溃后遗留瘘孔，常有坏死肉芽组织增生，可采用外科手术切开排脓或刮除肉芽组织，以加强抗菌药物的治疗效果。

（2）死骨刮除术：放线菌病侵及颌骨或已形成死骨时，应采用死骨刮除术，将增生的病变和已形成的死骨彻底刮除。

（3）病灶切除术：经以上治疗无效，且反复伴发化脓性感染的病例，可考虑病灶切除。

第九章

口腔正畸临床常用操作技术

第一节　口外矫治装置及临床应用

一、概述

口外矫治装置是指一类在临床上广泛应用，而又借助头、枕、颈、额、颏部等口外结构作为支抗源，来促进或抑制颌骨生长发育，将颌骨向远中、近中方向移动；或利用其他连接部件与口内的矫治装置相连接，控制牙齿在近远中方向、垂直方向和水平方向三维空间的移动，从而达到矫治面部畸形和牙齿错位的目的。

19世纪末期，Angle、Case等人首次提出使用口外力移动上颌前牙向远中方向，并设计了各种类型的口外装置，但因患者不合作，加上缺乏经验、病例选择不当等原因，疗效不肯定，故未被重视。到20世纪30年代口外装置再度广泛应用，并出现许多改良的设计。60年代之后，大量的实验研究和临床应用研究，使口外装置从形式上、作用机制上、矫治疗效上和应用范围上都取得了很大进展。临床效果得到了一致的肯定。因此，口外矫治装置成为正畸矫治的重要内容而日益受到重视和完善。

任何作用力都伴随有一个等值的反作用力。在牙齿矫治过程中，提供对抗矫治力的支抗源，可以在口内，但反作用力有时是不利于矫治的，当口内的支抗源不足时，就需要将反作用力释放和转移至口外，可用口外的头、颈、面部等部位作为强大、稳固的支抗。另外，头面部的解剖结构也为行使口外力提供了基础。上颌骨是一个不活动的骨，与周围的颧骨、额骨、颞骨、蝶骨以骨缝相连而成为一个整体。上颌骨的生长主要靠表面增生、缝间生长、窦腔扩大以及牙齿的萌出而使上颌骨的体积增大。由于存在颧额缝、颧颞缝、额上颌缝等缝隙，使口外矫形力向远中方向或近中方向移动颌骨成为可能。在生长发育阶段，可根据生长发育的状态和趋势，选择性的抑制某些部位的生长，如安氏Ⅲ类错𬌗中早期的反𬌗患者，就可利用颏兜进行控制，防止下颌骨的过度发育。如反𬌗长期得不到有效的矫治，可限制上颌骨的发育而形成上颌的发育不良，这时可借助上颌的前方牵引促进上颌的生长发育，这对生长发育期的患者有相当好的效果，但必须实施矫形力。

除了移动颌骨之外，口外矫治装置如口外弓能有效地控制牙齿在近远中方向、垂直方向和水平方向（横向）的移动。实现上述牙齿移动取决于口外弓的方向和它的状态，也与力值大小有关。移动牙齿使用的是正畸力。当正畸力通过阻抗中心时，牙齿发生向远中方向的整体移动；当口外力的方向位于阻抗中心的上方（如高位牵引），牙齿除了近远中方向移动外，还有向根尖的分力，牙齿可以压低；当口外力的方向位于阻抗中心的下方，牙齿除了远中方向移动外，还有分力使牙齿伸长。同样的道理，需要牙齿横向移动（颊、舌方向）时，可调整内弓的宽度来实现，如加宽口内弓可使牙齿向颊侧移动，缩小内弓能使牙齿向舌侧方向移动。

二、口外矫治装置的种类

口外矫治装置种类很多，形式多样。

（一）口外牵引器

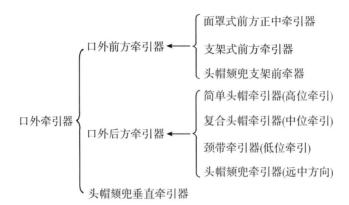

（二）口外弓

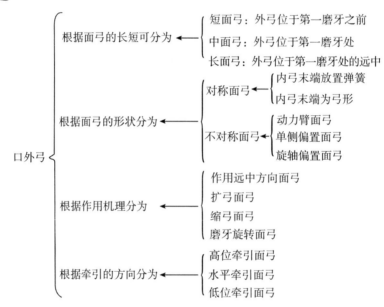

（三）口外弓与口内矫治器装置的连接分类

（1）口外弓与活动矫治器联合，即与第一磨牙箭头卡环上焊接的圆管连接或与第一前磨牙箭头卡环上焊接的圆管（扩弓用寸）连接。

（2）口外弓与第一磨牙带环的颊面管联合（磨牙的三维方向改变）。

（3）口外弓与口内固定矫治器连接，移动整个上颌骨（通过第一磨牙的颊面管，并将整个牙弓连为一整体）。

三、口外矫治装置的组成

（一）口外牵引器

1. 颈带

颈带是一种单一的颈支抗部件，仅为一条宽 2.5～3.0 cm 的软质带子绕过颈后部，两端分别终止于两侧耳垂的前下方。末端的外面附有挂钩或纽扣等。制作颈带的材料可选用多层布带、皮带或软质塑料等，国外常有成品颈带出售。颈带虽然结构简单、制作方便、戴用舒适，但仅能用作低位口外牵引，并且有不够稳定、难于使口外装置产生稳定作用等缺点（图9-1）。

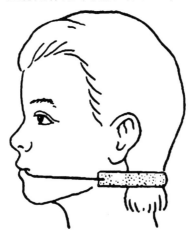

图9-1 颈带与面弓连接

2. 头帽

头帽有简单头帽与复合头帽之分。简单头帽由两条带子分别绕过头顶部和枕部，于两侧耳郭前上方连接而成。虽然制作方便、戴用舒适，但只能用作高位口外牵引，且稳定性欠佳（图9-2）。

复合头帽是一种顶、枕、颈三位联合支抗部件，是在颈带和简单头帽的基础上，将顶带顺耳前向下延长与颈带联合而成。为了增加头帽的稳定性，顺着头后方的中线，用同样的带子将顶、枕、颈三条带子的中点连在一起。位于耳前方及下方的带子上附有挂钩或纽扣（图9-3）。

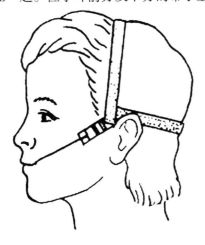

图9-2 简单头帽

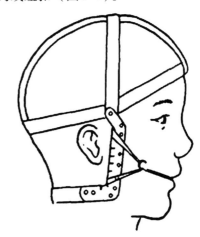

图9-3 复合头帽

复合头帽具有良好的稳定性，在使用较大的口外牵引力或者使用不对称牵引力时，多选用这种头帽。目前已有预成可调式复合头帽出售，使用时根据头颅大小不同稍做调整，用订书针固定即可方便使用。耳前下方的两块塑料板设置有不同高度的槽沟，根据口外牵引所需要的方向，可以将橡皮圈挂在所要求的槽沟内。

3. 颏兜

颏兜是一种较为常用的口外支抗部件。用于后方牵引时，颏兜作为抗力部件产生矫形力，例如在头帽颏兜牵引装置中即是如此（图9-4）；而用于前方牵引时，颏兜则为支抗部件，如面具式前方牵引装置（图9-5）。

根据不同需要，可以选用软质材料或硬质材料制作颏兜。临床上常用两层蜡片烤软后贴于患者颏部，制作颏部个别托盘，然后用弹性印模材料取颏部印模，灌注石膏模型，在石膏模型上用铅笔标出颏兜的边缘范围，涂分离剂后即可用自凝塑料涂塑形成颏兜，要求塑料的厚度为 2~2.5 mm。待树脂凝固后，将颏兜取下，在其上钻一些散在的透气孔，并打磨光滑。

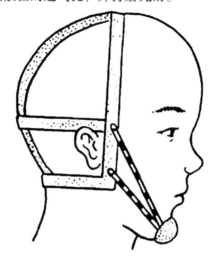

图 9-4 利用头帽颏兜将下颌向远中牵引

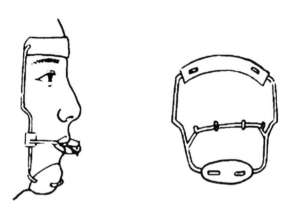

图 9-5 面具式前方牵引装置

长期以来，利用颏兜做向后方牵引被认为是纠正反𬌗、改善下颌生长方向及生长量的一种良好方法。但一些回顾性研究显示，如果颏兜使用不当，牵引力太大，牵引时间过长，牵引方向错误，不但可以引起下颌前牙唇侧牙龈损伤，而且更为严重的是可导致颞下颌关节功能紊乱、下颌偏斜等。

4. 额垫（额兜）

额垫是用于口外前方牵引的一种额部支抗部件，可由硬质材料制成，其制作过程同硬质颏兜，然后用粗钢丝（不细于 1.5 mm）按照面部侧面轮廓弯制牵引支架，与颏兜连接为一体作为前方牵引装置，如面罩式前方牵引装置。额垫也可使用厚的软质材料（如硬布带）制作。

（二）口外弓

在大多数口外力牵引装置中，作用力需通过特定结构传入口内或口外特定部位，这种结构也起着与口内部件连接的作用，故称为连接部件。常用的连接部件如下。

1. 对称面弓

面弓的基本结构包括内弓与外弓两个部分。

（1）内弓：内弓是和牙弓形态相一致的粗唇弓，常用 0.9~1.2 mm 的硬不锈钢丝弯制。根据不同的需要，内弓可以有多种形式。常用者为推磨牙向远中或作用于全牙列的内弓。这类内弓插入磨牙颊面管内，并在颊面管近中处形成阻挡曲等。面弓如只用于加强支抗或推磨牙向远中，则在作用状态时内弓不应与前牙有接触，若用于控制牙弓向前生长，则内弓可与前牙有接触。目前已有预成对称面弓出售，

164

根据内弓大小不同可分为多个型号（图 9-6）。

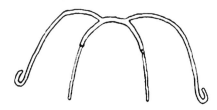

图 9-6　面弓的基本结构

（2）外弓：外弓是由口内伸向口外的一种连接臂，由直径 1.5 mm 以上的硬不锈钢丝弯制（常用自行车车条代替）。弯制时，先于钢丝的中心段弯成与内弓的前牙段弧形一致的形态，在两侧侧切牙远中部将钢丝垂直弯向前方，在距前一个弯曲 1 cm 处再将钢丝弯向两侧，形成与口角及面颊部形态相一致的弧形臂。两臂的末端各弯制成与面颊平行或垂直的圈环。将外弓中部的弧形段与内弓相应的部位焊接在一起即可形成完整的面弓，焊接时应将内外弓的重合部位完全焊合，以增加面弓的刚性。临床上根据不同的作用目的，可以选择不同长短的外弓，即长外弓、中外弓和短外弓，其末端分别终止于第一恒磨牙的远中、第一恒磨牙区及第一恒磨牙的近中。也可以在外弓的出口角位置，将外弓弯向上或弯向下，使之与内弓形成向上或向下的夹角，但面弓两侧需保持对称。不同长度或不同倾斜位置的外弓，或不同的牵引方向可以使磨牙产生不同方式的移动。

2. 不对称面弓

对称面弓只适用于传递双侧对称的作用力，若要传递两侧不对称的作用力，可使用不对称面弓。不对称面弓的基本组成与对称面弓相似，主要是外弓形状发生了变化。常见的有长短臂不对称面弓、不对称焊接面弓等（图 9-7、图 9-8）。当两侧施加相等的牵引力量，前者可在长臂侧的内弓上产生大于对侧的远中向的作用力，后者则可在焊接侧获得较大的作用力。此外，外弓发生一定的变化也可以使内弓产生扩弓或缩弓的作用力（图 9-9）。

3. 复合体面弓

普通面弓合并其他正畸附件时称为复合体面弓，常用者为合并前牙𬌗板或上颌前方牵引器。复合体面弓的优点是除起到普通面弓的作用之外，尚可产生其他正畸或矫形作用（图 9-10）。

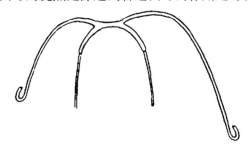

图 9-7　长短臂不对称面弓

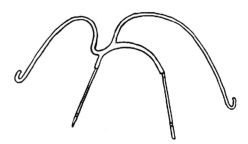

图 9-8　不对称焊接面弓

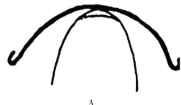

A　　　　　　　　　　　　　　　B

图 9-9　面弓

A. 扩弓式面弓；B. 缩弓式面弓

4. J形钩

J形钩是常用的一种口外装置的连接部件，可用直径1.2 mm以上的不锈钢丝弯制成英文大写字母J状，在口内端形成钩状，口外端弯成与面颊平行的环圈，其长度根据具体情况而定。J形钩成材使用，用途广泛，与固定矫治器连接可产生多种牙齿移动。如前牙压低、舌向移动、尖牙远中移动、后牙远中移动等，也是用口外力增加支抗的重要部件。目前国外已有成品出售，标准长度为85 mm，较长者为115 mm，使用时稍做调整即可（图9-11）。

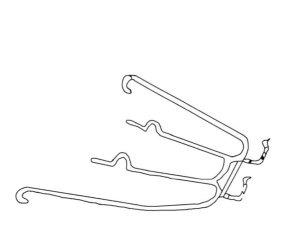

图9-10　连接上颌前方牵引器的复合体面弓

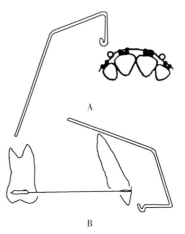

图9-11　预成J形

A. 𬌗面观；B. 侧面观

四、常用各种口外支抗矫治器及其作用原理

（一）后方牵引装置

是指用向后的力使牙远中移动或抑制牙槽、颌骨向前生长的口外支抗矫治装置。主要包括口外弓、J形钩等矫治器，用来矫治骨性或牙性安氏Ⅱ类错𬌗。

1. 口外弓牵引矫治器

是指以颈带或头帽作为支抗部件、口外弓作为连接部件，后牙带环及颊管作为主要口内部件的后方牵引装置。根据牵引方向，可分为下列几种类型。

（1）低位牵引：由颈带、橡皮圈、口外弓、口内固定或活动矫治器等组成，牵引力方向为向下、向后。

1）作用原理：向下、向后牵引力作用于上颌颌骨及磨牙时，其水平分力可抑制上颌向前生长，促使磨牙向后移动；其垂直分力则促进上颌向下生长，促使磨牙伸长。低位牵引力作用于下颌时，可使下颌磨牙向后移动及压低移动。低位牵引对下颌骨生长型改变非常有限，但它通过对上下颌磨牙的伸长或压低，使下颌发生旋转，因而间接改变下颌生长方向。

2）适应证：由于低位牵引能伸长上颌磨牙及压低下颌磨牙，所以应用范围应严格控制在下颌平面角较小的安氏Ⅱ类错𬌗或下颌平面角较大的安氏Ⅲ类错𬌗。在低角型安氏Ⅱ类错𬌗，低位牵引一方面可抑制生长发育期患者的上颌向前生长，从而协调上下颌骨间关系；另一方面作用于后牙使磨牙向后移动调整磨牙关系或增加拔牙病例的磨牙支抗，使上颌后牙伸长，改善下颌平面角。在高角型安氏Ⅲ类错𬌗，则可以推下颌磨牙向远中调整磨牙关系或加强磨牙支抗。

3）应用要点：在抑制上颌向前生长时，牵引状态下内弓前部必须同上颌前牙接触，此时内弓可自由通过磨牙带环颊管，以抑制上颌前部向前生长；或在内弓近磨牙颊管近中处设置阻止装置，牵引力在抑制上颌前部的同时，也可带动上颌后部移动，从而实现上颌整体的向后移动；在推牙向后或增强磨牙支抗时，牵引状态下内弓与上颌前牙不接触，此时内弓在磨牙带环颊管近中处弯制U曲或焊制阻止点。另外，通过调控外弓臂长或外弓向上、向下的角度，可以控制磨牙向后移动是以牙冠为主还是以牙根为主。

（2）高位牵引：是由简单头帽、橡皮圈、口外弓及口内矫治器组成，牵引方向为向上、向后。

1）作用原理：向上、向后牵引力的水平向分力可抑制上颌骨向前生长，或推上颌磨牙向远中移动。垂直向分力可抑制上颌骨后部向上生长，或使上颌磨牙压低。通过调节作用力方向与后牙阻抗中心之间的关系，可以取得磨牙牙冠后移或牙根后移的不同效果。

2）适应证：由于向后、向上牵引力能压低上颌后牙，故这类牵引较适合于下颌平面角正常或较大的安氏Ⅱ类错𬌗。在生长发育期患者，可以用来抑制上颌骨向前生长，调整上颌平面的倾斜度以协调上下颌骨间关系。作用于后牙时，可以推磨牙向后调整磨牙关系，或加强拔牙病例的磨牙支抗；其上颌后牙压入机制还可以促进下颌逆时针向旋转，改善高角形患者的下颌平面角度。

3）应用要点：当抑制上颌向前生长时，口内部件可选择固定或活动矫治装置。选用口内固定装置时，口外弓在牵引力作用下应与上颌前牙有均匀接触，此时内弓近磨牙颊管近中处可弯制阻挡曲、焊制阻止点，或在内弓末端插入开大型螺旋弹簧，从而使向后牵引力分布作用于整个上颌，抑制其向前生长。选用口内活动装置时，常与肌激动器联合使用口外弓高位牵引，以抑制上颌向前、向下生长，同时刺激下颌骨向前生长。

当推磨牙向后或增强磨牙支抗时，内弓前部在牵引力状态下应离开上颌前牙，此时内弓在磨牙颊管近中处做阻止装置或放置螺旋弹簧，以使向后、向上牵引力全部作用于上颌后牙。在向后、向上总体方向下，通过对牵引力方向、外弓上下角度等的细微调整，可以控制磨牙移动的性质。当牵引力方向通过磨牙阻抗中心时，磨牙以整体向后移动为主，其压入移动趋势较大；当牵引力方向处在磨牙阻抗中心之上时，磨牙远移以牙根为主，其压入趋势也较明显；当牵引力处在阻抗中心以下时，磨牙远移以牙冠为主，其压入趋势较小。

（3）水平牵引：由复合头帽、橡皮圈、口外弓及口内矫治器所组成，牵引力方向基本水平。

1）作用特点：基本水平的牵引力不产生垂直向分力，所以对上颌骨只抑制其向前生长而不伴有垂直向的抑制或刺激生长作用；对后牙只促进其向后移动而不伴有伸长或压低作用。

2）适应证：由于牵引力无垂直向分力，故适用于下颌平面角较正常或不存在下颌平面角旋转生长的安氏Ⅱ类错𬌗。可作用于上颌骨抑制其向前生长，或作用于后牙促使其向后移动、加强磨牙支抗。

3）应用要点：水平牵引抑制上颌生长或推磨牙向后的临床要点与低位、高位牵引基本相同，由于其力的方向单一，在临床上更容易控制。值得注意的是在总体水平方向上，通过对外弓上下位置的改变，水平牵引力可被调控穿过磨牙阻抗中心的不同位置，从而取得磨牙牙冠或牙根的向后移动。不对称口外弓也较适用于水平向后方牵引，如需要单侧移动磨牙向远中方向，可加长该侧外弓，或将外弓不对称地焊在移动侧的侧切牙区或尖牙区，该侧磨牙可受到更大的力量。

2.J形钩牵引矫治器

是指以颈带或头帽作为支抗部件、J形钩作为连接部件的后方牵引装置。

（1）作用原理：J形钩牵引装置的施力点主要在牙弓的前部，用来远中移动尖牙、前磨牙或内收切牙。通过阻挡曲或螺旋弹簧的传递，牵引力也可作用于磨牙，用以加强磨牙支抗。根据支抗部件的不同，J形钩牵引力的方向也可有几种选择：当用颈带时，牵引力方向向后、向下；当用简单头帽时，牵引力方向向后、向上；当用复合头帽时，牵引力方向基本水平向后。要注意在用颈带或简单头帽作为支抗部件时，J形钩牵引力有垂直向分力存在，因而可使切牙区或个别牵引牙内收或远中移动的同时，产生伸长或压低的效应。

（2）适应证：根据牵引力方向，J形钩牵引也有其特定的使用范围。低位J形钩牵引适用于覆𬌗较浅或有开𬌗倾向的错𬌗；高位J形钩牵引适用于上颌平面顺时针旋转或深覆𬌗病例；水平J形钩牵引则适用于下颌平面角较正常的错𬌗。

（3）应用要点：在远中移动尖牙或前磨牙时，将J形钩直接挂于移动牙近中的主弓丝上或托槽的牵引钩上；在内收切牙时，J形钩挂于侧切牙远中的主弓丝牵引钩上，此时主弓丝在磨牙带环颊管近中端不加阻挡装置，以便弓丝向远中滑动而带动切牙内收；在加强磨牙支抗时，J形钩挂于主弓丝牵引钩上，此时弓丝在磨牙颊管近中处制作阻挡装置或插入螺旋弹簧，以向磨牙施加向后的力量。

（二）前方牵引装置

是以额垫、颏兜作为复合支抗部件，面具牵引支架作为连接部件，活动或固定矫治器作为口内部件的口外支抗矫治装置，其牵引力向前，微向下，用于刺激上颌骨生长。

1. 作用原理

上颌骨生长主要靠骨缝的骨沉积和表面骨的生长两种方式。进行上颌骨前方牵引，使其 4 个骨缝得以扩展，从而有新骨沉积，同时对上颌骨尤其前部的骨膜牵张，也促进上颌骨向前生长。口外上颌前方牵引矫治器是以额和颏两处为抗基部位，因此在促进上颌及上牙弓向前生长的同时，也可使下颌骨向下、向后呈顺时针方向旋转，还有抑制下颌骨向前生长的作用，这对上颌骨发育不足伴有下颌骨发育过度的低角型安氏Ⅲ类错𬌗是有利的（图 9-12）。100 多年前该矫治器已应用于临床，其后许多正畸学者通过临床实践和动物实验认为前方牵引能促进上颌骨生长而使其向前移位，因而该方法得到正畸界的充分重视和广泛应用，甚至生长发育快速期已过的患者也在应用。它不仅可促进上颌骨的发育而且在年龄较大的患者，可协助固定矫治器前移上牙弓。

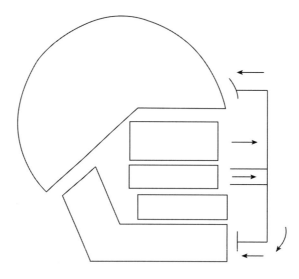

图 9-12　口外前方牵引作用原理

2. 适应证

此装置可应用于各种原因所致的面中部后缩，包括上颌骨向前发育不足或下颌骨发育过度的安氏Ⅲ类错𬌗，以及唇腭裂术后上颌骨发育不足等。由于上颌骨前方牵引的作用目标是上颌骨生长型及生长量的改良，所以必须在生长发育期使用。一般认为，前方牵引促进上颌骨生长的较佳年龄为 8～11 岁。对于恒牙早期病例，该装置作用较有限。对于恒牙期病例，该牵引装置对上颌骨几乎没有矫形作用。

3. 应用要点

在临床具体应用时，应注意下列 3 个方面。①支架调节：面具支架与额垫、颏兜及其他部件均以螺旋关节连接，应作适当调节以适合患者面形。②口内部件设计：口内可做上颌活动矫治器，1|1、6|6 为箭头卡环，1|1 两牙做一长箭头卡环，两箭头处各套橡皮圈与口外面具上的牵引钩牵引，两侧后牙做平𬌗垫，但需在𬌗面磨有沟槽并雕刻出牙外形，待反𬌗解除后，逐渐磨低𬌗垫，直至上下后牙有𬌗接触时，将𬌗垫全部磨去。也可做固定矫治装置，例如 6|6 制作带环，在腭侧面用硬质不锈钢丝弯制与牙列紧贴的腭弓，在 3|3 远中处焊接牵引钩。牵引钩也可向磨牙区靠拢。③施力点与牵引方向：对下颌平面角较小、反覆𬌗较深的安氏Ⅲ类错𬌗，施力点放在上颌磨牙部，向前、向下方向牵引，可在刺激上颌骨向前生长的同时刺激上颌后部垂直高度的增加，从而使下颌向后、向下旋转，有利于解除反𬌗；

对于下颌平面角较大且反覆𬌗较浅的安氏Ⅲ类错𬌗，施力点宜放置在上颌牙弓前部，在向前、向下牵引力作用下，上颌骨前部向前、向下生长得到促进，从而在纠正安氏Ⅲ类错𬌗的同时在垂直向改善覆𬌗关系。对于下颌平面角正常的安氏Ⅲ类错𬌗，施力点放置于上颌前部，牵引力方向以水平为宜。

（三）垂直牵引装置

是指应用垂直向牵引力来抑制牙、牙槽及颌骨垂直向生长方向及生长量的口外支抗类矫治装置。根据作用力点与装置结构，分为下列两种。

1. 口外弓垂直牵引装置

由头帽、口外弓、口内矫治器和橡皮圈组成。其头帽是由一环绕额、枕部的带子，用正十字的头顶带连接而成。口外弓与口内的连结可以通过磨牙带环或上颌𬌗垫式活动矫治器。

（1）作用原理：垂直向上的牵引力通过压低上颌后牙从而抑制上颌骨后段垂直向生长，并间接促进下颌向前、向上的旋转生长。

（2）适应证：适用于处于生长发育期的下颌平面角较大并有前牙开𬌗或开𬌗倾向的安氏Ⅱ类错𬌗。对于低角型深覆𬌗病例，由于垂直向牵引力会加剧下颌向上、向前旋转生长，故不能应用此装置。

（3）应用要点：该矫治器主要是控制上颌的垂直向生长，压低上颌后牙，促进下颌向上、向前旋转。要求口外弓有足够的刚性，内外弓焊接好，与口内活动矫治器相连接时将内弓末端埋入基托或插入卡环上的圆管内；与带环颊面管相连时则要求带环强度好；必须使口外弓和口内矫治器稳定、牢固。内外弓臂的长度根据压低的牙位而定；如同时压低前磨牙和磨牙时，外弓臂应终止于后牙段的中点偏远中的位置；如果单独压低上颌磨牙则内弓插于磨牙颊面管内，外弓臂止于面颊部相当口内的磨牙处。

2. 颏帽垂直牵引装置

可由头顶帽和颏兜用垂直弹力带连接而成；也可用绕过头顶和颏下的环形弹力带直接形成（图9-13）。

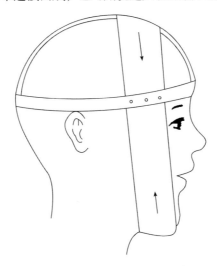

图9-13 颏帽垂直牵引装置

（1）作用原理：由于向上的垂直牵引力以头顶部作为抗基，直接作用于下颌颏部，从而抑制下颌骨垂直向的生长，控制下颌向下、向后旋转的生长型。另外，垂直向上的牵引力经𬌗接触传递到上颌，在一定程度上抑制上颌的垂直向生长及压低上颌牙。

（2）适应证：适用于下颌平面角较大或有开𬌗倾向的安氏Ⅱ类错𬌗。对于下颌垂直向生长大于水平向生长的长面型病例尤为适合。由于该装置也是对颌骨生长型进行改良，故需在生长发育期进行矫治。

（3）应用要点：为使颏部所受到的垂直向上牵引力分布范围更大，可增加环形弹力带和颏兜的面积。由于颏部所受的力可直接传递到颞下颌关节，所以应选择合适的力值，以免对关节造成损伤。为了使牵引力更有效地传递到上颌牙及上颌骨，可利用𬌗垫式上颌活动矫治器来增加颌间距离，达到最大垂直牵引力的目的。

(四) 头帽颏兜牵引矫治器

是由头帽、颏兜和弹力带组成的作用于下颌的纯口外力矫治装置，牵引力方向向后、向上。头帽可以是简单或复合头帽，临床上常用后者。

1. 作用原理

头帽颏兜的作用机制有两个方面。一是迫使下颌位置改变。由于下颌是一个以颞下颌关节为转动轴的骨性运动器官，向后、向上的牵引力迫使下颌长期向后、向上退缩，这种新的下颌位置通过较长期的固定可以被保持下来，这种位置改变特别适合于功能性下颌前伸的矫治。二是抑制下颌生长。有研究发现当向上、向后牵引力传递到颞下颌关节后，其髁状突由于受到压力而产生软骨吸收性改建，从而抑制下颌向下、向前生长。这种机制适合于下颌骨发育过度引起的骨性反𬌗的矫治。但是，头帽颏兜对下颌骨的生长抑制学说在正畸界仍是一个有争议的学说。有的学者认为此种口外力仅作用于上颌髁突而并未对升支和体部产生直接作用，因此使用与否，对下颌长度的改变并无明显效果。另有学者从动物实验研究中证实颏兜能抑制下颌生长，至于在临床上作用不明显是因为后牙的𬌗接触消耗了作用于髁突的力。但众多学者的观点认为，颏兜仅能改变下颌的生长方向，对面下高度短的低角形Ⅲ类病例，通过头帽颏兜使下颌向后、向下旋转，而使下颌生长型变得有利。下颌骨的生长量是很难改变的，尽管如此，它仍是抑制下颌骨生长的一种常用手段。

2. 适应证

适用于生长发育期的骨性或功能性安氏Ⅲ类错𬌗。①安氏Ⅲ类错𬌗伴有下颌轻度发育过度患者，且下颌可后退至前牙对刃𬌗或接近对刃，前下高度短的低角短面型，无明显颞下颌关节症状，下颌前牙位置正常或唇向的患者。②作为对下颌发育过度的前牙反𬌗纠正后的保持手段。③成人骨性下颌前突患者，在外科正畸后也可用此矫治器保持。该矫治器禁忌用于下颌前突反𬌗伴有下切牙过度舌倾及下颌前牙过度拥挤的患者；而且对那些严重的下颌发育过度者，即使年龄较小，也应等待成年后作正颌外科手术，因为头帽颏兜并不能起多大作用。

3. 应用要点

头帽颏兜的总体牵引方向是向后、向上。在临床实际应用时，还须根据反𬌗的具体情况作牵引力方向的调整。对于下颌平面较大或伴有开𬌗倾向的安氏Ⅲ类骨性反𬌗，牵引力方向应通过颞下颌关节前上方，以促进下颌的逆时针方向旋转（图9-14A）。此时可选用简单头帽做支抗部件，并用单根弹力带连于头帽与颏兜之间；对于下颌平面角较小，或下颌为水平向生长型的安氏Ⅲ类骨性错𬌗，牵引力方向应通过颞下颌关节或在关节下方，以使下颌发生顺时针方向旋转（图9-14B）；对于有较深反覆𬌗，下颌骨明显向前、向上旋转的安氏Ⅲ类骨性错𬌗，牵引力方向可再下移至下颌升支的下1/3处，以使下颌有更大程度的顺时针旋转生长刺激。对于后面两种情况，都应选用复合头帽作为支抗部件。为了能有效控制牵引方向，可用两根弹力带从颏兜分别连向头帽的不同位置，以取得所需要的合力方向。

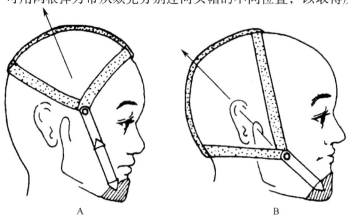

图9-14 头帽颏兜牵引方向对下颌生长方向的影响

A. 牵引方向在髁突上方，促进下颌逆时针旋转生长；B. 牵引方向通过髁突或在其下方，促进下颌顺时针旋转生长

五、口外矫治装置的适应证和禁忌证

由于口外牵引装置种类复杂，所产生的矫治效果有很大差别，加上口外力既可用于颌骨的矫形作用又能对牙齿产生移动效果，故选择适当的口外力或者正确的口外弓的形式是非常重要的，否则将产生不利的作用。

口外装置的应用，多倾向于在早期生长发育阶段进行，特别是对处于生长高峰期者更具有良好的疗效。在选择适应证时，取决于对下颌水平生长量的预测，此生长的预测与患者的年龄及 SN-MP 角（前颅底平面－下颌平面）有关。如果病例 SN-MP≤25°（低角型患者），可选择颈带牵引；SN-MP 为 37°~41°时则采用联合牵引；当 SN-MP＞42°时（高角型患者），下颌平面角较大，采用高位牵引进行治疗。替牙期及恒牙早期的上颌发育不良，可应用正中前方牵引器进行矫形治疗。由于是矫形力，每侧的力值应在 800 g~1 000 g。

相反，如果上颌生长发育过度，轻度上颌前突，在替牙期或恒牙早期，可应用口外弓技术，固定矫治器应将口内所有的牙齿连接成为一整体；此外还可以做入基板，包盖全上颌的牙齿，在第一磨牙上设计箭头卡，在箭头卡环上焊颊面管，与口外弓相连接，同时另一端用颈带相连接。

在下颌的口外装置中，头帽颏兜最为常用，替牙期的Ⅲ类咬合或下颌前突的患者，可用头帽颏兜牵引下颌向远中方向。此方法可以单独使用，也可以与其他矫治方法合用。作为辅助的装置应用，由于使用的目的不同，头帽颏兜有两种不同类型的形式：Ⅰ型用于下颌发育过度的前牙反𬌗，起抑制下颌生长的作用。牵引的方向通过髁突，牵引力为每侧 800 g 左右，使用的时间也较长，多在半年以上，Ⅱ型用于向下、向后旋转下颌，使下颌的生长方向变得更为有利，多用于功能性前牙反𬌗的病例。此型牵引使用的牵引力为每侧 400 g 左右，牵引力的方向在髁状突的下方。

口外力除了用于矫形颌骨的畸形外，另外一个重要的适应证是移动磨牙，改变上下牙列的咬合关系，通常用于由于上颌牙弓前移造成的Ⅱ类咬合关系（下颌位置基本正常）；再者用于牙列拥挤但患者又不愿意拔牙，通过磨牙远中移动后能开辟空隙供前牙排齐。除了上述平移磨牙向远中方向外，还可以根据患者的牙列、基骨关系，将第一磨牙压低或伸长，这就要适当调整口外弓的方向来实现。此外当牙弓需要扩大时。最好用扩弓面弓；需要牙弓缩窄时，用缩弓面弓。

六、口外力的分类及力值

口外力的类型包括口外正畸力与口外矫形力两大类。

一般将口外正畸力定义为专门向远中移动上颌第一磨牙的力；而口外矫形力不是移动个别牙齿，而是移动整个牙弓，甚至是上颌骨或下颌骨。一般Ⅱ类牵引力能抑制上颌骨向前生长而允许下颌骨发挥其向前生长的潜力，使其持续生长；Ⅲ类牵引力呈相反作用，具有抑制下颌骨向前、向下生长而促进上颌骨向前发育的作用。

Baldini、Goodman 等认为，作为矫形力而言，患者一般可接受上颌每侧 800 g~1 100 g 的力值，而下颌每侧可接受 1 200 g~1 700 g 的力值。

矫形力常用于：①上颌颈牵引或高位牵引治疗Ⅱ类生长型患者；②水平和高位联合牵引，颏兜用于Ⅲ类生长型患者；③有生长潜力的Ⅱ类骨性开𬌗，使用高位牵引或垂直牵引及颏兜。一般口外正畸力的力值范围为 340 g~450 g，用于移动个别牙向远中方向。开始先用轻力进行，逐渐增加力值，直至达到 400 g 左右。

第二节　正畸种植体支抗技术

一、发展历史

正确设计和合理使用正畸支抗是决定矫治成功的关键因素之一。传统的支抗设计如腭杆、舌弓、头帽口外弓等，因存在不易控制、舒适性较差或依赖患者合作等不足，不能提供绝对的支抗，一定程度上影响了矫治效果，延长了治疗的时间。长期以来，国内外学者一直在寻求一种稳定可靠、美观舒适的支抗控制方式。有学者在颌骨上植入种植体作为抗基，改变原来以牙齿作为抗基的情况，让矫治力的反作用力施于颌骨上，完全避免牙齿移位的想法，即"种植体支抗"。

早在1945年，Gainsforth和Higley就用动物试验率先探索，以活合金（钴铬钼合金）螺钉种植体作为支抗进行正畸治疗，开创了种植体支抗的先河。1964年，Branemark等认识到金属钛钉可以和骨组织直接结合，而不引起排斥反应。经过长达5年的研究，进一步证实钛种植体用于骨性正畸支抗的可行性。Linkow于1969年最早报道钛合金修复种植体用于正畸临床并获得了成功。此后，Roberts等于1989年成功地将牙种植体作为绝对支抗用于正畸临床治疗。临床应用型种植体支抗的真正发展是在1990年以后，纵观上述历史，种植体支抗有以下发展趋势。

（1）正畸种植体支抗已由牙种植体支抗逐渐向微型正畸专用系统过渡　大量的基础与临床研究表明，微型种植体支抗系统可以为大多数正畸患者提供足够的支抗保证，植入和取出手术简单，植入部位灵活。

（2）由"助攻型"种植体支抗向"自攻型"种植体支抗发展　随着临床应用日益广泛，以往的种植体难以同时满足微型化、程序简单化的临床要求。钛合金材料学的发展促进了自攻型微型种植体支抗系统的产生，即在植入种植体前不需要预先使用种植机来预成植入孔。这极大地简化了临床手术，使正畸医师可以独立完成操作，正畸治疗摆脱了对昂贵、复杂手术系统的依赖，同时更有效地避免了手术对牙周膜、牙体及神经的损伤。自攻型微型种植体支抗系统因其突出的经济性、实用性及安全性，成为国内目前最常用的一类支抗种植体，以韩国的MIA（Microimplant Anchorag）和OSAS（Osseodyne Skeletal Anchorage System）系统为代表。其直径多为1.12~2.10 mm，长度为4.10~14.10 mm，多呈锥形，植入骨内的部分带有自攻螺纹。

二、分类及特点

（一）根据种植体的材料分类

1. 生物相容性材料

不被生物机体排斥，在种植体周围有机体产生的纤维组织层包绕。属于此类材料的有钴铬合金、活合金（钴铬钼合金）等金属。

2. 生物惰性材料

允许骨在其表面沉积，两者形成接触性整合。属于此类的有生物活性炭种植体、生物玻璃种植体、钛与钛合金。

3. 生物活性材料

不但可与骨形成紧密接触，还可与骨组织进行分子交换嵌合成化学性的结合。Glatzmaier开发了一种可生物降解的正畸支抗种植体系（BIOS）。

（二）根据植入区域分类

根据植入区域不同，种植体可分为腭侧种植体、颊侧种植体、磨牙后区种植体、牙-牙槽间隔种植体。

（三）根据种植体的形状及其与骨的位置关系分类

1. 板块状支抗种植体

其代表为Block和Hoffman 1995年设计的Onplant种植体。Sugawara等1998设计和开发出"骨性支抗系统"（Skeletal Anchorage System，SAS），又称为"微型支抗钛板"（Super mini anchor plate，SMAP），也属于板块状支抗种植体。

2. 钉状支抗种植体

尺寸较大、直径多在3~4 mm的普通钉状支抗种植体和尺寸较小、直径在1.2~2.7 mm不等的微螺钉支抗种植体。

（四）根据植入后开始加载的时间分类

1. 二期负载种植体

传统的修复种植学理论认为，在良好的初始稳定性的基础上，种植体必须要有一定时间的"无负载愈合期"，以期达到骨整合。关于骨整合所需要的无负载愈合期的时间，人类需要 4~6 个月，上颌骨组织多为松质骨，一般需要 6 个月；下颌骨组织较为致密，一般为 3 个月。经过"无负载愈合"后，种植体方可负载。在这个理论指导下，正畸学界早期使用的支抗种植体多为二期负载支抗种植体，包括 Onplant、普通钉状支抗种植体以及 Orthoanchor 微螺钉等，都要求骨结合。

2. 即刻负载种植体

这一观点的基础是 Brunski 的"微动度"理论。微动度是指界面上种植体相对于骨的微小移动。当微动度在 100 μm 以内时种植体仍然能够与骨组织发生整合；只有当微动度 >100 μm 时，才会使充当骨生长框架的结缔组织网络受到破坏，阻碍骨组织的长入导致种植体的纤维愈合。根据这个理论，正畸微螺钉支抗种植体大多可以即刻加载。

（五）根据植入方式分类

1. "助攻型"微螺钉支抗种植体

植入前需要先钻开骨皮质，然后用骨钻形成通道以引导植入，最后将螺钉自身顺通道拧入。普通钉状支抗种植体都采用此种植入方式。早期的微螺钉支抗种植体，植入时多需要骨钻引导，也属于此种"助攻型"。

2. "自攻型"微螺钉支抗种植体

由于材料、制作工艺的发展和临床需要，新近发展的微钛钉种植体自身可以直接攻入皮质骨，不需要骨钻引导，甚至不需要钻开骨皮质，称为"自攻型"或"自钻型"。此种植入方式，微钛钉种植体植入后不需要骨性结合，其支抗能力来自种植体与骨的机械铆合，可以即刻加载，具有明显优势。

三、适应证和禁忌证

（1）主要适应证。①需要最大支抗甚至是绝对支抗的临床病例。②严重的牙槽高度失调。③严重的中线偏斜。④正颌外科术前辅助治疗。⑤骨性畸形矫形辅助治疗。⑥露龈笑需要绝对压低上颌前牙时。⑦因牙周病、牙缺失、牙齿位置不适缺少足够数量支抗牙。

（2）相对禁忌证。①存在未萌出恒牙，手术有可能损伤恒牙胚。②全身性或颌骨局部骨代谢疾病。③手术部位局部炎症。④女性妊娠期、哺乳期。

四、微型种植体常见的失败原因分析

1. 感染

感染的发生一般与手术无菌条件、患者自身局部或全身炎症控制、口腔卫生的保持有关。

2. 手术操作不当导致种植体植入孔预备不良

由于术者经验或术前准备不足，助攻型植入孔与种植钉型号不匹配，导致种植体与骨组织间的机械结合不够紧密。此外，植入孔预备时产热过多，致界面组织损伤也是一个重要因素。而自攻型种植体往往由于术者过于频繁地改变植入方向，导致种植体与骨组织间的机械结合不紧密。

3. 手术位置选择

有报道显示，相对于接近黏膜转折部，附着龈更适合种植体植入，成功率更高。

五、关于支抗种植体的稳定性

早期报道微螺钉植入后松动，失败率为 12.5%~25%。随着植入技术的改进与提高，近年微螺钉的植入失败率降至 7%~11%。一般来说，与支抗种植体稳定性相关的因素有以下几点。

1. 种植体的设计

螺纹状种植体由于与骨的接触面积最大，机械稳定性最好；刃状螺纹比矩状螺纹的应力值小，更适合做种植体用。改变螺纹间距、螺钉的顶角，界面的应力分布可发生变化。螺钉的直径，特别是颈部的直径对种植体周围的应力分布影响最大。一般认为，随螺钉（颈部）的直径增大，骨界面的应力降低、抗剪切力增加，因而较粗的螺钉稳定性较好。此外，螺钉植入骨内部分的长度、穿出黏膜外部分的设计等，对种植体的稳定性也都产生影响。

2. 患者骨骼的生理条件与植入部位

不同个体的颌骨密度、骨量不一样，低角病例颌骨骨质密度比高角病例大，骨量也较多；同一个体颌骨不同部位骨密度、骨量、血供也不一样；种植钉周围的软组织厚度与活动度也会对种植体的稳定性产生影响，角化的附着龈比非角化的游离龈有利于种植体的稳定。

3. 植入手术与医师的操作技术

无论二期加载还是即刻加载，种植体的初始稳定性都是至关重要的。种植体的初始稳定性取决于手术操作，而手术操作中最常见的两个错误是术中种植体移动和骨接触面过热。从这两点来看，自攻型微螺钉以手动方式植入，对维护种植体的初始稳定性可以起到良好作用。

4. 患者口腔卫生状况

北京大学口腔医学院的研究显示，加力期发生松动的种植钉周围组织大多存在中度和重度炎症。一般术后 1～2 周要每日含漱 0.12% 氯己定溶液，并要指导患者进行正确的口腔卫生维护。

5. 合适的牵引力

微螺钉支抗种植体所受的牵引力以 100 g～200 g 为宜。

第三节　印模制取和模型灌注

牙𬌗模型是正畸咬合评价和诊断分析的重要工具，是对口腔内部形态的精确复制。高质量的正畸模型要求包括牙齿、牙槽、基骨、系带、前庭和腭盖等结构，以及上下牙弓𬌗关系。正畸模型分为寄存模型和工作模型两大类。寄存模型记录了治疗前、治疗后以及治疗中特定阶段的牙𬌗状况，用于治疗前的诊断分析，治疗后的疗效对比。因此，寄存模型除了结构完整，包含大部分口腔内部结构形态外，还要求准确、清晰。

一、托盘选择

正畸模型不仅要清晰反映牙齿和牙弓形态，而且要重现基骨、牙槽、系带和腭盖等结构，因此要求托盘边缘伸展要充分，这样才能包括口腔前庭结构。托盘长度包括牙弓内的全部牙齿。所以，要选择正畸专用托盘。根据牙弓大小，选择合适型号的托盘与之匹配。合适大小的托盘不会引起局部压痛。

二、调制印模材

正畸印模常用藻酸盐印模材，如果要求更高也可以使用精确度更好的硅橡胶印模材。按照比例将水加入印模材中进行调拌，达到均匀、细腻、无气泡、稀稠适当的要求。

三、制取印模

将调制好的印模材用调拌刀转移至适当大小的托盘。患者通常取坐位，旋转托盘进入口腔，托盘前部中线与牙弓中线对齐，对托盘加压就位，保持托盘位置稳定直至印模材凝固。旋转取出托盘和印模，检查印模是否完整地包括牙列、牙槽、基骨、系带、前庭沟和腭盖等结构，各重要结构是否清晰、准确。

四、模型灌注

藻酸盐印模材失水或吸水后会发生收缩或膨胀，因此印模采集完成后应立即灌注模型，不超过 15

分钟。若不能即刻灌注模型，应暂时保存于100%湿度的环境中。

1. 材料要求

正畸模型所用石膏在色泽、精细度、强度和形变率方面都有很高的要求，还可以使用硬质石膏甚至超硬石膏。

2. 避免气泡

尽量借助抽气式调拌器进行石膏调拌，并在振荡器上灌注石膏模型。

五、𬌗关系记录

制取患者在最大牙尖交错𬌗的蜡或者硅橡胶记录，并且检查确保这个位置与后退位之间的差异不大，二者之间的距离不超过2 mm。灌模后，借助𬌗蜡进行模型修整，确保模型修整过程中咬合关系不会发生改变。

六、模型修整

正畸模型通常需要修整，以便使基托对称（图9-15）。经过模型修整，能够获得以腭中缝为中轴的对称基托，便于分析牙弓形态以及发现牙弓不对称。还可用于向患者解释矫治方案以及进行病例展示。

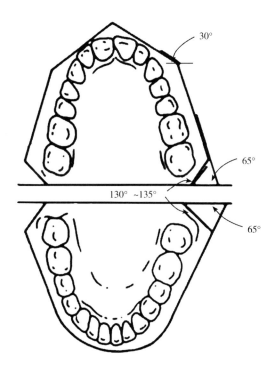

图9-15　制取的模型通常需要进一步修整

第四节　釉质黏结

釉质黏结技术出现之前，各种矫治装置都要焊接在带环表面，再将带环黏结于牙齿表面。因为每颗牙齿都要制作并黏结带环，所以，那时候的固定矫治器又称为"多带环矫治器"。20世纪70年代后，直接黏结技术使得矫治装置直接黏结于牙齿表面成为可能，并成为常规的临床操作。带环使用率大大降低，仅仅局限于支抗磨牙等特殊情况。除此之外，因为带环对牙龈的刺激性和妨碍局部清洁，而且去除后短时间内存在牙间隙，磨牙带环的使用也逐渐减少，取而代之的是直接黏结颊面管。

一、黏结基础

釉质黏结通过黏结剂分别与不光滑的釉质表面、正畸附件底面之间形成机械锁结而达到将正畸附件固定于牙齿表面的目的。

与多带环技术相比，正畸附件黏结具有许多优点。

（1）美观。

（2）舒适（不需要分牙和放置带环）。

（3）位置更加精确（去除了带环位置对托槽等附件位置的影响）。

（4）比较容易清洁，对牙周组织刺激小。

（5）操作简便快捷。

（6）治疗末期不需要关闭带环造成的间隙。

然而，黏结技术也有明显的不足之处，最主要的是黏结强度低于带环，托槽的脱落率高于带环，因此在施加矫形力时还是倾向于选择带环而不是直接黏结。

釉质黏结机制主要是使经酸蚀处理后的牙齿表面形成理想的脱矿，具有一定流动性的黏结剂进入釉质表面形成的"蜂窝"状孔隙层并固化于其中，形成一个由树脂突与剩余釉质相互交叉存在的树脂化釉质层，从而达到机械锁合。

二、黏结步骤

从釉质黏结的机制可以看出，完善的黏结要遵守以下步骤和程序：清洁牙面，釉质处理，涂布封闭剂，黏结附件。

1. 清洁牙面

使用抛光杯和抛光膏清洁牙齿，去除牙齿表面的菌斑和釉质薄膜。操作时要小心避免损伤牙龈引起出血。患者可以漱口（这是黏结完成前最后一次漱口），或者用吸唾器去除残留的抛光膏。

2. 釉质处理

清洁牙面后，隔离唾液并保持操作区域干燥，可以同时使用开口器、吸唾器和棉球、棉卷。操作区隔离后，干燥牙齿表面，在要黏结的区域用小毛刷涂布37%磷酸凝胶或者溶液，为避免损伤脆弱的釉柱，小心不要在牙齿表面摩擦液体。酸蚀剂在牙齿表面放置15～60秒（依据不同酸蚀剂而定，参考酸蚀剂使用说明，恒牙釉质的酸蚀时间不能超过30秒，乳牙、新生恒牙和氟斑牙适当延长酸蚀时间），用大量水冲洗牙齿表面，配合使用高速吸唾器吸除溶解的无机物残渣和残余酸蚀剂，酸蚀后的牙面避免接触唾液。以不含油的空气彻底干燥牙面，酸蚀成功的牙面局部呈不透明的白垩色，没有显示白垩斑的牙面需要重新酸蚀。牙齿颈部釉质由于形态学的差异，看起来常与酸蚀充分的牙齿中心区域有些不同，不必为使整个釉质表面外观一致而重新酸蚀。

3. 涂布封闭剂

当牙齿表面完全干燥并呈白垩色后，在酸蚀后的牙齿表面涂布一薄层封闭剂，封闭剂要完全覆盖白垩色牙面，不可遗漏。涂剂层要薄，过多的封闭剂会引起托槽在黏结时位置移动。牙齿表面涂布封闭剂后立即开始放置正畸附件，此时封闭剂还未聚合，它将同黏合剂一同聚合固化。

4. 黏结附件

牙齿表面涂布封闭剂后，应当立即开始黏结正畸附件。按照使用说明，将少量黏合剂涂于托槽底板，然后将正畸附件放置于牙面调整至正确位置。向牙齿表面施压，多余黏结剂会从附件底板四周溢出。仔细去除溢出的多余黏结剂，重新检查并确定附件位置是正确。

三、常用黏结剂

1. 非混合型黏结剂

这类黏结剂是一种糊剂，与酸蚀后釉质表面和托槽底板下的引发剂或者牙齿表面的另一种糊剂在轻微挤压接触后固化。因此，黏结剂的一种成分放置于处理干燥后的牙齿表面，另一种成分置于托槽底部。非混合型黏结剂临床黏结程序简单易行，但是固化时间较短，对医生临床操作的要求较高。

2. 光聚合性黏结剂

这类黏结剂通过可见光引发黏结剂固化，可见光固化黏结剂比紫外线光同化黏结剂固化深度更大。近年来，可以释放氟的改良光固化黏结剂已经开发出来并投入临床使用。这类黏结剂由于需要可见光引发固化，因此临床操作时间可长可短，医生可以自由控制。

四、注意事项

1. 控制酸蚀面积

关于黏结前釉质酸蚀面积大小还有争议，但是，通常建议酸蚀面积不要过大，仅稍大于托槽底板即可。

2. 干净空气干燥

如果综合治疗台使用的油泵年限较长，三用枪所喷出的空气中可能会含有油脂，使用含油脂的空气干燥酸蚀后的牙齿表面会降低黏结强度，因此应当避免。

3. 避免唾液接触

酸蚀处理后的牙齿表面釉质脱矿形成蜂窝状结构，唾液中大分子蛋白质可以进入这些孔隙，妨碍黏结树脂进入并有效形成树脂突，进而影响黏结效果和强度，因此酸蚀后的牙面避免接触唾液。

4. 黏结剂厚度不宜过大

黏结本身的强度很大，黏结的薄弱之处在于黏结剂–托槽底板界面和黏结剂牙釉质界面。因此黏结剂过多，厚度增加并不能增加黏结强度，相反，还会影响托槽底板与牙面的贴合，影响托槽槽沟数据的准确表达。

5. 去除多余黏结剂

正畸附件底板溢出的多余黏结剂表面粗糙，利于菌斑堆积，增加了局部清洁的难度和釉质脱矿的风险。多余的黏结剂暴露于口腔中还会着色，影响美观，甚至对牙龈造成直接刺激。因此，黏结过程中务必仔细去除附件底板溢出的多余黏结剂。

五、黏结后的注意事项

口腔矫治器要贯穿整个矫治过程，使用时间长达 2～3 年。因此，为保持矫治器完好无损和口腔内软硬组织健康，需要发挥患者的主观能动性，患者积极配合才能使矫治顺利完成。主要包括两个方面，第一是维护矫治器完整，避免损坏脱落；第二是加强口腔卫生管理，维护软硬组织健康。

1. 治疗初期

初戴矫治器或者每次复诊加力后的最初 2～4 天里，牙齿通常会出现酸胀、酸痛感，咀嚼无力。一般会影响正常饮食。此阶段以软食为主，避免进食过硬食物引起不适。

2. 治疗中期

每次复诊后的不适感消失后，仍应避免进食过硬食物，以免对矫治器造成损坏。苹果等较硬水果宜切片后食用，禁食坚果等过硬食物。

3. 口腔卫生

培养良好的口腔卫生习惯，进食后及时清洁口腔，定期进行牙周检查，维护牙体以及牙周组织健康。

六、黏结程序

根据托槽等附件黏结的程序，分为两种方法。

1. 直接黏结

直接黏结是临床最常用的黏结方法。医生通过眼睛直视定位托槽，将未经处理的托槽直接黏结于牙齿表面。与间接黏结相比，直接黏结方法简便，容易掌握，因为不需要实验室操作而使成本降低。由于口内视野的限制以及错𬌗牙齿位置的影响，直接黏结的主要困难是医生必须能够准确确定托槽等附件的位置，并且快速准确地将附件放到正确的位置。正是基于这个原因，一般认为直接黏结附件的准确性要低于间接黏结。

2. 间接黏结

间接黏结是在实验室将托槽等附件黏结于模型牙齿表面，然后制作托盘将附件转移黏结到牙齿表面。与直接黏结相比，间接黏结可以不受视线和错位牙齿的影响，托槽的位置更加准确，因此主要用于口腔内视线较差的时候。间接黏结的不足之处在于需要实验室步骤，整体操作相对复杂，因而成本较高。目前，大多数医生只有在特殊情况下或者舌侧正畸时才使用间接黏结。

第五节　正畸带环与黏结

一、带环选择

固定矫治器一般要求在支抗磨牙上黏结带环。带环由不锈钢薄钢带制成。合适的带环要求与牙齿表面贴合，对咬合无妨碍，对牙龈无刺激。根据磨牙大小，带环预制成 30～32 个不同大小型号供临床选择使用。

目前，临床上带环的使用逐渐减少，但是一些情况下使用带环仍然是必需的。

（1）牙齿临床冠较短，直接黏结托槽等附件困难或者不能达到正确位置。将托槽等焊接于带环表面，带环可以达到龈缘或者龈下，使得牙龈轻度移位，从而使托槽等附件达到正确位置并获得足够黏结强度。

（2）牙齿表面不适合黏结托槽等附件。金属或烤瓷修复治疗过的牙齿表面很难直接黏结托槽等附件，氟斑牙的黏结强度也较正常情况降低。因此在正畸治疗开始就可以选择使用带环替代直接黏结。

（3）牙齿承受较重的矫治力或者矫形力。如使用口外弓作用于磨牙时，磨牙带环能够更好地抵抗放置和取出口外弓时的扭转力和剪切力。

根据磨牙大小选择合适大小的带环，放置于已经分牙成功的磨牙，以带环就位器分别施压于带环近中边缘和远中边缘使带环就位。带环选择的标准要求带环与牙面紧密贴合，具有良好的固定作用。检查确认带环对咬合无妨碍，对牙龈无刺激，否则需要调磨带环𬌗向边缘或者龈向边缘。

二、分牙

一般情况下，紧密接触的牙齿邻面间很难放置带环，即使可以勉强放入，也很难达到正确位置。所以，通常需要采取一些措施在需要黏结带环的牙齿近远中邻面创造或得到一些间隙，这个将牙齿与邻牙分开从而获得间隙的过程称为分牙。

尽管分牙装置有多种，但是原理都是一样的，主要是将分牙装置放置于相邻牙齿之间，使其围绕邻面接触点，一段时间后由于牙齿发生移动彼此轻度分开而产生少量间隙，使得带环能够正确就位。使用带环需要提前分牙，与直接黏结方法相比这是其不利之处。

临床常用的分牙方法主要有 3 种（图 9-16）。

1. 铜丝

将铜丝从颊侧穿过牙齿邻面接触点的龈外间隙到达牙齿舌侧，再从接触点𬌗方到达颊侧，使铜丝围绕牙齿接触点并将铜丝两端拧紧。放置 3～5 天。

2. 分牙簧

现在市场上可以买到成品分牙簧。以持针器挟持分牙簧的曲部使其两个臂分开，直臂置于邻面接触点的龈方，带有弯曲的臂位于接触点𬌗方，放置时间大约为 1 周。

3. 分牙圈

分牙圈的使用相对简单，用分牙钳撑开分牙圈，使分牙圈靠近殆方的一侧通过邻面接触点到达其下方，分牙圈的另一边留于接触点殆方，放置时间一般为 1 周左右。

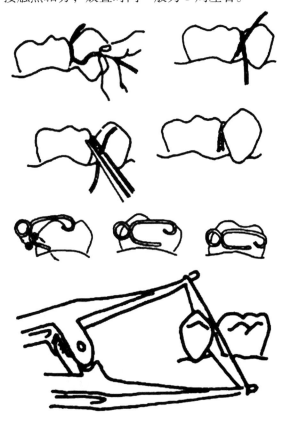

图 9-16 3 种常用分牙方法

分牙装置放置后的若干天内患者通常会产生牙齿嵌塞感、疼痛感，牙齿酸痛、胀痛，甚至咀嚼痛。若干天后相邻牙齿间产生少量间隙，因此，为保证分牙装置留置不脱出，整个分牙期间，特别是分牙后期，要避免食入过黏、过硬食物。

从患者的角度而言，患者比较容易接受分牙簧和分牙圈，因为操作简便，痛苦小，容易放入和取出。分牙簧和分牙圈放置一段时间产生分牙效果后可能松动，甚至脱落。因此，分牙圈和分牙簧只能放置几天，不能时间太长。相对而言，分牙铜丝放入和取出的难度较大，操作时患者痛苦也较大。但是，因为分牙铜丝能紧紧包绕牙齿邻面接触点，因此放置的时间可以稍长而不易脱出。铜丝和分牙簧 X 线阻射，而分牙圈 X 线可以透射。如果因为操作不慎或者放置时间过长分牙圈滑入软组织内将很难发现，直至局部软组织出现红肿等炎症时才被察觉。

三、带环黏结

正畸带环常用黏结剂有两种，磷酸锌水门汀和玻璃离子水门汀。

（一）磷酸锌水门汀

磷酸锌水门汀室温下工作时间为 3~6 分钟，固化时间为 5~14 分钟。在冷的玻璃板上调和水门汀可以延长工作时间，同时改善水门汀的强度和耐溶解性。未完全固化的水门汀若过早与水接触将发生溶解和表面成分析出。已同化的水门汀长期浸泡于水中也会发生侵蚀和可溶性物质析出，在口腔内，水、食物残渣和磨损都可以加速其分解。磷酸锌水门汀与牙齿之间的黏结主要是机械嵌合作用。固化初期磷酸锌水门汀为酸性，使牙釉质表面脱矿，表面粗糙，水门汀与牙齿之间借机械嵌合力结合，使带环黏固于牙齿表面。临床上，按照一定比例取粉剂和液剂置于冷玻璃板上，使用窄的不锈钢调刀在宽、厚的玻璃板上大面积调和。调和时将粉剂分为三份，逐份加入液剂中。开始先将一少部分粉剂加入液剂中调和，这样反应速度容易控制。调和中期可以加入大量粉剂，最后加入剩余的少量粉剂，以获得理想的黏稠度。调和时间为60~90秒。

（二）玻璃离子水门汀

玻璃离子水门汀室温下固化时间为6~9分钟。在唾液中有轻微溶解，在酸性环境中表面分解，溶解性增加。在固化初期，易吸水溶解。玻璃离子水门汀与釉质之间的黏结主要是化学结合，与带环等金属附件的结合主要是机械嵌合。

临床中，按照一定比例取粉剂和液剂置于冷玻璃板上，使用硬质调刀先将粉剂加入液剂中调和，再加入另一部分粉剂，调和时间为30~60秒。由于同化期间的水门汀对水敏感，因此操作过程中应注意隔湿。

最近的研究表明，与磷酸锌水门汀相比，使用玻璃离子水门汀黏结带环的效果更好。玻璃离子水门汀在体内具有长期释放氟离子的能力，可以减小牙齿脱矿的可能性，具有防龋或阻止龋坏进一步发展的作用。由于氟离子不是基质形成元素，因此水门汀强度不会因为氟离子的释放而减弱。氟离子释放随时间延长而降低，但玻璃离子水门汀还可以从含氟环境中再摄取氟离子。目前，玻璃离子水门汀已经基本取代磷酸锌水门汀成为黏结正畸带环的首选黏结剂。

带环黏结前，用吸唾器和棉卷进行局部隔湿，用不含油的空气干燥牙齿表面，将调好的黏合剂从龈向涂布于带环的内表面。随着带环的就位，带环内表面的粭方也附有水门汀，多余的水门汀从带环粭向溢出。去除多余溢出的黏合剂，调整带环至理想位置，保持局部干燥，直至水门汀完全凝固。

第六节　托槽黏结

精确的托槽定位是成功正畸治疗的重要因素。托槽定位包括了3个方向上的位置：龈粭向（高度）、近远中向和轴倾度。由于牙齿形态以及轴倾度等不同，以及不同的矫治方案，例如拔牙矫治或者不拔牙矫治，对托槽位置的要求也不尽相同。

一、方丝弓托槽

1. 高度

托槽位置的高度是指牙尖或者切缘至托槽槽沟粭向底面的高度。不同牙位的托槽高度一般要求如下。

$$
\begin{array}{c|c}
5\quad 4\quad 1 & 1\quad 4\quad 5 \\
\hline
5\quad 4 & \quad 4\quad 5
\end{array}
\quad 4.5\ mm
$$

$$
\begin{array}{c|c}
3 & 3 \\
\hline
3 & 3
\end{array}
\quad 5\ mm
$$

$$
\begin{array}{c|c}
2 & 2 \\
\hline
2\quad 1 & 1\quad 2
\end{array}
\quad 4\ mm
$$

2. 近远中向

在近远中方向，托槽位于牙齿唇面的中心。

3. 轴倾度

牙列中各牙齿的轴倾度不尽相同，因为方丝弓矫治器托槽没有预成任何数据，因此黏结时，要考虑各牙齿的轴倾度并做相应调整。

二、直丝弓托槽

标准方丝弓矫治器用托槽高度来确定托槽位置。由于不同患者之间牙齿大小和形状的差异，用托槽高度所确定的托槽位置在不同患者牙冠上的部位不是恒定的。当牙齿较大时托槽位置靠近切缘，牙齿较小时托槽位置靠近龈缘，这种变化会影响托槽转矩的表达。因此，对于直丝弓矫治器，用托槽高度确定托槽位置是不可靠的（图9-17）。

直丝弓矫治器用临床冠中心来确定托槽的位置。临床冠是替牙晚期或恒牙期临床肉眼见到的牙龈健康的牙冠。"临床冠中心"是临床冠长轴与牙冠水平线的交点。磨牙的临床冠长轴为颊面的主垂直沟，其余牙齿的临床冠长轴位于中发育嵴上，是牙冠唇面最突出部。牙齿的临床冠高度可以因为牙齿大小不同而不同，但临床冠中心均保持恒定（图9-18）。

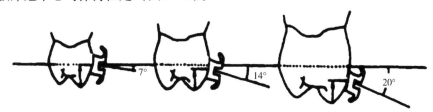

图9-17 以托槽高度确定托槽位置受到临床冠高度的影响，进一步影响托槽转矩表达

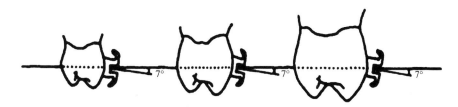

图9-18 以临床冠中心确定托槽位置不会影响托槽数据的表达

直丝弓托槽位置的确定如下。

（1）将托槽中心对准牙齿临床冠中心放置，牙托槽位置稍偏殆向（图9-19）。

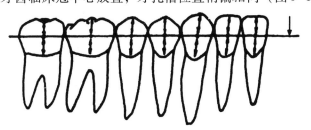

图9-19 直丝弓矫治器要求临床冠中心与托槽中心位置一致

（2）托槽纵轴与牙齿临床冠长轴一致。

三、托槽位置常见错误

1. 龈殆向错误

即托槽过于殆向或龈向。常常是因为牙齿萌出不足，或者是在确定临床冠中心切的时候，视角不当造成的。龈殆向错误会使牙齿升高或压低，同时受到不正确的转矩力的影响（图9-20）。

2. 近远中向错误

即托槽过于近中或者过于远中。常常因为前牙视角不当或者后牙视野受限造成。切牙与磨牙唇颊侧面相对平坦，少量的近远中向错误影响不大。尖牙和双尖牙颊面为弧形，近远中向错误会造成牙齿扭转（图9-21）。

3. 轴倾度错误

即托槽纵轴与临床冠长轴成角。主要是因为没有精确确定牙齿的临床冠长轴，或者以殆平面为参考，使托槽与殆平面平行。轴倾度错误会改变牙齿的轴倾角（图9-22）。

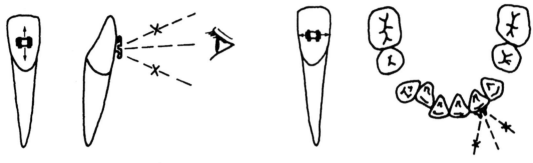

图 9-20 托槽位置龈殆向错误

图 9-21 托槽位置近远中向错误

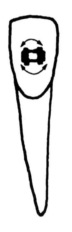

图 9-22 托槽位置轴倾度错误

第七节 打开咬合的方法

用固定矫治技术治疗Ⅱ类1分类和Ⅱ类2分类错殆畸形的过程中，经常遇到的是纠正深覆殆，即打开咬合的问题。其目的是要改正下颌过度Spee曲线和上颌的反补偿曲线，最终达到上下颌牙列的补偿曲线和Spee曲线正常，前牙覆殆覆盖关系协调。

有关打开咬合的问题常因疗程长、难度大而困扰着临床工作者，致使有些患者疗程很长而效果欠佳，甚至导致矫治失败。现就临床比较常用的打开咬合的方法分别介绍如下。

一、Begg 细丝弓打开咬合

单从打开咬合的效果考虑，一般认为Begg矫治技术优于方丝弓矫治技术。现就Begg细丝弓技术有关打开咬合的方法介绍如下（图9-23）：弓丝用0.016 in（1 in = 25.4 mm）澳大利亚细丝，弓丝于上下牙弓的第一恒磨牙与第二前磨牙交接部位（相当于颊面管前3.0 mm）弯制40°～45°的后倾弯（Tip-backbend）使上下牙弓丝的前端接触上下颌前庭沟底，即从托槽沟底至前庭沟底约14 mm。当上下牙弓丝前端栓扎在托槽的槽沟内时，0.016 in细弓丝立即产生将前牙向牙槽骨内压入的力量，使上颌前牙在牙槽骨内向上移动，直到后倾弯产生的垂直压力消失为止。值得强调的是0.016 in的澳丝后端是斜插在内径为0.036 in的磨牙颊面管内。因磨牙牙根的根周面积大于前牙，因此磨牙不会因支抗不够而导致向后倾斜。深覆殆可以有效而迅速地得到纠正。

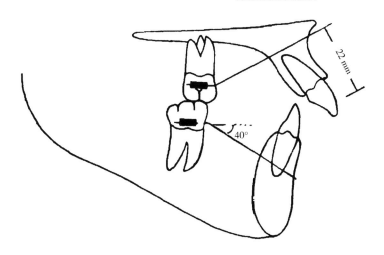

图 9-23　Begg 细丝弓打开咬合后倾曲角度 40°~45°，
弓丝从托槽沟底至前庭沟约 22 mm

在使用后倾弯打开咬合的同时，常同时使用Ⅱ类颌间牵引（使用 3/8 in 的橡皮圈）（图 9-24）。具体是橡皮圈钩挂在尖牙前的尖牙小圈上，另一端钩挂在下颌磨牙带环的拉钩上，其拉力大约为 60 g。Ⅱ类颌间牵引的作用力一方面可使上颌前牙向后移动，同时借反作用力移动下颌后牙向近中移动，可以改正Ⅱ类远中𬌗关系至中性𬌗关系，也可以使下颌后牙伸长。值得注意的是颌间牵引对打开咬合的垂直力是不利的，因此，使用轻度的颌间牵引就显得非常重要。

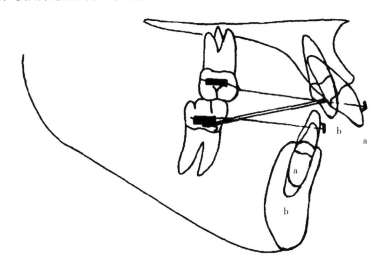

图 9-24　结扎弓丝后，加上Ⅱ类颌间牵引
a—术前；b—术后

二、大平缓弧度曲打开咬合

为使上下牙弓整平，尤其是用于过陡的 Spee 曲线和反补偿曲线患者，开始时用较细的弓丝（0.30 mm），每月更换 1 次弓丝，且弓丝逐渐加粗。其顺序为 0.30 mm→0.35 mm→0.40 mm→0.45 mm→0.50 mm。既可使用不锈钢丝，也可使用澳丝或钛镍丝，但钛镍丝无法做环圈（相当困难）。通常在颊面管之前弯制环圈，这样有利于结扎控制牙弓。若不结扎环圈，在打开咬合的过程中，有使前牙向前的力量，增加了覆盖关系。根据笔者的经验，在上颌应设计环圈，以利上颌牙弓的控制，但在下颌有推下颌前牙向前的力量，能够促进下颌生长发育，移动下颌前牙向前，并有减小覆𬌗覆盖的作用（图 9-25~图 9-27）。

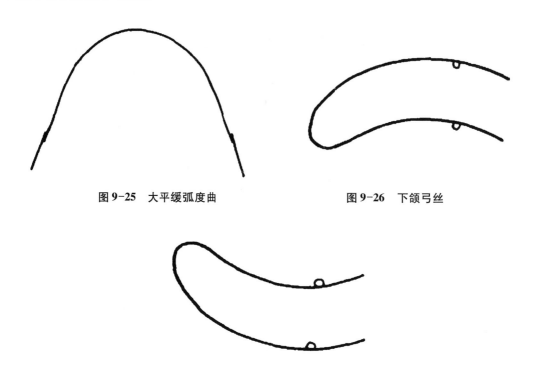

图 9-25　大平缓弧度曲　　　　　　　　图 9-26　下颌弓丝

图 9-27　上颌弓丝颊面管前的小圈与拉钩结扎，起到加大作用力和控制前牙唇倾的作用

三、上下颌不锈钢丝弯制 T 形曲或水平曲

上下颌使用澳丝或仿澳丝直径为 0.016 in。在上下颌侧切牙与尖牙之间弯制 T 形曲。也可用 0.016 in×0.022 in 方丝弯制，有压低上下颌前牙和升高后牙的效果。值得注意的是：上下颌磨牙前端 Ω 曲，是设计还是不设计？经验提示：如果上颌前牙有散在间隙者，可利用Ⅱ类颌间牵引的力量关闭间隙，不必设计 Ω 曲，如上颌前牙无间隙，并有轻度拥挤，此时最好设计 Ω 曲，利用双股结扎丝结扎，以使前牙向根尖方向移动，有利于打开咬合，也有利于控制牙弓（图 9-28）。

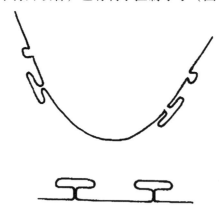

图 9-28　T 形曲常与 Ω 曲合用，用于打开咬合，也可以纠正开𬌗

四、固定矫治器配合微型平导板打开咬合

有些患者，用弓丝打开咬合疗效不满意，可考虑在上颌做小基板，设计平面导板，不设计卡环，仅在43|34或54|45之间设计邻间钩。平面导板的高度使后牙抬高 3～4 mm 为宜。尤其重要的是要让患者全天 24 小时戴用，包括吃饭在内。尽管开始时不习惯，但一定要坚持。待咬合打开后，上下颌的弓丝应设计后倾弯，或大平缓弧度曲，以保持压低的效果。

五、钛镍丝预制的"摇椅弓"

上下颌均使用摇椅弓。具体做法是：用预成的 0.014 in 钛镍丝，根据牙弓的长度，一般在第一磨牙的近中焊锡球，以防止弓丝从颊面管中脱出来。用拇指成型法，逐渐弯制弓丝为很陡的弧形呈摇椅状，弓丝弯制完成后，从侧面观，双侧对称并重叠。如不符合要求，作适当调整。也可用弯丝钳缓慢成型，注意不要有钳痕，防止折断。

使用的顺序是：0.014 in 戴 1 个月，0.016 in 戴 2 个月；0.018 in 戴 2 个月，每月更替新的钛镍丝。

上颌弓丝的放置要求弓丝的弧形与补偿曲线的弧度一致以增加补偿曲线。而在下颌，弓丝的弧形与 Spee 曲线的方向相反。结扎丝结扎时，应注意从后面开始向前结扎，使前牙受力更大一些。在上下颌使用摇椅弓时，弓丝的分力可使上、下颌前牙向唇侧移动，如果为Ⅱ类 1 分类的患者，上颌前牙则更向前凸出，为此可采用在后部借助锡球与牵引钩牢固结扎，避免上述不良后果。用钛镍丝弯制的摇椅弓打开咬合，到后期一般应换上不锈钢丝，以维持牙弓形状和维护打开咬合的效果（图 9-29～图9-31）。

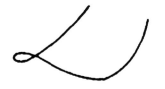 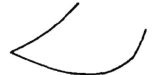 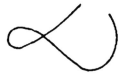

图 9-29 原始型摇椅弓　　　　图 9-30 短腿型摇椅弓　　　　图 9-31 新式"L"型摇椅弓

六、长臂弓打开咬合

本技术模拟 Begg 细丝弓打开咬合的设计原理，利用弓丝的后倾弯（Tip-back-bend），直接作用于前牙，而使前牙咬合打开。为了使作用力不至于分散和消耗，可暂不贴前磨牙上的托槽，使弓丝形成长臂。利用此段长臂柔和而持续的弹力，打开前牙的咬合（图 9-32）。值得注意的是，根据咬合打开的要求选择应用粗细不等的弓丝以及后倾曲设计的角度。在使用上述长臂弓打开咬合时，可考虑同时作Ⅱ类颌间牵引，以防止前牙在打开咬合时发生上颌前牙的唇倾。对需要加强磨牙支抗的病例，应注意设计相应的支抗装置，如腭杠、腭托或第二磨牙并用等（图 9-33、图 9-34）。

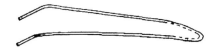

图 9-32 长臂弓附后倾曲，仅结扎前牙，前磨牙暂不贴托槽

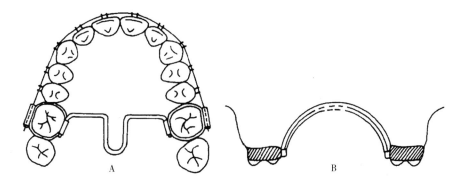

图 9-33 上颌应用腭弓加强支抗

A. 𬌗面观；B. 冠状面观

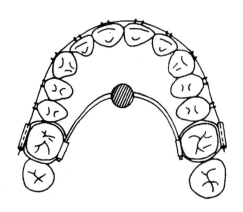

图 9-34 腭托

七、多用弓技术

下颌弓丝的颊面管的前方弯直角向前庭区延伸，形成桥状，绕过侧方达尖牙与侧切牙之间打直角上伸，使前段弓丝直接进入侧切牙和中切牙的托槽，然后结扎。尖牙处可用弹力线结扎，以使矫正力能同时打开尖牙咬合。弓丝的磨牙后倾弯一般设计为 20°~40°，每月加力 1 次（图 9-35）。加力时，可取下弓丝也可不取下弓丝，直接用日月钳加力调整即可。如用方弓丝，为了防止切牙唇倾，有必要给予弓丝 3°~5°牙冠舌侧转矩力（Torque）。同时，将磨牙段方丝作内倾弯 30°，并将牙根向颊侧转矩 30°，以抵抗磨牙冠近中舌旋转。磨牙区后倾弯作 30°的弯曲，赋予其打开咬合的力量约为 75 g。此时，有必要考虑加大支抗的设计，如制作腭弓、腭托等。在临床实践中，应用圆丝及方丝均能收到良好的效果，但方丝效果更佳（图 9-36~图 9-38）。

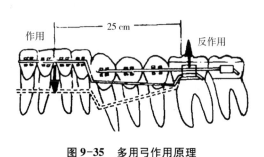

图 9-35 多用弓作用原理

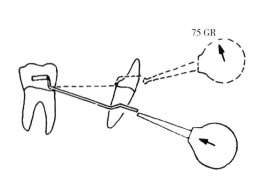

图 9-36 多用弓侧面观

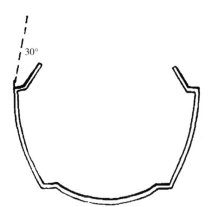

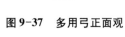

图 9-37 多用弓正面观

图 9-38 多用弓作用原理——主要用于替牙期深覆牙合

八、阶梯状曲或水平曲打开前牙咬合

对上颌反补偿曲线或下颌 Spee 曲线过大的病例，为使 Spee 曲线整平，达到打开咬合的目的，可在尖牙的近中或远中（尖牙同时需要压低时），设计水平曲（又称靴状曲），常用弓丝为 0.4 mm 或 0.45 mm 不锈钢丝，如用澳丝弯制效果更佳。为使弓丝预成后就有力量，前牙段弓丝比后牙段弓丝稍低 2~3 mm。以后复诊加力时，可不拆卸弓丝，仅缩小水平曲就达到了加力的效果（图9-39）。对于已打开咬合，在后期尚需保持疗效，或进一步需要打开咬合的患者，可在硬不锈钢丝上设计阶梯状弯曲。阶梯不宜过大，1~2 mm 为宜。此法也适宜于个别后牙垂直向位置的调整。

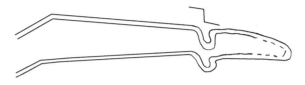

图 9-39　附阶梯形的长臂弓

九、Burstone 片段弓及其改良形式

此法将牙弓上的弓丝分为两部分，前牙段和后牙段。具体的弯制方法是弓丝从颊面管出来后折向前庭区拐弯，弓丝通过第二、第一前磨牙后向前延伸，在相当于尖牙和侧切牙之间转弯结扎于中切牙和侧切牙托槽。另外一侧弯制方法相同。另取一段不锈钢丝弯成节段弓丝结扎于尖牙和第一、第二前磨牙的托槽内，从而压低前牙，利用辅弓的反作用力伸长前磨牙，改变 Spee 曲线，纠正深覆𬌗（图9-40）。近年来还有人在此方法上进行了改进，一是在弓丝的弯制形式上有所不同，二是利用上下前磨牙上粘带拉钩的托槽，增加上下垂直型盒式牵引。

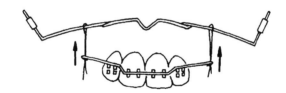

图 9-40　辅弓配合弹力牵引压低上颌前牙、伸长前磨牙

十、口外弓打开咬合

此法尤其适用于口内支抗不足时。上颌一般是头帽加 J 钩（图9-41），下颌常用颈带加 J 钩使用。在主弓丝的尖牙与侧切牙之间弯制一个钩曲，或小的水平曲，再制作一个 J 钩，J 钩一侧用橡皮圈连结在头帽上，另一侧则钩挂在弓丝的钩曲上。本方法主要用于夜间戴用，如能昼夜使用，则效果更好。如果白天用弓丝设计如上述打开咬合的方法，晚上再辅加头帽口外力，打开咬合会更有效。

十一、其他打开咬合的方法

1. 用多个 T 形曲升高前磨牙

连续弯 4 个 T 形曲应用于后牙区，可升高后牙、压低前牙，从而打开咬合。

2. 主弓＋辅弓打开咬合

用 1.2 mm 不锈钢丝弯粗唇弓。在 2̲1̲|1̲2̲ 用 0.411 mm 不锈钢丝弯辅弓，将辅弓勾挂至粗唇弓上，使上颌前牙逐渐压低。

3. 用固定腭侧导板压低前牙并升高后牙

对于不配合的患者，可在上颌第一磨牙的舌侧焊腭侧的平导板。下颌前牙咬至平导板之上，后牙咬合离开 3~4 mm。由于 24 小时均戴用（包括进食），效果较快。如在戴用期间再将上、下颌前磨牙拉长，用皮圈做垂直牵引，则疗效更佳。

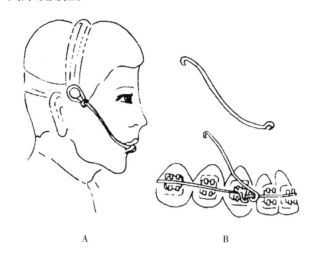

图9-41 A. 头帽连接"J"形钩；B."J"形钩与口内主弓丝连接方法

十二、注意事项

1. 打开咬合必须具备可靠的支抗

打开咬合必须具备可靠的支抗，否则不仅打开咬合困难，而且会引起支抗牙的移位、倾斜、旋转等不良后果，导致后牙咬合关系紊乱甚至矫治失败。常见的增加后牙支抗的办法有以下4种。

（1）一般情况下，应合并使用第二磨牙，这时第一磨牙的颊面管应使用特殊类型，以免影响弓丝的插入。

（2）在腭侧使用腭弓，也可使用腭托以增强磨牙的稳固。

（3）控制压低力量的大小，注意后倾弯的角度和钢丝的尺寸，一般下切牙每个牙受力控制在20 g ~ 30 g，4个切牙的受力应为80 g ~ 120 g。

（4）口内支抗不好的，也可以借助口外力，如用J钩协助打开咬合。

2. 根据病因机制选择打开咬合的方法

深覆𬌗发生的机制一般分为3种类型：前部牙槽凸过度生长，后部牙槽凸相对正常；后部牙槽凸发育不良，前部牙槽凸相对正常；前部牙槽凸过度生长，同时合并有上颌后部牙槽凸的生长不足，为混合型。在决定打开咬合应用何种方法的时候，应对患者依据上述3种情况归类，然后选择适宜的办法。如为替牙期的患者，一般选用多用弓、长臂弓或平导板的方法打开咬合；遇有轻度的深覆𬌗、深覆盖，用大平缓弧度曲，或附T形曲的弓丝就能解决；对严重的深覆𬌗、深覆盖者，可选择Begg细丝弓、方丝弓的摇椅弓，也可用后倾弯加辅弓的办法。从机制上看，如为前部牙槽过长，多选择水平曲、T形曲，桥式多用弓，口外弓等；如为后部牙槽生长不足，多使用摇椅弓，固定导板，典型多用弓技术；如为混合型，可用摇椅弓，T形曲，多用弓等。

3. 打开咬合的几条原则

（1）打开咬合应在上、下颌前牙基本排齐的情况下进行，不要一开始就打开咬合。

（2）年龄方面，一般青少年较易成功，年龄小于16岁时，效果更佳。

（3）弓丝应用的顺序应从细到粗，先圆丝后方丝，循序增加，且每次复诊最好更换新的弓丝。

（4）对较严重的Ⅱ类1分类的患者，在打开咬合的同时，需进行Ⅱ类颌间牵引，力量控制在60 g ~ 70 g。

（5）打开咬合取得效果后，一般应矫枉过正，以防复发。且后期仍需制作一定的弓形，例如后倾弯、T形曲等以维持压低的效果。

（6）即使矫正完成，制作的保持器应附加平导板，以维持压低的疗效并防止复发。

（7）打开咬合的过程，是一个相对长的治疗过程，一种方法不理想时，应定期检查，必要时更换其他方法。

（8）打开咬合效果不好时，不可急于转入下一步治疗，以免后期难以操作。

第八节 扩大牙弓技术

扩大牙弓是矫治牙列拥挤的主要方法之一。通过矫治器将牙弓的宽度或长度扩大，在牙弓上获得一定间隙，从而使拥挤错位的牙齿排列整齐。扩大上牙弓前段长度，可解除前牙反𬌗；扩大上牙弓后段宽度，可使下牙弓向前调整，使磨牙远中𬌗矫正，而呈中性𬌗，也可纠正反锁𬌗；下牙弓的长、宽扩大可矫治前牙深覆盖、深覆𬌗和后牙正锁𬌗。此外扩大牙弓后可调整上下牙弓长度或宽度的颌间关系不调。儿童处于生长发育阶段的恒牙早期或替牙期，扩大牙弓可获得良好的效果。扩弓矫治器有活动和固定两类装置，活动扩弓矫治器有单颌扩弓和带翼扩弓两种。顾名思义，前者仅单独用于上牙弓或下牙弓，后者可同时同步扩大上下牙弓。

扩大牙弓是指用各种有效装置使上下牙弓横向增宽。使腭中缝开辟或牙齿颊向移动或和两者共同起作用，达到扩大牙弓的目的，是增加骨量、开拓间隙的重要手段。临床扩大牙弓的适应证包括：①面部尚协调者；②拥挤度小于4.0 mm；③牙弓狭窄者，第一磨牙宽度小于33 mm；④牙槽基骨丰满者；⑤小于16岁的儿童和青少年。其常用固定矫治扩弓的方法如下。

一、单颌扩弓活动矫治器

（一）种类

有扩大上颌牙弓和扩大下颌牙弓两种矫治器。

（二）单颌扩弓适应证

1. 扩大上颌牙弓的适应证

（1）上牙弓宽度狭窄，前牙轻度拥挤或唇向位，后牙反𬌗或对𬌗。

（2）上牙弓长度缩短，前牙舌向错位或轻度拥挤，宜扩大牙弓长度。

（3）基骨发育正常、丰满。如基骨发育不足，牙弓扩大牙齿移动超过基骨范围者将使矫治失败。

（4）乳牙根未吸收或根尖少量吸收，恒牙根已形成2/3以上者。

2. 扩大下颌牙弓的适应证

（1）下颌前牙轻度拥挤，下牙弓缩窄，后牙覆盖大，将牙弓宽度扩大。

（2）下颌前牙舌向位或伴有轻度拥挤，先天缺个别下颌前牙致牙弓前段长度缩短者，需扩大下牙弓的长度。

（三）单颌扩大牙弓活动矫治器的组成

与一般矫治器基本相同，有固位部分、加力部分和连接部分。连接部分就是基托或舌弓，固位部分就是卡环或唇弓，加力部分主要是扩弓簧、扩弓螺旋器、双曲簧、再曲簧等。

1. 扩弓簧

有单菱形、双菱形、椭圆形、倒"W"形（图9-42）。一般用直径1.0～1.2 mm（用于上颌）或0.7～0.8 mm（用于下颌）弹性硬质不锈钢丝弯制而成，根据扩大牙弓的不同需要，可采用不同形状、大小和数目的扩弓簧，放置在舌侧塑料基托的一定位置上。

（1）菱形扩弓簧：可用直径1.0 mm的不锈钢丝弯制，由口、体、底三部分组成，类似菱形。其两锐角相当于簧的口和底，口张开2 mm朝向前牙区，簧长约10～12 mm，两钝角均弯成弧形钝角，左右两钝角间径宽约6～8 mm，簧的两末端形成连接体，分别固定于分裂的两部分基托内。在上颌，菱形的大小可因腭部宽度而改变，在下颌菱形簧的位置、大小与上颌不同，一般只能放在下切牙舌侧正对中线处，而且要避开舌系带。

（2）倒"W"多曲簧：用直径 1.0 mm 的不锈钢丝，放置于腭弓后部相当于 76|67 之间的中央，与椭圆形或单菱形扩大簧配合使用。

（3）椭圆形扩弓簧：外形较长，中部较宽而圆，口和底部都较窄，似一椭圆形。如只用一个簧时，用直径 1.0~1.2 mm 弹性不锈钢丝弯制。此簧的弹性及扩大范围不如菱形扩弓簧大。

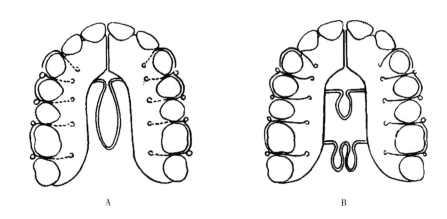

图 9-42　各种扩弓簧

A. 大椭圆形扩弓簧；B. 前为菱形后为 "W" 形扩弓簧

2. 正畸扩弓螺旋器

种类很多，为成品。临床慢速扩弓每周转动 1 次，每次转动 45°~90°；快速扩弓每次转动 45°~90°，每日转动 2 次。

3. 副簧

有双曲簧、别针簧（图 9-43）、再曲簧等，不锈钢丝在前牙用直径 0.5~0.6 mm、后牙用 0.6~0.7 mm。

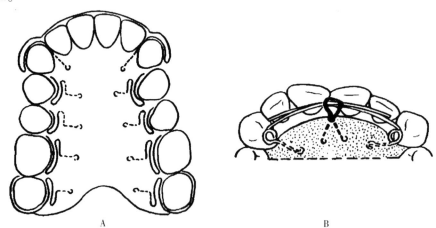

图 9-43　各种副簧扩弓簧

A. 双曲簧扩大双侧后牙区宽度；B. 别针簧及压簧丝

二、直钛镍丝结扎扩弓法

（一）扩弓原理

经 Typodont 模具上扩弓模拟及临床扩弓疗效分析，直钛镍丝结扎入托槽后，主要的力量使后牙弓段颊向移动，同时伴有轻度向前的分力。扩弓作用即利用直钛镍丝的回弹性以及其"记忆功能"。

（二）适应证

此法适用于轻度拥挤的病例（拥挤量＜3 mm）；牙弓轻度狭窄的病例或要整圆牙弓者；部分牙弓（前牙弓段）需要扩大者。

（三）扩弓方法

根据牙弓的长度，取两段直径为 0.014 in 的直钛镍丝分别结扎至上下颌牙弓的托槽内即可。为防止弓丝在牙弓内窜动，可在磨牙颊侧管前加制动装置，如焊锡球，或套一段空心管夹紧或在 1|1 正中位置弯 V 形曲。当上颌牙弓需要扩大更多些时，可在上颌牙弓托槽内同时扎两根 0.014 in 的直钛镍丝，下颌结扎 1 根。当仅要扩大前段牙弓时，直钛镍丝可不进入颊侧管，但末端需退火弯成小圈（图 9-44）。

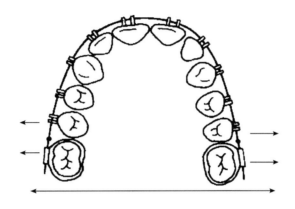

图 9-44　直钛镍丝扩弓法

如牙弓需扩弓较多时，两根 0.014 in 的直钛镍丝并用；扩弓较少时，可选用 0.016 in 的单根直钛镍丝；当上下颌不需同步，如上颌需扩弓多些，下颌需扩弓少些，可利用双股和单股直钛镍丝组合来实施扩弓；当需要前牙段扩弓时，直钛镍丝可不进入颊侧管，但末端需退火回弯形成小圈以免刺伤软组织；遇牙性前凸，为了防止扩弓分力导致前牙再向前移动，弓丝末端需退火回弯。经临床应用以来，一般扩弓 3 个月，后牙均可向颊侧移动 2～3.5 mm。

三、主弓丝配合辅弓扩弓法

（一）扩弓原理

主要靠辅弓发挥作用。主弓丝本身无扩弓作用，它结扎入托槽，靠牢固的结扎，为辅弓扩弓提供支持。弯制辅弓大于牙弓 3 mm 左右，勾挂于主弓丝上。仅有后牙的颊侧移动和伴少量的腭中缝分离作用。

（二）适应证

为牙弓狭窄的病例；需要从扩弓获得较多的间隙者（如拥挤达 3～4 mm）；上下颌均需扩大牙弓者。

主弓配合辅弓扩弓作用明显，加力调整 1 个月 1 次；扩弓不可过快，否则易引起后牙的倾斜移动，效果容易反复；加力太大时后牙区辅弓勾挂困难，可先勾挂一侧，再勾挂另一侧；改良的辅弓在尖牙处弯制一个环圈，一方面可与尖牙托槽结扎，以保证辅弓稳定，也可借助调节辅弓来加力；扩弓达到预期目的后，暂不急于拆去辅弓，可维持 3 个月再拆除辅弓，转入下一步矫治。如果过早拆去辅弓，舌侧应增加维持牙弓的横腭杆装置。

（三）扩弓方法

用直径 0.46 mm 或 0.5 mm 的不锈钢丝或澳丝，根据牙弓形态制作平直弓丝，结扎于牙弓形成主弓丝。辅弓弯制方法：取一段直径 0.9～1.0 mm 的不锈钢丝，在中切牙之间钢丝对折形成竖突插入主弓丝之下，向远中延伸至尖牙的近中处各弯一环圈，辅弓进一步向远中延伸，当达到第一磨牙近中时，钢丝打直弯向下（下颌是向上），勾挂于主弓丝上。尖牙处的环圈借结扎丝固定于尖牙的托槽上，使辅弓更稳固，也便于调整加力。如上颌磨牙颊侧管附带口外弓圆管者，辅弓的末端也可直接插入其内进行扩弓。

四、多 Loop 弓丝牙弓扩弓法

（一）扩弓原理

当前牙仅需少量向前扩展时，也可以仅设计磨牙近中的 Stop 曲。加上前牙区 5 个连续 Loop。扩弓原理是利用多个 Loop 的作用，使弓丝的张力增加，同时弓丝的长度大于实际牙弓的长度，使全牙弓向唇侧和颊侧扩展。支抗通过弓丝的 Stop 曲抵住第一磨牙，以利前牙的 Loop 发挥作用。

（二）适应证

适合于前牙拥挤重叠且患者侧面外形允许前牙进一步唇展的患者；外科手术前的正畸去代偿治疗；前牙拥挤伴反𬌗的患者；深覆盖下切牙拥挤重叠且牙齿呈过高位者；前后牙呈反𬌗，全上颌牙弓需扩大者。

（三）扩弓方法

用 0.41 mm 或 0.46 mm 的不锈钢丝或澳丝，在支抗磨牙的近中弯制 Stop 曲；在所有牙间连续弯制 9 个 Loop。

弯制 Loop 时上中切牙间的 Loop 稍低些，以免损伤唇系带；9 个 Loop 既不能压迫软组织，也不能过于突向唇侧，影响唇颊的活动；前牙覆𬌗较浅时，弓丝末端设计前倾曲，覆𬌗深时可设计后倾曲；遇有牙齿扭转时，调节相邻的两个 Loop 可加力扭正。

五、四眼簧扩弓法

（一）扩弓原理

扩弓两侧后牙互为支抗，扩弓效果来自腭中缝的劈裂和后牙的颊侧移动。加力时取出扩弓器，调节 4 个环圈使扩弓弓丝大于牙弓宽度 4~5 mm，然后插入固位扁管而起作用。

（二）适应证

牙弓狭窄的病例；上颌后牙为反𬌗者，拥挤较为严重而采用非拔牙矫治者。

（三）扩弓方法

6|6 带环的舌侧焊扁管，以利固定弓丝。用直径 1.0 mm 的不锈钢丝弯成有 4 个环圈的扩弓弓丝，固定靠弓丝双折后插入扁管，弓丝两侧的游离端弯成与前磨牙舌侧一致并靠紧。腭侧扩弓弓丝离开软组织 3.0 mm 为宜。也可应用改良法，经改良之后，扩弓弓丝更加稳定，更有利于扩弓作用的发挥。

制作腭侧的扩弓器时应离开腭侧黏膜 2~3 mm，以免变形压伤软组织；调整加力时，应注意其对称性，否则扩弓器易变形或就位困难；达到扩弓效果后不急于去除，维持 3~6 个月。维持期间可进行下一阶段的矫治。此矫治器既能用于上颌扩弓也能用于下颌扩弓，下颌也可采用舌弓技术或其他扩弓方式，以防磨牙咬合关系错乱。

六、快速扩弓螺旋器扩弓法

（一）扩弓原理

以上颌腭中缝的开辟为主，同时伴少量的后牙颊侧移动。

（二）适应证

主要用于牙弓极狭窄者和后牙反𬌗者。

（三）扩弓方法

在 6 4|4 6 各牙上做带环，带环的舌侧与支架焊接，此支架的另一端与扩弓螺旋器焊接。焊接支架时包埋保护螺旋器，以免软化或变形。扩弓达到预期效果后舌侧增加固位舌弓，然后进行下一步矫治。除了支架式的之外，还有基托式快速扩弓矫治器，作用相同，唯疗效略差。

加力由患者或其家属自行进行，每天旋转 1/4 圈或 1/2 圈，上下午各加力旋转 1 次，每周复诊 1 次，观察扩弓效果，检查扩弓装置。扩大牙弓后扩弓器可留置一段时间。为节约时间一般换用 Nance 舌弓维持牙弓形态，唇颊侧贴托槽转入下一步矫治。

扩弓过大后常导致复发，为防止复发，人们大多采用矫枉过正的办法，一般多扩大 15% ~ 20% 可减少复发。

七、其他扩弓技术

（一）用预成的略大于牙弓的弓丝扩弓

1. 扩弓原理

利用弓丝的形状和弹性使牙齿轻度向唇颊侧移动，牙弓可缓慢扩大。

2. 适应证

主要用于牙齿轻度拥挤患者；牙弓形态需轻微改变患者。

3. 扩弓方法

选用大于患者牙弓宽度约 2 ~ 3 mm 的预成弓丝（可用钛镍丝，也可用不锈钢丝或方的弓丝），然后逐一结扎入牙弓。选用的钢丝应有一定的刚度和韧性。有条件时，用钢丝电加热器使不锈钢丝加热至茶褐色，扩弓效果更好。

临床应用时，弓丝的牙弓形态应大于实际牙弓形态；加力时弓丝需由细到粗，循序渐进，后期由方弓丝取代圆弓丝；用弓丝电加热器，使不锈钢丝加热至茶褐色，钢丝不易变形，可达到较好的扩弓效果。

（二）上下颌后牙交互牵引扩大牙弓

（1）扩弓方法：上颌常规制作方丝弓矫治器，舌侧应做 Nance 舌弓。交互牵引侧的弓丝在牙间弯成竖突状，以供勾挂橡皮圈；下颌欲移动的牙上做带环，并在舌侧焊拉钩，加力时上下颌后牙成对用橡皮圈交互牵引。

（2）扩弓原理：利用对颌牙作支抗，通过橡皮圈上下颌后牙交互牵引达到扩大部分牙弓的目的。扩大牙弓依靠后牙向颊侧移动获得。适用于一侧多数后牙的反𬌗和跨𬌗（包括正跨𬌗和反跨𬌗）。

（3）单侧上颌牙弓需扩大的做法：原理与下颌牙弓扩大完全相同，实际的做法正好与前者相反即可。

注意当下颌后牙作支抗，交互牵引欲移动上颌后牙向颊侧移动时，下颌后牙宜连续结扎，下颌并制作舌弓以加强支抗，下颌后牙分次交替加力；当上颌后牙作支抗移动下颌后牙向颊侧时，上颌磨牙做 Nance 舌弓以增强支抗；选用直径适宜的橡皮圈，最好每天更换。

（三）布萨扩弓辅弓

主弓丝与常规方弓丝技术相同，不同的是辅弓的弯制。扩弓辅弓用 0 ~ 41 mm 的不锈钢丝弯制，共弯制 5 个 Loop 放在前牙 3|3 的牙间，另外弯 6 个竖突，分别插入 6 个前牙的垂直孔内，双侧末端弯成钩状，勾挂于两侧尖牙远中的主弓丝上。加力时，取出辅弓，扩大每个 Loop 后再插入主弓丝，即可起到扩大牙弓作用。

（四）用口外弓扩弓

应用特殊的口外弓，可使支抗磨牙向颊侧移动，从而起到扩大牙弓的作用。

（五）新式弹簧螺丝扩弓装置

此装置较前述快速扩弓装置更加简捷，患者也比较舒适，加力更加精确。分为缓慢扩弓和快速扩弓两种形式（图9-45）。

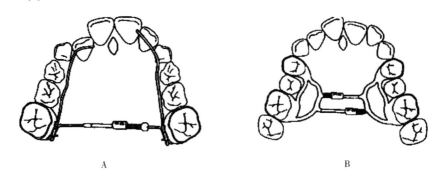

A B

图9-45 新式弹簧螺丝扩弓器

（六）下颌唇挡的扩弓作用

利用下颌唇挡可使牙弓长度增加，同时也能使牙弓宽度增加。临床资料显示，正确应用唇挡，使后牙向远中和向颊侧移动，下切牙向唇侧倾斜和向唇侧少许移动。唇挡尤其适合于替牙期为牙弓列开拓间隙，有时也作为加强支抗的一种方法。

（七）单侧后牙反𬌗的扩弓

有些患者一侧后牙关系正常，另一侧后牙呈反𬌗关系，应用上述常规的扩弓方式效果不满意，常因扩弓造成正常侧的咬合紊乱。笔者试用分裂簧扩弓矫治器，反𬌗侧没有带翼，正常侧有带翼，增加了支抗作用，少量的移动在上下颌同时进行，不会引起正常侧咬合紊乱。待反𬌗纠正之后，再应用固定矫治器完成全部矫治。

八、扩弓注意事项

一般而言，轻度扩弓作用，用直钛镍丝结扎的方法，或用较宽的弓丝结扎，即可以解除拥挤，使牙弓形态由尖变圆。有些患者仅需前部牙弓向唇侧扩展，或正颌手术之前的去代偿作用，这时可用弓丝弯多个Loop的方式达到矫治效果。通常是尖牙至尖牙间共弯5个Loop。在牙齿唇展的过程中，还可借双Loop使其间的牙齿进一步扭正排齐。但对上颌发育不良，双侧后牙为反𬌗，牙弓狭窄需要扩大牙弓较多时，用扩弓螺旋器或四眼簧扩弓器是适应证。在扩弓治疗上还应注意以下9点。

（1）主弓丝配合扩弓辅弓的适应范围较广，既可用于上颌也可用于下颌，尤其适合于下颌扩大牙弓的患者，疗效更佳。

（2）扩弓之后，疗效的反复是显而易见的，一般来说，或多或少的反复是不可避免的。为此专家们建议，在扩弓矫治过程中，矫枉过正，即适当地扩宽一些（一般多1~3 mm），使效果更加稳定和可靠。

（3）凡扩弓的患者，保持的时间应相对长一些，对疗效的维持有益处。

（4）扩弓应有严格的适应证，年龄因素也应充分考虑。一般认为，青少年（16岁）的腭中缝逐渐骨性融合，而给扩弓带来困难，扩弓应尽早进行。

（5）扩弓阶段结束之后，在进行下一个阶段治疗时，应注意先放入口内的扩弓维持装置，再开始下一阶段治疗。

（6）扩弓有快速、慢速之分，一般而言，扩得快，复发快，损伤多；扩弓缓慢，疗程长，复发少，损伤轻。故在临床上应仔细选择应用。

（7）扩弓疗法，上颌容易，下颌较难，这与其结构的差异有关，舌体也妨碍了下颌扩弓，故应特别注意下颌的扩弓。

（8）咬合关系应随时检查。扩弓应上、下颌同步进行，否则将引起咬合关系紊乱，降低咀嚼功能。

（9）应注意牙齿的轴倾斜度，尽量避免牙齿颊向倾斜而导致复发。

第十章

口腔种植技术

第一节　种植外科基本技术

一、基本原则

口腔种植手术是指采用外科手术方法将金属钛等生物相容性材料作为人工牙根植入上、下颌骨并通过骨结合后形成的牢固基桩来支持义齿的一种新的技术方法。口腔种植修复能否在复杂口腔环境中长期行使其功能，关键取决于种植体能否获得并长期维持骨结合。而种植体植入的外科操作是获得良好的长期种植体骨结合的基本条件。符合基本原则的规范的微创而准确的种植外科手术是 Brånemark 现代种植学理论的主要内容之一，也是种植外科手术必须遵循的原则之一。种植体在三维方向上位于理想的位置与轴向，是保证上部结构修复成功的前提，也是保证长期成功的重要因素。避免在种植外科手术中损伤相邻的重要解剖结构，如上颌窦、鼻底、下牙槽神经、邻牙牙根，也是种植外科手术必须遵循的原则。

二、切口与瓣设计的基本原则

（一）瓣设计的基本原则

种植治疗中设计外科切口，涉及黏骨膜瓣的形态和剥离范围，瓣应该设计得既能保存种植位点血管供应，也能保存牙槽嵴的周围形态以及前庭沟形态。如未能做到，将因瓣边缘的循环受损导致创口裂开的情况增加。瓣的设计应便于识别重要的解剖形态，同时提供种植器械进入的途径和便于手术导板的应用。只要有可能，瓣的设计应允许术者进行局部取骨，种植体植入过程中如果遇到意外的骨缺损需要移植自体骨，就可以避免采取另外一个术区取骨。此外，为将细菌污染降到最低，瓣的设计应使创口关闭位置远离位点扩增部位。当潜入式种植体进行基台连接或植入非潜入式种植体时，瓣的设计应有利于附着性软组织环绕种植体穿龈部位，有利于软组织结构进行适应性改变，在软组织结合期间，提供形成稳定的种植体周软组织环境所需要的解剖组成成分（上皮和结缔组织），从而保护下方牙槽骨的水平。为了便于操作，种植治疗中使用的瓣的设计，必须有利于剥离、复位和在手术位点无张力缝合。种植体植入的外科手术的切口和瓣设计与种植位点位置、缺牙数量、软硬组织条件等因素相关，多数学者认为种植手术切口和黏骨膜瓣的设计应考虑下列因素。

（1）软组织瓣有足够的血供，不至于发生术后坏死或伤口裂开。

（2）保存牙槽嵴和龈颊沟的形态。

（3）提供足够的手术视野。

（4）为种植器械和手术引导装置的使用提供宽敞的术区。

（5）为局部取骨提供手术入路。

（6）便于识别重要的解剖结构，避免损伤相邻的重要解剖结构。

（7）当手术区域行骨增量手术后，软组织瓣仍能提供较为良好的软组织封闭。

（8）细菌污染降到最低。

（9）有利于形成或经二期手术形成种植体周围的附着龈结构。

传统用于种植治疗的两种基本的瓣的设计，根据术区水平切口的定位（前庭沟或牙槽嵴顶）来区分。Brånemark 等人最初在无牙颌的下颌种植体植入时推荐前庭切口。Buser 等人也提倡用改良的前庭沟切口，使得软组织瓣可以覆盖下颌骨局部骨扩增。虽然在下颌牙槽嵴局部扩增治疗中应用的前庭瓣大多数都获得了成功，但前庭瓣处理起来比较困难，而且经常需要大量剥离骨膜来为种植器械提供充分的术区。此外，前庭瓣设计还会妨碍手术导板应用，改变牙槽嵴和龈颊沟的表面形态，很少能够达到种植治疗中瓣的最佳设计标准。

相反，在大多数种植手术中，行嵴顶切口的颊侧瓣设计，为外科医生提供了实用、有效的软组织处理方法。这种瓣的设计临床适用范围广，很容易改良，达到期望的手术目标。通过嵴顶周围切口和一个或多个种植位点近中和远中的曲线斜形的垂直松弛切口，确定种植手术的颊侧瓣轮廓。通过改变嵴顶周围切口的位置及倾斜度，颊侧瓣对潜入式和非潜入式种植手术都适用。同样的瓣设计可用于潜入式种植体的基台连接和非潜入式种植体植入。潜入式种植体植入时，瓣的设计不同之处只是在于嵴顶周围切口的位置和倾斜度，以及舌侧或腭侧瓣的剥离程度方面。

（二）整形外科原则在切口设计的应用

1. 斜面形切口

种植手术和位点组织增量治疗中采用整形外科的斜面形切口，与传统技术相比具有显著的优势。切口倾斜可以扩展创口边缘面积，增加复位后瓣的表面贴合面积，增强早期愈合中创口复合体的稳定性；可以减少瓣边缘裂开的发生，大大提高切口处的美观效果。而且由于瓣的收缩减少，出现凹痕和瘢痕的情况也会较少。切口适当倾斜，瓣边缘的厚度从部分到全厚逐渐增加，并与同样倾斜的对侧瓣边缘紧密贴合，会掩饰切口线瘢痕，而且形成的瘢痕透光性增加，与垂直组织面的切口相比更不显眼。

当种植治疗中行斜面形切口时，刀刃与组织表面成近似 45°角，朝向瓣的中心。在牙槽嵴顶切口，采用比较窄小的刀片可以方便获得正确的角度。斜面形切口的瓣复位贴合后，切口线立刻变得不显眼了。

2. 整形外科技术在松弛切口的应用

（1）松弛切口的设计要尽量在不显眼的地方：从美学效果讲，切口直接位于或平行于天然解剖标志如牙间沟和膜龈联合，可以很容易掩饰曲线切口，和直线切口相比更不显眼。如果可能，尽可能避开上颌中切牙位点。

（2）曲线松弛切口的应用：曲线松弛切口是整形外科一项基本技术，与直线松弛切口相比较，具有明显优势。应用曲线松弛切口时，瓣内包含的黏膜组织量更大，从而增进其整体弹性，这有利于瓣的被动适应，并在必要时将黏膜瓣向冠方推进而不会影响瓣的边缘组织血运供应。一个沿曲线路径的切口，要长于直线切口，在关闭创口时，曲线设计增加了切口的长度，有利于减小瓣复位的张力，减少伤口裂开的风险。

当进行大量的位点组织重建治疗时，需在离种植位点更远处单个或多个牙位（位点近中或远中第二或第三个牙间区域）开始切口，从而增宽瓣的基底部。这将获得扩大的曲线瓣设计。这一改良可以保证大量硬组织和软组织移植物表面的瓣无张力覆盖，从而更容易被动关闭创口。

（3）反折切口的应用：反折切开可以进一步增加切口线的长度，增加瓣的拉伸范围，在不超过瓣的弹性极限情况下使瓣得以额外冠向拉伸，而不会影响瓣边缘的血液循环（图10-1）。传统的减张方式采用骨膜松弛切口，因横穿瓣的基底而减少了瓣边缘的血液循环。如果位点组织重建治疗中（如进行各种骨增量）采用曲线斜面形瓣设计并联合使用反折切口，因反折切口的张力释放作用，则很少需要骨膜松弛切口减张。进行反折切口时，黏膜组织要处于绷紧状态下，这样做可以保证张力释放切口的精确位置和角度。

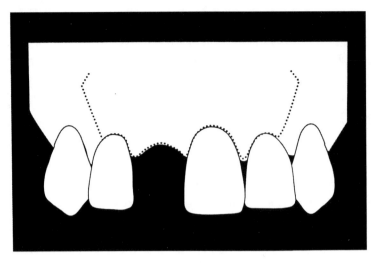

图 10-1　反折切口

三、瓣的处理考虑

种植软组织处理的主要目标是建立健康的种植体周围软组织环境，提供形成保护性结缔组织封闭所需要的结缔组织和上皮。此外，当在美学区域进行种植治疗时，在接受修复位点，必须重塑软组织结构和表面形态，获得自然的外观。为实现这些目标，外科医生必须仔细保存和巧妙处理种植位点现有的软组织，以及在需要时，进行软组织扩增。

种植体周围软组织瓣的轮廓设计，首先保证最佳的舌侧和腭侧软组织环境。瓣的设计应该保证在种植体计划穿龈部位的舌侧或腭侧要有足够宽度的质量良好的附着龈组织。以这种方式设计瓣很实用，因为以后很难纠正发生在舌侧和腭侧区的软组织问题。在种植手术前，应该评估与种植体穿龈部分相关的附着性组织的质、量和位置。这样外科医生就能决定需在哪里作切口，需要采取哪些外科手术处理现有的软组织，从而在每个病例建立稳定的种植体周围软组织环境。

潜入式及非潜入式植入方式瓣的处理特点如下。

（1）潜入式种植体植入。当植入潜入式种植体，颊侧瓣必须设计成能保存位点的血液供应和牙槽嵴以及龈颊沟的表面形态。嵴顶切口斜向舌侧或腭侧。切口起始于牙槽嵴顶舌侧或腭侧表面，而刀片成角度以便和下方的骨接触。翻起颊侧瓣暴露全部牙槽嵴顶，为种植器械提供充分的操作入路。舌侧或腭侧瓣不需要剥离或最少程度剥离，更有助于保存骨膜血循环，在以后关闭创口时为颊侧瓣的固定保存足量的附着性组织，提高创口复合体的稳定性，减少了术后创口裂开的发生，并且保存牙槽嵴和龈颊沟的表面形态。

（2）非潜入式种植体植入。因为还没有提出建立稳定的种植体周围软组织环境所需的最小附着组织宽度，目前更倾向于在种植体周围最好有不小于 2 mm 的附着龈宽度。为了在种植体的穿龈部位形成良好的软组织附着结构，应尽量保证在切口舌侧有大约 2 mm 宽度的附着性组织或质量良好的舌/腭侧黏膜。现有软组织的量和位置将指导切口的定位。嵴顶切口的位置通常比潜入式种植体植入时的切口更接近牙槽嵴中间的位置。

四、同部位种植治疗中切口和瓣的设计及处理考虑

（一）下颌种植治疗中切口和瓣的设计及处理考虑

1. 下颌无牙颌

颌牙槽嵴顶切口范围要超过拟行种植体植入或需暴露的区域，整体瓣的设计还包括后牙区的松弛切口和中线处的垂直切口。这个瓣的设计提供了极好的外科器械入路，方便使用外科引导模板。嵴周切口向后面延长，可以迅速、容易地剥离后面松弛切口区的牙周组织，从而方便在最初翻开颊侧瓣。而且延

长切口的范围，方便局部取骨，也可以通过侧方软组织推进术获得创口一期关闭和种植体穿龈结构周围软组织环形封闭。

舌侧要尽量保证足够的附着龈。另外舌侧翻瓣应减到最小，以保存来源于舌侧牙周组织的血液循环，并在关闭创口时为颊侧组织缝合提供锚固。遵守这一外科技术可以提高创口复合体的稳定性并减少术后创口裂开的发生。

当计划植入潜入式种植体，行牙槽嵴顶偏舌侧切口。刀片方向垂直，使瓣边缘轻度向舌侧倾斜。采用嵴顶偏舌切口，将骨预备过程中舌侧翻瓣的需要减到最小。

在种植体植入后，通过水平褥式缝合，将两侧颊侧瓣的前角和舌侧附着龈相缝合。这种缝合使得两侧颊侧瓣边缘对齐。然后使用水平褥式缝合或简单间断缝合迅速获得种植体表面的封闭。在术后早期，褥式缝合更不易因临时修复磨损而裂开。建议交替单纯间断缝合和褥式缝合以获得种植体植入区创口的关闭。在潜入式种植体表面获得无张力关闭后，远中的延长切口以更简单的方式完成缝合关闭。

2. 下颌牙列缺损

在下颌牙列缺损的情况下，应根据潜入式或非潜入式种植体植入的需要调整嵴顶切口的定位和倾斜度。在需要进行位点骨增量操作时，应向近中或远中行曲线松弛切口，刀片向瓣的中心倾斜。

（二）上颌种植治疗中切口和瓣的设计及处理考虑

当腭黏膜过厚或组织健康状态不够理想时需要在术中削薄腭侧组织。可以通过锐性分离的方法切除该区域的结缔组织，减少组织厚度，否则腭侧组织过厚，食物残渣容易堆积，并妨碍对这些区域进行日常所需的口腔卫生维护。

1. 上颌无牙颌

上颌无牙颌切口和瓣的设计及处理考虑与下颌无牙颌基本一致，稍加变化即可以用于上颌无牙颌的种植手术。

当计划植入潜入式种植体，应用向腭侧倾斜的嵴顶偏腭切口，此切口可以暴露全部牙槽嵴，在骨预备时减小腭侧翻瓣的可能性。在种植体植入后，颊侧瓣复位，并将其缝合锚固在仍附着于骨面的腭侧组织。

在植入非潜入式种植体时，牙槽嵴周切口位置通常更接近嵴顶正中，腭侧需要少量翻瓣，以便于骨预备或基台连接。削薄过厚的腭侧瓣。

前庭沟深度的不足给外科医生和修复医生造成了软组织处理难题。在非潜入式种植体植入时，瓣的设计应能加深前庭沟，为口腔卫生维护提供便利途径。

2. 上颌后牙区切口

应用牙槽嵴顶正中切口，其优点是入路短、暴露好；

应用牙槽嵴顶偏腭侧切口，其优点是有利于腭侧附着龈向唇侧转移，增加唇侧的附着龈宽度。

3. 上颌前牙区切口

上颌前牙区常因骨量不足需在种植同期行牙槽突骨增量术，同时，手术切口又与后期的软组织成形的美学效果息息相关，故上颌前牙区的手术切口必须考虑以上两个因素。上颌前牙区无论是单牙还是多牙，种植的手术切口一般均行松弛切口，向上翻起黏骨膜瓣，暴露受植床。曲线斜面形切口结合张力释放反折切口，瓣内包含的黏膜组织量更大，切口线延长，瓣的整体弹性增加，有利于冠向复位软组织，覆盖骨增量区域，达到无张力缝合。而且斜面形切口伤口对位更加精确，术后瘢痕小。

五、逐级备洞

种植手术是整个种植修复工程的基础，而优良的设备、器械和精细规范的操作技术，是确保外科种植成功的主要因素。

（一）种植外科采用逐级备洞目的

逐级备洞的主要目的是：①保证种植体植入准确的位置与轴向；②保证整个手术过程中钻头产热小

于42 ℃，防止洞壁表面骨细胞因产热发生坏死。

（二）种植外科使用器械与设备

国际上成熟的种植系统均提供一系列逐级备洞的器械与工具。牙种植系统的专用手术设备和器械主要由种植机和种植窝洞制备、植入及连接器械两部分组成。此外，还包括种植手术常用的辅助外科器械及其他专用器械，如上颌窦底提升植骨器械，以及其他辅助外科器械。

1. 种植机

种植机为种植手术的主要设备，分主机和手机两部分。临床中常用的种植体有体积大小之分，也有附加功能有无之分。

主机提供可控的动力电源，通过液晶内图标或面板图标控制按钮可进行高速钻削与低速运转的切换、扭力大小的调节，以及正、反转的切换功能。

一般种植体的手机分高速与低速两种，操作时分别使用。手控或脚控按钮可切换到相应的速度标志和扭力。冷却管有内冷却和外冷却之分。

2. 手术器械

种植系统的手术器械分别配置于一期和二期专用器械盘内。遵循逐级备洞的原则，合理化设计的专用器械盒内主要器械在种植手术过程先后按顺序使用。主要包含：球形导钻，先锋麻花钻，成形钻，肩台钻，攻丝钻。此外，在种植手术中需要应用的辅助工具还有：方向指示杆，深度测量尺，种植体输送器，螺丝刀，手动扳手。

（三）基本手术步骤

术前麻醉，切口设计与翻瓣后，在充分生理盐水冷却下进行种植窝洞的逐级备洞。具体操作过程如下。①球钻定点：一般用直径2 mm左右的球钻，做深度抵达骨松质的圆孔。在前牙美学区域建议采用外科模板，保证定点在近远中和唇舌向的准确性。不建议采用直径过大的球钻做第一定点钻。②先锋麻花钻确定种植体的深度与轴向：先锋麻花钻直径以2 mm左右为宜。在有CAD/CAM模板操作时，可直接达到预定深度。否则，在钻入深度7~8 mm时，放入方向指示杆。检测初步预备的近远中、唇腭向及种植体的轴向，并观察指示杆外延伸展的方向与对颌牙的咬𬌗关系，以便在偏离时及时调整，然后再预备至所需深度。③方向指示杆（深度测量尺）测量：检测种植体窝洞初步预备的位置、深度、轴向；在多牙缺失位点植入两个以上的种植体时，应将测量尺留在种植窝，作为第二个种植窝洞预备的参照物，尽可能保持植入的种植体互相之间的平行或长轴方向一致。④扩大钻：扩大备洞，并可对种植体的轴向做小的调整。⑤终末钻成形。以上操作都应将手机转速在1 000转/分钟左右，有些种植系统要求在使用特定骨钻时，速度控制在800转/分钟以下进行，避免过度骨创伤。⑥肩台钻：只有在下颌骨皮质很厚的情况下多平行壁种植体颈部存在较大级差时才使用。避免因肩台钻的使用，影响种植体植入的初期稳定性。⑦攻丝：上颌因骨质疏松，很少使用攻丝。对于骨密度较硬的位点，尤其是下颌位点，根据植入体的深度，选用相应长度的攻丝钻进行骨孔内螺纹的制备，深度一般至种植窝洞深度的2/3即可，剩余部分依靠种植体的自攻作用。对于非埋入式种植体来说，避免过度攻丝导致初期稳定性下降。在选用机动攻丝操作时，仍需持续水冷却。途中若停止，说明扭力不够，此时可加大扭力继续攻丝，直至底部后反转退出。操作时最初放置攻丝钻的方向要与种植窝洞轴心一致，不能偏斜，开始加之少许压力，之后顺其自然旋入。遇阻力较大可退出后反复攻丝，避免暴力操作。

六、植入种植体

因为种植体表面都经过特殊处理，以促进骨结合，故种植体就位时，应避免手套、牙、唾液等触及种植体表面，应用专门设计的夹持工具直接将种植体送入备好的洞形中。

种植体的植入可以选择机动法或手动扳手植入法。机动法植入种植体：将预选长度与直径的种植体通过连接器装入手机，选择种植体相应档位，逐渐增大扭矩。一般在种植机设定扭矩已达35 N·cm，而种植体已有2/3以上长度进入骨内，可换用手动扳手继续旋入至预定深度。若阻力过大，超出

50 N·cm，应考虑退出种植体，重新攻丝甚至窝洞预备后再植入种植体。扭矩过大时强行植入，不仅会造成边缘皮质骨的过大应力，而且有可能导致种植体传送螺丝折断甚至种植体壁的裂开，尤其是对小直径内连接种植体而言，风险越大。

在种植体植入过程中是否需要水冷却，不同种植体表面处理和设计要求不同，有些种植体在植入时强调勿用生理盐水冷却，所以具体操作要详细了解厂家使用指南。

种植体就位后应该在各个方向上没有任何动度，称为初期稳定性。良好的初期稳定性是成功骨结合的前提。

七、种植二期手术

种植体植入后，一般3~6个月即可行二期手术，暴露种植体，连接愈合基台。不同的种植系统其二期手术略有差异，但其目的基本相同。同时，种植体二期手术要检查评估骨结合的状态以及种植体周围软组织状态。一般来说，缺牙区域因缺乏生理性刺激，常见硬组织吸收和软组织萎缩，特别是附着龈宽度不足或缺如。所以，尽可能在二期手术时保留软组织和附着龈，必要时通过自体组织移植恢复或重建种植体周围软组织结构。

（一）种植二期手术的软组织处理方法

二期手术通常使用3种不同的软组织外科方法（切除性塑形法，牙龈乳头重建法和侧方瓣推进法）以获得期望的缝合效果，达到环绕种植体穿龈结构的附着性软组织封闭效果。在大多数临床情况下根据指导原则采用上述软组织外科处理，都会取得稳定可靠的效果。具体应用哪种外科处理方法，主要应根据种植位点颊侧的附着龈宽度。这些外科策略经常需要联合使用。

1. 切除性塑形法

当颊侧附着龈宽度在5~6 mm，可以进行切除性塑形，以便于环绕种植体穿龈结构的软组织达到环形封闭效果。在切除性塑形后，软组织与种植体穿龈结构贴合，使得环绕种植体穿龈结构的软组织形成环形封闭。

2. 牙龈乳头重建法

当颊侧瓣剩余的牙龈组织宽度在4~5 mm，推荐使用 Palacci 提倡的牙龈乳头重建法。这一方法易于创口初期缝合，易于获得环绕种植体穿龈结构的软组织环形封闭，同时维持充足的环绕种植体穿龈结构的附着性组织带。使用窄刀片锐性分离组织，形成颊侧瓣的蒂部，被动旋转后填充种植体间空隙。牙龈乳头重建法比切除性塑形法切除的组织量更少，因为形成的软组织蒂可以用来获得种植体间的软组织覆盖和创口一期关闭。只有在下方骨组织和种植体穿龈结构能支撑种植体间的软组织蒂时，这项技术才能成功用于重建牙间乳头。该技术的一项改良应用是使用腭侧瓣形成的蒂，也能在旋转后填充种植体间空隙，在上颌腭侧组织较厚的情况下尤其有用。

3. 侧方瓣推进法

当颊侧附着龈宽度在3~4 mm，使用侧方瓣推进法，以方便初期缝合和种植体穿龈结构的软组织环形封闭。这一方法尤其适合于无牙颌或后牙缺失种植病例，此时种植位点附近存在充足的附着性组织带。外科医生只要将附近区域的附着性组织侧向移位，就可以获得创口一期关闭，并形成种植体穿龈结构的附着龈环形封闭。

（二）手术步骤

首先根据一期手术记录、根尖片等影像学检查以及临床检查结果，初步判定种植体位置。一般种植体二期手术切口多采用牙槽嵴正中切口，以减少创伤，顺利暴露种植体（软组织美学处理及重建除外）。若可明确种植体的位置，在其覆盖螺帽上方做与牙槽嵴一致的弧形切口，一次切透黏骨膜，若有多个相距较近的种植体，可采用单一连续切口，用骨膜剥离器贴骨面剥离，充分显露覆盖螺帽及外延2 mm周缘区。

暴露种植体后，在未旋出愈合帽之前，判断评估骨结合情况，并去除覆盖于愈合帽上的多余骨质，然后旋出愈合帽，冲洗种植体内腔及周围组织，根据局部黏骨膜的厚度选择适宜长度的愈合基台，旋入就位。要注意观察种植体颈部周围有无骨吸收和纤维组织包绕，仔细清除纤维组织。

选择愈合基台：愈合基台的功能是引导软组织袖口形成。愈合基台高度应高于黏膜，但不能与对颌牙有接触。若黏膜厚度大于 3 mm 时，一般应修薄黏膜厚度，旋入愈合基台，旋紧愈合基台的力量大致为 10～15 N·cm，可用扭矩扳手控制，以防止其松动脱落。一般来说，愈合基台应保持 4～6 周，方可取修复印模。

第二节　颌骨不同区域的种植技术

由于上、下颌骨不同区域的解剖结构与生理功能不同，牙齿承受殆力的大小与方向也不同，所以对颌骨不同区域种植体植入的位置、轴向、深度要求也不一样，本节就不同解剖部位分别介绍种植体植入的基本原则。

一、下颌无牙颌种植技术

下颌无牙颌的种植修复设计愈来愈多地采用种植体支持的覆盖义齿修复，而其上部结构多见杆式结构、切削杆结构、球帽式结构、双套冠结构、按扣式结构以及磁性上部结构。无论其上部结构如何，种植体植入理想的位置与轴向并获得良好的骨结合是前提。另外下颌无牙颌种植修复还要注意黏膜厚度、附着龈宽度、牙槽骨厚度，必要时须行软组织成形术。

（一）手术切口

下颌无牙颌种植体植入的外科入路一般采用牙槽嵴顶正中切口，至牙槽嵴顶骨面（图10-2）。其优点是暴露容易且充分，颊舌侧均可保留一定的附着龈，有利于种植体颈部的清洁与维护。

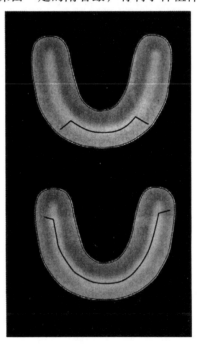

图10-2　牙槽嵴顶正中切口

（二）种植体植入的部位

下颌无牙颌种植的部位多选择下颌颏孔区，该区域一般在无牙颌状态时仍有足够的骨量以植入种植体，且骨质较好，这对于无牙颌的老年人而言极其重要，因老年人骨质均较疏松。该区域植入种植体的修复宽容度大，修复方式多为种植体支持的可摘修复。

由于下颌有功能运动，特别是在功能性负重时，下颌骨体部会有一定程度的弹性运动，而非刚性结构，故有学者认为下颌无牙颌在种植体支持的固定修复时，行分段固定修复较好。

（三）种植体数目

下颌无牙颌种植时，植入颏孔区的种植体数目可以不同（图10-3）。

1. 2个种植体/3个种植体

种植体主要用于固位及部分支持义齿，适用于患者年龄较高，希望易于清洁时。两个种植体支持的义齿一般为覆盖义齿，其固位效果较好，但受力不够理想。可行球帽式覆盖义齿、锁扣式覆盖义齿、磁性固位覆盖义齿、杆卡式覆盖义齿等修复方式。种植体位置在下颌中线两侧各10 mm处，即种植体中心间距离以20 mm为宜，过大则影响舌运动，过小则固位不良。如果解剖条件和患者经济条件允许，也可在下颌颏孔区植入3个种植体，远中的两个种植体位于颏孔近中5 mm处，中央的种植体位于下颌中线处。3个种植体支持的修复体仍以活动修复为主，类似于两个种植体的修复方式，但其固位力较两个种植体好，且前后向抗旋转的性能较两个种植体好。

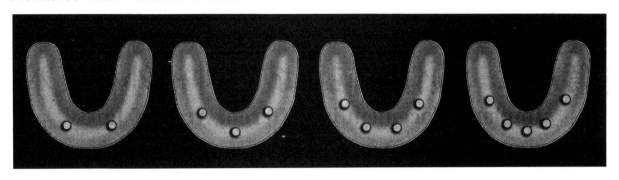

图10-3　下颌无牙颌植入种植体数目及分布

2. 4个种植体

较为常用，修复的宽容度较大，可选择多种上部结构修复。种植体位置一般是远中的两个种植体应位于颏孔近中5 mm处，中线两侧的两个种植体距各自远中的种植体间至少应有7 mm的距离。

3. 5个种植体

如设计行切削杆上部结构，也可植入5个种植体，即在中线处再植入一个种植体。但5个种植体不适合球帽式上部结构，也不适合杆卡式结构。

（四）下颌无牙颌种植固定修复

若下颌无牙颌的解剖条件允许，即在前后牙区均有足够的水平和垂直骨量，同时上、下颌骨位置关系正常，也可植入6~8个种植体，支持一个固定修复体，远中的种植体至少要位于第一磨牙位置。固定修复体可以是分段式金瓷桥体修复，也可以是一体式整体修复。

二、下颌后牙区种植技术

下颌后牙区特别是游离端缺失的种植义齿修复被认为是疗效显著的修复方法，但此区也是种植风险较大的区域之一。首先，下颌后牙区𬌗力负重较大，种植体负担重；其次，下齿槽神经在该区域骨内穿过，要避免损伤之风险。

（一）手术切口

下颌后牙区种植手术切口一般采用牙槽嵴顶正中切口，其近远中方向绕邻牙颈部分别向近远中作延伸切口，以充分暴露术野（图10-4）。其优点是术野暴露充分，根据植入种植体的需求，既可选择完全关闭伤口，也可选择连接愈合基台后，修整软组织关闭剩余伤口，术后组织肿胀轻。若缺牙部位是游离端，可向近远中颊侧作适当附加切口，以暴露术野（图10-5）。

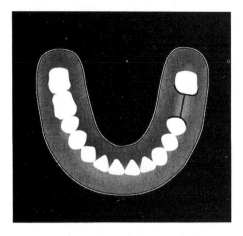 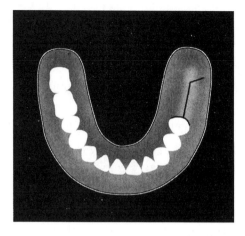

图 10-4　绕邻牙颈部的牙槽嵴顶切口　　　　　　图 10-5　下颌后牙游离缺失时远中颊侧附加切口

（二）种植体的三维空间位置

下颌后牙区种植体植入必须位于下齿槽神经之上至少 1 mm，以确保下齿槽神经不受损，这是该区域种植手术的基本原则。有报道称，根据下齿槽神经在下颌骨体的走向，可避开下齿槽神经植入足够长度的种植体。但多数报道认为，该方法因过多考虑下齿槽神经管的位置，往往导致种植体植入的轴向不理想，后期修复困难，故较少采用。当下齿槽神经位置距牙槽嵴顶小于 7 mm，可以考虑下齿槽神经解剖术，游离下齿槽神经，植入足够长的种植体。该方法手术风险大，不作为常规方法。

由于正常生理牙列的覆𬌗覆盖关系，正常情况下，下颌后牙区植入种植体的轴向在冠状面上应正对于上颌后牙的舌尖颊斜面（图 10-6），以保证修复后种植体的轴向受力及长期效果。

有报道认为，植入 3 个以上种植体，则尽可能使种植体不要排列在一条直线上，以更有效地拮抗侧向受力，但临床实践中往往由于牙槽嵴顶宽度所限，难以实现。

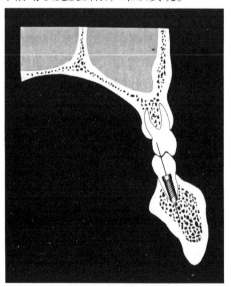

图 10-6　下颌后牙区种植体轴向

（三）种植体数目

（1）下颌后牙区种植修复时植入种植体的数目一般等同于缺牙数目，如当下颌第一、第二磨牙均缺失，形成游离端缺失时，一般植入 2 个种植体修复。

（2）当下颌第一、第二磨牙缺失，但对𬌗仅有第一磨牙时，可只修复到下颌第一磨牙，即植入 1 个种植体，支持游离缺失状态下的第一磨牙。

（3）当仅为下颌第一磨牙缺失种植时，因其间隙较大，生理受力也大，植入种植体的直径、长度也有所要求。一般情况下若其近远中间隙小于 13 mm，且骨量高度 > 10 mm，植入 1 个常规直径与长度的种植体，如直径 ≥4 mm、长度 ≥9 mm 的种植体，则可满足修复及受力需求。反之，有报道认为需考虑增加骨量或正畸缩小间隙后植入种植体。

三、上颌前牙区单牙种植技术

口腔种植修复在早期成功地用于下颌无牙颌修复以后，其经验也被用来进行上颌前牙区单牙种植修复。然而，上颌前牙区单牙种植修复的要求很高，难度远远大于无牙颌种植。

（一）上颌前牙区单牙种植的问题

上颌前牙区因其特殊的位置和解剖结构，种植修复通常会面临更多的问题。

1. 骨量不足

上颌前牙缺失后，由于生理性吸收，患者就诊时常常伴有缺牙部位骨量的不足。据统计，60% ~ 80% 的上颌前牙缺失患者在种植时需行不同程度与方法的植骨术。

2. 种植体位置要求高

上颌前牙种植时，对种植体的位置与轴向要求极高，因其直接影响修复的美学效果。

3. 解剖条件要求高

要求间隙与对侧同名牙类似，要求正常覆𬌗覆盖关系，保持正常龈𬌗距离。

4. 美学要求高

如果微笑曲线高，则美学效果不但涉及单纯修复体的美学问题，而且还涉及修复体根方牙龈美学效果，包括颜色、质地、轮廓、膜龈连合线。所以，微笑曲线位于牙齿高度以内，修复难度小；微笑曲线位于牙龈上，则修复难度大。

总之，上颌前牙区种植修复是牙种植修复里难度较大的一种类型。

（二）临床检查

1. 缺牙原因

缺牙原因直接关系到缺牙区牙槽嵴的解剖形态。因长期牙周病或根尖周病缺失的牙齿，其唇侧骨板大都因炎症吸收而缺失。而因外伤根折的患牙则可能伴有唇侧骨板的骨折，若外伤直接造成牙齿缺失或已急诊拔除患牙，则可能存在唇侧骨板外伤性缺失，要预计其植骨的量与方式。因不能治疗的龋坏牙根或外伤尚待拔除的根折牙，则有可能是即刻种植的适应证。

2. 缺牙区的解剖形态

有无明显的软硬组织缺损，硬组织厚度可通过专用测量针探知，也可通过 CT 确定。注意附着牙龈是否充分，膜龈联合线位置是否与邻牙区一致，若上述解剖条件不理想，则可预见其种植修复的美学效果会严重受限，此时要计划是先行该区域软、硬组织重建后再行二期种植，还是种植时同期行软、硬组织重建。

3. 微笑曲线与牙列状态

微笑曲线过高、牙列不齐都会加大美学难度，应建议患者正畸排齐牙列，并及时向患者解释修复后的美学问题。

4. 咬𬌗关系

龈𬌗距离过小，深复𬌗、对刃𬌗及各种错𬌗等不利种植修复或修复后的长期效果。应在纠正不良的咬𬌗关系之后，再行种植修复。切忌简单种植。

5. X 线检查

进行种植体植入术前，X 线检查均应行曲面体层片检查，即使单牙缺失也应如此。需判断相邻颌骨主要解剖结构、缺牙间隙有无异常、邻牙位置等。在怀疑邻牙根尖有病征时，需加拍小牙片以确诊。若有条件时，应加拍缺牙区矢状 CT 片，其能提供牙槽突骨量的准确信息以及应患者要求解释手术设计、植骨的必要性等。但 X 线检查无法对软组织状态提供足够的帮助信息。

通过上述临床及 X 线检查，一般可对是否种植修复的适应证、手术的难易程度、修复的效果包括美学效果做出初步判断。对非适应证的患者则可提供其他修复建议。

（三）手术切口

上颌前牙区单牙种植体植入的手术，在不存在嵴顶或颊侧骨缺损的情况下，只做牙槽嵴顶正中切口则可；若存在骨量不足需作骨增量时，要做颊侧黏膜附加松弛切口，以充分暴露术野行骨增量术（图 10-7）。

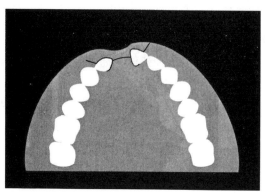

图 10-7　上颌前牙嵴顶切口及附加切口

（四）种植体位置与轴向

1. 种植体植入深度

上颌前牙区种植体植入的深度与骨结合、良好的牙龈外形及理想的修复美学效果有直接关系。研究认为当缺牙后，牙槽嵴顶垂直向至少有 1 mm 的骨质发生吸收，所以在上颌前牙区域种植体植入时其肩台应低于邻牙的釉牙本质界 2~4 mm，才能给种植体基台留出足够的垂直空间进行修复，并使修复体具有从龈下向龈上自然过渡的美学效果。

当种植体肩台与邻牙釉牙本质界的距离小于 2 mm，即种植体的植入深度不足时，则修复体与邻牙的形态不易协调。当种植体肩台在根方低于邻牙釉牙本质界大于 4 mm 时，为补偿其位置过深造成的美学效果不协调，常常需要较深的上部结构位于龈下和增加较多的软组织来覆盖修复体，其长期效果不佳，且易发生种植体周围炎症。故上颌前牙区种植体在垂直方向的植入深度不应大于邻牙釉牙本质界 4 mm，而应恰好在 3~4 mm（图 10-8）。

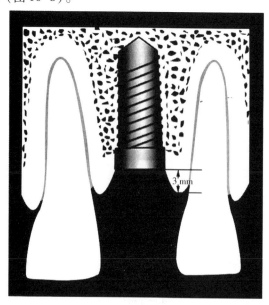

图 10-8　上颌前牙种植体植入深度

2. 种植体的轴向

在上颌前牙区种植修复的功能及美学效果取决于种植体的位置与轴向，特别是种植体轴向的轻微偏差，可能引起其美学效果较大的区别。为取得成功的种植修复，上颌前牙区的种植体植入必须根据上部结构修复要求确定种植体的前后轴向。从侧面观，理想的种植体的轴向延长线应位于邻牙切缘以内。从殆面观，其位于原缺牙的舌隆突位置。如过于唇倾，则修复困难。如过于腭倾，则美学效果也不佳（图 10-9）。

3. 种植体的选择

为保证种植修复后牙尖乳头和其他软组织形态的美学效果，有研究认为，种植体距天然牙至少有 1.5 mm 距离，同时认为颈部膨大的种植体易造成嵴顶部的软硬组织退缩，导致修复后的美学效果受限，而平台转移的种植体更加有利于软组织的丰满度（图 10-10）。

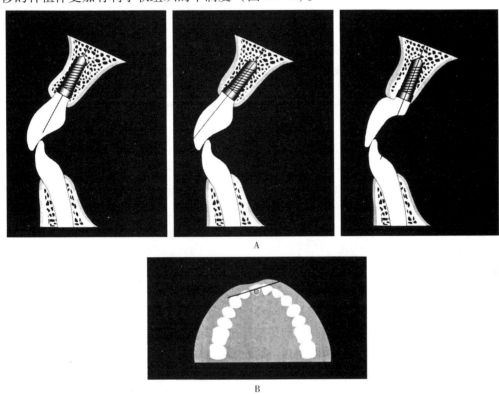

图 10-9 上颌前牙种植体位置

A. 种植体轴向；B. 种植体颊舌向位置

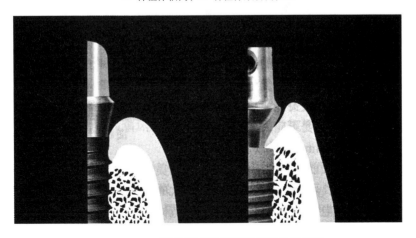

图 10-10 不同的颈部设计可能影响美学效果

四、上颌前牙区多牙缺失的种植修复

（一）上颌前牙区多牙缺失种植修复的问题

上颌前牙区多牙缺失的种植修复，必须特殊考虑的有两个问题：其一，多个种植体必须均在三维方向上位于理想的位置与轴向；其二，种植体之间的牙龈乳头重建。前牙多牙种植修复不仅要求恢复生理功能，同时还要求恢复其外形美观。如前所述，这就需要种植体在三维方向上位于理想的位置与轴向，但多牙缺失种植时，缺乏参照物，定位效果困难，故建议尽可能应用外科引导模板，确定多个种植体在三维方向上的准确位置。重建种植体之间的牙龈乳头是上颌前牙多牙种植修复的重点。由于缺牙区牙槽间隙骨组织吸收，牙间乳头发生退缩，种植修复后该区域极易出现黑三角，直接影响美学效果。一般要求在种植手术或Ⅱ期手术时进行纠正。

（二）局部解剖条件

上颌前牙多牙缺失种植修复对局部解剖条件有一定的要求（表10-1）。

表 10-1 上颌前牙多牙缺失种植修复的解剖要求 单位：mm

项目	近远中距离	牙槽嵴顶厚度	龈袷	牙龈厚度
2 个牙位缺失时	≥15	6	4	2
3 个牙位缺失时	≥19	6	4	2
4 个牙位缺失时	≥25	6	4	3

若以上局部解剖条件不能满足，则种植修复的美学效果严重受限，须在检查之后、种植计划之前就向患者解释清楚。若近远中距离小于理想距离，可考虑减少种植体数量以达到较理想的软组织美学效果。两个相邻的种植体间至少有大于 3 mm 的间隔，才有可能维持种植体间的软硬组织形态，避免黑三角（图 10-11）。如存在近远中距离过大、过小和（或）龈袷距离过大、过小时，须取研究模型，进行试排牙，与患者沟通后确认通过正畸方法或后期修复方法进行纠正或弥补。当存在骨量不足、软组织缺损时，也应在种植手术时或二期手术时通过各种软组织成形技术重建缺牙区正常软、硬组织量和解剖形态，以利于种植体长期稳定及最大程度重建缺牙区美学效果。

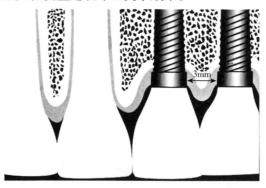

图 10-11 上颌前牙相邻种植体间距离

（三）其他影响美学效果的因素

1. 患者对种植修复美学效果的期望值过高

患者，特别是年轻患者，往往在上颌缺牙后对修复的美观效果要求高于功能效果，也往往对种植修复的期望值高于其现实性。如果在治疗前没有对患者的期望了解清楚，没有及时详细地给患者做一合乎实际情况的咨询和解释，则有可能在修复后未能达到患者的期望值。

2. 微笑曲线过高，位于牙龈上方

此时，上颌前牙多牙种植修复要达到理想的美学效果难度增大，且软组织的生理学改建机制及结果难于精确地通过手术方法预测和控制，须将其难度向患者解释清楚。

3. 种植区域骨组织有垂直方向的骨吸收

垂直方向上的骨吸收在种植手术时较难以矫正，而其恰恰对美学效果有影响。修复后牙冠长度较长，与邻牙不协调；若仅行软组织成形来掩饰垂直向骨高度不足，则上部结构及烤瓷冠过多位于龈下，易形成种植体周围炎症及唇侧牙龈退缩。

4. 牙龈厚度不足

多牙种植时若牙龈厚度小于 3 mm 时，很难形成牙间乳头，软组织移植是增加牙龈厚度、改善牙周的可行性方法。

5. 牙槽突唇侧凹陷

当牙齿缺失后，生理性骨吸收往往使上颌牙槽突唇侧出现凹陷。尽管其厚度仍可顺利植入种植体，但该凹陷会影响修复的美学效果。

6. 邻牙的牙周状态

研究认为，上颌前牙种植修复体周围的牙尖乳头取决于邻牙的牙周状态。正常生理状态下，相邻两牙间的牙槽间隔会支持牙尖乳头的丰满度即充满牙间隙，该间隔顶点距两牙冠邻面接触点之间的距离≤ 5 mm，则两牙间隙会被牙尖乳头充满；当种植体相邻天然牙时，其宽容度变小，种植体和天然牙尖的牙槽间隔距两牙冠邻面接触点不能大于 4.5 mm，否则会出现牙龈乳头不能充满其间隙，即黑三角（图 10-12）。如果种植体相邻天然牙周有病变则会导致骨吸收，必然发生牙槽间隔顶点的高度降低，继而种植修复体与邻牙间隙出现黑三角。

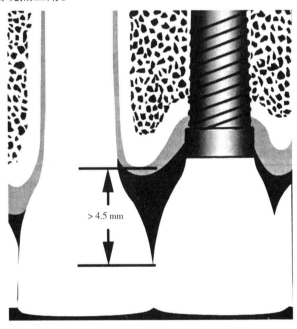

> 4.5 mm

图 10-12　牙槽嵴顶与接触点距离与牙龈乳头的关系

五、上颌后牙区种植技术

上颌后牙区是种植体植入难度较大的区域之一，原因是上颌后区的解剖位置及形态较为复杂，使其生物力学特点较为复杂；上颌窦腔的存在限制了常规方法种植体植入的可行性，上颌后牙区在牙齿缺失以后牙槽骨质与量的生理性改变直接影响种植体植入的可能性。

1. 手术切口

上颌后牙区种植手术切口一般采用牙槽嵴顶正中切口，其近远中方向绕邻牙颈部分别向近远中作延伸切口，以充分暴露术野。其优点是术野暴露充分，根据植入种植体的需求，既可选择完全关闭伤口，也可选择连接愈合基台后修整软组织关闭剩余伤口，术后组织肿胀轻。若缺牙部位是游离端，可向远中颊侧作适当附加切口，以暴露术野（同下颌后牙区）。

2. 上颌后牙轴向

由于下颌后区牙轴的舌倾，上颌后牙的天然轴向一般颊向倾斜以适应下颌牙的功能性位置。上颌后牙种植体轴向在上颌冠状断面上对应于下颌牙的功能颊尖上（图 10-13）。

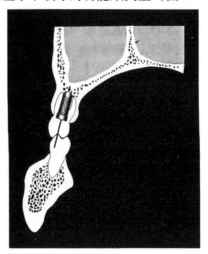

图 10-13　上颌后牙区种植体轴向

3. 种植体数目

参考下颌后牙区种植体数目考虑。

4. 特殊处理

上颌后牙缺失以后，往往伴有牙槽突垂直向与颊侧骨板的吸收，导致种植时牙槽突骨量不足。一般来说，若上颌后牙区牙槽嵴宽度≥8 mm，牙槽突骨量高度≥11 mm，植入种植体可位于较理想的位置与轴向，反之，则需行特殊处理，如上颌后牙区牙槽突颊侧上置法植骨术、上颌窦提升植骨术等以纠正骨量不足。若上颌窦底下方牙槽突高度小于 6 mm，应考虑上颌窦底植骨术。若上颌后牙区牙槽突宽度≤6 mm，种植体植入的轴向会受到一定限制，上部结构修复时则有可能需要进行必要的技术调整。由于上颌后牙区牙槽突骨质在缺牙后较为疏松，故在种植备洞时，尽可能采用级差备洞的方法备洞，植入种植体，以取得良好的初期稳定性。

5. 双尖牙区的种植术

上下颌双尖牙区的种植外科手术可参考上下颌后牙区的种植外科原则。

6. 上下颌后牙区同时植入种植体

也应遵循其解剖生理的轴向（图 10-14）。

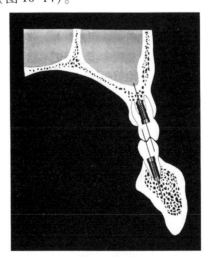

图 10-14　上下颌后牙区同时植入种植体轴向

六、上颌无牙颌种植修复技术

上颌无牙颌由于缺牙前的牙周病变造成的骨吸收或缺牙后的生理性改建吸收常常伴有骨量不足，特别是上颌后牙区上颌窦的解剖存在，使得上颌无牙颌种植修复附加骨增量手术的概率远远大于下颌种植修复。上颌无牙颌种植修复设计通常选择种植覆盖义齿修复，固位方式可以为球帽式，但更为常用的是种植双套冠或分段式切削杆固位。一般在行双侧上颌窦底植骨术后，在双侧尖牙、第二前磨牙、第一磨牙共植入 6 枚种植体支持一个可摘义齿修复体。当上下颌位置关系正常时，也可考虑上颌用 6~8 枚种植体支持一个固定修复体。此时种植体的位置应当精确地位于设计的牙位上。在设计修复方式时应当注意的是种植覆盖义齿较种植固定义齿对上下唇支持的效果好，这对于牙槽突重度骨吸收患者的修复美学效果有重要的临床意义。

七、无牙颌种植即刻修复技术

因为各种不同原因造成牙列缺失后，不同的患者、颌骨不同部位会发生不同的解剖生理性改建，改建后若颌骨的三维骨量能够满足种植体植入时，则可直接植入种植体进行修复，其原则应遵循无牙颌修复设计原则，按照修复设计的要求在相应的位置植入一定数量的种植体。这里仅就无牙颌种植即刻修复技术进行简单介绍。

（一）"All-on-four" 的理念与实践

种植修复经过四十余年的基础研究和临床实践已经取得了令人满意的临床效果。但经典的种植修复程序要求拔牙后 2~4 个月植入种植体，再需要经过 3~6 个月的愈合期方可进行修复。对于那些由于各种原因导致口内剩余牙齿无法保留，即将转变为无牙颌的患者来说，拔除剩余牙齿或常规种植后勉强佩戴数月过渡义齿等待骨结合完成，被认为是最为痛苦的过渡期，常常令许多患者对种植望而却步，迟迟不能下决心拔牙和接受种植治疗。拔除全部剩余牙后即刻种植、即刻修复可明显地缩短疗程，避免患者的缺牙期，在种植体植入后最短时间内完成义齿修复即全颌即刻种植修复，一直是国际种植学领域研究的热点。

Paulo Malo 于 2003 年和 2005 年先后报道下无牙颌、上无牙颌 All-on-four 种植即刻修复理念。即无牙单颌植入 4 个种植体：颌骨前部垂直轴向植入两个种植体，后牙区的种植体向远中方向倾斜植入。通过使用特殊的角度基台调整使 4 个种植体的上部结构取得共同就位道，利用 4 个种植体支持螺钉固位的即刻总义齿。上颌远中两个种植体植入位于上颌窦前下方的骨组织里，避开上颌窦，避免了上颌窦底提升植骨，下颌后部两个种植体从颏孔前部植入，斜向远中穿出，避免损伤下齿槽神经。上下颌后部的种植体斜行植入，从远中穿出有效地减小义齿悬臂梁的长度，使颌骨后部的种植体所受杠杆力减小，使整个义齿受力更为合理，义齿可修复到第一磨牙。

（二）适应证

（1）因重度牙周病或其他原因最终将成为无牙颌并且要求固定修复的患者，面型外观美学因素符合无牙颌固定修复的基本要求。

（2）上下颌牙槽嵴宽度 ≥5 mm，双侧尖牙之间的牙槽嵴最小骨高度 ≥10 mm，至少允许单颌植入 4 个长度 10 mm 以上的种植体。并在种植体植入时能够获得 >35 N·cm 扭矩的初期稳定性。

（三）临床过程

1. 手术过程

（1）有余牙的患者采用微创原则拔除单颌全部无法保留的患牙，彻底搔刮拔牙窝，3% 过氧化氢、0.2% 氯己定交替冲洗，彻底清除感染灶，修整牙槽嵴顶，磨除过尖、过锐、过突部分。

（2）根据患者颌骨的解剖形态，在颌骨前部轴向植入两个种植体，种植体可位于牙槽窝内，也可位于骨量较好的牙槽间隔上，远中部位根据情况倾斜或垂直植入种植体，单颌植入 4~6 个种植体，均要避开上颌窦和下齿槽神经管（图 10-15）。

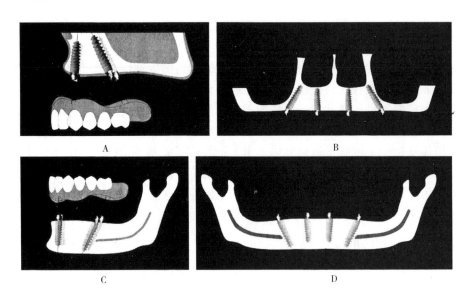

图 10-15 远中倾斜的种植体

A. 上颌侧面；B. 上颌正面；C. 下颌侧面；D. 下颌正面

（3）采用级差备洞技术和尽可能植入长种植体以利用双层骨皮质使其初期稳定性能达到 35 N·cm 以上，方可以即刻负重，旋入扭矩小于 35 N·cm 时，不能进行即刻修复。倾斜植入的种植体穿出部位为第二双尖牙远中或第一磨牙颌面。种植体直径为 3.75 mm 或 4.0 mm，长度 10 mm 以上。种植体植入后安放专用的修复基台，根据情况分别安放直修复基台或以 30°/17°基台调整角度，使各个种植体在基台水平取得共同就位道。基台完全就位后分别以 35 N·cm 或 15 N·cm 扭矩锁紧。覆以愈合帽后严密缝合。术后即刻拍全口曲面断层片，确认基台完全就位。

2. 修复过程

手术后即刻在专用基台上将转移杆钢性连接后制取基台水平印模。灌制模型，在暂基托上确定颌位关系并试排牙。确认颌位关系无误，垂直距离、丰满度、中线位置均满意后，应用种植修复相应配件，采用注塑技术于术后 5~7 小时完成即刻修复的树脂义齿。根据远中种植体穿出的位置不同，即刻修复义齿为 10~12 个人工牙的塑料义齿。戴牙时确认义齿与基台之间达到被动就位，通过连接于基台上的纵向螺钉将义齿与种植体的基台相连固定，实现纵向螺钉固定的即刻义齿。义齿自两个远端种植体螺丝孔处分别向远中延伸 5~7 mm，相当于一个双尖牙宽度。义齿完全就位旋紧螺丝后调整咬𬌗。咬𬌗调整原则：种植体支持的区域承担咬𬌗力，𬌗力分散均匀，避免局部的应力集中。义齿在正中𬌗时广泛接触，侧方𬌗和前伸𬌗时多点接触。注意使远中游离端悬臂梁区域在咬𬌗状态的各个位置均无咬𬌗接触。嘱术后 2 个月内进软食，每餐后保持义齿清洁。

3. 永久修复

采用内置钛合金支架的固定修复方式。下颌即刻修复 4 个月后，上颌 6 个月后进行永久修复。

第三节 骨量不足的种植技术

失牙后牙槽嵴失去功能刺激，很快会出现明显吸收。如果失牙后未能及时进行干预，则在牙种植治疗时，很多患者出现较明显的牙槽嵴萎缩，不能满足牙种植所需的牙槽嵴骨量要求。这样在牙种植前常需要对牙槽嵴骨量不足的病例进行不同程度的骨增量手术。在众多骨增量技术中，虽然人工骨、异种骨及异体骨也有大量成功的报道，但自体骨仍被普遍认为是最好的骨增量材料，本节主要介绍自体骨原位扩张及自体骨移植在种植前骨增量中的应用。

一、牙槽嵴骨增量技术的基本原则

在种植义齿修复时，使用骨增量来重建萎缩的上、下颌骨，经过大量的临床实践，其有效性及可靠性已有大量基于循证医学原则的研究报道。然而，牙槽嵴骨增量手术的临床效果与操作者对骨的解剖生理状况的掌握以及临床实践经验密切相关。因此，根据骨愈合中的自然规律，掌握手术方案制订及操作中的一些基本原则，才能获得预期治疗效果，避免并发症的发生和发展。

（一）规范的术前检查与评估原则

良好的术前评估与掌握充分的解剖知识可以减少并发症的发生；合适供区的选择、外科技巧以及密切随访是获得成功的保证。

曲面体层片以及根尖片可用于评估骨缺损、周围的牙齿以及局部解剖形态。计算机断层摄影术（CT）对骨缺损的三维观察十分有用，也能用于评估口内供骨区的情况，有助于决定所需移植骨的大小以及取骨的部位。可结合使用种植设计软件与 CT 扫描，更加精确地评估患者所需重建的骨量。使用计算机扫描制备颌骨的立体光刻模型，通过对𬌗架研究模型及诊断蜡型的研究分析等，可把握牙槽嵴形态与预期修复结果的关系。在骨移植手术中，选择合适的供区提供足够的骨量，设计预期修复体位置的模板，以使种植体能植入到理想的修复位置，也是术前诊断评估很重要的一个方面。

（二）供骨区选择的微创化原则

选择伤害最小的部位，并且以伤害性最小的手术方式采取自体骨是牙槽嵴骨增量技术的一个原则。在牙槽嵴严重吸收患者牙种植前的骨增量技术中，自体骨移植被认为是预期效果最佳的选择，但同时也是增加手术创伤及手术并发症的重要原因，临床医生应根据治疗需要及供骨区特点选择创伤最小的手术方案。

供骨区的选择由以下几个因素决定：受骨区的情况，骨缺损的大小，用于骨缺损修复所需的骨量，需要取块状骨还是颗粒状骨以及患者的要求及医生的经验。选择一个能提供足够骨量的供骨区，使种植体能植入到理想的修复位置，而且患者愿意接受，医生又有较多经验的供骨区，是诊断评估和治疗计划制订中很重要的方面。

供骨区可取骨量，由大到小排序如下：髂骨、胫骨近端、头颅骨、肋骨、下颌骨颏部、下颌骨升支、上颌结节。尽管髂骨最常用于较大颌骨缺损的重建，但是它具有以下缺点：需要手术室、全身麻醉、手术后需住院以及术后会有步态的改变。口腔以外部位取骨，一般较难为患者所接受。近年由口腔内选择供骨区的临床实践被多数牙种植的医生和患者接受。在口腔内也就是颌骨解剖区内选择供骨区，可于门诊局部麻醉下手术，减少手术和麻醉时间，避免皮肤上的瘢痕。常见的口腔内颌骨区自体骨块供骨部位包括下颌骨联合处也称颏骨块、下颌升支、颧骨支柱等。颌骨区取骨的缺点是能取到的骨量有限，所以在口腔内颌骨区取骨进行骨增量手术者，通常需要配合非自体骨增量材料的应用。

（三）手术操作原则

1. 软组织处理原则

确保骨增量手术成功的要点之一是保证进行骨增量的手术区在密闭无菌的环境内愈合，因此保证术后创口的关闭是骨增量技术中的一个重要环节。在进行牙槽嵴劈开破坏了原有的血供以及游离骨块移植后，尚未建立成熟的循环之前，骨的抗感染能力较差，此时如受区存在感染或污染或因创口裂开而致移植骨暴露于口腔内微生物环境中，则可导致手术失败。而术前对可能导致软组织愈合不良的因素都能有效地去除，并在手术中尽量保护软组织的修复能力则是骨增量手术成功的关键。

如果术区软组织存在炎症、术后不能确保创区可靠地关闭，应于骨增量手术前对骨增量术区软组织进行必要的处理。如病灶牙根或松动牙应于术前拔除，进行必要的牙周洁治等。且拔牙最好是于术前两周进行，这样两周后软组织已经愈合，局部由于病灶去除且经自身的清理抗病机制，清除了局部可能存在的感染源，使得骨增量手术中确保无菌状况较为容易。

吸烟可影响软硬组织的愈合和重建，因此，术前应建议吸烟患者考虑戒烟或减少吸烟的量，并在术前将此风险与患者进行足够的沟通，以获得患者的理解和配合。

在手术切口设计中，应当使用宽基底瓣，确保黏骨膜瓣充足的血供，采取扩大松弛切口、充分翻开黏骨膜瓣、骨膜松弛切口等措施来使骨增量术区的软组织达到无张力缝合。受区切口原则上不应设计在植入材料的部位。

2. 无菌操作原则

手术操作时保持术区及移植骨块的无菌状况，是保证手术成功的必要条件。

由于移植骨块在进入受区后，在相当长一段时间内处于无血供、无自身抗感染能力的状况，因此确保移植过程中的无菌操作，防止对移植骨及受区的污染，是手术中必须遵守的原则。

3. 移植骨块活性保持原则

通常自体骨在刚离体时尚有部分具有活性的成骨细胞或前驱细胞，在手术过程中应尽量保护这些细胞，以利骨块的生长及愈合。取下的自体骨应保存于生理盐水中，有研究证实将自体骨块在室温下（22℃左右）保存于生理盐水中，4小时内仍可以保持95%以上的骨髓细胞活性。也有学者建议将其保存于血小板富聚抗凝血浆中。总的来说，切忌将骨块置于干燥环境下导致脱水，或浸泡于低张性溶液中（如蒸馏水）内。

4. 受区预备原则

受区预备的原则是增加局部血供或局部营养，促进移植骨块尽快完成血供的重建并避免愈合过程中因缺乏营养来源出现细胞坏死，死骨形成。受区应有良好的血供，皮质骨较厚时应去皮质化。

自体骨离体时部分具有活性的成骨细胞或前驱细胞，在愈合初期（3~5天内）仍需依赖受区内血浆来营养维持细胞活性，这里受区良好的血供就显得尤为重要。对受骨区的去皮质化，使之与移植骨块紧密贴合，有利于骨块的重新血管化以及骨愈合。

5. 移植骨固定和制动原则

新生血管形成及建立血流灌注通常需要2~3周的时间，而此时间与移植骨的大小及受区血供有关。新生的微血管通常较细（6~8μm），也极其脆弱，此时如果有任何的挫动，则可导致损伤。因此移植骨块必须有良好的固定和制动，并且要尽量避免来自外界的干扰，如活动义齿等。

（四）遵循骨修复生理进程的手术治疗原则

在任何的骨增量手术中，都不同程度涉及到骨增量材料的应用。骨增量材料可以是来自自身的供骨区，也可以是人工骨替代材料。理想的骨增量材料应具备以下特点。

（1）骨生成作用。移植物内含成骨细胞，能在受区继续保持骨再生作用。

（2）骨诱导作用。能诱导受区组织形成新骨。含骨成型蛋白（BMP）等成分。

（3）骨传导作用。移植物形成一支架，为新骨沉积提供合适的物理架构，使邻近的骨组织沿支架长入。

目前除了自体骨增量材料能具备以上所有3个特点外，绝大部分的骨增量材料仅具备骨传导作用。这也是自体骨被认为是骨移植材料应用的金标准的原因。

游离自体骨必须要再血管化，才能发生骨结合。松质骨的再血管化较皮质骨更快。松质骨内仍保留着丰富的骨细胞，这些骨细胞能生产合成类骨质，有较强的骨再生能力。致密的皮质骨起到骨引导的作用。随着时间的延长，骨移植物逐渐改建并被新生骨所替代（爬行替代）。

自体骨本身具有与骨形成有关的细胞及细胞因子，在手术过程及愈合过程中，如果从供区断离了血供的骨块能继续保持细胞的活力及细胞因子活性，则该骨块就能在受区自行生长代谢。如果这些过程中，骨块内细胞失活，则该骨块失去骨生成作用；如果细胞因子失活，则进一步失去骨诱导作用，则其在骨生成的过程中，仅能起到支架作用，成骨效能较差。

所以在手术操作过程中应尽量保护骨的活力，并应根据手术操作后骨块的情况决定手术方案。如果操作中骨块已完全断离，其在异位重建血循环期间需要来自邻近骨组织的营养，这时就不应选择同期植入种植体，以保证骨块与受植床充分贴合。并且通过受植床的去皮质化等操作，利于移植骨的修复重建进程。如果骨块移位后还有血供，如骨劈开增量操作时，骨块未完全断离，此移位的骨块能继续维持前述3个特点，其修复重建效能较强时，可考虑同期植入种植体，从而加快失牙的修复时间。

移植物在骨愈合的过程中发生骨吸收是必然的。而骨的吸收与移植骨的特性、来源等有关。在手术前应考虑到供区骨的特性，骨质骨与松质骨的比例、形态（骨块或骨屑），骨量的多少，不同胚胎发生来源等。通常松质骨、骨屑、软骨内成骨来源的髂骨等吸收较为明显，而皮质骨、块状骨以及膜内成骨而来的颏部骨块、下颌升支等吸收较少，手术设计时应根据骨增量的需要以及预期的骨吸收程度在对骨缺损进行修复时进行必要的过度矫正以补偿骨吸收。另外，用吸收率较低的异种/人工材料覆盖移植骨（加盖或者不加盖膜）可以减少骨吸收。

（五）经济和生物成本最小化原则

在满足患者的要求基础上，应根据患者选择手术方案时需要承担的经济及所受身心上的创伤综合考虑，减小不必要的经济负担及手术创伤。例如在条件允许时考虑选择短种植体和（或）小直径种植体或较为简单的骨劈开方案而免于实施损伤及花费较大的其他骨增量手术。

二、牙槽嵴劈开技术

牙槽嵴劈开技术又称牙槽嵴扩张术，这种手术适用于牙槽嵴宽度不足，而高度尚能满足种植需要的情况。通过手术方法，将牙槽嵴从中间劈开，形成完整的颊、舌侧皮质骨板，将种植体植入劈开的间隙内，剩余的间隙则填入骨代用品；如果劈开后种植体不能满足种植体植入对初期稳定性的要求，或者不能满足种植体植入并保持在正确的方向和位置，则可先植入骨代用品，二期进行种植手术。骨劈开技术的优点在于扩大了种植适应证的范围，充分利用现存骨量，将唇颊侧皮质骨板推移向外而不是在种植窝洞预备过程中被去除，最大限度地保存了现有骨量，简化了手术，可以避免较为复杂的块骨移植等。在国际口腔种植学会第四次共识性研讨中，专家们按照循证医学的原则，分析大量文献并结合世界著名专家的观点得出这样的结论：在适应证选择适当的患者中，牙槽嵴劈开扩张技术可以有效地改善轻度吸收的无牙牙槽嵴情况。种植体植入牙槽嵴劈开扩张技术增加骨量的植床，其存活率与植入天然骨种植体相似。

（一）术前检查

术前应进行必要的病史资料收集，如机体能否耐受手术，有无影响骨代谢的系统性疾病，用药史中有无静脉应用双膦酸盐等。检查包括口腔检查、影像学检查、血液检查等。结合病史资料排除手术禁忌证。由于骨劈开骨增量技术主要适用于牙槽嵴厚度不足者，而厚度的检查采用普通的 X 线片无法显示，可采用 CBCT 观察厚度的情况，并了解其在唇（颊）舌侧骨板间是否含有松质骨，后者的存在直接关系到能否顺利劈开牙槽嵴以及能否同期植入种植体。

（二）适应证

（1）牙槽嵴轻度或中度骨量不足，需要同期植入种植体。牙槽嵴宽度应在 4 mm 以上，这样才能保证唇侧骨板能够完整地移向唇颊侧，并能保持根方的牙槽嵴不断裂。

（2）牙槽嵴中央必须有骨松质，有严重的牙槽嵴萎缩，有时唇舌侧皮质骨板已经融合在一起，这时手术操作上就较为困难。

（3）主要适用于上颌骨。骨劈开牙槽嵴扩张的技术基础是骨组织的弹性特征，上颌骨骨质较为疏松，外层骨板较薄，可以允许较大的移动而不致折断，而下颌骨通常骨质较为致密，骨板较为厚实，基本没有弹性，在扩张时较易折断。

（4）如果劈开后种植体不能满足种植体植入对初期稳定性的要求，或者不能满足种植体植入并保持在正确的方向和位置时，则可先植入骨代用品，二期进行种植手术。

（三）手术步骤

1. 麻醉

局部麻醉下进行手术操作

2. 切口

可根据骨劈开扩张所需的术区大小设计角性切口或梯形切口，原则上松弛切口的位置应距离骨劈开线 2 mm 以上。

3. 骨劈开

先用裂钻或超声骨刀预备出利于骨劈开器械进入的凹槽，再将骨劈开器械刃端置于凹槽内，通过敲击使骨凿切入牙槽嵴内，小心勿穿通唇侧或腭侧骨板，达到设计深度后，更换较厚的骨凿，直至所需的宽度。在较严重牙槽嵴萎缩时，有时不能将牙槽嵴平均劈开，这时应保证腭侧骨板完整，唇侧骨板劈开如有穿通或断裂，可先配合 GBR 技术完成骨增量，二期植入种植体。

也可直接用一薄刃骨刀从牙槽嵴顶处轻敲凿开骨皮质后，用骨锤轻敲，逐步进入预定深度，直到术区整个沟槽有一定的长度并达预定深度，将骨刀插入，采用杠杆原理撬动唇腭侧骨板使之扩开。用力要恰到好处，尽量避免骨皮质折断。唇舌侧骨板分开后，最好能保留部分松质骨衬里，这样植入后骨愈合会更可靠。应用骨凿放于每个部位，用柔和的指部力量推挤和旋转，有助于获得所需宽度。由于上颌牙槽嵴骨质疏松，通过扩张至预定深度后常可同期植入种植体。应先尝试仅作嵴顶处劈开，利用上颌牙槽嵴的弹性宽容度扩张后植入种植体，这样两侧骨板未断开，愈合期来自两侧骨板的血供有利于骨的再生和修复。如果扩张有困难，可以增加垂直于嵴顶处平行切口的纵向松弛截骨线，可先增加一侧，在扩张操作无法达到足够的扩张大小时再增加另外一侧。

有学者介绍牙槽嵴劈开骨增量技术操作时先用咬骨钳或骨凿修整、骨锉锉平形成一窄平台，然后在此平台上进行下一步的操作。但由于牙槽嵴的骨高度很重要，这种方式通常要损失牙槽嵴高度，一般不轻易采用，哪怕是刀刃状牙槽嵴，只要保护好，其本身的骨再生能力强，于其上植骨较易成活，可在保证原来高度的基础上加宽牙槽嵴；相反，要在已经损失了高度的基础上再植骨提高则明显增加了难度。

4. 骨劈开后的处理

扩张并同期植入种植体后如果近远中部位遗留的间隙小于 2 mm 可不做处理，大于 2 mm 则应在间隙中充填骨代用品，后者有利于新骨的生成并可防止可能出现的骨吸收。如果骨块劈开扩张时已经配合了垂直松弛骨切开，则需结合引导骨组织再生技术，避免翻起的骨块在术后吸收。

5. 关闭伤口

采用间断缝合或褥式加间断缝合关闭伤口，如组织覆盖不足则需潜行剥离松解骨膜，使黏骨膜瓣在无张力状态下覆盖伤口，一期缝合。作了松弛处理后关闭伤口的操作后常有前庭沟变浅，二期手术时必须进行前庭沟成形术。

6. 术后护理

（1）术后 24 ~ 48 小时内冷敷。

（2）口服抗生素 7 ~ 10 天，使用漱口液。

（3）给予适当的镇痛药物。

（4）术后 3 天、7 天、14 天观察伤口愈合情况。

（5）口内缝线 10 ~ 14 天拆除。

（6）术后应进软食，避免术区受到外力的干扰，尤其是唇（颊）侧应确保术后无干扰下愈合。

7. 二期手术

术后 3 ~ 6 个月拍摄 X 线片，观察骨劈开区骨创愈合情况。未同期植入种植体者，术后根据骨愈合情况可在术后 3 ~ 6 个月完成二期植入。如果同期植入了种植体，应根据牙槽嵴在术前骨量不足的严重程度、术中创伤的大小及 X 线片观察的种植体骨结合情况确定二期修复时间。一般也是在术后 3 ~ 6 个月完成上部结构的制作和修复。

8. 手术要点

尽量植入较长的种植体，以保证种植体的初期稳定性。

手术中尽量不要破坏牙槽嵴原有的高度。在牙槽嵴骨增量手术中，增加宽度相对来说容易达到理想的效果，但增加高度就比较困难，所以手术中尽量不要破坏牙槽嵴原有的高度，以保证牙槽嵴高度修复的可预期性。

劈开的力度应适中，尽量能够保证皮质骨板完整。

配合 GBR 技术。由于骨劈开后，被劈开移位了的唇颊侧骨板血供已受到不同程度的破坏，破坏的程度越严重，则术后吸收就会越严重，配合 GBR 技术则可有效避免过度吸收。

三、外置法植骨技术

外置法植骨技术是指块状骨嵌贴于受区骨面，增加牙槽嵴骨量的手术方法。在众多骨增量技术中，外置法植骨技术是应用较多的骨增量手术，这种手术可有效改善严重吸收牙槽突的高度和厚度，使原本不能种植或难以种植的患者拟种植区骨量达到满足牙种植的基本要求。该术式所需的块状骨可取自髂骨、颅顶骨等。但由于在身体其他部位取骨，难以为患者所接受，采用颌骨局部供骨则因其具有手术简单、可在门诊局部麻醉下完成手术、植入后骨吸收较少等优点成为临床较多使用的手术方式。

（一）游离骨块移植后愈合的生理过程

外置法植骨是采用游离骨块移植，在手术设计及操作中应该了解游离骨块移植后愈合的生理过程。

游离骨块根据供骨区的不同，分为软骨成骨来源或膜性成骨来源，前者如髂骨、胫骨，后者如下颌骨、颅骨等。

游离骨块由于具备正常骨组织的物理架构，而且来自自身组织，没有免疫原性，富含血管和细胞，所以在目前的研究已经证实其具备直接成骨能力及骨诱导与骨传导能力。

游离植骨块的成骨能力与植骨块内成活的骨细胞密切相关，有研究报道通过微创手术、最短的离体时间以及最佳的保存方法处理的新鲜自体骨的成骨细胞和骨细胞能成活，并具备形成新骨的能力。而早期有生命的移植骨细胞形成的新骨通常对术后 4～8 周的骨痂形成是非常重要的。若植入时移植骨无活细胞成分，骨形成将会延迟。富含骨松质的植骨块内有较多活性细胞成分，就会有较强的成骨能力。

移植骨块成活的另外一个因素是稳定固定骨块。如骨块不能稳定，则可导致新生血管的破坏，进而导致组织细胞缺氧，局部纤维化甚至骨块坏死。随着骨块的再血管化，局部的成骨细胞被激活，在骨块表面沉积新生骨。移植骨块内的细胞和基质有骨诱导能力，诱导随着新生血管长入的成骨前驱细胞的转化及分化，同时植骨块表面对新分化的细胞有骨传导作用。虽然再血管化进程能保存移植骨块内细胞的活性，但很多细胞仍会在操作及愈合过程中死亡，植骨块表面的细胞及手术中暴露的细胞会发生坏死。因此在愈合期存在与成骨过程并存的清除坏死组织的破骨过程。

骨块的吸收程度与植骨块的组织成分有关，如髂骨的移植骨块多为松质骨，移植后吸收较多且吸收的量难以预期。下颌骨外斜线处骨质多为骨皮质，移植后吸收小。

移植骨块的胚胎发育时期组织来源不同，细胞的信号传导机制不同，分化过程及骨组织生理过程也不相同，影响移植骨块的成活与改建。成骨过程有两种方式，即膜内成骨和软骨内成骨。膜内成骨是在间充质分化成的原始结缔组织膜内发生的。软骨内成骨是由间充质先分化成软骨，再把软骨逐渐吸收，形成骨组织。颅颌面骨来源于外胚叶间充质细胞，为膜内成骨方式，而躯干骨来源于中胚叶间充质细胞，为软骨内成骨。颅颌面骨与躯干骨完全不同的信号传导机制与基因调控机制使得二者的成骨过程完全不同，被认为是可能影响移植骨块成活与吸收改建的因素之一。

目前的研究认为移植骨块内的骨松质由于存在丰富的血管与细胞成分，有利于植骨块的血管化与新骨生长，而其外层的骨皮质较为致密且移植后较少吸收，比松质骨能更好地维持骨增量效果。因此，从生物学角度来说，如有可能，同时包含富含血管细胞成分的松质骨与致密的骨皮质共同组成的移植骨块是最佳的移植材料。而且相同胚胎来源的植骨块更易成活，吸收更少，更有利于骨结合的长期稳定。

（二）适应证

Brånemark 根据种植体的结构以及牙种植体植入骨内骨结合的基本理论及临床经验提出，种植区域牙槽嵴的高度应大于 10 mm，厚度应大于 5 mm，否则不适宜做种植。外置法植骨技术则适用于牙槽嵴萎缩，残余骨量达不到以上要求的种植前治疗，不但适用缺牙区域宽度不足的唇颊侧植骨，也适用于垂直高度不足时的植骨。

（三）术前检查

植骨手术前应进行必要的病史资料收集，如患者全身状况能否耐受手术，有无影响骨代谢的系统性疾病，用药史中有无静脉应用双膦酸盐等。检查包括口腔检查、影像学检查、血液检查等。临床检查应评估缺牙区骨的质和量，并据之判断需要移植的骨量，确定供骨区。术前还需对供区进行必要的检查，如局部炎症情况、解剖结构及骨质骨量的情况等。如考虑下颌颊板区取骨，则应检查颊板区的厚度及大小。影像学检查可以评估缺牙区三维方向骨缺损情况，邻牙的情况，重要解剖结构的部位及其与术区的关系。对供区还可了解供区解剖形态，可提供的骨量，重要的解剖结构及骨密度等。通常曲面断层片可以提示下颌神经管走行的方向和位置，以及颏孔的部位。头颅侧位片可以确定颏部的骨量及取骨区周围牙根的位置，在取骨时可根据其确定截骨线与牙根间的安全距离。颌骨 CBCT 能提供颌骨内受区及供区的三维方向上的足够信息。其他部位取骨时，也要根据需要拍摄相应的 X 线片。

（四）手术操作

1. 麻醉

局部麻醉下进行手术操作

2. 切口

切口的设计与植入部位、种植体数量及缺牙数有关。一般是牙槽嵴顶切口，加上单侧松弛切口（角形切口）或双侧松弛切口（梯形切口）。松弛切口的位置应设计在离开移植骨块 2 mm 以上的部位，避免无自身血供的骨块影响切口的愈合并且增加渗漏及细菌污染的风险。

黏骨膜瓣的剥离及翻起过程中应注意保持其完整性，尽量在骨膜下剥离翻起。在上颌前牙区，往上需剥离至梨状孔的下缘，露出部分鼻腔黏膜，在植骨后伤口关闭前作软组织松弛处理时应避开此黏膜，以免切透后导致植骨区与鼻腔相通而增加感染的风险。但在剥离至前鼻棘时，其上的软组织不可完全剥离，以免导致术后患者鼻翼变宽或鼻尖中线偏移。

3. 取骨区选择

常用的供骨区为下颌升支及下颌颊板区、颏部及髂骨。外置法植骨技术的骨块多取自下颌颏部及下颌颊板区。一般来说，皮质骨含有较多的骨形成蛋白（BMP），但由于细胞成分少，较为致密，成活较为困难，但一旦成活后吸收较少；松质骨则富含细胞成分，疏松的结构有利于血管生长进入，较易成活，但容易吸收。下颌骨颏部既有较厚的皮质骨（3 ~ 6 mm 厚），又有较为丰富的松质骨，较易成活。下颌骨外斜线处则主要为皮质骨，一般在第一、第二磨牙颊侧处皮质骨可有 3 mm 以上的厚度，越向后则皮质骨越厚，有时取下的骨块主要为皮质骨构成，这种骨块则较易形成死骨。手术切取骨块时，骨切开线在保证不损伤深部重要结构的前提下，尽量深入骨髓内，这样在用骨凿取下骨块时，在骨皮质深面就会有足够厚度的松质骨附于其上。髂骨由于组织学来源与牙槽嵴不同，且主要为松质骨，虽然成活容易，但与口腔内供区相比，吸收更为明显。

虽然下颌骨局部供骨成活后骨吸收明显少于传统的肋骨或髂骨，但相对于骨代用品如 Bio-Oss 来说，吸收仍较为明显，因此，在全部用自体骨移植者，二期手术时间不应超过 6 个月，尽可能早地植入种植体，使骨尽早接受生理性刺激，防止吸收。

4. 植骨

移植骨块的稳定固定与植骨床密切贴合是保证移植骨块愈合的基本条件，因此外置法植骨应确保骨块与植骨床密切贴合。放置骨块前，应先作适当修整，使骨块能较好地与受区骨面吻合，可用骨剪、骨锯或骨钻等将取下的骨块进行适当的修整以使之与受区的解剖形态吻合。在修整时应保证骨块夹持稳定，避免掉落或被骨锯或骨钻挂飞。植骨块应固定牢靠并与骨面紧贴。修整合适后的骨块需制备固定螺丝进入的孔洞，此孔洞的直径应与固定螺丝的直径相同。孔洞制备后再以一圆钻将洞口处修一半圆形凹陷，以利固定螺丝的头部能进入此凹陷并与骨块外面平齐。可采用 2 mm × 7 mm 或 2 mm × 10 mm 规格的钛制螺钉，多数情况下固定一个螺钉即可，骨块较长者可固定两个螺钉。在放置骨块前应先在受区骨皮质上进行去皮质化处理，在皮质骨上钻数个孔洞，使骨髓腔的细胞及血浆成分能溢出，促进血供重建与愈合。然后将骨块的骨髓面与受区骨面相对，植入缺损区，用钛螺钉旋紧加压固定。虽然有学者认为骨块放置时皮质骨面与受区皮质骨面相对也可成活，但最好将骨髓面与受区骨面贴合，这样有助于血管生长进入，血供重建。骨块固定后小心地将锐利的边缘修整圆钝。原则上骨块应距离邻近牙1 mm 以上，因为软组织与邻牙相接处无法保证严密的封闭，可增加渗漏及细菌污染的风险。另外，移植骨块也应距离切口 2 mm 以上，以免渗漏及细菌污染，并且避免无血供的骨块影响切口的愈合。块状骨植入后，其与受区骨面间的台阶及小的遗留缝隙可用碎骨屑或人工骨粉填平。另外，口腔内供骨时通常所取到的骨量较少，应配合人工骨粉及引导骨再生技术才能获得理想的骨增量效果。

5. 关闭伤口

采用间断缝合或褥式加间断缝合关闭伤口，应保证在无张力情况下关闭缝合创口。

6. 术后常规护理

（1）术后 24 ~ 48 小时内冷敷。

（2）口服抗生素 7 ~ 10 天，使用漱口液。

（3）给予适当的镇痛药物。

（4）术后 3 天、7 天、14 天观察伤口愈合情况。

（5）进软食，避免术区受到外力的干扰。

（6）术后 7 ~ 10 天拆除供区缝线。

（7）口内缝线 10 ~ 14 天拆除。

（8）术后 3 ~ 6 个月拍摄 X 线片，观察植骨块愈合情况，如果同期植入种植体，可同时观察种植体骨结合情况。

（9）未同期植入种植体者在平均植骨 15 周后（12 ~ 24 周）行种植体植入。

四、取骨技术

在上颌骨牙槽嵴严重吸收患者牙种植前的骨增量技术中，自体骨移植被认为是预期效果最佳的选择。自体骨的供骨区可来自胫骨、髂骨、头颅骨、肋骨等多个部位，但由于在口腔以外部位取骨较难为患者所接受，而由口腔内选择供骨区的临床实践被多数牙种植的医生和患者接受，因此近年来在牙种植前骨增量的手术中，除少数特殊病例采用髂骨及胫骨作为供骨来源之外，大量的临床报道中种植前骨增量的手术供骨来源都是下颌骨颏部、升支及下颌骨颊板区获取的块状骨以及颗粒状骨。

（一）下颌骨正中联合部（颏部）

颏部是口内能提供较大骨量的区域。两颏孔间的平均距离为 5 cm。据研究此区域取骨量可达到 5 mL。

下颌骨颏部位于面颌部前份，手术时视野清晰，取骨入路容易，可提供相对丰富的松质骨及皮质骨来源，是术式相对简单的取骨区。颏部骨胚层来源与受区相同，在牙槽嵴骨增量技术中是常用的块状骨供骨区。

1. 植骨术前的临床检查

术前除进行前述植骨手术前应进行的必要检查外，还需对颏区进行必要的检查，如局部口腔卫生，有无牙周或牙根的病变，局部解剖结构及骨质骨量的情况等。通过曲面断层片检查颏孔的部位，了解下颌神经越过颏孔先向前然后再向后穿出颏孔的走行路径。通过头颅侧位片了解颏部的解剖结构，取骨区周围牙根的位置，确定截骨线与牙根间的安全距离；还可测定下颌骨前牙区的前后径以确定可取骨量。利用根尖片能更精确地测量牙根长度。必要时可加摄颌骨 CBCT 以更好地设计截骨线位置、截骨深度及了解可供骨量。

由于存在个体差异，术前应对患者的骨缺损类型、性质有充分了解，对颏部的解剖情况也应心中有数。此处的唇侧皮质骨平均厚度为 1.3 ~ 2.5 mm，其厚度向靠近下颌下缘方向逐渐增厚。松质骨的厚度 3.3 ~ 6.8 mm，接近牙根的地方最薄。通常可以通过头颅侧位片及 CT 影像来评估。CT 扫描以及曲面体层片能够评估该区的可供骨量。头影测量片可测定下颌骨前牙区的前后径。根尖片能更精确地测量牙根长度。

2. 麻醉

用含 1 : 100 000 肾上腺素的 2% 利多卡因施行双侧颏孔或下齿槽神经孔阻滞麻醉和前庭沟局部浸

润麻醉。在下颌骨的基底部，当需要显露下颌下缘时，有时还需要额外的局部麻醉来阻滞来自颈神经的感觉支配。

3. 切口

切口的设计可有3种方式，即沿龈沟横向切口加两侧松弛切口（以下简称龈沟切口）、膜龈联合下方前庭区的横向切口（以下简称前庭区切口）及附着龈横向切口加两侧松弛切口（以下简称附着龈切口）3种手术切口方式。

（1）龈沟切口：龈沟切口就是沿一侧下颌尖牙至对侧尖牙，用11号尖刀片与牙长轴平行的方向，从牙龈沟底部切开牙颈部的软组织附着直达牙槽嵴顶部，并于双侧尖牙的中点或远中部位作两个垂直于此横行切口的松弛切口，然后从骨膜下翻起颏部唇侧的软组织附着，显露颏部取骨区。这种切口设计的优点是：颏部取骨区的显露主要是从骨膜下翻起，可避免切断颏部的肌肉附丽，可减少术后肌肉渗血导致的术后瘀血及水肿；取骨后伤口关闭时由于组织瓣的上端是附着龈，较为坚韧，利用牙齿作为悬挂，将其通过悬吊式缝合复位，术后不易出现伤口裂开。缺点是：可能导致术后牙龈退缩，如原有牙龈退缩的牙周病患者，临床更需避免这一不良反应。

（2）前庭区切口：前庭区切口是将切口设计在膜龈联合下方前庭区的横向切口，操作时助手用拇指和示指将下唇牵向前方，于下颌移行皱襞下3~4 mm处作平行于移行皱襞的切口，从尖牙至对侧尖牙之间，切开黏膜及颏肌至骨膜下。由于颏孔一般位于下颌第一前磨牙与第二前磨牙之间，限制切口不超过尖牙区则可避免伤及颏神经及其分支。于骨膜下分离，向下翻起黏骨膜瓣，显露颏部骨面后按常规方式取骨。由于前庭沟切口可以牵拉组织瓣，通过有限的切口很容易到达颏部，但由于通常要切断颏肌，肌肉的损伤会造成更多的软组织出血，还有可能形成口内瘢痕。

（3）附着龈切口：附着龈切口是于附着龈上作平行于前牙𬌗平面的横向切口，并于双侧尖牙远中处作垂直于附着龈切口的松弛切口。注意切口尽量平分附着龈，于骨膜下分离并将黏骨膜瓣向下翻。由于附着龈在下颌前牙区相当菲薄，翻起黏骨膜瓣时从牙槽嵴上剥离附着龈时要小心勿将其撕裂，以免增加缝合关闭伤口的难度。一旦附着龈剥离后，下一步从骨膜下翻起黏骨膜瓣就比较容易了。向下翻起黏骨膜瓣，充分显露颏部骨面后，进行下一步的取骨操作。

4. 取骨

暴露颏部后，设计取骨的切口。下牙槽神经从颏孔穿出之前，会先向前行约3 mm然后转向后上，因此取骨时两侧的垂直截骨线应位于颏孔前5 mm以上。另外，为了避免损伤下颌前牙，取骨时上缘的截骨线应至少距离下颌尖牙牙根尖5 mm（图10-16）。下牙槽神经从颏孔穿出后，走行于骨膜上软组织内，由内而外分布于下颌前牙及前磨牙颊侧的软组织、下唇及颏部并支配这些区域的感觉，在下颌尖牙及前磨牙部位较靠近口腔侧，因此此区域手术应注意避免伤及这些分支甚至主干。

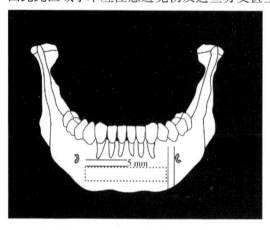

图10-16 下颌颏部截骨线设计

下截骨线首先应不破坏下颌下缘的完整性。舌侧骨板在手术时应避免穿过，以免导致口底出血。

为了保持颏部的外形，通常截骨线为两个长方形，保留颏隆突中线处的骨唇侧骨板，以维持颏部外形凸度，但这样会使取骨量减少，所以在需要取骨量较多时，作一完整的越过颏隆突的长方形截骨，取骨后再通过填塞骨代用品来恢复其外形。唇侧皮质较厚，可以使用裂钻或者往复锯将骨切开。切透皮质骨达松质骨后，用单面凿沿着骨切开线轻轻敲击，将骨块从基底部折断撬起。也可将块状骨分割成矩形骨块，分段获取。分成两个骨块后更容易获取，因下颌骨颏部内侧的松质骨通常较致密，骨凿如未进入骨块的舌侧面的话，较难分离骨块，先取出一块后，骨凿即可以较易从第二块骨块的舌侧进入撬起。为了取到较多的松质骨，在作长方形截骨线时，其深度最好能达到舌侧骨板的髓腔侧，这样就能在撬起骨板的时候带出较多的松质骨。虽然可以在移除块状骨后使用刮匙等工具获取一些松质骨，但是能挖出的量十分有限。较少或者颗粒状的骨移植时，可使用环形钻、骨收集器、骨挖器来获取。供区的伤口缝合可在骨块植入受区后再进行，这可以缩短取骨与植骨之间的时间，有利于保存移植骨块的活性。

5. 取骨区骨创的处理

颏隆突处保留了一个条形唇侧骨板的患者，通常在移除块状骨后，将止血材料如胶原或明胶海绵置于松质骨表面，骨创一般能自行修复。当获取较大的骨块时，供区应使用骨替代材料如羟基磷灰石，来维持颏部唇侧的外形，以免在愈合期软组织塌陷进入骨腔，导致新骨无法进入骨缺损区。

6. 关闭伤口

采用前庭沟切口方式者，应分离前庭沟切口上方的黏膜，以减少水肿和下唇运动所产生的张力。保证在无张力情况下，用间断缝合或褥式加间断缝合关闭前庭沟切口。深层组织使用可吸收线缝合，表层黏膜使用可吸收或普通缝线缝合。龈沟切口及附着龈切口则采用悬吊式缝合方式关闭伤口（图 10-17 ~ 图 10-19）。

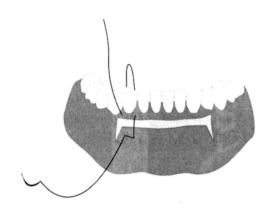

图 10-17　悬吊式缝合方式关闭伤口

缝针从颊侧尖牙与双尖牙牙间乳头处穿向舌侧，再从舌侧尖牙与
侧切牙间穿向唇侧，穿过下游离瓣后于唇侧打结

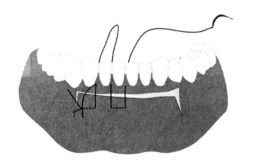

图 10-18　继续按悬吊式缝合法关闭伤口

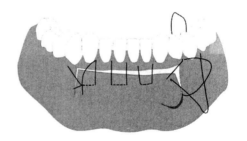

图 10-19　最后按图示方式打结

7. 术后护理

（1）术后使用压力绷带包扎颏部，以减少水肿、血肿形成及切口裂开。

（2）术后口服抗生素 7 ~ 10 天。

（3）给予适当的镇痛药物。颏部取骨的术后疼痛比较明显，术后可应用长效局部麻醉药，如布比卡因行下颌神经阻滞麻醉，可以延迟疼痛的发生。

（4）口内缝线术后 14 天拆除。

（5）术后应进软食，避免术区受到外力的干扰。

颏部供骨的手术方式以往采用前庭区切口，但前庭区切口由于切口部位组织较脆弱，在咀嚼等功能性活动时创口有一定的张力，术后较易裂开；由于切口处常需切开颏肌，术后水肿及瘀血较为明显；另外，术后形成较明显的瘢痕。

有学者于颏部取骨时，采用分层切开的方式，使黏膜切口与黏膜下切口错开，缝合时先将骨膜及肌层缝合，然后再缝合黏膜层，认为这样可保证黏膜在无张力的情况下愈合；也有学者于颏部手术时，采用从下唇黏膜面切口进入的方式，但这些都增加了手术难度，并且不能减少术后的水肿、瘀血及瘢痕。

附着龈切口术式，缝合时较易通过悬吊式缝合方式关闭伤口，由于翻起的黏骨膜瓣上端有宽度 1 mm 以上的附着龈，有一定的韧性，不易撕裂，加上缝合时缝线在活动瓣上的走行类似于褥式缝合，不易撕裂组织；在切口的上方则悬吊于牙齿上，不会影响软组织。但需要强调的一点是，本术式中伤口的缝合是决定术后有无伤口裂开的最重要一环，最好是采用悬吊式缝合法关闭伤口，如果采用常规的软组织上缝合方法，由于切口上端的软组织少而薄，极易撕裂，即便是采用褥式缝合也很难避免伤口裂开。附着龈上的瘢痕基本不可见，两个松弛切口处也无明显的瘢痕，这可能与该切口位于前庭沟处黏膜完全无张力的部位有关。

（二）下颌骨升支及颊板区

下颌骨升支及颊板区作为供骨来源是目前种植前骨增量中选择较多的取骨部位，是一个理想的供区，它具有创伤小、术后并发症少、不影响患者的外形及功能等优点。另外，下颌骨为膜性成骨，与受区骨的胚胎来源一致，植骨后吸收少。这个取骨区在许多相关文献中称为下颌升支取骨区或下颌升支及外斜线取骨区，但实际的取骨范围是在下颌升支喙突下方、升支前 1/3 的部位以及下颌骨颊板区。外斜线在解剖学上指的是从颏结节向后上与下颌支前缘相连的骨嵴，显然与实际的取骨部位不符。颊板区指的是颊侧从牙槽嵴到外斜线的部位，主要结构是下颌体颊侧骨皮质。颊板区以第一磨牙颊侧中线为界，从该牙的远中根开始向下颌升支方向，逐渐向颊侧隆起，在牙根与外斜线间形成一个平台，越向后越宽，整个颊侧骨板与牙根的距离越大；颊板区向前牙区方向骨板与牙根关系密切，硬骨板与牙根间几乎没有松质骨；所以下颌骨颊板区的取骨部位通常是在颊板区偏后方，以第一磨牙颊侧中线为界，向后至下颌升支前缘。

下颌骨升支及颊板区的取骨范围大小为 30 mm×10 mm×4 mm，取出的骨块大致呈长方形。单边的骨块可用于 1~3 个牙范围的牙槽嵴骨增量。

1. 取骨术前的临床检查

术前除进行前述植骨手术前应进行的必要检查外，还需通过曲面断层片检查颏孔的部位，了解下牙槽神经的走行路径，了解有无阻生牙等。使用 CBCT 扫描可分析和评估骨性解剖标志，如下颌升支、外斜线、下颌神经管等。下颌升支的平均前后径为 30 mm，下颌小舌常位于后 1/3。

2. 手术方法

（1）麻醉：用含 1 ：100 000 肾上腺素的 2% 利多卡因施行双侧颏孔或下齿槽神经孔阻滞麻醉和下颌后牙区颊侧前庭沟局部浸润麻醉。当显露升支的外侧面较为深入，涉及咬肌及下颌角部位时还需要于局部添加局部麻醉，以阻断颈丛的神经支配。

（2）切口：下颌升支及颊板区骨块手术切口的设计可有 3 种方式，若取骨区无牙，则可采用沿牙槽嵴正中切口线；若取骨区牙列完整，则可考虑使用牙龈沟切口线再加垂直松弛切口线；前庭沟切口线的方式则不论是否有牙均可适用。

前庭沟切口线位于下颌骨外斜线偏外侧，向上不要高于咬𬌗平面 10 mm，也就是不要超过颊脂垫尖的位置，以免切开后导致颊脂垫脱出干扰术野，也可避免伤及颊动脉而增加出血量。切口线向前延伸至下颌第一磨牙的颊侧。

在咬殆平面处，颊动脉越过下颌升支向前外侧延伸至磨牙后垫，如果受损可致明显的出血，可用止血钳于切口的舌侧面钳夹止血。切口向前延伸至下颌第一磨牙的颊侧。从下颌体翻起黏骨膜瓣，显露升支的外侧面。通常在翻起黏骨膜瓣时可先见到颊肌的附丽，将骨膜分离器置于颊肌附丽的内侧，在骨面上沿下颌升支的方向上下滑动将黏骨膜瓣翻起，翻起黏骨膜瓣后骨膜剥离器可沿下颌升支的表面向深部分离，如有需要的话，最深可至约 15 mm 处。向前下剥离至第一磨牙近中处。

（3）取骨：取骨区包含下颌升支与下颌体部的颊板区部位，暴露下颌升支及下颌体后份外侧骨面后，设计取骨的切口。取骨块的大小由受区所需的骨量决定。如果单纯切取颊板区骨块的话，骨块呈长方形，有上、下、前、后 4 条截骨线。上截骨线从下颌第一磨牙远中根的颊侧开始，向后达下颌升支与下颌体交界稍后，前截骨线通常设计在下颌第一磨牙远中根的颊侧，后截骨线设计在下颌升支与下颌体交界稍后，下截骨线与上截骨线平行，与前后截骨线相连。截骨刀的方向除上截骨线与牙长轴平行外，其余截骨线皆与牙长轴垂直。

操作时根据下颌骨颊板区的宽度，采用小圆钻，在升支与外斜线部位钻孔确定上截骨线的位置，此截骨线在磨牙的颊侧至少应保留 2 mm。骨钻垂直于骨板平面，与牙长轴平行的方向先钻孔定位，然后用一裂钻或骨锯将此钻孔连接成线。钻骨或锯骨的深度以穿过骨皮质，有落空感或见到来自松质骨内的出血即可。前截骨线通常设计在下颌第一磨牙远中根的颊侧，垂直于水平截骨线，从上而下 10 ~ 12 mm。后截骨线的设计则根据是否要截取下颌升支骨块而定，一般设计在下颌升支与下颌体交界稍后，也是垂直于水平截骨线向下与前截骨线相同的长度切开骨皮质。垂直切口在接近下牙槽神经投影表面时，切入的深度限定在 3 ~ 4 mm 的深度，应逐渐加深，在穿过骨皮质后见到来自松质骨内的出血时不能再深入，以免伤及下牙槽神经。下截骨线与上截骨线平行，与前后截骨线相连，与颊侧骨板及牙长轴垂直的方向截断骨皮质，可采用摇摆锯、超声骨刀或较大的球钻来完成。由于下截骨线位置深在，视野不清，操作较为困难，而且此截骨线可能位于神经管的表面，所以不宜过深，以刚穿透骨皮质即可。如果取骨区需包含下颌升支骨块的话，上截骨线在向后达下颌升支与下颌体交界后，需继续向上，沿下颌升支前缘，在升支的内侧至少应保留 3 mm 作截骨操作，上可达喙突下。此时后截骨线则是从喙突下，平行于殆平面，由前向后切开骨皮质，颊板区的下截骨线则在越过下颌体与升支交界后，弧形向上与后截骨线相连，这样取下的骨块将是略带弧度的长条形。

完成各截骨线切口操作后，先用一薄的骨凿通过敲击锲入骨内，此时注意骨凿的方向应与下颌升支的外侧平面平行，以免误伤下牙槽神经。然后再换用一较厚的骨凿通过敲击锲入骨内，进一步将骨块向颊侧撬动掀起。

由于下颌升支前缘处的骨板较薄，骨量不大，且主要是皮质骨，所以临床上更多的情况是仅仅采取下颌骨颊板区的骨块。后者骨量较大，含丰富的松质骨及较厚的皮质骨，形态及大小上更适用于牙槽嵴增量。

（4）取骨区骨创的处理：取骨后要将形成的锐利边缘修整圆钝，如有明显的出血可用骨蜡填塞止血。如果移除块状骨后，出血不明显，用明胶海绵填塞于松质骨表面即可，骨创一般皆能自然修复，目前还未出现过有修复不佳所致外形或功能上并发症的报道。

（5）关闭伤口：采用间断缝合或褥式加间断缝合关闭前庭沟切口，一般此处的软组织较为松弛，通常不用作任何减张的处理就可在无张力情况下关闭伤口。

3. 术后护理

（1）术后 24 小时内冰敷，以减少水肿、血肿形成。

（2）术后口服抗生素 7 ~ 10 天。

（3）给予适当的镇痛药物。

（4）术后 14 天拆除缝线。

（三）髂骨

髂骨是临床上研究最多，移植效果较好的自体骨供体之一，其特点为：①供骨区骨量大，可满足大部分牙种植骨增量手术的需要；②髂骨既有较为厚实的骨皮质，在颌骨受区能较为方便地修整成较合适的其长度、宽度及曲度；③具有丰富的松质骨及含有大量骨细胞和血管的骨髓，再血管化进程较快，植入后能较快成活；④骨块或骨屑的采取操作较为容易和安全。

1. 髂骨供骨区的应用解剖

（1）骨骼：髂骨取骨的时候不要太靠近髂前上棘，因为髂前上棘与髂前下棘之间有一个凹陷，如果截骨区太靠近髂前上棘，会增加髂骨前翼折断的风险。由于该区域有许多控制大腿屈曲及外展的肌肉附着，若发生断裂，则会明显影响患者术后的活动并延长恢复期。

（2）血管：髂骨前段主要的血供来自旋髂动脉、旋髂深动脉及旋髂浅动脉。

（3）肌肉：髂前上棘上有几条重要的肌肉附着，腹外斜肌、阔筋膜张肌的肌腱在髂前上棘处汇合，在取骨时，切开皮肤及皮下组织后，可见一白色发亮的筋膜，就是这两条肌肉融合在一起的肌腱。阔筋膜张肌由髂前上棘的外侧向下，经膝关节外侧，附着于 Gerdy 结节，主要功能是使大腿屈曲、外展、及向内旋转。缝匠肌由髂前上棘斜向内下方，经膝关节内侧，止于胫骨上端粗隆内侧面，主要功能是使髋关节屈曲及外旋，并使膝关节屈曲和内旋。直接附着于髂骨外侧面的肌肉有臀大肌、臀中肌及臀小肌。其中臀中肌及臀小肌较靠近髂前上棘，这两条肌肉皆附着于股骨大转子，主要功能是使大腿外展，在行走时则可单脚稳定身体。髂骨内侧面的肌肉有髂肌、腰大肌，这两条肌肉的主要功能是使大腿屈曲，使下肢能跨步向前。

（4）神经：此区域可涉及的神经有髂腹下神经、肋下神经、股外侧皮神经，都是感觉神经。股外侧皮神经来自腰椎第二及第三节，向下穿过腹股沟韧带下方，支配大腿外侧皮肤的感觉。据统计，有 2%～3% 的股外侧皮神经走行较为表浅，越过腹股沟韧带上方，与肋下神经并行，很靠近髂前上棘。髂腹下神经来自腰椎第一及第二节，从腰大肌侧方穿出，向下走行于腰方肌上方，越过髂前上棘，支配臀部侧方的感觉，肋下神经来自胸椎第十二节，支配鼠蹊部的感觉。

2. 手术操作

（1）麻醉：在全身麻醉下手术。

（2）切口：术前按术区要求常规备皮，手术体位采用仰卧位，为了便于操作可用沙袋将术侧臀部垫高以使髂嵴突出。

消毒铺盖后，摸到髂嵴，按照取骨范围在皮肤表面画出标记，先由助手将髂嵴内侧皮肤向中线方向推压，使髂嵴表面皮肤移向嵴的内侧，然后平行于髂嵴切开皮肤和皮下组织。这样作切口的目的是，完成手术后，创口滑向髂嵴外侧，可避免切口正对髂嵴而承受过大的张力，也可避免愈合后的切口受到摩擦和压力。切口线前端起于髂前上棘后方 1～1.5 cm 处，避免损伤肋下神经，以及股外侧皮神经。切口向后的长度根据需要采取的骨量而定。切开皮肤、皮下组织及覆盖在髂嵴上的肌层及骨膜。翻开显露髂嵴及腹侧皮质骨，应小心地保持在骨膜下剥离，以免伤及旋髂深动静脉。可根据需要采取的骨量决定剥离的范围，一般是向内翻开骨膜至髂嵴下达切口下 4 cm，外侧翻至髂嵴边缘。充分显露后，先根据需要采取的骨块大小用裂钻定位，确定截骨范围，小心保护好周围的软组织后，使用横切长锯以及骨凿进行取骨。从髂骨内侧皮质切取带松质骨皮质骨块时，最少应距离髂前上棘 1 cm 处的顶部开始行截骨术。截骨切口为沿髂嵴的长轴作纵形切口，在此骨切开处作前后两个垂直切口，两个切口皆在骨膜下向下切开骨皮质。只取单层皮质骨时，可沿着髂嵴长轴切开，保留对侧的皮质骨；用骨锯截骨，也可应用一尖利的 2 cm 宽骨凿作截骨操作，应用骨凿撬动使之向侧面橇起，取下带松质骨的皮质骨块，接着可用骨钳等继续取出松质骨，取骨过程均应保持外侧骨皮质完整。将取出之骨髓置于充满盐水的玻璃器内，取料足够后，充分冲洗，填塞止血或使用血小板凝胶以减少骨内出血，必要时可用骨蜡止血。由于髂翼维持骨盆上部的外廓，其内侧面较光滑，骨膜与肌附丽易于分离，通常仅切取髂嵴内侧及其续连的髂翼内侧骨板，以保持骨盆的外形。不采取外侧骨皮质则可不用剥离髂嵴外侧的肌肉，使阔筋膜张肌、臀中肌及臀小肌的附着保持完整，可减少术后行走时的疼痛感以及步态不稳等现象并缩短恢复期。

当需要更厚的骨块来进行骨增量手术时，可以切取髂嵴全层获取皮质骨块。沿着髂嵴的外侧皮质翻起臀肌附着。这种移植骨块通常是用于严重萎缩的颌骨重建。这时应从距离髂前上棘更远的地方切取。否则，剩余髂嵴段的骨容易发生骨折。取骨后使用骨锉将髂骨皮质骨边缘打磨光滑。术后，可以在取骨位点的松质骨表面，放置止血材料如明胶海绵。

取骨后如果是切取全层髂骨块，可采用移植材料植入以利供区骨修复解剖外形至切除前水平；但如果仅是截取单层骨皮质的话，可直接缝合，骨创常可自行修复。冲洗后分层缝合，注意阔筋膜层及其他层的缝合，保证能解剖复位，皮下组织和皮肤分层缝合。缝合结束前在骨膜下放置一小的橡皮引流条，在切口下缘以下约 2 cm 穿出，用缝线缝于皮肤上。

3. 术后护理

（1）术后 24 ~ 48 小时内冷敷。

（2）预防性抗感染治疗 7 ~ 10 天。

（3）给予适当的镇痛药物。

（4）引流条术后 2 ~ 3 天去除。

（5）术后 7 ~ 10 天拆除缝线。

（6）术后 1 周之内勿用患侧全腿负重，术后 6 周应避免运动及搬举重物。

（四）胫骨

胫骨近端作为供骨区与髂骨相比最大的优点是能在门诊进行手术，可以在局部浸润麻醉及静脉辅助镇静药物下进行。可以获得大量松质骨，该取骨区可以取得高达 40 mL 的松质骨，并且并发症发生率较低。术前行腿部备皮，将腿部垫高，膝盖微屈，消毒铺盖后，用无菌手术标记笔标记手术切口，再用含有血管收缩剂的局部麻醉药沿着手术切口行浸润麻醉，然后，将局部麻醉针直接插入骨组织进一步浸润麻醉这些区域。于腿部前外侧面位于 Gerdy 结节上的皮肤作 2 ~ 3 cm 的斜行切口。Gerdy 结节是一个骨性突起，位于胫骨关节平面下 1.5 cm 处。该区域没有重要的神经及动脉，一般没必要使用止血带，使用电刀止血即可。逐层切开皮肤皮下及髂胫束的表层后，即可见到骨膜，在骨膜上做一个带有辅助松弛切口的斜行切口。翻起骨膜，显露供骨区。在皮质骨制备出 1.5 cm 大小的窗口，另外，还可使用 10 mm 直径的环形钻取骨。环形钻钻入时注意控制钻针的方向，靠内侧和下方一些，以避免损伤膝关节。胫骨近端的皮质骨相当薄，可以较容易地将皮质骨成块状撬下，用于牙槽骨缺损的重建。取下皮质骨后可用刮匙挖取松质骨。取骨后填入明胶海绵止血，分层缝合伤口。术后膝盖部位弹性压力绷带包扎并使用冰敷。术后患者可以行走，休息时保持腿部抬高体位，数天后患者可恢复常规活动，4 ~ 6 周内应避免剧烈运动及术侧腿部完全负重。

五、牙槽嵴骨增量并发症

如同其他外科技术一样，牙槽嵴骨增量也有其特有的并发症。正确的诊断技术、手术方案以及严谨的操作过程，能避免手术本身潜在的许多并发症。

（一）供区并发症

1. 口腔内供骨区

颏部、下颌升支及下颌颊板区是骨移植手术的口腔内常用供骨区，3 个部位都可有愈合期的疼痛、肿胀、瘀血、术后感觉异常等表现。颏部、下颌支或下颌颊板区取骨后形成的骨缺损，一般可完全愈合而不出现外形的改变。早期的手术方式是取骨后，常规植入骨代用品，但由于骨代用品在某种程度上是一种异物，对伤口的愈合会有一定影响，所以目前在临床上一般仅填入明胶海绵，起到止血作用并有一定支撑作用，术后取骨区皆能自行修复，不会造成外形上的改变。

（1）颏部：与口腔颌面部的其他供区相比，颏部术后并发症的发生率更高。当骨块已移除后，下颌前牙感觉异常是术后常见的并发症。如切牙管神经在取骨过程中受损，患者会有切牙感觉异常，此时多数不需要做根管治疗，在 6 个月内可以自行修复。但有个别患者也会因牙髓受损，导致下切牙变色或者继发性牙本质形成。颏部取骨的患者还可出现术后颏部和下唇感觉障碍，常见的是下颌前牙或颏部下缘迟钝感。但只要遵循手术操作要点，确保不伤及牙根及颏神经，这种迟钝感会逐渐淡化、适应或消失。有时这个恢复时间会较长，少数患者会持续到半年以上，但这种感觉障碍不会导致牙髓坏死，也不会影响下唇及颏部的运动。

有的患者可出现颏部气候官能症，即在寒冷的天气时，会觉颏部感觉异常。这种情况大多数可恢复正常，但是仍给患者造成困扰。术前应就手术会导致牙齿以及颏部感觉的异常与患者有足够的沟通。

由于颏部取骨者可能有术区的感觉障碍，患者会主观感觉颏部外形上有改变，但目前尚未有术后颏部软组织外形改变的报道。

颏部取骨量的多少还与供区损伤和并发症发生率有关。取骨导致下颌联合部骨折是一个潜在的并发症，术前应对颏部高度、厚度有仔细的分析和评估。下截骨线位置应设计在下颌下缘的骨皮质的上方，截骨切入的深度原则上不要穿过舌侧骨板，取骨操作时不要用力过猛，一般可避免骨折出现。

（2）下颌升支及颊板区。

1）术后肿胀。在下颌支及颊板区取骨者，术后肿胀较为严重，可出现张口受限和咀嚼困难。通常没有外形改变的主观感觉或客观表现。从下颌支及颊板区所取骨量的多少与术后供区损伤和并发症没有明显相关性。术后张口受限的原因：手术区进行软组织剥离时，可能会损伤到咬肌；术后局部区域的肿胀，也可激惹咬肌导致术后张口受限。预防：手术时应避免过大范围地剥离软组织，尽量不要侵犯到咬肌附着点。处理：服用止痛药及糖皮质激素例如地塞米松减轻水肿，一般可逐渐恢复。

2）舌神经损伤。a. 原因：位于磨牙后垫处的切线如果过分偏向舌侧，就有可能伤害到舌神经。b. 预防：在切开前，应通过触诊，确定下颌升支的位置，在磨牙后垫处的切线应略偏向颊侧。

3）颊神经损伤。当需要切取较大骨块，前庭沟切口线需要延伸到前磨牙处时，有时可有颊神经支配区域的感觉障碍，但相对于颏部来说，下颌支或下颌外斜线术区出现感觉障碍的概率较低。

4）下牙槽神经损伤。Tsuji 等对日本人下颌骨的解剖研究发现，以下颌角为分界，在近心端（向下颌髁突方向）的下牙槽神经走向较偏向颊侧，可有 20% 以上的患者其下颌升支内的下牙槽神经管与颊侧皮质骨接触甚至与其融合，而远心端（向下颌体方向）的下牙槽神经走向逐渐偏向舌侧。所以下颌升支及外斜线部位的取骨时，如果尽量以下颌角前方区域为主，则伤害到下牙槽神经的可能性就会大大降低。另外，术前对取骨区神经管的位置通过 CBCT 进行细心分析和评估可减少手术的盲目性。

2. 口腔外供骨区

（1）髂骨：髂骨取骨术后的并发症包括疼痛、感染、感觉异常、血肿、步态障碍、外观畸形、瘢痕形成。缝合伤口时注意消除死腔，并在缝合后采用适当的引流措施，可以避免术后血肿的形成及并发感染。形成血肿时，应及时进行引流处理。只要能有效消除死腔，避免血肿形成，伤口深层的感染较少见。

术后感觉异常是较常见的并发症。一般来说，髂骨部位供骨者多数在术后 3 周内无疼痛。但可有部分患者术后疼痛的时间持续数周到数月不等。有研究观察到有 11% 的患者在术后两年仍有疼痛、步行不适，可能因股外侧皮神经、肋下神经和髂腹下神经的皮支损伤导致大腿外侧皮肤感觉障碍（感觉迟钝、皮肤烧灼感等）。股外侧皮神经穿过髂窝，然后穿行于髂骨嵴之下，在切开的过程中或者向内牵拉髂肌时可损伤该神经，神经损伤的概率约为 10%，并与取骨的大小相关。髂腹下神经的外侧皮支横跨髂嵴，在手术过程中可能被切断或牵拉，切断后可出现大腿外侧和臀部感觉迟钝。该并发症通常可以取骨术后在 1~6 个月内恢复。

手术先由助手将髂嵴内侧皮肤向中线方向推压，使髂嵴表面皮肤移向嵴的内侧，再平行于髂嵴切开皮肤和皮下组织，这样手术切口实际上位于髂前上棘外侧 1~2 cm 处，可避免把神经横向切断，也可避免切口正对髂嵴而承受过大的张力，也可避免愈合后的切口受到摩擦和压力。另外，在术中牵拉髂肌时动作尽量轻柔，避免对神经的牵拉损伤。术后由于创口的瘢痕牵拉等，可导致轻度的步态障碍，通常是暂时的，待肌肉修复完善后会消失。切口长度一般控制在 4 cm 左右，并且尽量位于比基尼线的内侧，这样在术后形成的瘢痕就会较隐蔽。具有瘢痕体质的患者，术后局部注射类固醇激素有减少瘢痕形成的作用。

如果手术取骨量较大，有可能导致髂骨翼的骨折。但髂骨翼部位无重要结构，骨折后可自行愈合，所以可采取非手术治疗，一般无后遗症。皮肤切口较大时，皮肤瘢痕形成，可有臀部外形的轻微改变。

（2）胫骨：胫骨供区可能会发生的并发症有瘀斑、血肿形成、伤口裂开、感染、骨折。胫骨在取骨后骨折发生率很低，但仍有报道，大部分胫骨骨折是由于取骨位置过低而引起的。手术应将术区限制在胫骨较高的位置，因较高位置时骨的三维尺寸较大，可在取骨区四周保证有足够的骨量，可有效避免术后骨折。

（二）受区并发症

1. 前庭沟深度丧失及附着龈移位

在骨增量后由于骨量较增量前在体积上有增加，常导致软组织相对不足，常用的方法是松弛和移动唇侧组织瓣，使之向舌腭侧移位覆盖移植物。这样处理后往往会导致角化龈移位，偏向腭侧或者舌侧。解决的方法是在暴露种植体的二期手术中，将角化组织向唇侧复位。较严重时还需进行角化龈移植重建附着龈。

2. 伤口裂开

（1）原因：软组织的质量和数量较差，感染，缝合不佳，组织瓣张力过大以及组织瓣的设计不良等可致伤口裂开。沿缝合口出现的感染可能是由于污染、滞留缝线等所致。拔牙创缺损，尤其是多根牙拔牙后，术区创口不规则，如果未作较好的松弛或转瓣处理，常有愈合不佳。术后使用的临时义齿在植骨区未作足够的缓冲，基托压迫黏膜使其破损以及对颌牙的咬伤也可导致伤口裂开。在采用了引导骨组织再生技术的患者，使用屏障膜尤其是非吸收性屏障膜时，由于其妨碍组织的附着也使术后更易出现伤口裂开。

1）软组织的质和量：对于计划进行牙槽嵴骨增量的患者，在术前应对软组织状况进行评估，如局部有无急性或慢性炎症，拟拔除患牙的牙周有无充血水肿等。术前应处理所有表层软组织的炎症。同时，应该调磨软组织支持式修复体，使之在术区有足够的缓冲。在植骨之前，对于邻近受区的牙齿，应当评估其牙周健康及牙髓状况。植骨术前，应拔除无保留希望特别是伴有感染的患牙。骨缺损区邻牙的边缘骨高度，决定了垂直骨增量所能达到的水平。存在骨吸收的患牙，尽管尚稳固，但如果其限制了骨增量的需要，也有必要将之拔除。术前数周，拔除受区中需要拔除的患牙。较佳的治疗方案是，拔除患牙，清除局部的致炎因素（如不良修复体等），2~3周后再进行骨增量手术。由于拔牙2~3周后，拔牙创软组织已经愈合，并且病因（患牙或不良修复体）已经去除，并在软组织愈合期内机体内在的抗炎及修复机制已经完成了局部炎性产物的清除及软组织修复，这样在骨增量术后，健康的软组织较易得到一期愈合。

术者应当检查受区的软组织特性，包括角化黏膜的质与量、组织厚度，是否有较高的肌肉附着，系带附着的情况以及瘢痕。尽量于植骨术前纠正软组织的问题。

植骨术前，软组织移植可以增加软组织的质量及厚度，有利于骨增量术中创口的关闭。瘢痕组织会限制组织瓣的移动，妨碍手术切口的血供。当受区有明显瘢痕组织时，应当考虑在骨增量术前使用牙龈组织瓣转移修复或腭部牙龈组织游离移植等。如果受区表面的黏膜较薄，可以使用腭部游离结缔组织瓣移植，增加其厚度。如果仅仅是增加软组织厚度，也可选择同种异体组织。软组织修整术应该在植骨术前8周进行，以让移植组织有充分的时间与受区发生整合以及血管化。

2）吸烟与伤口裂开：嗜烟可影响软组织的愈合，术后应戒烟或减少吸烟量。已有文献证实吸烟与伤口开裂以及Onlay植骨失败有密切的关系。戒烟能使植骨区表面软组织获得更好的愈合。考虑到嗜烟发生并发症的高风险，应该将吸烟可能对伤口愈合的影响作为知情同意的一部分与吸烟患者沟通，通常在术前2~4周戒烟较为理想。重度吸烟者（1~2包/天）可能不会听从戒烟医嘱，但至少应建议其减少数量（每日控制在1包以下）。如果患者在软组织已经覆盖移植骨后恢复吸烟，仍有可能获得成功的骨结合。

（2）预防：病例选择、受区的准备，软组织足够的松弛或转瓣处理，保证无张力缝合，术后适量的糖皮质激素应用减轻水肿，分期拔牙，戒烟或减少吸烟，应用生长因子，弃用或者调磨活动修复体等措施可有效预防伤口裂开。

1）受区的准备：在取骨前，骨缺损区和移植物受区通常要暴露准备好，这便于更准确地决定取骨量的大小，并且能缩短从取骨到植骨的时间。熟悉口腔内的血管分布，对于避免损伤血管和不良愈合是十分重要的。通常，手术切口位于牙槽嵴顶，牙槽嵴顶切口可以保持组织瓣的血供，因为牙槽嵴唇侧的血管往往不会跨过腭侧或者舌侧区域。在上颌骨，切口过于偏向牙槽嵴的腭侧；或者在下颌后牙区，切口偏向颊侧，可能导致组织坏死而引起伤口破裂。切口设计远离骨缺损区，形成基底较宽的组织瓣，有利于伤口的关闭以及血供。

2）无张力缝合：组织瓣的完全覆盖，完全无张力缝合是保证术后伤口不裂开的重要环节。如果存在张力的话，采取扩大翻瓣的范围、将组织瓣的骨膜松弛等方式进行减张，确保无张力缝合关闭伤口。如果勉强拉拢缝合，则会引起组织缺血，进而在愈合期出现伤口裂开。对骨移植物上方的组织瓣，应使用能维持一定的张力、在伤口完全愈合前不会降解的缝合材料来关闭。Vicryl、PTFE 或者尼龙线优于铬肠线以及丝线。缝线应该在术后 10 ~ 14 天，伤口愈合后拆除。使用激素可减少术区的水肿，以降低额外增加的张力。糖皮质激素如地塞米松使用 3 天，通常用量为每日 4.5 mg，分 3 次口服。

为了促进软组织瓣覆盖骨移植物，应将翻起的黏骨膜瓣充分分离，超过骨修复的区域。另外，辅助垂直松弛切口，也可以增加组织瓣的活动。植骨区软组织瓣活动的最大限制，来源于骨膜。将唇颊侧瓣的基底部骨膜横向断开，可有效松解缝合张力。骨膜切口应仅位于表层，避免损伤深层的血管而影响血供，也应避免损伤这一区域的神经分支（例如眶下神经以及颏神经）。当骨膜松弛切口制备完毕后，轻柔地牵拉组织瓣，评估能否在无张力下关闭创口。如果关闭创口仍有阻力，可以超过前庭沟，进一步钝性分离骨膜的松弛切口。在上颌，很难移动腭侧的组织，因此大部分的组织覆盖来源于唇侧。必要时，在远离牙槽嵴顶区域，做腭侧平行切口，可以使软组织有一定的移动度。植骨前如曾经有过感染或者手术失败形成瘢痕组织，也会使切口边缘产生张力。瘢痕组织还会影响血供以及组织瓣的愈合。因此，骨增量手术失败而需再次治疗的病例，往往较复杂，应该由有丰富经验的外科医生来处理。另外，一些生长因子已被证明可以增加和促进软组织的愈合。有研究证实血小板的 α 颗粒中，有些细胞因子和介质可促进血管的再生以及胶原的合成。进一步的临床研究证实由自体血制备的富血小板血浆可以促进皮瓣的愈合，减少伤口裂开以及骨移植物的暴露。可以在缝合前，同期抽取自体血制备富集血小板血浆，覆盖于植骨区。有研究采用重组人血小板来源生长因子，以促进伤口愈合及防治并发症。这种生长因子避免了抽血进行离心，简化了操作并有更强的效果。

如有可能，在伤口完全愈合之前，口内应避免任何软组织支持式的可摘修复体。如果确实必须戴用义齿，则需要在义齿与植入区对应的内表面位置作出缓冲，以保护伤口的早期愈合。因为关闭组织瓣后，前庭沟往往变浅，所以应减少覆盖植骨区的修复体翼板。

（3）处理：当裂开出现在术后 24 ~ 48 小时，且裂开较小时，可立即重新缝合。但裂开较大（2 ~ 3 mm）或时间已超过 48 小时，由于此时局部组织已有炎症，较为松脆，再次缝合效果不好，这种情况下伤口可不用进行外科处理，仅去除暴露坏死的移植物，抗生素抗炎。嘱患者定期用氯己定漱口，每天或间天复诊进行冲洗。教会患者在家里采用橡胶头的注射器冲洗创口（用生理盐水或漱口水皆可）。通常伤口可完全愈合或于骨面处愈合。用非吸收性膜引导骨组织再生手术后伤口裂开，如果发生在上颌，一般应尽量保留，轻易不要将其取出，因上颌血运丰富，且上颌部位的感染易于引流，易于控制感染，在保留至少 2 个月后取出，多数仍有不同程度的骨再生效果。如果是发生于下颌，则多需将膜取出，因下颌血运较差，且不易引流。如膜已松动不稳定，怀疑已成为病灶，应尽快将膜取出。

因为移植物再血管化之前是无活力的，没有抗感染能力，一旦暴露于口腔，其多孔表面会受到细菌生物膜的污染，不再具有生物相容性，周围的软组织也无法在其上附着及修复。另外，因为此时的软组织通常有水肿、发炎，质地较脆，所以不应尝试重新缝合或者处理周围的组织瓣，应当让伤口自行愈合，避免局部的刺激或干扰（如避免佩戴活动义齿等），密切观察伤口的愈合过程。尽量保留移植骨块，每天冲洗伤口，通常可在骨块下方与受区产生骨融合并有部分成骨，但表层的皮质骨部分常变为死骨，注意保持良好的引流。若暴露的骨块在 2 个月后，出现松动，则应考虑去除移植骨。如果移植物仍保持稳定，则可再观察 2 个月。术后 4 个月，对移植物进行充分的检查及评估，如果仍然稳定，可用球钻磨除表层坏死的骨质，直至移植骨块的内层骨出血，然后待软组织生长覆盖创口。如前所述，吸烟会延迟伤口的愈合，导致更大范围的移植物暴露，应尽量戒烟。除非有明显的红肿、渗出等急性炎症表现，手术1周后无须再全身使用抗生素。

3. 感染

植骨术后，感染可以发生在供区或者受区。术前1小时，患者应当预防性使用负荷剂量的抗生素，并且持续1周。通常使用阿莫西林，因为其容易吸收，并且每日仅需服用3次。青霉素过敏患者可使用克林霉素或克拉霉素。术前用氯己定漱口，可以减少细菌对口内移植骨块的污染。术后也要使用氯己定，每天漱口2次，术区周围应避免常规的口腔卫生措施，如刷牙以及使用牙线。术前可以使用抑制涎腺分泌的药物（如阿托品）来抑制唾液的分泌，以减少唾液将细菌带到植骨区。必要时可通过联合用药来扩大其抗菌的范围（如阿莫西林加甲硝唑）。

手术中应防止移植物受到细菌的污染。应坚持无菌手术操作原则。在传递和操作的过程中，应使用器械，避免因手操作乳胶手套上的滑石粉污染移植物。

为了维持细胞的活性，取骨后，移植骨块应该保存于无菌生理盐水中，并且在受区的准备过程中，最好是使用装有无菌生理盐水的密闭容器来保存移植物，以避免细菌污染。不应将移植骨块放在潮湿的海绵或者毛巾中。尽量减少取骨与植骨的时间间隔，减少移植骨块在体外存留的时间，可有利于保存细胞的活性，增加骨移植成功的概率。

4. 移植物吸收

在移植骨与受骨区发生骨结合的过程中，移植骨必然会发生骨吸收的现象。在植骨块愈合期间不可预知的骨吸收是外置式植骨术最常见的并发症，在下颌比上颌更常见，可能缘于两处血管化程度的不同。下颌通常骨质致密，血供不及上颌丰富，故再血管化的潜能较低。其他常见的原因还有：植骨块骨密度过低尤其是髂骨供骨时骨松质较多，骨皮质较少；植骨块和宿主基骨固定不稳固，有微小的动度而导致植骨块明显吸收；术后创区过早佩戴义齿。由于植骨块在愈合的第1个月内尚未完成再血管化，故其对可摘（过渡）义齿的压力和过早的负重很敏感，来自修复体的压力，可造成移植骨在短时间内吸收。另外，缝合时如果软组织创口未行充分减张，在有张力下关闭创口，则黏骨膜瓣会发生缺血，瓣对其下覆盖的植骨块的压力可加速植骨块的吸收。在用较大的植骨块进行上颌前牙区的外置式植骨时，因为植骨块和宿主基骨间接触面积较小，再血管化程度不足以及软组织瓣缝合时很难达到完全无张力，更易发生骨吸收。术后伤口裂开或感染，植骨块愈合早期唇颊肌的压力也是导致骨吸收的重要因素。

自体骨移植物的胚胎来源，可作为预测其吸收趋势的提示。来源于骨膜成骨的骨移植物，如下颌骨或者颅骨，比来源于软骨成骨的髂骨移植物吸收更少。另外，骨的微观结构也是影响移植骨吸收的重要因素。来源于下颌骨的皮质骨移植物，仅出现少量的骨吸收，并能维持致密的骨质量，而来源于髂骨而又带有松质骨的皮质骨块发生骨吸收的量更大，原因之一就是其皮质骨较薄而松质骨较厚。尽管移植骨的宽度在前3个月变化最明显，但其高度的变化在1年后才稳定。

在重建牙槽嵴时，应适当地过量植骨，以弥补骨愈合过程中的一些骨丧失。对受区进行预备，以使游离骨块与之更加贴合。较软的松质骨较易堆塑到牙槽嵴，较易达到与受区的解剖形态吻合，这个修整就较为容易。相反，如果移植骨块主要为皮质骨，则修整就较为困难，但仍应尽量修整到大部分骨块的髓腔侧与受区的解剖形态吻合。另外，对受骨区去皮质来适应移植物的形态，比起调整移植物的形状更重要。可用小球钻在受骨区的皮质骨表面磨出小孔，释放出细胞及生长因子来加速移植骨的重新血管化，改善骨移植物的骨结合进程。

移植骨块如有微动，会发生骨吸收，因此，移植骨块应有可靠的固定及制动。固位螺钉除了可以增强移植物的固位力外，在骨改建的过程中还具有撑起骨膜的作用。

在种植体植入术时，应当尽量少地暴露原移植物的骨创面，以维持组织瓣的血供，减少随后的吸收。

5. 颌骨坏死与双膦酸盐治疗

在老年人群中，有很多患者长期应用双膦酸盐治疗或预防骨质疏松，有报道经静脉注射双膦酸盐的患者发生颌骨坏死的风险非常高。正在接受双膦酸盐静脉治疗的患者，对于侵入式口腔治疗，如可选择性的骨移植，应尽量避免。但是在口服该药物的患者中，由口腔手术导致进展性骨坏死的概率是十分低的。目前的观察没有发现口服双膦酸盐的患者导致植骨术失败或者植骨并发症的风险增加，因此选择性骨移植术不是口服双膦酸盐人群的禁忌证。然而，当同时伴有以下风险因素，如长时间持续服用双膦酸盐（>3年），老年（>65岁），或者使用雌激素或者糖皮质激素，则应考虑停药一段时间，或者使用替代疗法。已有人提出在选择性侵入性口腔手术的前、后3个月停用双膦酸盐，这可以降低骨坏死的概率。必要时与患者的内科医生会诊，调整口服双膦酸盐的疗法。

第四节　牙槽骨牵引成骨技术

一、概述

（一）起源及发展

20世纪80年代苏联Gavriel Ilizarov教授使长管骨的牵引延长成骨技术成为一种在世界范围内被接受的有效治疗手段。牙槽骨牵引延长成骨技术是在长管骨牵引延长成骨技术的成功基础上借鉴与发展起来的。

尽管种植外科技术在20世纪80年代末出现了许多新技术，包括外置法植骨技术、骨再生引导膜技术，以纠正种植区域的骨量不足，但在种植临床实践中仍然有相当一部分患者通过各种植骨或骨扩增技术无法恢复足够的牙槽骨高度。从1996年至今牙槽骨垂直牵引延长技术无论是在牵引器设计上还是外科技术上都取得了显著进展，为纠正重度牙槽突缺损开辟了一条新思路。如今愈来愈多的医生认识到没有牙槽骨垂直牵引技术，许多重度牙槽突缺损畸形就难以得到完全或满意的纠正与修复。

（二）牙槽突牵引延长成骨的原理

对活体组织缓慢施加一定的牵引力可使其产生一定的张力，而这种张力可以刺激和保持某些组织结构的再生与生长，称为张力拉力法则。对于骨组织，牵引延长骨生成是指在牵引力的作用下，在骨截开的两断端间会产生持续缓慢的作用力，这种作用力会使骨组织和骨周软组织再生，从而在截骨的骨段间隙内形成新骨。而且骨周软组织也会同步生长，故该方法也被称为组织牵引延长技术。

目前人们知道骨牵引延长成骨的愈合原理同骨折愈合机制。主要有4个部分：①骨痂形成；②基本的多细胞改建；③重叠改建期；④局部加速改建期。

在牙槽骨被截开后，在截骨线的间隙内会有一个脆弱的骨痂带形成，嵌入并连接两骨断端。骨痂内有编织样骨、新形成的血管、结缔组织和游走细胞，但无透明软骨。当骨痂矿化以后，多细胞改建开始，并形成层状骨，然后重叠改建开始后重塑骨痂并重建该区域的正常强度，而加速改建期内这一过程被提速直至完成。这4个阶段被认为在成人要慢于儿童，而在成人颌骨较长管骨为快。

牙槽突垂直牵引延长术现被用于上、下颌骨种植术前的骨扩增，如同其他类型的骨牵引延长术一样，其成功的关键因素在于在骨截开线上施加适当的机械力量，而这个适当的机械力量会影响多个方面，主要是生物力学和生物学两大方面。生物力学上主要是所施加力量的传递转化，涉及骨痂的稳定性、骨的解剖特性、牵引力的大小，以及移动臂的方式。从生物学角度来看牙槽骨牵引延长术并非是一个连续性的骨牵引延长过程。由于成骨细胞是骨生长的基本作用细胞，所以对成骨细胞牵引被认为是主要的影响因素。

牵引力的稳定性是影响被牵引间隙内新骨生成的首要因素。Ilizarov研究证实牵引的骨间隙中新生组织类型主要取决于牵引力的稳定程度，骨段间的不稳定会导致大量纤维结缔组织或软骨形成，甚至假关节形成，只有轴向移动的骨段在良好的稳定性的条件下，被牵开的骨间隙内才会有新骨生成。

牵引的速度与频率是影响牵引延长骨生成的重要因素。Ilizarov的研究认为最佳牵引速度为每天1 mm，分为4次牵引，每次0.25 mm。其进一步的研究证实，在每天牵引速度不超过1 mm的前提下，每天牵引的频率愈高，愈有利于新骨的生成。尽管有人认为颌骨血供较四肢长管骨更好，可以每天牵引大于 1 mm，但大多数学者仍认为以每天牵引 1 mm、牵引 3~4 次完成更宜。

保留牵引移动骨段舌侧或腭侧足够软组织蒂是保证成功的牙槽骨垂直牵引的关键因素。如果在截骨的过程中破坏了腭侧或舌侧移动骨段的软组织蒂，等于破坏了移动骨段的血供，使其成为游离骨块，牵引成骨则不可能。

（三）牙槽骨垂直牵引器的类型

1. Lead 牵引器

最早由德国 Stryker Leinbinger 公司生产。在行牙槽突骨截开后，牵引器的两个固定板分别固定在水平截骨线两侧的骨段上，然后从牙槽嵴顶打孔，至水平截骨线，放置牵引轴。该轴上端穿过牙龈留置于口腔内，以便在牵引期每天旋转该轴以牵引移动骨段。

2. Track 牵引器

德国马丁公司生产。在行骨块截开后，从唇颊侧入路安置牵引器。牵引轴也位于唇颊侧，并穿龈留置于口内。

3. 多方向可调牵引器

根据不同患者的不同情况在技工室个别设计制作，它允许在垂直牵引的过程中进行多个方向上的调整，以保证牵引的高度与方向。

4. 中邦牵引器

由国内西安中邦钛生物材料公司生产，采用小型钛或微型钛板作为骨段固定装置，也是固定在唇颊侧骨面上，其牵引轴穿龈留于口腔。

二、临床技术步骤

牙槽骨垂直牵引成骨术的临床技术步骤与其他骨牵引技术相同，一般分为 4 个步骤。

（1）骨截开术。

（2）5~7 天的静止期。

（3）牵引期，每天 1 mm，分为 3~4 次完成。

（4）稳定期，一般 2 个月左右，然后可酌情取出牵引器。植入种植体的时间可有不同。若 X 线片及取出牵引器手术中观察到牵引区新骨形成及钙化良好，则可在取出牵引器时同时植入种植体。反之，在取出牵引器后，可再等 1~2 个月再行种植体植入。但过晚植入种植体，牵引区新骨未能得到生理性刺激，可能会发生骨吸收。

三、手术步骤

1. 切口

通常为前庭黏膜切口，向牙槽嵴顶及根方翻起黏骨膜瓣。切记向冠方的黏骨膜瓣不能越过缺损区颌骨牙槽嵴顶，否则移动牵引骨块血供会受到影响。

2. 选择牵引器

选择牵引器首先要考虑牵引的高度，选择合适的牵引器。牵引器过高，会干扰对𬌗牙，使患者在愈合期内无法正常行使咬𬌗功能；牵引器过短，无法牵引到设计的高度。应选择与缺损高度相应的牵引器且有余量，例如需牵引 10 mm 时，则应选择 12 mm 左右的牵引器。其次选择牵引器的类型。一般来说，移动骨段的近远中长度愈大，牵引的高度愈高，则要求牵引器的固定臂愈稳定，抗拉强度愈大，否则随着牵引距离的增大，牵引方向会发生偏移。同时要注意有些牵引器设计的牵引范围较小，例如 Lead 牵引器，其设计牵引范围均在 6 mm 左右。Track 垂直牵引器、中邦垂直牵引器设计牵引范围可达 20 mm。

3. 牵引器定位

根据牵引高度、牵引位置、牵引区的大小选择适当的牵引器之后，在行骨截开之前先要进行牵引器的定位。确定移动臂的位置，固定臂的位置，牵引轴的方向。由于颌骨的位置与解剖形态的变化，根据其解剖形态与牵引方向，调改牵引臂与固定臂钛板的角度与位置。一般来说，移动的骨段高度至少应大于或等于 3 mm，否则牵引器移动臂固定困难，且因软组织蒂附着太少，骨段血供差，成骨效果差。固定臂要考虑避开重要的解剖结构，如鼻底、上颌窦、下齿槽神经管。在牵引器定位后，可确定骨截开线，水平骨截开线必然是在牵引器的牵引臂与固定臂之间，而垂直骨截开线则应根据牵引范围的需要而定。若牵引器的牵引臂和固定臂过长时，可根据实际需要截短。当牵引器的位置、方向确定以后，且移动臂与固定臂形态、角度调整完成，可行牵引器定位性临时固定，然后拆除牵引器。

4. 截骨

可选用细裂钻行截骨线定位，然后用往复锯或矢状锯先做颊侧骨皮质截开，然后换用超声骨刀截开舌侧骨皮质，这样不但全层截开骨皮质，且不伤及舌/腭侧软组织蒂，以防术后移动骨段血供障碍。通常在截骨时应用一手指从舌/腭侧感知截骨的深度。当完成截骨后，用一个极薄的骨凿插入截骨线内，撬动和活动骨块，使骨块与颌骨完全分离，仅与舌/腭侧软组织蒂相连。

5. 放置牵引器

首先检查选择的牵引器是否有异常？牵引臂能否正常移动？然后将垂直牵引器按已定点的螺孔进行放置固定，先固定其固定臂，再固定活动臂螺孔。再次检查牵引器的位置与轴向，是否干扰对𬌗牙。然后，用专用牵引器扳手旋转牵引轴，试牵引 3~5 mm，以检查移动骨段是否完全从颌骨上分离，牵引方向上是否有阻力。如一切正常，则将移动骨段通过回旋牵引器螺纹轴，使其向颌骨方向复位，但不能完全退到起始位，应在活动骨段及颌骨间保持 3 mm 左右的间隙，以利血凝块及血痂形成。

6. 缝合

除牵引轴部分经黏膜穿出口腔外，其余区域应减张严密缝合。

四、患者宣教、训练及复查

由于绝大部分牙槽骨垂直牵引术是在局部麻醉下完成的，特别是术后 7 天以后的牵引主要是由患者遵循医生教授的牵引方法自行完成牵引，所以此类患者的宣教、牵引训练及复查就极为重要，直接影响牵引的效果。

（1）术前应告知患者术后牵引轴的一部分会直接暴露在口腔中，可能会对口腔功能形成一些干扰，若在前牙区还可能影响美观，同时要告知患者务必保持口腔清洁，保持牵引杆的清洁，用专用漱口液漱口，以避免感染发生。

（2）患者在术后 7 天时应复查，接受自行牵引操作的指导与训练。医生首先演示旋转牵引器使用方法、旋转范围，并做第一次牵引示范。然后在医生的指导下，让患者完成第二次及第三次牵引（第一天的牵引）。

（3）告知患者在自行牵引时的注意事项，包括次数、范围、力量等，并告知患者遇到异常应随时复诊。在患者自行牵引顺利时，应每 3 天左右复查一次，以便医生监控牵引的正确实施，与必要的调整。

五、不同类型的牙槽骨垂直牵引术

（一）重度骨缺损的颌骨垂直牵引术

颌骨重度骨缺损多见于颌骨前部外伤、肿瘤切除术后的重度骨缺损，同时伴有软组织缺损，缺损范围大于 2 个牙位，垂直缺损大于 8 mm。外置法植骨的骨块固定及软组织覆盖均有困难。前牙美学区域伴有重度垂直骨量不足，垂直牵引是重建软硬组织量的有效办法。下颌骨肿瘤术后若下牙槽神经功能存在，骨牵引手术中也应予以保留。术中保护舌侧软组织蒂是保证愈合期血供和手术成功的重点。

（二）功能性颌骨重建前的牙槽骨垂直牵引术

重建因外伤、肿瘤术后造成缺损的颌骨功能时，必须首先重建牙槽骨的高度，才能植入种植体，进一步重建咀嚼功能。而肿瘤术后颌骨重建时由于受到取骨量以及局部软组织的限制，往往植骨难以恢复正常颌骨的生理高度。在设计种植体植入时，先必须纠正垂直高度不足的问题，才有可能通过植入种植体重建颌骨功能。常规方法是再次取骨与植骨，但存在骨块固定困难、软组织封闭困难这两大难题，一直使功能性颌骨重建的研究进展受到限制。牵引成骨技术的应用，为解决功能性颌骨重建中颌骨垂直高度不足开辟了一条新途径。

六、牙槽骨垂直牵引术的适应证、禁忌证及并发症

（一）适应证

（1）牙槽骨垂直骨缺损大于 8 mm。

（2）颌骨重建后的牙槽突重建。

（3）缺损区域大于或等于 2 个牙位。

（二）禁忌证

（1）颌骨剩余骨量小于 6 mm，此时行截骨术后，颌骨剩余骨性部分会有骨折的风险，特别是下颌骨。

（2）一个牙位的垂直骨牵引，由于截骨线方向的要求，牵引轴的位置干扰，单个牙位的牙槽突垂直牵引常常效果有限。

（3）患者年龄：由于口腔种植修复被认为应在头颅发育基本停止以后进行，故牙槽骨垂直牵引术也被认为宜在 18 岁以后进行。

（三）并发症

颌骨牵引成骨术的并发症较少，可能发生的有以下几种。

（1）下颌骨牵引区底部骨折：由于缺损区本身高度有限，在行移动骨块的截骨术后，其基底部骨质就极为薄弱，在患者术后大张口或用力咀嚼时易发生骨折。处理：可及时进行骨折固定，然后继续完成垂直牵引。

（2）感染：少见，但由于牵引器杆留在口内，牵引区有感染的风险，应嘱患者保持口腔卫生，防止感染。一旦发生应及时对症处理。

第十一章

牙拔除术

第一节　概述

牙及牙槽外科是口腔颌面外科最基础和常用的部分，也是口腔科医师必须掌握的基本技术。与其他外科手术一样，牙拔除术的术前准备和操作应遵循无痛、无菌、微创等外科原则。医师应以最小的损伤，换取手术成功，并尽量减少牙槽骨的丢失，维持牙槽嵴的宽度和高度，为后续的修复奠定基础。

一、牙拔除术适应证

1. 牙体病损

牙体组织龋坏或破坏严重、用现有的修复手段已无法恢复和利用者可拔除。

2. 根尖周病

根尖周病变不能用根管治疗、根尖切除等方法治愈者可拔除。

3. 牙周病

晚期牙周病，牙周骨组织支持大部丧失，采用常规和手术治疗已无法取得牙的稳固和功能。

4. 牙外伤

冠折通常经过治疗处理是可以保留的。冠根折应依据断面位于龈下的位置、牙松动度、牙周组织状况、固定条件等综合考虑是否保留；根中 1/3 折断一般为拔牙适应证；根尖 1/3 折断可经治疗后观察。脱位或半脱位的牙，如牙体组织基本完整，均应复位保留。

5. 错位牙

影响功能、美观，造成邻近组织病变或邻牙龋坏，不能用正畸等方法恢复正常位置者均可考虑拔除。

6. 额外牙

额外牙常会引起正常牙的萌出障碍或错位，造成错畸形，常为拔牙适应证。

7. 埋伏牙、阻生牙

引起邻牙牙根吸收、冠周炎、牙列不齐、邻牙龋坏均应拔除。

8. 滞留乳牙

影响恒牙萌出者应当拔除。如成人牙列滞留的乳牙，但对应恒牙先天缺失或无法就位，可暂保留。

9. 治疗需要

因正畸治疗需要进行减数的牙；因义齿修复需要拔除的牙；囊肿或良性肿瘤累及的牙，可能影响治疗效果者均为拔牙适应证。恶性肿瘤放疗前，为减少某些并发症的发生，拔牙适应证可适当放宽。

10. 病灶牙

引起颌骨骨髓炎、牙源性上颌窦炎等局部病变的病灶牙为拔除适应证。

11. 骨折累及牙

颌骨骨折线上的牙或牙槽突骨折累及的牙，应根据牙本身的情况决定，尽可能保留。

二、术前检查与评估

（1）对于符合拔牙适应证的患者详细询问病史。

（2）对口腔情况做全面细致检查。

（3）拔牙术前常需做 X 线片检查。

在复杂的局部病情和全身背景交织的情况下，应详细、全面地收集病情资料，会同各有关科室医师共同商讨，审慎地决定可否拔牙。

三、系统疾病对牙拔除术的影响及禁忌证

牙拔除术的禁忌证具有相对性。

1. 心脏病

一般而言，心脏病患者如心功能尚好，为Ⅰ级或Ⅱ级，可以耐受拔牙及其他口腔小手术。

以下情况应视为拔牙禁忌证或暂缓拔牙。①有近期心肌梗死病史者。有人主张在经治疗好转后 6 个月，临床症状及心电图变化皆已稳定后方可考虑拔牙。疼痛、恐惧、紧张等可诱使再次发生心肌梗死，极为危险。如必须拔牙，需经专科医师全面检查并密切合作。②近期心绞痛频繁发作。③心功能Ⅲ～Ⅳ级或有端坐呼吸、发绀、颈静脉怒张、下肢水肿等症状体征。④心脏病并发高血压者，应先治疗高血压后拔牙。⑤有三度或二度Ⅱ型房室传导阻滞、双束支阻滞、阿斯综合征（突然神志丧失合并心传导阻滞）史者。

总之，心脏病患者拔牙时机的选择应注重术前的判断和调控，应充分尊重内科医师的意见。手术应在缓解紧张情绪的基础上，无痛快速完成。术后不可放松对全身状况的调理和掌控，应当建立相应的回访制度。最终安全、平稳地完成治疗。

2. 高血压

据最近 WHO 的血压界定，< 16.0/11.3 kPa（120/85 mmHg）为正常血压；> 18.6/12.0 kPa（140/90 mmHg）为异常血压；介于两者之间为临界血压。如为单纯性高血压，在无心、脑、肾并发症的情况下，一般对拔牙有良好的耐受性。如血压 > 24.0/13.3 kPa（180/100 mmHg），则应先控制血压后拔牙。如为异常血压，最好在监护下行牙拔除术。

3. 血液系统疾病

（1）贫血：WHO 诊断贫血的血红蛋白标准（氰高铁血红蛋白法测定）为：成年男性 < 130 g/L，成年女性 < 120 g/L，孕妇 < 110 g/L。

血红蛋白在 80 g/L 以上，血细胞比容在 30% 以上，一般可以拔牙。慢性贫血患者因机体已有良好适应性和代偿功能，即使血红蛋白较低，也能耐受一般手术。但老年或动脉硬化患者，血红蛋白应先保持在 100 g/L 左右，以防止术中、术后出血。

（2）白细胞减少症和粒细胞缺乏症：周围血白细胞 < 4×10^9/L，称为白细胞减少症。粒细胞绝对计数持续 < 2×10^9/L，称为粒细胞减少症；如 < 1×10^9/L，称为粒细胞缺乏症。

中性粒细胞如 < 1×10^9/L 时，易引起严重感染和影响创口愈合，应避免拔牙及手术。如中性粒细胞在（$2 \sim 2.5$）$\times 10^9$/L，或白细胞总数在 4×10^9/L 以上，患者可耐受拔牙及手术。

（3）白血病：急性白血病为拔牙的禁忌证。慢性白血病国内以慢性粒细胞白血病（简称慢粒）多见，主要见于中年。多数慢粒患者经治疗而处于稳定期者，如必须拔牙，应与专科医师合作，并预防感染及出血。慢性淋巴细胞白血病在我国少见，如为良性型（静止型，白细胞 < 5×10^9/L，无症状）或轻型（常以自身免疫性溶血性贫血为主要表现），必须在与有关专家合作下进行，注意预防感染及出血。

（4）恶性淋巴瘤：恶性淋巴瘤低度恶性者经合理治疗可有较长生存期，可在有关专家合作下拔牙；高度恶性者预后差，拔牙应慎重。

（5）出血性疾病：为止血功能缺陷引起，表现为自发性出血或损伤后出血不止。

1）原发性血小板减少性紫癜：属于无特殊病因引起血小板减少的一种出血性疾病。急性型不可拔牙。拔牙或手术最好在血小板计数 $>1 \times 10^{11}$/L 时进行。

2）血友病：为一组遗传性凝血功能障碍的出血性疾病。血友病 A 如必须拔牙时，应补充凝血因子Ⅷ。当血浆因子Ⅷ的浓度提高到正常的 30% 时，可进行拔牙或小手术；提高到 60% 时可行较大手术。

4. 糖尿病

作为内分泌疾病，糖尿病患者手术后发生感染的可能性高于正常人，伤口的愈合因蛋白质合成障碍可能延迟。

一般拔牙或小手术用局部麻醉者，特别是术后能进食者，对糖尿病的影响较小，对糖尿病原有的治疗方案不必改变。拔牙时，空腹血糖以控制在 8.88 mmol/L（160 mg/dL）以下为宜。未控制而严重的糖尿病，应暂缓拔牙。

5. 甲状腺功能亢进症

手术的精神刺激及感染可能引起甲状腺危象，有危及生命的可能。通常选择性手术应当在甲状腺功能正常的情况下进行，因此拔牙应在本病控制后，静息脉搏在 100 次/分以下，基础代谢率在 +20% 以下方可进行。

6. 肾脏疾病

各类急性肾病均应暂缓拔牙。对各种慢性肾病，应判定肾的损害程度。如处于肾功能代偿期，即内生肌酐清除率 >50%，血肌酐 <132.6 μmol/L（1.5 mg/dL），临床无症状，则拔牙可行。

7. 肝脏疾病

急性肝炎期间应暂缓拔牙。慢性肝炎肝功能有明显损害者，患者可因凝血酶原及其他凝血因子的合成障碍，拔牙后易出血。

对肝炎患者实施手术应注意病毒防护，避免院内感染。

肝硬化患者如处于肝功能代偿期，肝功能检查在正常范围内或仅有轻度异常，拔牙为非禁忌证，但应注意出血的可能性。

8. 妊娠

对于引起极大痛苦、必须拔除的牙，在健康正常者的妊娠期间可拔除。但对选择性手术则应全面衡量。在怀孕的 4~6 个月期间，进行拔牙或手术较为安全。

9. 月经期

月经期拔牙，有可能发生代偿性出血，一般认为应暂缓拔牙。但必要时，简单的拔牙仍可进行，但要注意防止出血。

10. 感染急性期

是指口腔颌面部的急性感染。在感染的急性期拔牙应根据感染的部位、波及的范围、病程的发展阶段、细菌的种类和毒力、拔牙创伤的大小、医师所能使用的抗生素水平、患者的全身状况、有无并发症等因素综合考虑。

11. 恶性肿瘤

禁忌拔牙，一般应与肿瘤一同切除。放射治疗前，位于照射部位的患牙，应在放射治疗前至少 7~10 天拔除或完成治疗。放射治疗后，对位于照射区内的患牙拔除，应持慎重态度。一般认为，在放疗后 3~5 年内不应拔牙，否则可引起放射性骨坏死。

12. 长期使用抗凝药物

对心瓣膜置换术、冠状动脉搭桥或成形术后的患者，可使用血凝酶（立止血）预防术后出血。对长期使用肝素的患者，如停药，药效需在 5 个半衰期后方可解除，通常肝素静脉注射 6 小时后、皮下注射 24 小时后，方可进行手术。使用华法林，如停药应至少在术前 3~5 天，通常需要 1 周前停药。如停药可能导致血栓形成因而不能停药，凝血酶原时间应控制在 1.5~2 秒方可考虑拔牙。

13. 长期使用肾上腺皮质激素

此类患者在拔牙前应与专科医师合作，术前迅速加大皮质激素用量，并需注意减少创伤、消除患者顾虑及恐惧、保证无痛及预防感染。

14. 神经精神疾患

主要存在合作问题。如帕金森病，经常有不随意的活动；大脑性麻痹，有痉挛状态。上述患者皆不能合作，除非使用全身麻醉，方可进行拔牙。

四、术前准备

1. 患者的准备

目的是增强患者对治疗的信心，取得与医师的配合；减少情绪波动对生理功能的影响，使手术顺利平稳地完成。

在术前谈话中应向患者及其家属说明手术的必要性；局部麻醉下可能出现的术中感受；如何配合医师；术中及术后可能出现的问题和并发症；以及术后注意事项，使患者对手术有充分的了解和信心。对复杂、困难的牙拔除术应与患者及其家属签署手术知情同意书。

2. 手术医师的准备

手术医师应当对患者的病情、患牙情况有全面细致的掌握，制订恰当的手术预案。对于各项准备工作进行认真审查。

手术医师应当穿好手术衣，戴好手术帽和口罩。按照标准手法使用洗手液和流动水洗手。

3. 体位准备

患者取半坐位。拔除上颌牙时，患者头部应稍后仰，使张口时上颌牙的平面约与地平面成45°角，患者的上颌与术者的肩部约在同一水平。拔除下颌牙时，应使患者大张口时下颌牙的平面与地面平行，下颌与术者的肘关节在同一高度或下颌略低。

4. 手术区准备

应尽可能减少口腔内的细菌量，更不能发生医源性感染。在术前准备时，最好先完成牙周龈上洁治；术前口腔冲洗或含漱是有效减少细菌量的方法。

5. 器械准备

根据患牙位于牙列中的位置、牙冠大小、牙根的数目和形态、牙体组织破坏程度、周围骨质状况，选择合理、适用、效率高的拔牙器械，同时根据手术步骤的需要准备相应的辅助器械。

五、拔牙器械

（一）牙钳

牙钳是牙拔除术所使用的最基本器械，也是造成创伤最小的拔牙器械，因此牙钳应作为牙拔除术的首选器械。

1. 牙钳的结构

由钳柄、关节、钳喙三部分组成。

2. 牙钳的类型

（1）按形态可分为直钳、反角式钳、刺枪式钳、直角鹰嘴式钳。

（2）按钳喙形态可分为对称型，即通用型；非对称型是为拔除上颌磨牙设计的，左、右各一。特点是颊侧钳喙中部有一角形突起，以伸入上颌磨牙两颊根分叉处更紧密地夹持磨牙。

（3）按牙位分为下颌前牙钳、上颌前磨牙钳、上颌根钳等。

3. 牙钳的使用

牙钳的握持一般多为右手握钳，将钳柄置于手掌，在钳住牙冠后，将环指和小指退出两钳柄之间，与示、中指同居一侧再紧握钳柄，即可开始拔牙动作。也可采用反向握钳法，其动作与正握法的区别是右手拇指位于钳柄末端一侧。牙钳的安放一般应与患牙的长轴平行，在拔牙的全过程应始终夹紧患牙，并向根方推进，绝不允许使用未受控制的暴力。

（二）牙挺

牙挺也是拔牙主要的器械。对牢固或无法直接夹持的患牙，牙挺常为首选的器械。

1. 牙挺的构成

牙挺由刃、柄、杆三部分组成。

2. 牙挺的类型

按形状分直挺、弯挺、三角挺。按挺刃的宽窄和功能分牙挺、根挺、根尖挺。

3. 牙挺使用原则

（1）绝不能以邻牙作为支点，除非邻牙也需同时拔除。

（2）除拔除阻生牙或颊侧需去骨者外，龈缘水平处的颊侧骨板一般不应作为支点。

（3）龈缘水平处的舌侧骨板，也不应作为支点。

（4）操作中应注意保护。必须以手指保护，以防牙挺滑脱伤及邻近组织。

（5）用力必须有控制，不得使用暴力，挺刃的用力方向必须准确。

（三）刮匙

刮匙有直、弯两种，常用的是弯刮匙。

刮匙的首要作用是探查。有急性炎症如根尖周炎时，一般不使用刮匙；有脓时，也不宜使用。乳牙拔除后不要搔刮牙槽窝，以免伤及恒牙胚。

（四）牙龈分离器

作为专用的分离牙龈器械，应为拔牙必备。

（五）拔牙器械的改进

目前减小拔牙后牙槽突吸收最基本也最行之有效的临床环节就是减轻拔牙术中的创伤，为此微创拔牙的理念被提及并已有系列旨在减小创伤的拔牙器械出现。

六、牙拔除术基本步骤

牙拔除术就是通过外科手术操作将牙与牙周之间的连接完全分离，扩大牙槽窝后将患牙取出的过程，应按以下步骤进行。

1. 分离牙龈

目的是安放牙钳时，为钳喙插入龈沟下提供空间，防止夹伤牙龈；避免拔牙动作连带造成牙龈撕裂。

2. 挺松患牙

对于牢固的或死髓牙，或牙冠有大充填体，或冠部破坏大的牙，可先用牙挺将牙挺松至一定程度后，改用牙钳。

3. 安放牙钳

合理地选择适用的牙钳，张开钳喙，沿牙面插入已被完全分离的龈沟间隙内，推进至牙颈部外形高点以下，尽量向根方推入，保持钳喙与牙长轴平行一致，夹紧患牙。必须再次核对牙位。

4. 患牙脱位

牙钳夹紧后，使牙脱离牙槽窝的运动力，主要有3种：摇动、扭转和牵引。

5. 拔牙后的检查及拔牙创处理

牙拔出后，首先检查牙根是否完整，牙龈有无撕裂，用刮匙探查拔牙窝，去除异物、炎性肉芽组织、根端小囊肿等；修整过高的牙槽中隔、骨嵴或牙槽骨壁。经上述处理后，在拔牙创表面，用消毒的纱布棉卷横架于两侧牙槽突，嘱患者咬紧，30分钟后弃除。有出血倾向者，经检查无活动性出血后方准离院。

6. 拔牙后注意事项

拔牙后24小时内不可刷牙或漱口。拔牙当日应进软食，食物不宜过热。避免患侧咀嚼；勿用舌舔创口，更不可反复吸吮。

七、牙根拔除术

牙根拔除术是指将牙冠已破坏、遗留于牙槽骨内的残根和牙拔除术中折断的断根取出的方法。

（一）牙根拔除术的指征

对于残根、断根，特别是根周组织有各种病变者，原则上都应拔除。

（二）根钳取根法

对高位的残根、断根可用根钳直接拔出。断面在牙颈部或更高时，可选用根钳或钳喙宽窄与之相适应的牙钳，将牙龈分离后，插钳夹牢牙根，按拔除单根牙的手法多可拔出。邻近或略低于牙槽突的断根，可去除少量骨质，使根钳能够夹持。只有当牙根断面低于牙槽突过多，无法钳夹时才配合使用牙挺或采取翻瓣去骨法。

（三）牙挺取根法

高位断根选择直牙挺；低位断根使用根挺；根尖1/3折断选用根尖挺。弯挺适用于后牙。挺牙根时，支点应放在牙槽中隔、牙槽窝壁或腭侧骨板。

（四）翻瓣去骨法

1. 切口

为保证瓣能够正常愈合，瓣的基底必须比游离缘宽大；切口的位置要保证瓣复位缝合后下方有骨支持，切口距术后骨创缘至少6~8 mm。

常用的切口有梯形、角形和弧形。梯形切口和角形切口是龈缘连续切口的改型，通过在龈缘切口的末端做附加松弛切口。附加切口应位于牙面的近中或远中轴角，与龈缘约成45°。

2. 翻瓣

牙槽突的软组织瓣应为全厚黏骨膜瓣。

3. 去骨

去骨可使用骨凿、牙钻、涡轮机和其他外科动力系统。去骨量不宜过多。

4. 拔出牙根

暴露牙根后，用根钳和牙挺取出。牙根取出后，应去除锐利不规则的骨缘、骨突和过高的牙槽中隔，彻底清理、冲洗创口。

进入上颌窦的牙根取出方法：牙根进入上颌窦多发生于上颌第一、第二磨牙，特别是第一磨牙的腭侧根和第二磨牙的近中颊根。对于进入上颌窦的牙根可以使用翻瓣去骨法取出；如牙根未完全进入窦腔内，此时通常可直视下发现并取出；如在窦底水平未找到牙根，可向上去除窦前壁骨板，直至找到牙根，前壁开窗要尽量小，为减小损伤可结合冲洗法。

第二节　阻生牙拔除术

阻生牙是指由于邻牙、骨或软组织的阻碍而只能部分萌出或完全不能萌出，且以后也不能萌出的牙。常见的阻生牙为下颌第三磨牙、上颌第三磨牙及上颌尖牙。

一、下颌阻生第三磨牙拔除术

下颌第三磨牙（简称智牙）是阻生牙中最常见的。临床上常引起冠周炎。

（一）适应证与禁忌证

对于有症状或引起病变的阻生下颌智牙均主张拔除，包括：①下颌阻生智牙反复引起冠周炎者；②下颌阻生智牙本身有龋坏，或引起第二磨牙龋坏；③引起第二磨牙与第三磨牙之间食物嵌塞；④因压迫导致第二磨牙牙根或远中骨吸收；⑤已引起牙源性囊肿或肿瘤；⑥因正畸需要保证正畸治疗的效果；⑦可能为颞下颌关节紊乱病诱因的下颌阻生智牙；⑧因完全骨阻生而被疑为某些原因不明的神经痛病因者，或可疑为病灶牙者，也应拔除。

预防性拔除下颌阻生智牙的目的是：①预防第二磨牙牙周破坏；②预防龋病；③预防冠周炎；④预防邻牙牙根吸收；⑤预防牙源性囊肿及肿瘤发生；⑥预防发生疼痛，完全骨阻生有时也会引起某些不明原因的疼痛；⑦预防牙列拥挤。

当下颌第三磨牙处在下列情况时可考虑保留。①正位萌出达邻牙平面，经切除远中覆盖的龈片后，可暴露远中冠面，并与对牙可建立正常咬合关系。②当第二磨牙已缺失或因病损无法保留，可保留做修复的基牙，避免游离端缺失。③虽邻牙龋坏可以治疗，但因牙间骨质吸收过多，拔除阻生智牙后邻牙可能松动。④完全埋伏于骨内，与邻牙牙周无相通，无压迫神经引起疼痛症状。⑤下颌第三磨牙根尖未形成，下颌其他磨牙因病损无法保留。⑥第二磨牙拔除后，如下颌第三磨牙牙根未完全形成，可以自行前移替代第二磨牙，配合正畸治疗与上颌磨牙建立良好咬合关系。⑦8～10岁的儿童第一恒磨牙龋坏无法保留，如第三磨牙非颊舌位，拔除第一磨牙后的间隙可能因第二、第三磨牙的自然调整而消失，配合正畸治疗，可获得更好的关系。

下颌阻生智牙拔除的禁忌证与一般牙拔除术禁忌证相同。

（二）下颌阻生第三磨牙的临床分类

1. Pell 和 Gregory 根据牙与下颌支及第二磨牙的关系分类

（1）Ⅰ类：在下颌支前缘和第二磨牙远中面之间，有足够的间隙容纳阻生第三磨牙牙冠的近远中径。

（2）Ⅱ类：下颌支前缘与第二磨牙远中面之间的间隙不大，不能容纳第三磨牙的近远中径。

（3）Ⅲ类：阻生第三磨牙的全部或大部位于下颌支内。

2. Pell 和 Gregory 根据牙在颌骨内的深度分类

（1）高位阻生：牙的最高部位平行或高于牙弓平面。

（2）中位阻生：牙的最高部位低于平面，但高于第二磨牙的牙颈部。

（3）低位阻生：牙的最高部位低于第二磨牙的牙颈部。骨埋伏阻生（即牙全部被包埋于骨内）。

3. Winter 根据阻生智牙的长轴与第二磨牙长轴的关系分类

分为垂直阻生、水平阻生、近中阻生、远中阻生、颊向阻生、舌向阻生、倒置阻生。

4. 根据在牙列中的位置分类

分为颊侧移位、舌侧移位、正中位。

（三）术前检查

同其他手术一样，阻生智牙拔除前，必须进行详细的病史询问、全面的局部和全身检查。

口腔检查时应注意：颊部皮肤有无红肿或瘘管；淋巴结是否肿大，有无压痛；下唇感觉有无异常；开口度的大小。

下颌第三磨牙的检查要掌握其在颌骨中的位置、方向，与邻牙的关系；远中龈片的韧性及覆盖牙冠的大小，有无红肿、压痛或糜烂；盲袋是否有脓性分泌物；牙冠有无龋洞，破坏大小。

也应注意第二磨牙的松动度、充填体、牙周状况，特别是远中颈部有无龋洞。

通过 X 线片可以更清楚地了解牙阻生情况、牙根形态、周围骨质的密度，有助于阻力的分析。

牙 CT：可以避免根尖片因影像重叠和投照角度偏差而造成的假象；检查第二磨牙远中根吸收优于其他检查方法；可以直观并量化下颌管在不同层面和方位上与下颌第三磨牙的距离关系。

（四）阻力分析

下颌阻生磨牙拔除时的阻力产生于3个部位。

1. 冠部阻力

牙冠部的阻力有软组织阻力和骨组织阻力。软组织阻力来自第三磨牙上方覆盖的龈片，解除软组织阻力的方法是切开。

骨阻力来源于包裹牙冠的骨组织，主要是牙冠外形高点以上的骨质。解除冠部骨阻力主要采用去骨法，有时截冠或增隙也可达到减除冠部骨阻力的目的。

2. 根部阻力

根部阻力是来自牙根周围的骨组织。根部骨阻力可利用 X 线片分析。去除根部骨阻力的方法有分根、去骨、增隙。多根牙可用劈开或钻磨的方式分开后，分别取出。术中应综合利用各种方法。

3. 邻牙阻力

邻牙阻力是第二磨牙在拔除智牙时产生的妨碍脱位运动的阻力。邻牙阻力视第二磨牙与阻生智牙的接触程度和阻生的位置而定。邻牙阻力的解除可采取分冠和去骨的方法。

（五）拔牙步骤和方法

下颌阻生第三磨牙拔除术是一项较为复杂的手术，拔除时应严格遵守无菌原则。

1. 拔牙步骤

（1）麻醉：通常选择下牙槽、舌、颊一次阻滞麻醉。

（2）切开、翻瓣：高位阻生一般不需翻瓣。常用的是角形切口，切开时应直达骨面，全层切开黏骨膜。翻瓣由近中切口开始，沿骨面翻起。

（3）去骨：一般垂直阻生去骨要达牙各面外形高点以下；水平和近中阻生颊侧为劈开分牙，应达近中颊沟之下，远中至牙颈部以下。

（4）分牙：目的是解除邻牙阻力，减小骨阻力。分牙有劈（截）冠和分根。分牙的优点是创伤小，时间短，并发症少。常用的劈开方法有正中劈开（纵劈）和近中劈开（斜劈）。

（5）增隙：所谓增隙是指将骨凿紧贴根面凿入，利用骨松质的可压缩性，以扩大牙周间隙，解除根周骨阻力。

（6）拔出阻生牙：当邻牙阻力解除，骨阻力在一定程度上解除后，根据临床的情况，选择适用的牙挺，将患牙挺松或基本挺出，最后用牙钳使牙完全脱位。

（7）拔牙创处理：使用劈开法或去骨法拔牙，会产生碎片或碎屑，应认真清理。

（8）缝合：目的是将组织复位以利愈合；防止术后出血；缩小拔牙创，避免食物进入，保护血凝块。缝合不宜过于严密，通常第二磨牙远中、切口转折处可以不缝，减少血肿的形成。

（9）压迫止血：缝合完成后，压迫止血方法同一般牙拔除术。为预防干槽症，可放入碘仿海绵 1～2 小块。

2. 各类下颌阻生磨牙的拔除方法

（1）垂直位：多数垂直位阻生牙可用挺出法拔除。

（2）近中阻生：高位、邻牙阻力和根阻力不大时，多可直接挺出。保护时应压紧邻牙。如牙冠下方有新月形或三角形间隙存在，则更有利于牙挺的插入和施力。

（3）水平阻生：水平阻生单凭挺出法能拔除者较少，多采用与近中阻生相近的方法拔除。

（4）舌向阻生：舌向阻生如舌倾角度在45°以下，可按垂直阻生的拔除方法拔牙。舌向倾斜角度大者，冠部舌侧骨板常缺如或较低，用冲出法可使牙向舌侧脱位。

二、上颌阻生第三磨牙拔除术

（一）上颌阻生第三磨牙的临床分类

1. 根据在颌骨内的深度分类

（1）低位（Pell & Gregory A 类）：阻生牙牙冠的最低部位与第二磨牙面平行。

（2）中位（Pell & Gregory B 类）：阻生牙牙冠的最低部位在第二磨牙面与颈部之间。

（3）高位（Pell & Gregory C 类）：阻生牙牙冠的最低部位高于第二磨牙的颈部或与之平行。

2. 根据阻生牙长轴与第二磨牙长轴之间的关系分类

（1）垂直阻生。

（2）水平阻生。

（3）近中阻生。

（4）远中阻生。

（5）倒置阻生。

（6）颊向阻生。

（7）舌向阻生。

3. 根据阻生牙与牙弓之间的关系分类

（1）颊侧错位。

（2）舌侧错位。

（3）正中错位。

4. 根据阻生牙与上颌窦的关系分类

（1）与窦底接近（SA）：阻生牙与上颌窦之间无骨质或仅有一薄层组织。

（2）不与窦接近（NSA）：阻生牙与上颌窦之间有 2 mm 以上的骨质。

（二）适应证

（1）牙本身龋坏。

（2）与邻牙间有食物嵌塞。

（3）无对牙且下垂。

（4）牙部分萌出，反复产生冠周炎。

（5）咬颊或摩擦颊黏膜。

（6）有囊肿形成。

（7）妨碍下颌冠突运动。

（8）压迫第二磨牙，产生龋坏或疼痛。

（9）妨碍义齿的制作及戴入。

完全埋于骨内且无症状者可不予拔除。

（三）拔除方法

上颌第三磨牙阻生垂直占 63%，远中阻生占 25%，近中阻生占 12%，其他位置极少。并且颊侧错位及颊向阻生，或两者均有的情况甚为常见。加之上颌结节的骨质疏松，故易于挺出。

三、上颌阻生尖牙拔除术

（一）上颌阻生尖牙的临床分类

第 Ⅰ 类：阻生尖牙位于腭侧，可呈水平位、垂直位或半垂直位。

第 Ⅱ 类：阻生尖牙位于唇侧，可呈水平位、垂直位或半垂直位。

第 Ⅲ 类：阻生尖牙位于腭侧及唇侧，如牙冠在腭侧而牙根在唇侧。

第 Ⅳ 类：阻生尖牙位于牙槽突，多为垂直位，在侧切牙和第一前磨牙之间。

第 Ⅴ 类：无牙颌的阻生尖牙。

（二）上颌阻生尖牙的拔除方法

Ⅰ 类阻生尖牙拔除的切口自中切牙至第二前磨牙的远中腭侧龈缘，并沿腭中线向后延伸约 1.5 cm；双侧阻生可从双侧第二前磨牙之间腭侧的龈缘切开；如阻生位置高，可距龈缘 5 mm 切开。翻瓣后去骨暴露牙冠或牙体，用牙挺或牙钳拔出；水平位可将牙在牙颈部横断或分段截断，而后分别挺出。

Ⅱ 类阻生尖牙采用唇侧梯形或弧形切口暴露，参照上述方法拔除。

术中应注意保护邻牙，防止伤及邻牙牙根，避免与上颌窦或鼻底穿通。

四、上颌前部埋伏额外牙拔除术

上颌前部是额外牙的好发部位，萌出的额外牙因大多为畸形牙，比较好鉴别，埋伏额外牙除造成错畸形、邻牙牙根吸收、影响正畸治疗外，还是引发牙源性囊肿和肿瘤的原因。上颌前部额外牙埋伏偏于腭侧居多。手术要点如下。

（1）麻醉。可选用局部浸润麻醉，对埋伏较深、位置较高的额外牙可采用眶下神经阻滞麻醉和鼻腭神经阻滞麻醉。儿童患者可以配合镇静术或全身麻醉。

（2）手术入路。位于邻牙唇侧或邻牙牙根之间，可以选择牙槽突唇侧弧形切口或龈缘梯形切口。如位于邻牙腭侧，通常选用腭侧龈缘切口。

（3）打开骨窗。

（4）保护邻牙。开窗位置应尽量远离邻牙。术中应随时感觉邻牙是否有关联性动度。距邻牙较近的去骨使用骨凿较骨钻安全。

第三节　拔牙创的愈合

拔牙创的正常愈合分为 5 个阶段。

一、拔牙创出血和血凝块形成

拔牙后即刻，由于根尖血管和牙周组织的撕裂，牙槽窝内出血。15～30 分钟后出血停止，形成血凝块封创口。此血块的存在有保护创口、防止感染、促进创口正常愈合的功能。

二、血块机化、肉芽组织形成

拔牙后数小时，牙龈组织收缩，这也是保护血块和促进愈合的机制。约 24 小时后，来自牙槽骨壁的成纤维细胞向血块内生长；同时来自邻近血管的内皮细胞增殖，形成血管芽，并连成毛细血管网。约 7 天，血块被肉芽组织所代替，这时牙槽突开始破骨性吸收。

三、结缔组织和上皮组织替代肉芽组织

拔牙后 3～4 天更成熟的结缔组织开始代替肉芽组织，至 20 天左右基本完成。术后 5～8 天，开始形成新骨，不成熟的纤维骨逐渐充填牙窝。在牙槽窝的尖锐边缘骨吸收继续进行，当牙槽窝充满骨质时，牙槽突的高度将降低。

四、原始的纤维样骨替代结缔组织

大约 38 天后，拔牙窝的 2/3 被纤维样骨质充填，3 个月后才能完全形成骨组织。这时骨质的密度较低，X 线检查仍可看到牙槽窝的影像。

五、成熟的骨组织替代不成熟骨

40 天后愈合区内逐渐形成多层骨小梁一致的成熟骨，并有一层骨密质覆盖在这个区域。牙槽骨受到功能性压力后，骨小梁的数目和排列顺应变化而重新改造，3～6 个月重建过程基本完成，出现正常骨结构。

第四节　牙拔除术的并发症

一、术中并发症

（1）晕厥。

（2）牙根折断。牙根折断是拔牙术中常出现的并发症。掌握各类牙及周围骨质的解剖特点，准确地检查和判定其病变情况，熟练掌握正确的操作手法，不断总结临床经验，可以尽量减少技术原因造成的断根。

（3）软组织损伤。①牙龈损伤：多为撕裂伤，主要发生于拔牙安放牙钳时。②邻近软组织损伤。

（4）骨组织损伤。①牙槽突骨折：牙槽突骨折多因拔牙用力不当、牙根与牙槽骨粘连或牙根形态异常所致。②下颌骨骨折：暴力是发生骨折的直接原因。

（5）邻牙、对牙损伤。多是以邻牙作为支点造成，选择合适的牙钳，遵循牙钳、牙挺的使用原则是避免邻牙损伤的关键。

（6）神经损伤。拔牙时可能损伤的神经有颊神经、舌神经、鼻腭神经、颏神经和下牙槽神经。

（7）颞下颌关节损伤。颞下颌关节可能因开口过大、时间过长而发生脱位，尤其是既往有颞下颌关节脱位史的患者。

（8）断根移位。断根移位通常是由于取根过程盲目操作，器械顶在断根的断面上，并向根尖方向施力造成的。

（9）口腔上颌窦交通。多发生于上颌磨牙取根致牙根移入上颌窦，窦底穿孔，术中可用鼻腔鼓气法检查是否有口腔上颌窦交通。

交通口 >7 mm，需用邻位组织瓣关闭创口。可将颊侧牙槽突适当降低后，利用颊侧梯形组织瓣关闭；也可使用腭侧黏骨膜舌形瓣转移封闭创口。组织瓣封闭交通口的关键是组织缝合区有足够的新鲜创面接触，且下方有骨支持。必须做到无张力缝合。

二、术后反应及并发症

拔牙后反应是指拔牙术对组织的创伤所引发的疼痛或肿胀，是组织正常的应激反应。

1. 拔牙后反应性疼痛

牙拔除时，骨组织和软组织均受到不同程度的创伤，创伤造成的代谢分解产物和组织应激反应产生的活化物质刺激神经末梢，引起疼痛。除创伤外，过大的拔牙创血块易分解脱落，使牙槽骨壁上的神经末梢暴露，受到外界刺激，引起疼痛。

2. 术后肿胀反应

术后肿胀多在创伤大时，特别是翻瓣术后出现。已发生于下颌阻生牙拔除术后，出现在前颊部，可能是组织渗出物沿外斜线向前扩散所致。此类肿胀个体差异明显。与翻瓣时的创伤、瓣的切口过低和缝合过紧也有关。

3. 术后开口困难

术后的单纯性反应性开口困难主要是由于拔除下颌阻生牙时，颞肌深部肌腱下段和翼内肌前部受创伤及创伤性炎症激惹，产生反射性肌痉挛造成的。应注意与术后感染、手术致颞下颌关节病发作相鉴别。用去骨法拔牙时，切开及翻瓣大小应适度，尽量减轻磨牙后区的创伤。明显的开口受限可用热含漱或理疗帮助恢复正常开口度。

4. 拔牙后出血

拔牙后出血可分为原发性出血和继发性出血。原发性出血为拔牙后当日，取下压迫棉卷后，牙槽窝出血未止，仍有活动性出血。继发性出血是拔牙出血当时已停止，以后因创口感染等其他原因引起的出血。

5. 拔牙后感染

常规拔牙术后急性感染少见，多为牙片、骨片、牙石等异物和残余肉芽组织引起的慢性感染。发生拔牙创慢性感染时，患者常有创口不适。检查时可见创口愈合不良、充血，有黯红色、疏松、水肿的炎性肉芽组织增生，可有脓性分泌物；X 线摄片检查常显示牙槽窝内有高密度的残片影响。局部麻醉下，彻底搔刮冲洗，除去异物及炎性肉芽组织，使牙槽窝重新形成血凝块而愈合。

6. 干槽症

干槽症的诊断标准为：拔牙2~3天后有剧烈疼痛，并可向耳颞部、下颌区或头顶部放射，一般镇痛药物不能止痛；拔牙窝内可空虚，或有腐败变性的血凝块，腐臭味强烈。

干槽症的治疗原则是通过彻底的清创及隔离外界对牙槽窝的刺激，以达到迅速止痛、缓解患者痛苦、促进愈合的目的。

干槽症的治疗方法很多，有学者对多种方法比较后，提出的最佳方案是通过传导阻滞麻醉，在完全无痛的情况下彻底清创。

7. 皮下气肿

皮下气肿发生的原因可能是在拔牙过程中，反复牵拉已翻开的组织瓣，使气体进入组织中；使用高速涡轮机时，喷射的气流导致气体进入组织；术后患者反复漱口、咳嗽或吹奏乐器，使口腔内不断发生正负气压的变化，使气体进入创口，导致气肿形成。为预防其发生，应避免过大翻瓣。使用涡轮机时，应使组织瓣敞开。术后嘱患者避免做鼓气等造成口腔压力加大的动作。

第十二章

口腔的卫生与保健

口腔不仅是300多种微生物的贮藏库、集散地，而且是许多慢性疾病危险因素的进入渠道，还是许多传染病，如乙型肝炎、艾滋病等感染性疾病的传播之地。古人"病从口入"概念，如今有了更广的内涵。口腔疾病引起的病理改变，口腔的不健康、不卫生状况对人类整个健康造成的危害与影响很大，耗费资源可观，拖累社会经济发展已成为国际共识，必须引起重视。

第一节　口腔卫生

口腔卫生的重点在于控制菌斑，消除软垢和食物残渣，增强生理刺激，以使口腔和牙颌系统有一个清洁健康的良好环境，从而达到发挥其生理功能、增进口腔健康的目的。采取的主要措施有以下几个方面。

一、漱口

漱口能清除食物碎片、部分软垢及口内易被含漱力冲落的污物。漱口应着重在饭后进行。漱口的效果与漱口水量的多少、含漱力量的大小及漱口次数的多少有关。漱口时，一般用清洁水即可，为了预防口腔疾病的发生，也可根据不同目的，选用含不同药物的漱口水漱口。

（一）氟水

使用含氟漱口液是一种局部用氟防龋的方法。实践证明，氟水漱口是一种使用方便、容易掌握、价格低廉、实际可行、适合于低氟区及适氟区，预防学校儿童龋病的口腔科公共卫生措施之一。每天或每周使用氟化钠溶液漱口可使患龋率降低20%～50%。氟水漱口适用于中等或高发龋地区，对龋活跃性较高或易感患者、牙矫治期间戴固定器的患者，以及不能实行口腔自我健康护理的残疾患者，均推荐使用氟水漱口。

氟水漱口一般推荐使用中性或酸性氟化钠配方，如0.2% NaF（900 mgF$^-$/kg）溶液或0.05% NaF（230 mgF$^-$/kg）溶液。除此之外，还有含氟化亚锡、氟化铵，氟化铵的漱口液浓度为100～250 mgF$^-$/kg，试验发现有类似的效果。

口腔医师必须知道氟水漱口使用的剂量和正确含漱方法，根据推荐的方法正确开出处方，5～6岁儿童每次用5 mL，6岁以上每次用10 mL。含漱1分钟后吐出，半小时不进食或漱口。尽管氟水漱口较安全，每次用后口内滞留或吞咽量很少，约15%，但5岁以下儿童的吞咽功能尚未健全，不应推荐。

（二）氯己定

氯己定又称洗必泰，化学名称为双氯苯双胍己烷，系二价阳离子表面活性剂，常以葡萄糖洗必泰的形式使用。

氯己定抗菌斑的作用机制如下。①减少唾液中能吸附到牙面上的细菌数：氯己定吸附到细菌表面，与细菌细胞壁的阴离子作用，增加细胞壁的通透性，从而使氯己定容易进入细胞内，使胞质沉淀而杀灭细菌，因此吸附到牙面上的细菌数减少。②氯己定与唾液酸性糖蛋白的酸性基团结合，从而封闭唾液糖蛋白的酸性基团，使唾液糖蛋白对牙面的吸附能力减弱，抵制获得性膜和菌斑的形成。③氯己定与牙面釉质结合，覆盖牙面，因而阻止唾液细菌对牙面的吸附。④氯己定与 Ca^{2+} 竞争，取代 Ca^{2+} 与唾液中凝集细菌的酸性凝集因子作用，使之沉淀，从而改变菌斑细菌的内聚力，抵制细菌的聚积和对牙面的吸附。

氯己定主要用于含漱和冲洗。它能较好地抑制龈上菌斑形成和控制龈炎。使用 0.12% 或 0.2% 氯己定液含漱，每天 2 次，每次 10 mL，每次 1 分钟，药物约有 30% 被口腔上皮和牙面所吸附，而于 8～12 小时内缓慢释放。

氯己定的不良反应表现在：①使牙、修复体或舌背染色，特别是树脂类修复体的周围和牙面龈 1/3 处，易染成棕黄色，沉积在牙表面，不透入牙内，可通过打磨、刷牙或其他机械方法去除；②氯己定味苦，必须在其中加入调味剂；③对口腔黏膜有轻度刺激，但用于口腔局部是安全的。

（三）甲硝唑

甲硝唑又称灭滴灵，属抗厌氧菌感染药，对牙周病致病菌有明显的抑制和杀灭作用。它是一种有效控制菌斑的药物，当甲硝唑含漱液在口腔中浓度达 0.025 mg% 时，即能抑制牙周常见厌氧菌，当浓度达到 3.125 mg% 时，放线菌也能被抑制。每日含漱甲硝唑 2～3 次，对防治龈炎、牙龈出血、口臭、牙周炎均有良好效果，还对口腔滴虫、阿米巴原虫感染有抑制作用，且对口腔黏膜无刺激。

二、刷牙

刷牙是应用最广泛的保持口腔清洁的方法，它能清除口腔内食物碎渣、软垢和部分牙面上的菌斑，还能按摩牙龈，从而减少口腔环境中的致病因素，增强组织的抗病能力，减少各种口腔疾病的发生。

（一）牙刷

牙刷是刷牙必不可缺的工具。其设计因年龄和口腔具体情况的不同而有所差别。如儿童和成年人的牙刷，大小应有不同；牙周组织健康状况不同，牙刷的软硬程度也有所差别。我国各型保健牙刷的设计标准见表 12-1。

表 12-1　我国各型保健牙刷的设计标准

牙刷	幼儿	7～12 岁	13～18 岁	成人
牙刷全长（mm）	120～130	140～150	155～160	160～180
刷头长度（mm）	16～18	20～24	25～30	30～35
刷头宽度（mm）	7～8	9～10	10～11	11～12
毛束高度（mm）	8.5～9	9.5～10	10.5～11	11～12
毛束排数（排）	2～3	3	3	3～4
刷毛直径（mm）	不超过 0.18	不超过 0.18	不超过 0.2	不超过 0.2
刷毛尖端（根）	圆钝形	圆钝形	圆钝形	圆钝形

我国推广使用的保健牙刷，优点较多，其刷头较小，适于分区刷洗且旋转灵活；毛束之间有适当距离，牙刷本身容易洗涤而保持清洁；刷毛高度适当，便于洗刷；毛束成柱状，可防止刺伤或擦伤牙龈。

近年来，国内外还设计生产了一些具有特殊功能的牙刷，如喷头式牙刷、喷雾牙刷、弯毛牙刷、半导体牙刷及电动牙刷等，各有其优点，但成本都较高，价格昂贵。目前我国仍以使用保健牙刷为主。

（二）洁牙剂

洁牙剂是刷牙的辅助用品，可加强刷牙的摩擦洁净作用，目前使用最广的是牙膏，牙粉、洁牙水等已较少应用。

牙膏的成分主要为摩擦剂、洁净剂、润湿剂、胶黏剂、防腐剂、芳香剂及水（表12-2）。此外，有的还在牙膏内加入氟化物或某种药物，以达到防治口腔常见病，特别是龋病和牙周病的目的。牙膏中所加药物必须与膏体有很好的相容性，使用安全而无其他不良反应。加入牙膏内的氟化物有氟化钠、氟化钾、氟化亚锡和单氟磷酸钠等。含氟牙膏主要用来防龋。其他药物牙膏品种繁多，常见的有氯己定牙膏、叶绿素牙膏、含酶牙膏、中药牙膏等。选择牙膏时，应根据个人爱好、价格、香型及某些特殊需要来定。

表 12-2　普通牙膏的基本成分和作用

组成	成分	百分比（%）	作用
摩擦剂	碳酸钙、磷酸二氢钙、不溶性偏磷酸钠、焦磷酸钙等	20~60	除去菌斑、色素、食物残屑，磨光，使牙面光洁
洁净剂（表面活化剂）	十二烷基硫酸钠	1~2	降低表面张力，增进洁净效果，浸松牙面附着物，使残屑乳化和悬浮，发泡利于除去食物残屑
润湿剂	甘油、山梨醇、丙二醇	20~40	维持一定湿度，使牙膏呈膏状，防止空气中脱水，延迟变干
胶黏剂	藻酸盐、合成纤维素衍生物	2~3	稳定膏体，避免水分与固相成分分层
芳香剂	薄荷、薄荷油等	2~3	味道清新、爽口、减轻口臭
防腐剂	酒精、苯甲酸盐、甲醛、二氯化酚	3	防止膏体变质、膏体硬化
水	蒸馏水	20~40	作为溶媒

（三）刷牙方法

刷牙是保持口腔卫生的有效方法，但如刷牙方法不当，常会对牙体或牙周组织造成损伤。如人们习惯采用的横刷法就弊病较多，常导致牙龈萎缩，使牙颈暴露，或在牙颈部形成楔状缺损，应予以纠正。

竖刷法是一种比较方便合理的刷牙方法。刷牙时先将牙刷头斜向牙龈，刷毛贴附在牙龈上，稍加压力，沿牙间隙刷向冠方。刷上牙时，从上往下刷；刷下牙时，从下往上刷，牙齿的唇、颊面及舌、腭面要分别刷到。在刷上、下颌前牙时，可将牙刷竖起；上颌前牙由上向下拉动，下颌前牙由下向上提拉。刷上、下颌后牙𬌗面时，牙刷可压在𬌗面来回刷动（图12-1）。

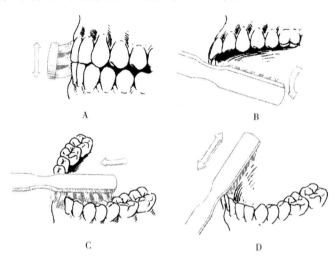

A　　　　　　　　　　　B

C　　　　　　　　　　　D

图 12-1　竖行刷牙法

A. 刷上牙唇（颊）面时的牙刷动作；B. 刷上牙腭面时的牙刷动作；C. 刷下牙舌面时的牙刷动作；D. 刷下牙𬌗面时的牙刷动作

横颤竖向移动刷牙法是在竖刷法的基础上加上短距离的水平向颤动，即进行竖刷法时，牙刷不单纯顺牙间隙刷动，同时还做短距离的水平方向颤动。这样既起到按摩牙龈的作用，又不损伤牙体硬组织，还能剔除牙间隙中的食物残渣。此法虽较竖刷法复杂一些，但经过练习并不难掌握。

（四）刷牙次数与时间

最好在餐后和睡前各刷牙1次。如做不到每餐后刷牙，则至少要做到早、晚各刷牙1次，饭后应漱口。特别强调晚间睡前刷牙，因睡后口内唾液分泌少，自洁作用差，如有食物残渣滞留，口内微生物更易滋生繁殖，故睡前必须刷牙，以保持较长时间的口腔清洁。同时要注意刷牙质量，刷牙时间不宜过短，因时间不够不足以清除菌斑，故刷牙时间每次以3分钟为宜，且一定要3个牙面（唇颊、腭舌及拾面）都刷到。

三、清洁牙间隙

牙间隙是藏污纳垢、牙菌斑极易形成的场所。该区牙刷常难以刷到，特别在牙列不齐者，情况更为严重，故必须采用其他方法来清洁牙间隙。目前最常用的莫过于牙签和牙线。

（一）牙签

在牙龈乳头退缩或牙周治疗后牙间隙增大时，可用牙签来清洁邻面和根分叉区。常用的有木质牙签和塑料牙签。木质牙签要有足够的硬度和韧性，避免折断；表面要光滑，没有毛刺，以免刺伤牙龈；横断面以扁圆形或三角形为佳。塑料牙签则根据牙间隙和龈乳头的解剖形态，设计成匕首形，尖端和刀口圆钝且薄，易于进入牙间隙。

使用方法：将牙签以45°角进入牙间隙，牙签尖端指向拾面，侧面紧贴邻面牙颈部，向拾方剔起或做颊舌向穿刺动作，清除邻面菌斑和嵌塞的食物，并磨光牙面，然后漱口。

注意事项：①勿将牙签压入健康的牙龈乳头区，以免形成人为的牙间隙；②使用牙签时动作要轻，以防损伤龈乳头或刺伤龈沟底，破坏上皮附着。

（二）牙线

牙线可用棉、麻、丝、尼龙或涤纶制成，不宜过粗或太细。有含蜡或不含蜡牙线，也有含香料或含氟牙线。含蜡牙线一般用来去除牙间隙的食物残渣和软垢，但不易去净菌斑。不含蜡牙线上有细小纤维与牙面接触，有利于去除牙菌斑。牙线的使用方法如下。

（1）取一段长20~25 cm的牙线，将线的两端合拢打结形成一个线圈；或取一段30~40 cm长的牙线，将其两端各绕在左右手的中指上。

（2）清洁右上后牙时，用右手拇指及左手示指掌面绷紧牙线，然后将牙线通过接触点，拇指在牙的颊侧并协助将面颊牵开。

（3）清洁左上后牙时转为左手拇指及右手示指执线，方法同上。

（4）清洁所有下牙时可由两手示指执线，将牙线轻轻通过接触点。

（5）两指间牙线长度约为1~1.5 cm。

（6）牙线通过接触点时，手指轻轻加力，使牙线到达接触点以下的牙面并进入龈沟底以清洁龈沟区。应注意不要用力过大，以免损伤牙周组织。如果接触点较紧不易通过，可牵动牙线在接触点以上做水平向拉锯式动作，以逐渐通过接触点。

（7）将牙线紧贴牙颈部牙面并包绕牙面使牙线与牙面接触面积较大，然后上下牵动，刮除邻面菌斑及软垢。每一个牙面要上下剔刮4~6次，直至牙面清洁为止。

（8）再以上述同样的方法进行另一牙面的清洁。

（9）将牙线从拾面方向取出，再次依上法进入相邻牙间隙，逐个将全口牙的邻面菌斑彻底刮除。

注意：勿遗漏最后一个牙的远中面，且每处理完一个区段的牙后，以清水漱口，漱去被刮下的菌斑。如果手指执线不便，可用持线器固定牙线后，通过接触点，清洁邻面（图12-2）。

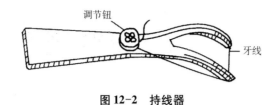

图 12-2 持线器

四、牙龈按摩

适当地按摩牙龈，可使上皮增厚，角化增强，还能加强牙龈组织的血液循环，改善营养及氧的供给，有利于组织的代谢和恢复，增进牙龈组织的健康。按摩可用手指或专门的牙间按摩器或清洁器进行。刷牙或漱口后，用拇、示指分别置于牙齿的唇（颊）、舌（腭）侧牙龈上，稍用力按摩，并徐徐由牙根方向移向牙冠，再沿牙龈水平方向前后按摩约 5 分钟。对牙龈乳头及根分叉部牙龈，可用锥状牙间按摩器按摩。该按摩器用橡皮或塑料制成，用时将橡皮尖以 45°角放入牙间隙，尖端指向𬌗面，顺应牙龈乳头的正常外形，做旋转运动，反复按摩数次。对未做牙周洁治的龈炎和牙周炎患者，暂不宜做牙龈按摩。

五、龈上洁治术

龈上洁治术是由专业人员操作的非手术治疗。专业人员用机械方法帮助去除菌斑、软垢、牙石等局部刺激因素，并磨光牙面，防止菌斑和牙石再沉积，恢复牙周组织健康。

根据所用的器械不同，龈上洁治术分为手用器械洁治法和超声波洁牙机洁治法。

（一）手用器械洁治法

全口洁治时，应有计划地分区进行，一般可先用镰形洁治器从上颌或下颌某一侧最后一个牙的远中面开始，按顺序逐牙进行洁治，直到对侧最后一个牙。然后调整椅位和头靠，进行下颌或上颌牙的洁治。术者体位最好是做完一组牙的某一侧后再进行调整。

洁治时以改良握笔法持洁治器，以被洁治牙附近的牙面作为支点，将洁牙器的刃口放在牙石的下方，以有力的动作向𬌗面方向将牙石整块从牙面刮除。

（二）超声波洁牙机洁治法

超声波洁牙机洁治法是利用超声波洁牙机高效去除牙石的一种方法，尤其对去除龈上大块牙石有省时省力的优点。

使用超声波洁牙机时，将工作头以 15°角轻轻与牙石接触，利用工作头顶端的超声振动波击碎牙石。对厚而硬的牙石，使用大功率可达到快速碎石的目的；对于牙面残留的细小牙石或烟斑，使用中小功率以短垂直来回或短水平来回移动的手法消除。

超声洁治不宜用于放置心脏起搏器的患者，也不宜用于肝炎、肺结核、艾滋病等传染性疾病患者。

对龈炎患者，每 6～12 个月做一次洁治，可有效地维护牙周健康。

第二节　口腔保健

口腔保健是整体健康保健的组成部分。1981 年 WHO 制定的口腔健康标准是"牙清洁，无龋洞，无疼痛感，牙龈颜色正常，无出血现象"。对口腔健康所下的定义虽然各不相同，但以下 3 个方面的内容是不能缺少的，就是应具有良好的口腔卫生，健全的口腔功能以及没有口腔疾病。为了达到这一目的，必须有预防为主的思想，创造有利于口腔预防保健的条件，纠正有碍口腔卫生的不良习惯，清除一切可能致病的因素，从而加强口腔防御能力，提高口腔健康水平。在疾病发生之前，或发现有发病趋势时，立即给予适当防护，以预防和控制口腔疾病的发生。

一、普通人群的口腔保健

（一）定期口腔健康检查

定期保健检查，了解受检查者口腔卫生状况及口腔常见病流行情况，达到"有病早治，无病预防"的目的。检查时限可根据需要及客观条件决定。

对于口腔癌，定期检查是为了早期发现并提高早期治疗率，一般有较长的存活期和较好的生命质量。如果癌瘤直径在 2 cm，同时无转移，可以明显增加 5 年生存率，如果癌瘤直径在 2 cm 或以下，5 年生存率可提高 2 倍；1 cm 或以下，可提高 3 倍。故早发现、早治疗对降低口腔癌的死亡率是十分有意义的。

对 40 岁以上长期吸烟、吸烟量在 20 支/日以上者，或既吸烟又有饮酒习惯者，因烟酒刺激口腔已有白斑的患者，以及长期嚼槟榔者，除请医师定期进行口腔保健外，也要学会自我检查方法。

自我检查的方法与步骤如下：在足够的照明下，患者面对镜子。

（1）对头颈部进行对称性观察，注意皮肤颜色的变化。

（2）双手示指触摸面部，面部如有颜色变化、触痛或有肿块、疣痣增大，应及时就医检查。

（3）触摸颈部，从耳后触摸至锁骨，注意有无疼痛与肿块。检查左右两侧颈部。

（4）翻开下唇，观察唇红部与唇内侧黏膜，用示指与拇指从内向外、从左向右触摸下唇，对上唇进行同样的检查，触摸是否有肿块，观察是否有创伤。

（5）用示指拉开颊部，观察牙龈，并用示指与拇指夹住颊部触摸。

（6）伸出舌，观察舌的颜色与质地，用消毒纱布包住舌尖部，然后把舌拉向左或右，观察舌的边缘部位。用示指与拇指触摸舌体，注意是否有异常肿块。检查口底需用舌舔上腭部，以观察颜色与形态的变化，然后用示指触摸口底。

（7）对腭部检查有时需用牙刷柄压住舌，头略后仰，观察软腭与硬腭的颜色与形态。

提高公众对口腔癌警告标志的认识，以便加以警惕，及早就医。口腔癌的警告标志如下。

（1）口腔内的溃疡，2 周以上尚未愈合。

（2）口腔黏膜有白色、红色或发黯的斑。

（3）口腔与颈部有不正常的肿胀和淋巴结肿大。

（4）口腔反复出血，出血原因不明。

（5）面部、口腔、咽部和颈部有不明原因的麻木与疼痛。

（二）纠正不良习惯

口腔不良习惯是影响口腔健康的重要因素之一，其种类很多，影响各异。主要是影响牙齿的正常排列和颌骨的正常发育，以及丧失生理性刺激。生理状态是舌向外推，唇与颊向内收，三者形成均势，牙齿与颌骨在这种均势条件下正常发育。如某种不良习惯破坏了这种均势，牙颌系统的发育就会出现异常。下列一些不良习惯危害较大，必须及早予以纠正。

（1）适当喂奶法。长期偏一侧喂奶，可造成婴儿颌骨发育不均衡。

（2）单侧咀嚼。长期只用一侧牙齿咀嚼食物，由于两侧的生理刺激不均衡，可造成非咀嚼侧组织衰退，发育不良，且缺乏自洁作用，易堆积牙石，导致牙周疾病的发生。

（3）口呼吸。长期用口呼吸会造成上牙弓狭窄，上腭高拱，上颌前牙前突，唇肌松弛，上、下唇不能闭合，形成开唇露齿，导致口腔黏膜干燥和牙龈增生。

（4）吮唇、咬舌、咬颊。常吮下唇可形成前牙深覆𬌗；吮上唇可形成反𬌗。咬舌可形成开𬌗。咬颊可影响后牙牙位及上、下颌的颌间距离。所有这些都可导致错𬌗畸形。

（5）咬笔杆、咬筷子、吮指。这些不良习惯可使上颌前牙向唇侧移位，下颌前牙移向舌侧，造成牙位不正，也是错𬌗畸形的病因。

（6）其他。如长期一侧性睡眠，硬物作枕，小孩睡前吃糖果、饼干等都可造成不良后果，应及早纠正。

（三）消除影响口腔卫生的不利因素

牙面的窝沟、点隙，为龋病的好发部位，应及时涂布窝沟封闭剂，预防龋病发生。多生牙（又称额外牙）、阻生牙及错位牙等，可造成口腔错𬌗畸形及其他病变，应根据情况予以拔除或矫治。乳牙过早缺失所遗留的空隙，应及时制作空隙维持器，保持其近、远中距离，以免引起邻牙移位及相对牙过度伸长，造成恒牙错位萌出或阻生。缺失牙应及时修复；口内残根、残冠应及时拔除，以免形成慢性不良刺激。

（四）合理营养

从保证口腔健康，预防口腔疾病的角度要求，应注意下列3点。

1. 加强牙颌系统生长发育期的营养

在胎儿期、婴幼儿期、少儿期要特别注意钙、磷、维生素及微量元素氟的供应。

2. 注意食品的物理性质

应多吃一些较粗糙和有一定硬度的食品，以增加口腔自洁作用和对牙龈的按摩作用；同时强化通过咀嚼所产生的生理性刺激，以增强牙周组织的抗病能力。

3. 适当控制吃糖和精制的碳水化合物

两者都是龋病发生必不可少的底物，多吃对防龋不利。教育儿童在两餐之间应少吃或不吃糖果、糕点，特别在睡前应禁食甜食。

（五）改善劳动环境

接触酸雾、铅、汞等有害物质的工人，必须改善劳动环境，如增添密封设备，定向通风，穿防毒隔离衣、戴防护面罩和手套等，以隔绝或减少有害物质与人体的接触，维护口腔及全身的健康。

二、特定人群的口腔保健

每个人都是一个特定的人，有不同的全身与口腔健康方面的问题，有不同的个人需要。从社会人群的流行病学状况考虑，不同的人群口腔患病情况各有特点，对口腔保健的需求也各不相同。例如妊娠期妇女易患龈炎，残疾人由于缺乏生活自理能力而不能正常使用口腔卫生用品；幼儿虽然模仿力很强，但动手能力很差，刷牙需要家长教育、指导、监督；学龄前儿童、小学生易患龋，青少年、中学生牙周健康问题较普遍。因此，口腔保健必须适合每个特定人群的需求，针对他们的特点和特殊问题进行预防保健和康复保健，才能使制订的口腔预防保健计划项目达到应有的效果。

（一）妊娠期妇女的口腔保健

妊娠期妇女的口腔保健有两个方面的问题：一是妊娠、分娩这样的特殊状态，应针对母亲的生理变化，进行口腔保健；二是母体内不断发育的胎儿，应保证胎儿的营养，促使其口腔正常生长发育。

定期口腔健康检查，早期发现口腔疾病并适时处理，重点作好妊娠期龈炎的防治，促进孕妇口腔健康。

怀孕后应尽早做口腔检查，有病及时治疗。妊娠期前3个月为易发生流产的时期，口腔医疗一般仅限于处理急症，要注意避免 X 线照射；妊娠 4~6 个月是治疗口腔疾病的适宜时期，口腔科治疗最好在此阶段完成，但也应注意在保护措施下使用 X 线，不要照射盆腔和腹部；妊娠期后3个月则应避免全身麻醉，需急症处理时仅选择局麻。

（二）孕妇营养与胎儿口腔健康

营养是人体身心健康的物质基础，孕妇的营养状况直接关系到胎儿的生长发育，孕妇营养缺乏将导致胎儿营养不良，影响其体格、大脑和智力的发育，也使口腔组织发生改变。

根据胎儿的生长发育，正常妊娠约40周，一般划分为3个阶段，每个阶段3个月。

1. 妊娠初期（1~3个月）

合理营养、平衡膳食对孕妇的健康和胎儿的生长发育非常重要。这个时期，乳牙牙胚正处于形成阶段，即胚胎35天后乳牙胚基质形成。因此，妊娠1~2个月时应当摄取优质蛋白质，足够的钙、磷和维生素A等，否则可能会影响乳牙今后的抗龋力。另外，应防止风疹之类的病毒感染，不使用安眠、镇静剂药物，上述因素不仅可能会影响牙胚的发育，还有可能造成唇裂或腭裂等畸形的发生。

2. 妊娠中期（4~6个月）

加强对无机盐、维生素A、维生素D的摄取指导。这个时期，大部分乳牙正处于矿化过程中，因而钙、磷等和与钙代谢有关的维生素A、维生素D的摄取必须充分保证。

3. 妊娠后期（8~9个月）

这个时期包括围生期（自孕期28周至出生后1周）在内，胎儿的乳牙形成，也有部分恒牙胚形成，一些药物可给胎儿造成影响。

（三）婴幼儿的口腔保健

婴幼儿口腔健康的目标是无龋以及保持牙龈健康。父母亲应懂得婴儿口腔健康的重要性以及在生命早期建立良好的行为习惯能影响未来的健康。在婴儿出生后头6个月，应帮助父母亲了解婴幼儿有患龋病与口腔黏膜感染的可能。婴儿出生后每天应提供适量的氟化物促进牙与骨的矿化。6个月内第一颗牙萌出，应在6~12个月内安排婴儿做第一次口腔检查，目的是发现、中止和改变任何由父母亲提供的可能不利于婴儿口腔健康的做法，开始采用积极的预防措施，如氟化物、喂养方法与菌斑去除。

幼儿补氟以氟滴为宜，并在其出生后6个月开始补充。为了达到全身和局部双重效果，将氟滴小心地滴在儿童口内后，应嘱幼儿用舌头在口内搅拌，使氟滴达到各个牙面。也可每天将氟滴加到幼儿的食物中或将氟片溶于饮水中补充。

婴儿第一次口腔检查后，每半年定期进行一次。注意观察牙的萌出情况、牙列和咬合情况、龋患与软组织状况。

（四）学龄前儿童的口腔保健

从牙颌系统生长发育状况来看，婴幼儿经历了乳牙萌出前期、乳牙萌出期、乳牙列完成期。各期口腔保健有其不同侧重。随着儿童成长，则应注意萌出乳牙的保健，特别注意预防龋病，作好口腔清洁指导；乳牙列完成以后，应强调预防龋病，维护乳牙列的完整性；学龄前后期恒牙开始萌出，乳牙患龋率增高，此时应对儿童定期检查，有龋病早期治疗。

1. 家庭口腔保健

由于儿童年纪小，注意力集中的时间短，口腔医师应指导父母教会和帮助儿童刷牙。可帮助选用软毛小头的尼龙牙刷，易于清洁牙和按摩牙龈。2岁以后的儿童趋向于要自己刷牙，但这时儿童手的灵活性较差，需要父母时常帮助和指导。

3~6岁儿童主要是培养其建立口腔卫生习惯，掌握刷牙方法，刷牙可应用少量含氟牙膏去除牙菌斑，有效地刷牙。

6岁左右儿童的乳牙开始脱落，恒牙逐渐萌出，此时可能发生疼痛、牙龈水肿、不舒服等症状，应及时找医师检查处理。父母应继续帮助儿童维持早期建立的口腔卫生习惯，保护好新萌出的恒牙。

2. 氟化物的应用

氟是人体正常代谢和促进牙与骨正常生长发育所必需的微量元素。适量补充氟是儿童时期非常重要的防龋措施。大量研究证实釉质形成和矿化时期补氟有良好的防龋效果。由于人乳或牛奶中仅含极微量的氟，因此，住在低氟地区和龋病高发区的儿童从出生后6个月起就应补充氟。

3~6岁儿童补充氟的较好方法是使用氟片，此时应注意食物中的摄取量，特别是在低氟地区。局部用氟在此年龄组起着重要作用，方法有含低浓氟的牙膏、含氟涂料与漱口液。氟滴、氟片的补充剂量应由口腔专科医师开处方或在幼儿园集体使用，并且要接受口腔预防保健专业人员的指导与监督，以确保其安全性。

（五）中小学生的口腔保健

中小学生口腔保健又称学校口腔卫生保健。

1. 中小学生口腔保健的具体内容

（1）监测学生健康状况：包括定期口腔健康检查与监测。

（2）对学生进行健康教育：包括口腔健康教育。

（3）培养学生良好的卫生习惯：包括刷牙与饮食卫生习惯。

（4）常见病的预防：包括口腔疾病的预防与治疗。

（5）身体意外事故的预防：包括前牙外伤与颌骨骨折。

2. 口腔健康教育

学校口腔健康教育课程应循序渐进，其内容应包括以下4个方面。

（1）口腔的生理卫生知识，牙的形态与功能，乳牙与恒牙的萌出与构造。

（2）口腔常见疾病、龋病、牙周病、错𬌗畸形、前牙外伤。

（3）口腔疾病的预防与治疗，牙菌斑与牙结石、牙刷、牙膏、刷牙方法，食物、饮食习惯与口腔健康，氟化物与窝沟封闭，其他口腔卫生用品。

（4）口腔卫生保健设施，口腔医师，学校口腔卫生服务，社区口腔卫生服务。

通过教育使学生理解窝沟封闭与氟化物可以最大限度地控制龋病的发生；预防牙周病要在一生中不断地彻底清除牙菌斑；定期口腔检查与保健是保持口腔健康所必须的；吸烟、饮酒是口腔癌、牙周炎的主要危险因素。

促进学校口腔卫生保健工作是开辟未来口腔健康的主要途径之一，是提高全民族口腔健康水平的基础。

（六）残疾人的口腔保健

残疾人的口腔卫生问题主要是龋病与牙周疾病，以及残疾儿童的先天性缺陷，错𬌗畸形，颌面外伤等。残疾人的口腔卫生差具有普遍性，主要原因是完全或部分丧失自我口腔保健能力，缺少必要的预防保健措施与适当治疗。因此，根据我国具体情况，残疾人的口腔保健应从以下5个方面进行。

1. 早期口腔卫生指导

患儿肢体运动障碍的程度有轻有重，程度轻者完全无精神方面的障碍，如同正常儿一样能自行口腔清洁。重症患儿因不能自理，必须借助于监护者的帮助。为了使患儿能较好地维护口腔健康和今后参加社会性活动，早期开始功能训练和教育是十分重要的。

2. 口腔保健用品选择

残疾儿所必需的口腔卫生用品，基本上与正常儿差不多。主要根据残疾的程度和患儿的能力，选择清洁口腔的适宜方法，如菌斑显示液、牙刷、牙线、牙线夹持器、牙签、开口器等。若有电动牙刷和水冲洗装置也可以应用。

（1）改良牙刷：是将市售牙刷经过改进后，便于残疾患儿使用的特殊形状的牙刷。其刷柄制成球形或安装橡皮把手等，使之握持容易；植毛部作成两排。这种改良牙刷，也适用于普通牙刷刷洗不到的某些牙列部位，或从幼儿时期就没有形成刷牙习惯，在进入少年期才开始接受刷牙指导和握持牙刷困难者，牙刷的改良要根据对患儿的口腔健康管理，结合患儿的运动能力和接受程度来设计。

（2）电动牙刷：使用一般牙刷维护口腔卫生有困难的残疾儿童，可推荐使用电动牙刷。它可以帮助达到清洁口腔和按摩牙龈的作用，减轻残疾儿童刷牙的疲劳。

（3）对于使用牙刷有困难者，有几种方法可以帮助各种残疾人握好牙刷。①牙刷柄上可以带一条较宽的弹力或尼龙带，或刷柄可用海绵、泡沫塑料或橡皮加厚，使患者容易握住，不易滑脱。②为限制患者的肩膀活动，可用一根木条或塑料条加长刷柄。③如果患者能站着或靠着，但手和肩均有残疾，则电动牙刷可以夹在矮桌上或椅背后使用。

3. 残疾患者的特殊口腔护理——去除牙菌斑

对于缺乏生活自理能力的残疾人，至少应帮助其每天彻底刷牙或用牙线洁牙 1 次，有效地去除牙菌斑，必要时使用电动牙刷。

4. 氟化物的适当使用

在可能的条件下，最好选用一种全身用氟方法，尤其对于残疾儿童，如饮用氟化自来水，使用氟化食盐；或口服氟片，或每天喝一定量的氟化牛奶，并配合一种局部用氟方法：如每天使用含氟牙膏，或用氟水含漱，或者由专业人员使用氟凝胶等，将会有明显的防龋作用。

5. 定期口腔健康检查

残疾人口腔保健的另一个方面是由口腔专业人员定期为残疾人提供检查、洁治、局部用氟、健康教育与适当治疗服务。至少每半年到 1 年检查 1 次，发现问题及时处理。

参考文献

［1］何三纲．口腔解剖生理学［M］．8 版．北京：人民卫生出版社，2020．

［2］葛秋云，杨利伟．口腔疾病概要［M］．3 版．北京：人民卫生出版社，2018．

［3］王晓娟．口腔临床药物学［M］．5 版．北京：人民卫生出版社，2020．

［4］边专．口腔生物学［M］．5 版．北京：人民卫生出版社，2020．

［5］高岩．口腔组织病理学［M］．8 版．北京：人民卫生出版社，2020．

［6］周学东．牙体牙髓病学［M］．5 版．北京：人民卫生出版社，2020．

［7］孟焕新．牙周病学［M］．5 版．北京：人民卫生出版社，2020．

［8］张志愿．口腔科学［M］．9 版．北京：人民卫生出版社，2018．

［9］陈谦明．口腔黏膜病学［M］．5 版．北京：人民卫生出版社，2020．

［10］梁景平．临床根管治疗学［M］．2 版．北京：世界图书出版公司，2018．

［11］张祖燕．口腔颌面医学影像诊断学［M］．7 版．北京：人民卫生出版社，2020．

［12］张志愿．口腔颌面外科学［M］．8 版．北京：人民卫生出版社，2020．

［13］全国卫生专业技术资格考试用书编写专家委员会主编．口腔医学（专科）［M］．北京：人民卫生出版社，2018．

［14］赵信义．口腔材料学［M］．6 版．北京：人民卫生出版社，2020．

［15］傅民魁．口腔正畸专科教程［M］．北京：人民卫生出版社，2018．

［16］赵志河．口腔正畸学［M］．7 版．北京：人民卫生出版社，2020．

［17］张志勇．口腔颌面种植修复学［M］．北京：世界图书出版公司，2018．

［18］李新春．口腔修复学［M］．2 版．北京：科学出版社，2018．

［19］宫苹．口腔种植学［M］．北京：人民卫生出版社，2020．

［20］赵铱民．口腔修复学［M］．8 版．北京：人民卫生出版社，2020．